suhrkamp taschenbuch
wissenschaft 224

Gilles Deleuze ist Professor für Philosophie in Vincennes; er hat u. a. über Nietzsche, Kant, Proust, Bergson und Spinoza geschrieben. Félix Guattari gehört zu den französischen Psychiatern, die Lacans Seminare besucht haben; er arbeitet in der Nähe von Paris in der Reformklinik »De la Borde«, die neue Wege der Schizophreniebehandlung erprobt.
Deleuze und Guattari begreifen den Ödipus-Komplex als ein kulturspezifisches, nämlich abendländisch-bürgerliches Phänomen. Ausgangspunkt ihrer Arbeit ist die Wunschproduktion »normaler« und »schizophrener« Menschen in der gegenwärtigen kapitalistischen Gesellschaft, wobei insbesondere die Analyse des »Schizo« die Mechanismen der Gesellschaft erhellt, die ihn ausstößt.
In einem umfangreichen Exkurs zeigen Deleuze und Guattari verschiedene Formen von Vergesellschaftung und Schizophrenie auf und gewinnen dabei erste Kategorien für eine »Schizo-Analyse«, die im Kern eine Sozio-Analyse ist.

Gilles Deleuze
Félix Guattari
Anti-Ödipus

Kapitalismus und Schizophrenie I

Übersetzt von Bernd Schwibs

Suhrkamp

Originaltitel: L'Anti-Œdipe. Nouvelle édition augmentée, 1972

suhrkamp taschenbuch wissenschaft 224
Erste Auflage 1977

Druck: Nomos, Baden-Baden.
Printed in Germany.
Umschlag nach Entwürfen von
Willy Fleckhaus und Rolf Staudt.

Inhalt

I.
Die Wunschmaschinen

Es funktioniert überall, bald rastlos, dann wieder mit Unterbrechungen. Es atmet, wärmt, ißt. Es scheißt, es fickt. Das Es ... Überall sind es Maschinen im wahrsten Sinne des Wortes: Maschinen von Maschinen, mit ihren Kupplungen und Schaltungen. Angeschlossen eine Organmaschine an eine Quellemaschine: der Strom, von dieser hervorgebracht, wird von jener unterbrochen. Die Brust ist eine Maschine zur Herstellung von Milch, und mit ihr verkoppelt die Mundmaschine. Der Mund des Appetitlosen hält die Schwebe zwischen einer Eßmaschine, einer Analmaschine, einer Sprechmaschine, einer Atmungsmaschine (Asthma-Anfall). In diesem Sinne ist jeder Bastler; einem jeden seine kleinen Maschinen. Eine Organmaschine für eine Energiemaschine, fortwährend Ströme und Einschnitte. Präsident Schreber hat die Himmelsstrahlen im Arsch. *Himmelsarsch.* Und seid ohne Sorge, es funktioniert; Präsident Schreber spürt etwas, produziert etwas, und vermag darüber hinaus dessen Theorie zu entwickeln. Was eintritt sind Maschineneffekte, nicht Wirkungen von Metaphern.

Das Umherschweifen des Schizophrenen gibt gewiß ein besseres Vorbild ab als der auf der Couch hingestreckte Neurotiker. Ein wenig freie Luft, Bezug zur Außenwelt. Beispielsweise die Wanderung von Büchners Lenz. Wie anders dagegen jene Augenblicke beim guten Pastor, in denen dieser ihn nötigt, sich erneut gesellschaftlich: in Beziehung zum Gott der Religion, zum Vater, zur Mutter, anzupassen. Dort aber ist er im Gebirge, im Schnee, mit anderen Göttern oder ganz ohne Gott, ohne Vater noch Mutter, ist er mit der Natur. »Was will mein Vater? Kann er mehr geben? Unmöglich! Laßt mich in Ruhe!« Alles ist Maschine. Maschinen des Himmels, die Sterne oder der Regenbogen, Maschinen des Gebirges, die sich mit den Maschinen seines Körpers vereinigen. Ununterbrochener Maschinenlärm. »... aber er meine, es müsse ein unendliches Wonnegefühl sein, so

von dem eigentümlichen Leben jeder Form berührt zu werden, für Gesteine, Metalle, Wasser und Pflanzen eine Seele zu haben, so traumartig jedes Wesen in der Natur in sich aufzunehmen, wie die Blumen mit dem Zu- und Abnehmen des Mondes die Luft.«[1] Eine Maschine aus Chlorophyll oder aus Protoplasma sein, oder doch wenigstens seinen Körper wie ein Teilstück in ähnliche Maschinen gleiten lassen können. Lenz hat die Ebene des Bruchs von Mensch und Natur hinter sich gelassen und befindet sich damit außerhalb der von dieser Trennung bedingten Orientierungsmuster. Er erlebt die Natur nicht als Natur, sondern als Produktionsprozeß. Nicht Mensch noch Natur sind mehr vorhanden, sondern einzig Prozesse, die das eine im anderen erzeugen und die Maschinen aneinanderkoppeln. Überall Produktions- oder Wunschmaschinen, die schizophrenen Maschinen, das umfassende Gattungsleben: Ich und Nicht-Ich, Innen und Außen wollen nichts mehr besagen.
Die Promenade des Schizophrenen setzt sich fort, wenn die Gestalten Becketts beschließen, aufzubrechen. Zunächst gilt es aber zu sehen, wie ihr wechselvoller Gang selbst eine minuziös arbeitende Maschine ist. Und dann das Fahrrad: in welcher Beziehung steht die Fahrrad-Hupe-Maschine zur Mutter-After-Maschine? »Wie beruhigend es ist, von Fahrrädern und Hupen zu sprechen. Unglücklicherweise geht es nicht darum, sondern um die Frau, die mir das Leben gegeben hat. Durch das Loch in ihrem Hintern, wenn ich mich recht erinnere.«[2] Oft wird geglaubt, das Ödipus-Phänomen sei einfach und insgesamt bekannt. Aber dem ist keineswegs so: Ödipus setzt eine ungeheure Repression der Wunschmaschinen voraus. Warum, und zu welchem Zweck? Ist es wirklich notwendig oder wünschenswert, sich dem zu unterwerfen? Und womit? Womit sollte das ödipale Dreieck gebildet werden? Genügt dazu schon die Fahrradhupe und der Hintern meiner Mutter? Gibt es nicht wichtigere Fragen? Etwa: Gegeben sei eine Wirkung, von welcher Maschine kann sie hervorgerufen sein? Gegeben sei eine Maschine, wozu kann sie verwendet werden? Oder erratet den Gebrauch eines Taschenmessers anhand seiner geometrischen Abbildung. Oder nehmen wir eine komplette Maschine, die geschaffen ist aus 6

1 Georg Büchner, *Lenz*, in: *Werke und Briefe*, Leipzig 1968, S. 102 u. 97/98.
2 Samuel Beckett, *Molloy*, in: *Drei Romane*, Frankfurt 1969, S. 22.

Steinen in meiner rechten Manteltasche (von ihr aus werden die Steine in Umlauf gesetzt), 5 in meiner rechten Hosentasche, 5 in meiner linken Hosentasche (beide Transmissionstaschen), und aus der letzten Manteltasche, die die gebrauchten Steine in dem Maße erhält, wie sie vorwärtskommen, und stellen wir hieran die Frage: worin besteht der Effekt dieses Verteilerkreislaufs, in den noch der Mund selbst sich als Steinlutschmaschine einschaltet? Was bedeutet hier die Produktion von Wollust? Gegen Ende von *Malone stirbt* führt Mme. Pédale die Schizophrenen zu einer Wagen-, dann Bootsfahrt, schließlich zu einem Picknick in freier Natur aus: eine Maschine des Infernos kündet sich an.

Le corps sous le peau est une usine surchauffée,
et dehors,
le malade brille,
il luit,
de tous ses pores,
éclatés.[3]

Wir beabsichtigen nicht, einen naturalistischen Pol der Schizophrenie zu fixieren. Was der Schizophrene spezifisch erlebt, ist keineswegs ein der Natur eigentümlicher Pol, sondern ist die Natur als Produktionsprozeß. Was meint hier der Begriff ›Prozeß‹? Aller Wahrscheinlichkeit nach tritt auf einer bestimmten Stufe die Trennung von Natur und Industrie ein: die Industrie setzt einerseits sich in Gegensatz zur Natur, entnimmt ihr andrerseits Rohmaterial und gibt ihr dafür ihre eigenen Abfallprodukte zurück, usw. Die distinktive Beziehung Mensch-Natur, Industrie-Natur, Gesellschaft-Natur bestimmt innerhalb der Gesellschaft selbst noch solch relativ autonome Sphären wie »Produktion«, »Distribution« und »Konsumtion«. Doch wie Marx gezeigt hat, setzt diese Stufe der Unterscheidung im allgemeinen, von ihrer entwickelten formalen Struktur her gesehen, nicht nur das Kapital und die Arbeitsteilung voraus, sondern gleichermaßen das falsche Bewußtsein, das sich das kapitalistische Wesen von sich ebenso macht wie von den in einem Ganzen erstarrten Elementen. Denn in Wahrheit – die im Delirium aufbrechende dunkle Wahrheit – gibt es gar keine wechselseitig unabhängigen Sphären: die Produktion ist unmittelbar Konsumtion und Aufzeichnung (enregistrement); Aufzeichnung und

3 Antonin Artaud, *Van Gogh le suicidé de la société.*

Konsumtion bestimmen direkt die Produktion, allerdings innerhalb dieser selbst. Demnach ist alles Produktion: *Produktionen von Produktionen,* von Aktionen und Erregungen, *Produktionen von Aufzeichnungen,* von Distributionen und Zuweisungen, *Produktionen von Konsumtionen,* von Wollust, Ängsten und Schmerzen. So sehr ist alles Produktion, daß die Aufzeichnung unmittelbar Konsumtion, Verzehr, die Konsumtion unmittelbar Reproduktion wird.[4] Die erste Bedeutung des Prozesses besteht also darin: Aufzeichnung und Konsumtion in die Produktion selbst hineinzutragen, sie derart zu Produktionen eines gemeinsamen Prozesses zu machen.

Zum zweiten besteht keine Unterscheidung mehr zwischen Mensch und Natur: das menschliche Wesen der Natur und das natürliche Wesen des Menschen werden in der Natur als Produktion oder Industrie, das heißt gleichermaßen im Gattungsleben der Menschen, identisch. Die Industrie wird in diesem Falle nicht mehr unter einem äußerlichen Verhältnis der Nützlichkeit begriffen, vielmehr in ihrer fundamentalen Identität mit der Natur als Produktion des Menschen und durch den Menschen.[5] Nun aber nicht der Mensch als Krone der Schöpfung, sondern eher jener von allen Formen und Ausprägungen des Lebens ergriffene Mensch, dem selbst Sterne und Tiere zur Bürde aufgegeben sind und der nie aufhören wird, eine Organmaschine an eine Energiemaschine anzuschließen, oder einen Baum in seinen Körper, eine Brust in den Mund, die Sonne in den Hintern einzuführen, ewiger Verwalter der Maschinen des Universums. Darin besteht die zweite Bedeutung des Prozesses; Mensch und Natur stehen sich nicht wie zwei distinkte Begriffe gegenüber, auch nicht in einem Kausalverhältnis oder einer Beziehung der Erkenntnis oder des Ausdrucks (Ursache-Wirkung, Subjekt-Objekt, usw.), vielmehr bilden sie die gemeinsame wesentliche Realität von Produzent und Produkt. Die Produk-

4 Wenn Georges Bataille im Zusammenhang mit Naturenergie von Verbrauch und aufwendigen unproduktiven Konsumtionen spricht, so handelt es sich um solche, die sich nicht in den vorgeblich unabhängigen, weil vom »Nützlichen« bestimmten Bereich der menschlichen Produktion einschreiben: folglich um jene, die wir Produktion von Konsumtion nennen (vgl. *La Notion de dépense* und *La Part maudite,* Ed. de Minuit).
5 Zur Identität von Natur und Produktion sowie zum menschlichen Gattungsleben nach Marx vgl. Gérard Granel, »L'Ontologie marxiste de 1844 et la question de la coupure«, in: *L'Endurance de la pensée,* Plon 1968, S. 301–310.

tion als Prozeß übersteigt alle idealen Kategorien und stellt derart einen Kreis dar, dem der Wunsch immanentes Prinzip ist. Daher bildet die Wunschproduktion die reale Kategorie einer materialistischen Psychiatrie, die den Schizophrenen als *Homo natura* vorgängig setzt und behandelt. Allerdings unter einer Bedingung, die die dritte Bedeutung des Prozesses wiedergibt: dieser darf nicht als Ziel, als Zweck aufgefaßt, noch sollte er mit seiner unendlichen Fortdauer verwechselt werden. Der Zweck des Prozesses oder seine unendliche Fortsetzung – beide identisch mit seiner brutalen und vorzeitigen Unterbrechung – sind vielmehr die Ursache des künstlichen Schizophrenen, jener als Entität erzeugten autistisierten Jammergestalt, die man in den Anstalten zu sehen bekommt. Lawrence sagt von der Liebe: »Aus einem Prozeß haben wir ein Ziel gemacht; der Zweck eines jeden Prozesses ist nicht seine Fortsetzung ins Endlose, sondern seine Verwirklichung ... Der Prozeß muß auf seine Verwirklichung hinstreben, nicht auf irgendeine grauenhafte Intensivierung, irgendeinen grauenhaften Endpunkt, in dem Seele und Körper letztlich vernichtet werden.«[6] Wie mit der Liebe, ist es auch mit der Schizophrenie: es gibt weder ein eigentümliches Wesen des Schizophrenen noch eine schizophrene Entität, die Schizophrenie ist das Universum der produktiven und reproduktiven Wunschmaschinen, die universelle Primärproduktion als »wesentliche Realität des Menschen und der Natur«.

Die Wunschmaschinen bilden binäre, auf binärer Regel und assoziativer Ordnung beruhende Maschinen. Stets ist eine Maschine einer anderen angekoppelt. Die produktive Synthese, Produktion der Produktion, besitzt konnektive Form: »und«, »und dann« ... Weil nämlich immer eine den Strom erzeugende Maschine und jene ihr angeschlossene, einen Einschnitt, eine Stromentnahme (prélèvement de flux) ausführende Maschine vorhanden ist (Brust–Mund). Und da jene erste Maschine ihrerseits einer weiteren angeschlossen ist, der gegenüber sie Einschnitt und Entnahme ausführt, ist die binäre Serie in alle Richtungen hin linear. Unaufhörlich bewirkt der Wunsch die Verkopplung der stetigen Ströme mit den wesentlich fragmentarischen und fragmentierten Partialobjekten. Der Wunsch läßt fließen, fließt und trennt. »Ich liebe alles, was fließt, sogar den

6 D. H. Lawrence, *Aaron's Rod*, The Phoenix Edition, Bd. 3, S. 162.

Menstruationsfluß, der den unfruchtbaren Samen wegschwemmt«, schreibt Miller in seinem Gesang vom Wunsch.[7] Fruchtblase und Nierensteine; Haar- und Speichelstrom, Ströme von Sperma, Scheiße, Urin, von Partialobjekten geschaffen, von anderen immer wieder abgetrennt, die neue Ströme erschaffen, die neuerlich von weiteren Partialobjekten abgeschnitten werden. Jedes »Objekt« setzt die Beständigkeit eines Stroms voraus, jeder Strom die Fragmentierung des Objekts. Ohne Zweifel interpretiert jede Organmaschine die umfassende Wirklichkeit entsprechend ihrem eigenen Strom, das heißt entsprechend der ihr entströmenden Energie: das Auge deutet alles in Kategorien des Sehens – das Sprechen, das Hören, das Scheißen, das Ficken ... Aber immer stellt sich die Verbindung zwischen zwei Maschinen her, innerhalb einer Transversale, in der die erste den Strom der anderen abtrennt oder ihren eigenen Strom von dieser abtrennen »sieht«.

Folglich kommt der Kopplung der konnektiven Synthese, Partialobjekt-Strom, die weitere Form Produkt-Produzieren zu. Stets wird dem Produkt Produzieren aufgesetzt, so daß die Wunschproduktion Produktion von Produktion ist, wie die Maschine Maschine der Maschine ist. Die idealistische Kategorie des Ausdrucks ist hierbei unangemessen. Man kann und sollte nicht glauben, das schizophrene Objekt ohne Bezug zum Produktionsprozeß beschreiben zu können. Die *Cahiers de l'art brut* sind ein schlagender Beweis dafür (und negieren zugleich das Vorhandensein der Entität des Schizophrenen). Oder auch, wenn Henri Micheaux einen schizophrenen Tisch in dessen Funktion eines Produktionsprozesses, der jener des Wunsches ist, anschaulich macht:

»Hatte man ihn einmal wahrgenommen, so ging er einem nicht mehr aus dem Kopfe. Er schien gewissermaßen, ich weiß nicht recht, aber zweifellos seiner eigenen Bestimmung zu folgen ... In Erstaunen versetzte, daß er, wiewohl nicht einfach, so doch auch nicht wirklich verwickelt, gleichsam auf Anhieb und vorsätzlich kompliziert entworfen worden war. Daß er vielmehr seine Einfachheit in dem Maße verloren hatte, wie er hergestellt worden war . . . Wie er da stand, war es ein

7 Henry Miller, *Wendekreis des Krebses*, Hamburg 1965, S. 277 ff. (». . . und mein Inneres ergießt sich in einem großen schizophrenen Ausbruch, einer Entleerung, die mich dem Absoluten von Angesicht zu Angesicht gegenüberstehen läßt.«)

Tisch mit Zusätzen, so wie gewisse überladene Zeichnungen Schizophrener gemacht sind, und war er vollendet, so in dem Maße, wie die Mittel nicht mehr vorhanden waren, ihm irgend etwas noch hinzuzufügen, Tisch, der immer mehr von einem Haufen, immer weniger von einem Tisch an sich hatte... Auf keinen Gebrauch war er zugeschnitten, auf nichts, was gewöhnlich von einem Tisch erwartet wurde. Schwer, sperrig, war er kaum von der Stelle zu rühren. Man wußte nicht, wie ihn nehmen (sowohl geistig wie manuell). Die Tischplatte, der nützliche Teil, zunehmend an Umfang verlierend, verschwand, stand zu diesem unhandlichen Gestell so wenig in Beziehung, daß man das Ganze als einen Tisch nicht mehr zusammenbrachte, vielmehr als ein gesondertes Möbelstück ansah, dessen Verwendung noch nicht hätte angegeben werden können. Ein Tisch, der von menschlichen Spuren nicht mehr zeugte, bar jeder Schnörkelei, der nicht bürgerlich, nicht rustikal war, der kein Tisch vom Lande, kein Küchen- und kein Arbeitstisch war. Der für nichts sich hergab, sich verteidigte, sich jeglichem Dienste und jeder Kommunikation verweigerte. An ihm etwas Niedergedrücktes, Erstarrtes. Er hätte an einen stillgelegten Motor denken lassen können.«[8]

Der Schizophrene ist der universelle Produzent. Dabei besteht kein Grund, das Produzieren vom Produkt zu trennen. Zumindest trägt das produzierte Objekt seine Präsenz in ein neues Produzieren. Der Tisch folgt seiner »eigenen Bestimmung«. Die Tischplatte wird vom Gestell gefressen. Die Nicht-Vollendung ist Imperativ der Produktion. Lévi-Strauss definiert das Basteln durch folgende miteinander verbundene Merkmale: den Besitz eines vielschichtigen und gleichwohl begrenzten Bestandes oder Codes; der Fähigkeit, die Fragmente in stets neue Fragmentierungen einzufügen; womit zwischen Produzieren und Produkt, instrumentellem und zu realisierendem Komplex zu unterscheiden gleichgültig wird.[9] Wie falsch wäre es, die Befriedigung des Bastlers, wenn er etwas an eine elektrische Leitung geschlossen oder eine Wasserleitung umgeleitet hat, durch das »Papa-Mama«-Spiel oder das Vergnügen, das eine Übertretung gewährt, erklären zu wollen. Die Regel, immerfort das Produzieren zu produzieren, dem Produkt Produzieren aufzusetzen, definiert den Charakter der Wunschmaschinen oder der primären Produktion: Produktion von Produktion. Ein Bild

8 Henri Michaux, *Les Grandes épreuves de l'esprit*, Gallimard 1966, S. 156 f.
9 Claude Lévi-Strauss, *Das wilde Denken*, Frankfurt 1968, S. 29 ff.

Richard Lindners, *Boy with Machine*, zeigt ein übergroßes, aufgeschwemmtes Kind, das eine seiner kleinen Wunschmaschinen einer schweren technischen, gesellschaftlichen Maschine aufgepfropft hat und derart funktionieren läßt (denn es stimmt, wie wir sehen werden, schon beim Kinde).
Produzieren, ein Produkt, Identität beider ... Diese Einheit macht den dritten Term in der linearen Serie aus: nicht-differenziertes übergroßes Objekt. Alles hält einen Augenblick inne, erstarrt (dann beginnt alles von neuem). In gewisser Weise wäre es besser, nichts liefe, nichts funktionierte. Nicht geboren sein, aus dem Geburtskreislauf ausscheren, ohne Mund zum Saugen, ohne Hintern zum Scheißen. Werden die Maschinen kaputt genug, ihre Teile unabhängig genug sein, um sich und uns dem Nichts zu überantworten? Man könnte meinen, die Energieströme wären noch zu sehr miteinander verbunden, die Partialobjekte noch zu organisch. Vielmehr reines Fließen in freiem, stetigem Zustand, ohne Einschnitt, gerade dabei, auf einem vollen Körper zu gleiten. Die Wunschmaschinen erschaffen uns einen Organismus, doch innerhalb dieser seiner Produktion leidet der Körper darunter, auf solche Weise organisiert zu werden, keine andere oder überhaupt eine Organisation zu besitzen. Als drittes Stadium ein unbegreifliches Stillhalten inmitten des Prozesses selbst: »*Keinen Mund. Keine Zunge. Keine Zähne. Keinen Kehlkopf. Keine Speiseröhre. Keinen Magen. Keinen Bauch. Keinen Hintern.*« Die Automaten stehen still und lassen die unorganisierte Masse, die sie gegliedert haben, aufsteigen. Der organlose volle Körper ist das Unproduktive, das Sterile, das Ungezeugte, ist das Unverzehrbare. Antonin Artaud hat ihn überall dort, wo er, ohne Form und Gestalt, vorhanden war, aufgedeckt. Todestrieb ist sein Name, und der Tod ist nicht ohne Vorbild. Denn der Wunsch wünscht/begehrt *auch* ihn, den Tod, bildet der volle Körper des Todes doch seinen bewegungslosen Motor, wie er gleichermaßen das Leben wünscht; sind die Organe des Lebens doch die *working machine*. Man frage nicht, wie das alles gemeinsam funktioniert – die Frage selbst ist Produkt einer Abstraktion. Die Wunschmaschinen laufen nur als gestörte, indem sie fortwährend sich selbst kaputt machen. Präsident Schreber hat »lange Zeit gelebt ohne Magen, ohne Därme, fast ohne Lungen, mit zerrissener Speiseröhre, ohne

Blase, mit zerschmetterten Rippenknochen, (hat) seinen Kehlkopf manchmal zum Teil mit aufgegessen, usw.«[10] Der organlose Körper ist der unproduktive; und wird gleichwohl an seinem Ort und zu seiner Zeit innerhalb der konnektiven Synthese als Identität des Produzierens und des Produkts geschaffen (der schizophrene Tisch ist ein organloser Körper). Er ist gewiß nicht Zeuge eines ursprünglichen Nichts, noch weniger Überbleibsel einer verlorengegangenen Totalität. Vor allem ist er keine Projektion; hat weder mit dem eigenen Körper noch mit dem Körperbild etwas zu tun. Es ist dies der bilderlose Körper. Unproduktiv, existiert er dort, wo er produziert wird: im dritten Stadium der binär-linearen Serie. Er wird andauernd der Produktion injiziert. Der katatonische Körper wird im Wechselbad geschaffen. Der organlose volle Körper gehört der Anti-Produktion zu; doch besteht ein Merkmal der konnektiven oder produktiven Synthese darin, die Produktion mit der Anti-Produktion, mit einem ihrer Elemente zu vereinigen.

Zwischen den Wunschmaschinen und dem organlosen Körper zeichnet sich ein erkennbarer Konflikt ab. Dem organlosen Körper ist jede Maschinenverbindung, jede Maschinenproduktion, jeglicher Maschinenlärm unerträglich geworden. Unter den Organen spürt er die widerlichen Larven und Maden und die schludrige Tätigkeit eines Gottes, der ihn, im Akt des Organisierens, erdrosselt. »Der Körper ist der Körper / er ist allein / und braucht keine Organe / der Körper ist niemals ein Organismus / die Organismen sind die Feinde des Körpers.«[11] Jeder Furunkel im Fleisch ist Schmerz. Den Organmaschinen setzt der organlose Körper seine glatte, straffe und opake Oberfläche entgegen, den verbundenen, vereinigten und wieder abgeschnittenen Strömen sein undifferenziertes, amorphes Fließen. Den phonetisch aufgebauten Worten setzt er Seufzer und Schreie, ungegliederte Blöcke, entgegen. Wir glauben, daß die sogenannte Urverdrängung keine andere Bedeutung hat: daß sie nicht »Gegenbesetzung« meint, sondern jenes Abstoßen der Wunschmaschinen durch den organlosen Körper. Ebenso bedeutet die paranoische

10 Daniel Paul Schreber, *Denkwürdigkeiten eines Nervenkranken*, Frankfurt/Berlin/Wien 1973, S. 379.
11 A. Artaud, in: *84*, Nr. 5/6, 1948.

Maschine den Einbruch der Wunschmaschinen auf den organ
losen Körper und dessen abstoßende Reaktion, die jene Maschi
nen insgesamt als Verfolgungsapparate ausweist. Daher ver
mögen wir Tausk nicht zu folgen, wenn er in der paranoische
Maschine die einfache Projektion des »eigenen Körpers« und de
Genitalien sieht.[12] Die Maschine entsteht an Ort und Stelle i
der Konfrontation des Produktionsprozesses der Wunsch
maschinen mit dem unproduktiven Stillstand des organlose
Körpers. Davon zeugen der anonyme Charakter der Maschin
und die Undifferenziertheit ihrer Oberfläche gleichermaßen. Di
Projektion und die Gegenbesetzung treten sekundär nur in den
Maße ein, wie der organlose Körper in Form eines Verfolgungs
organs oder eines äußeren Verfolgungsagenten ein Gegen-Inner
oder Gegen-Außen besetzt. An sich aber bildet die paranoisch
Maschine eine Umwandlung der Wunschmaschine: sie resultier
aus dem für den organlosen Körper unerträglich gewordener
Verhältnis zu den Wunschmaschinen.

Um allerdings eine Vorstellung von den späteren Kräften de
organlosen Körpers innerhalb des fortlaufenden Prozesses sich
machen zu können, bedarf es eines Vergleichs zwischen gesell-
schaftlicher und Wunschproduktion. Ein solcher Vergleich ist
rein phänomenologisch; keineswegs soll damit im vorhinein über
Natur und Verhältnis der beiden Produktionen, noch über die
Frage, ob es sich tatsächlich um *zwei* Produktionen handelt, ent-
schieden sein. Die gesellschaftlichen Produktionsformen impli-
zieren nun auch ein ungezeugtes, unproduktives Stadium, ein
mit dem Prozeß vereinigtes Anti-Produktionselement, einen als
Sozius bestimmten vollen Körper. Der mag der Körper der
Erde, der despotische Körper oder auch das Kapital sein. Von
dem Marx sagte, daß es nicht Produkt von Arbeit, sondern
deren natürliche und göttliche Voraussetzung sei. Nicht genug
damit, sich den Produktivkräften entgegenzustellen, wirft es sich
auf die gesamte Produktion und bildet eine Oberfläche, auf der
sich die Produktivkräfte und Produktionsagenten verteilen, so
daß es sich den Mehrwert aneignet und den Prozeß in seiner
Gesamtheit einschließlich seiner Teile, die nunmehr Emana-

12 Victor Tausk, »Über die Entstehung des ›Beeinflussungsapparates‹ in der Schizophrenie«, *Internationale Zeitschrift für Psychoanalyse*, Bd. 5, Leipzig und Wien 1919, S. 1–33. Wiederabgedruckt in: *Psyche*, Bd. XXIII, H. 5, Stuttgart 1969, S. 354–384.

tionen seiner selbst als Quasi-Ursache zu sein scheinen, für sich beansprucht. Kräfte und Agenten werden in übernatürlicher Form seine Macht, scheinen von ihm *gewundert* zu sein. Kurz, der Sozius als voller Körper stellt eine Oberfläche dar, auf der die gesamte Produktion sich aufzeichnet, der sie nun zu entspringen scheint. Die Gesellschaft erstellt ihr eigenes Delirium im Akt der Aufzeichnung des Produktionsprozesses; doch ist dieses Delirium keines des Bewußtseins, oder das falsche Bewußtsein ist vielmehr wahres Bewußtsein einer falschen Bewegung, wirkliche Wahrnehmung einer objektiv-scheinhaften Bewegung, derjenigen, die sich auf der Aufzeichnungsfläche vollzieht. Das Kapital ist wohl der organlose Körper des Kapitalisten oder des kapitalistischen Wesens, bildet als solches aber nicht nur die flüssige und geronnene Substanz des Geldes, wird zudem der Sterilität des Geldes die Form zukommen lassen, unter der es Geld schaffen wird. Es schafft den Mehrwert – wie der organlose Körper sich selbst reproduziert –, wächst und dehnt sich bis an die Grenzen des Universums aus. Der Maschine die Produktion des relativen Mehrwerts aufbürdend, vergegenständlicht es sich in jener zugleich als fixes Kapital. Und auf dem Kapital verhaken sich die Maschinen und Agenten derart ineinander, daß ihr Funktionsablauf selbst von diesem verwundert wird. Alles scheint (objektiv) vom Kapital in seiner Eigenschaft als Quasi-Ursache produziert zu sein. Wie Marx sagt, waren *zu Beginn* die Kapitalisten sich notwendigerweise des Gegensatzes von Kapital und Arbeit und der Verwendungsweise des Kapitals als Mittel, Mehrarbeit herauszupressen, bewußt. Aber bald schon richtet sich jene verzauberte, perverse Welt ein, parallel zu der Entwicklung, die das Kapital die Rolle der Aufzeichnungsfläche, die sich auf die gesamte Produktion niederläßt, spielen läßt (darin, Mehrwert zu liefern oder zu realisieren, besteht die Zuständigkeit der Aufzeichnung).

»Mit der Entwicklung des relativen Mehrwerts in der eigentlichen spezifisch kapitalistischen Produktionsweise, womit sich die gesellschaftlichen Produktivkräfte der Arbeit entwickeln, erscheinen diese Produktivkräfte und die gesellschaftlichen Zusammenhänge der Arbeit im unmittelbaren Arbeitsprozeß als aus der Arbeit in das Kapital verlegt. Damit wird das Kapital ein schon sehr mystisches Wesen, indem alle gesellschaftlichen Produktivkräfte der Arbeit als ihm, und nicht der Arbeit als solcher, zukommende und aus seinem eignen Schoß hervorsprossende Kräfte erscheinen.«[13]

Spezifisch kapitalistisch hieran ist die Rolle des Geldes und die Verwendung des Kapitals als voller Körper zur Bildung der Einschreibe- oder Aufzeichnungsfläche. Doch kommen ein beliebiger voller Körper, Körper der Erde oder des Despoten, eine Aufzeichnungsfläche, eine objektiv-scheinhafte Bewegung, endlich eine fetischistische, verzauberte und verkehrte Welt allen Gesellschaftstypen als Konstanten gesellschaftlicher Reproduktion zu. Der organlose Körper senkt sich auf die Wunschproduktion, zieht sie an sich und bemächtigt sich ihrer. Die Organmaschinen haften an ihm wie an der Weste eines Florettfechters, oder sind wie Medaillen am Dress eines Sportlers, die, während er schreitet, hin und her pendeln. So kann eine Anziehungsmaschine einer Abstoßungsmaschine folgen: eine Wundermaschine nach der paranoischen Maschine. Aber was meint hier »nach«? Beide sind gleichzeitig vorhanden, und der schwarze Humor belastet sich nicht damit, die Widersprüche zu lösen, tut vielmehr so, als gäbe es solche nicht, als hätte es sie niemals gegeben. Der organlose Körper, unproduktiv, unverzehrbar, dient dem gesamten Produktionsprozeß des Wunsches als Aufzeichnungsfläche, so daß die Wunschmaschinen ihm in der objektivscheinhaften Bewegung, die diese zu ihm in Beziehung setzt, zu entspringen scheinen. Die Organe werden regeneriert, verwundert auf dem Körper Präsident Schrebers, der die Gottesstrahlen auf sich zieht. Gewiß besteht die alte paranoische Maschine weiter in Form spöttelnder Stimmen, die die Organe und in besonderem Maße den Hintern des Präsidenten »zurückzuwundern« versuchen. Aber wesentlich ist die Errichtung einer verzauberten Einschreibe- oder Aufzeichnungsfläche, die alle Produktivkräfte und Produktionsorgane für sich in Anspruch nimmt und, indem sie diese mit der scheinhaften Bewegung verbindet (Fetisch), als Quasi-Ursache wirkt. So wahr ist es, daß der Schizo politische Ökonomie treibt, und daß die Sexualität Sache der Ökonomie ist.

13 K. Marx, *Das Kapital*, 3. Bd., MEW Bd. 25, S. 835. Vgl. Althusser et al., *Lire le Capital*, Maspéro 1965, die Kommentare von Balibar, 2. Bd., S. 213 ff. und Macherey, 1. Bd. S. 201 ff. (Der Beitrag Balibars deutsch in: Althusser/Balibar, *Das Kapital lesen*, Bd. II, Reinbek bei Hamburg 1972, S. 268 ff.)

Allein die Produktion schreibt sich nicht auf gleiche Weise ein, wie sie sich vollzieht. Oder vielmehr reproduziert sie sich in der objektiv-scheinhaften Bewegung nicht auf nämliche Weise, wie sie sich im Konstitutionsprozeß produzierte. Denn unmerklich sind wir in einen Bereich der Produktion der Aufzeichnung geraten, deren Gesetz ein anderes ist als das der Produktion von Produktion. In dieser herrscht das Gesetz der konnektiven Synthese, der Kopplung. Gehen jedoch die produktiven *Konnexionen* von Maschinen auf den organlosen Körper über (wie von der Arbeit zum Kapital), so treten sie unter ein anderes Gesetz, das im Verhältnis zum nicht produktiven Element, also den »natürlichen oder göttlichen Voraussetzungen«, eine *Distribution* zum Ausdruck bringt (die Disjunktionen des Kapitals). Disjunktionspunkten gleich, zwischen denen ein Netz neuer Synthesen gewoben ist – derart der Oberfläche ein quadratisches Muster verleihend –, klammern sich die Maschinen an dem organlosen Körper fest. An die Stelle des »und dann« tritt das schizophrene »sei es ... sei es«: welche zwei Organe auch immer betrachtet werden mögen, stets müssen sie auf dem organlosen Körper so aneinandergefügt sein, daß alle zwischen ihnen sich einstellenden disjunktiven Synthesen auf der gleitenden Oberfläche auf dasselbe hinauslaufen. Während das »... oder aber« Entscheidungsmöglichkeiten zwischen unvertauschbaren Begriffen kennzeichnen will, bezeichnet das »sei es« das System möglicher Permutationen zwischen Differenzen, die im Akt des Gleitens und sich Veränderns stets auf dasselbe hinauslaufen. Etwa der sprechende Mund und die laufenden Beine:

»Er blieb manchmal stehen, ohne etwas zu sagen. Sei es, weil er schließlich nichts zu sagen hatte, sei es, weil er, obwohl er etwas zu sagen hatte, sich schließlich entschloß, es nicht zu sagen . . . Andere markante Vorgänge tauchen im Gedächtnis auf. Unverzügliche, ununterbrochene Mitteilung mit unverzüglichem Wiederaufbruch. Das Gleiche mit verzögertem Wiederaufbruch. Verzögerte, ununterbrochene Mitteilung mit unverzüglichem Wiederaufbruch. Das Gleiche mit verzögertem Wiederaufbruch. Unverzügliche, ununterbrochene Mitteilung mit unverzüglichem Wiederaufbruch. Das Gleiche mit verzögertem Wiederaufbruch. Ununterbrochene, verzögerte Mitteilung mit unverzüglichem Wiederaufbruch. Das Gleiche mit verzögertem Wiederaufbruch.«[14]

14 S. Beckett, *Schluß jetzt*, in: *Residua*, Frankfurt 1970, S. 17 f.

Auf diese Weise schreibt der Schizophrene, Besitzer des dürftigsten und erschütterndsten Kapitals – so die Besitztümer von Malone –, auf seinem Körper die Litanei der Disjunktionen ein und erstellt sich eine Welt der Paraden, worin die winzigste Umstellung als Antwort auf eine neue Situation oder einen indiskreten Frager erachtet wird. Die disjunktive Synthese der Aufzeichnung überlagert demnach die konnektive Synthese der Produktion. Der Prozeß als Produktionsprozeß setzt sich fort als Verfahren im Verfahren der Einschreibung. Oder, sofern *Libido* die konnektive »Arbeit« der Wunschproduktion heißt, gilt, daß ein Teil dieser Energie sich in disjunktive Einschreibungsenergie umwandelt *(Numen)*. Energetische Umwandlung. Warum aber, eingedenk der Äquivokationen, die sich aus der Problemstellung eines doch nur scheinbar religiösen Unbewußten ergeben müssen, diese neue Energieform göttlich oder Numen nennen? Der organlose Körper ist nicht Gott, im Gegenteil. Göttlich aber ist die Energie, die ihn durchfährt, wenn er die gesamte Produktion auf sich zieht und, ihr als verzauberte Wunderfläche dienend, sie in alle seine Disjunktionen einschreibt. Von daher werden die eigentümlichen Beziehungen einsehbar, die Schreber mit Gott unterhält. Demjenigen, der uns fragen sollte, ob wir an Gott glauben, werden wir in echt Kantischer oder Schreberscher Manier zu antworten haben: natürlich, aber nur an ihn als Meister des disjunktiven Syllogismus, als Prinzip *a priori* dieses Syllogismus (Gott bestimmt als *Omnitudo realitatis*, der alle abgeleiteten Realitäten durch Teilung entspringen).
Göttlich ist folglich nur das Merkmal einer Disjunktionsenergie. Das Göttliche von Schreber ist nicht zu trennen von den Disjunktionen, in die er sich selbst zerlegt: frühere Reiche, spätere Reiche; spätere Reiche eines oberen und eines niederen Gottes. Nachdrücklich unterstreicht Freud die Bedeutsamkeit dieser disjunktiven Synthesen im spezifischen Wahn Schrebers wie auch beim Wahn im allgemeinen: »Eine solche Zerlegung ist für die Paranoia recht charakteristisch. Die Paranoia zerlegt, so wie die Hysterie verdichtet. Oder vielmehr die Paranoia bringt die in der unbewußten Phantasie vorgenommenen Verdichtungen und Identifizierungen wieder zur Auflösung.«[15] Weshalb

15 S. Freud, *Über einen autobiographisch beschriebenen Fall von Paranoia*, GW Bd. VIII, S. 285.

aber fügt Freud dem hinzu, daß die hysterische Neurose primär sei und die Disjunktionen sich nur durch Projektion eines ursprünglich Verdichteten einstellten? Ohne Zweifel handelt es sich darin um den Versuch, die Rechte von Ödipus im Gott des Wahns sowie der schizo-paranoischen Aufzeichnung fortdauern zu lassen. So müssen wir uns denn die in diesem Zusammenhang allgemeinste Frage stellen: führt die Aufzeichnung des Wunsches über die Kategorien von Ödipus? Die Disjunktionen sind die Form der Wunschgenealogie; ist diese selbst aber ödipal, schreibt sie sich ein in die Triangulation von Ödipus? Oder bildet Ödipus nicht vielmehr in dem Maße ein Erfordernis oder eine Folge der gesellschaftlichen Reproduktion, als diese darauf aus ist, eine genealogische Materie wie Form zu beherrschen, die ihr doch allseits entwischen? Denn es liegt offen zutage, daß der Schizo unaufhörlich Rede und Antwort stehen muß. Gerade weil sein Verhältnis zur Natur in keinem spezifischen Pol begründet ist, wird er in Begriffen des herrschenden gesellschaftlichen Code befragt: Dein Name! Der deines Vaters! Der deiner Mutter! Gerade dabei, seine Wunschproduktion auszuführen, wird Molloy von einem Polizisten verhört:

»Sie heißen Molloy, sagte der Kommissar. Jawohl, sagte ich, es ist mir gerade eingefallen. Und Ihre Mutter? sagte der Kommissar. Ich begriff nicht. Heißt sie auch Molloy? sagte der Kommissar. Ob sie Molloy heißt? sagte ich. Allerdings, sagte der Kommissar. Ich überlegte. Sie heißen Molloy, sagte der Kommissar. Jawohl, sagte ich. Und ihre Mutter, sagte der Kommissar, heißt sie auch Molloy? Ich dachte nach.«[16]

Man kann nicht sagen, daß die Psychoanalyse diesbezüglich von großen Neuerungsbestrebungen heimgesucht wäre: weiterhin stellt sie ihre Fragen und entfaltet ihre Interpretationen von der Basis des ödipalen Dreiecks aus, zu einem Zeitpunkt, wo sie doch spürt, wie sehr solche Phänomene wie die sogenannten Psychosen jenen Bezugsrahmen sprengen. Der Psychoanalytiker sagt, im oberen Gott Schrebers *müsse* der Vater aufgedeckt werden, und er sagt auch, warum im niederen Gott nicht der ältere Bruder. Dann wird der Schizophrene manchmal ungeduldig und verlangt seine Ruhe. Zuweilen steigt er ins Spiel ein, bringt noch mehr ein, bereit, seine ihm eigenen Bezugskategorien in das ihm

16 S. Beckett, *Molloy*, a.a.O. S. 43.

angebotene Modell einzufügen und es derart von innen aufzubrechen (ja, das ist meine Mutter, aber meine Mutter ist die Jungfrau Maria). Vorstellbar, wie Schreber Freud zur Antwort gibt: aber ja, ja, ja, die sprechenden Vögel sind junge Mädchen, und der obere Gott, das ist mein Vater, und der niedere mein Bruder. Aber stillschweigend schwängert er wieder die jungen Mädchen mit allen sprechenden Vögeln, seinen Vater mit dem oberen, seinen Bruder mit dem niederen Gott, mit allen göttlichen Formen, die in dem Maße sich komplizieren oder »sich desimplifizieren«, wie sie unter den allzu einfachen Begriffen und Funktionen des ödipalen Dreiecks hervorbrechen.

Je ne crois à ni père
ni mère
Ja na pas
à papa-mama

Die Wunschproduktion stellt ein linear-binäres System dar. Der organlose Körper fügt sich als dritter Terminus in diese Serien ein, ohne aber deren Charakter 2, 1, 2, 1, ... zu durchbrechen. Hartnäckig verweigert sich die Serie einer Übertragung in die spezifisch ternäre und trianguläre Figur von Ödipus. Als Anti-Produktion geschaffen, tritt der organlose Körper als solcher nur auf, um jeden Versuch einer Triangulation, die eine elterliche Produktion verheißt, abzuwehren. Wie sollte er auch von Eltern geschaffen sein, da er doch von seiner Eigenproduktion, seiner Selbst-Erzeugung Kunde gibt? Und überall, wo er ist, verteilt sich auf ihm das Numen und stellen sich unabhängig von aller Projektion die Disjunktionen ein. *Ja, ich bin mein Vater gewesen und bin mein Sohn gewesen.* »Ich, Antonin Artaud, ich bin mein Sohn, mein Vater, meine Mutter und ich.« Der Schizo verfügt über Orientierungsmuster eigener Art, das heißt er verfügt zunächst über einen besonderen Einschreibecode, der sich mit dem gesellschaftlichen Code nicht oder doch nur zum Zwecke einer Parodie deckt. Der Wahn- oder Wunschcode weist eine außerordentliche Geschmeidigkeit auf. Man kann sagen, daß der Schizophrene entsprechend den ihm gestellten Fragen und im Zuge raschen Gleitens von einem Code zum anderen übergeht, *alle Codes durcheinanderbringt,* daß er von einem Tag auf den anderen seine Erklärungen ändert, Genealogien fallen läßt, die Art und Weise, gleiche Ereignisse aufzunehmen, wechselt, ja daß er sogar, wenn er nicht irritiert ist, dem ihm aufgedrängten banalen Code des Ödipus zustimmt, stets aber bereit, ihn mit den Disjunktionen, die fernzuhalten diesem Code aufgegeben ist, erneut zu füllen. Die Zeichnungen Adolf Wölflis setzen Uhren, Turbinen, Dynamos, Himmels- und Häusermaschinen usw. ins Bild. Ihre Produktion vollzieht sich in konnektiver Weise, sie führt, über aufeinanderfolgende Schichten oder Sektoren, von der Mitte zum Rand. Die »Erklärungen« aber, die er anfügt und die sich je nach Laune ändern, nehmen Bezug auf genealogische Serien, die die Einschreibung der Zeichnung konstituieren. Mehr noch, die Einschreibung drückt sich in Form von »Katastrophen« oder »Fallinien«, die gleichermaßen von Spiralen umgebende Disjunktionen sind, der Zeichnung selbst auf.[17] Schlicht deshalb, weil es in allen Disjunktionen stets dasselbe ist, fällt der Schizo immer wieder auf seine wackligen Füße. Die Organmaschinen mögen sich noch so sehr an den organlosen Körper klammern, dieser bleibt doch nicht weniger organlos und wird damit auch nicht schon ein Organismus im gewohnten Sinne des Wortes. Er bewahrt seinen flüssigen, glatten Charakter. In gleicher Weise lassen sich auf den Körper Schrebers die Produktionsagenten nieder, hängen sich an ihn, so die Himmelsstrahlen, die er anzieht und die Tausende kleiner Spermazoiden enthalten. Strahlen, Vögel, Stimmen, Nerven treten in austauschbare Verhältnisse komplexer Genealogie mit Gott wie dessen abgeleiteten Formen. Dies alles aber spielt sich ab und schreibt sich ein auf dem organlosen Körper, noch die Kopulationen der Agenten, die Zerlegungen Gottes, die quadrierenden Genealogien und ihre Permutationen. Gleich Läusen in der Löwenmähne ist alles auf diesem ungezeugten Körper gegeben.

Die Aufzeichnung, entsprechend der Bedeutung des Wortes ›Prozeß‹, läßt sich auf die Produktion herab. Doch die Produktion der Aufzeichnung ist ihrerseits von der Produktion der Produktion geschaffen. Ebenso folgt die Konsumtion der Aufzeichnung, und doch wird die Produktion der Konsumtion in und durch die Produktion der Aufzeichnung geschaffen. Dies, weil auf der Einschreibefläche etwas sich ausmachen läßt, dem

17 W. Morgenthaler, »Adolf Wölfli«, *L'Art brut*, Nr. 2 .

der Status eines *Subjekts* zukommt. Ein seltsames Subjekt ist es, bar jeder festen Identität, fortwährend auf dem organlosen Körper an der Seite der Wunschmaschinen umherirrend, definiert durch das, woran es am Produkt teilhat, überall als Gratifikation ein Werden oder eine Verwandlung erhaltend, aus Zuständen geboren, die es konsumiert, und einem jeden Zustand zurückgegeben. »Das bin also ich, das ist folglich mir ...« Denn noch das Leiden ist Selbstgenuß des Menschen, wie Marx sagt. Sicherlich ist jede Wunschproduktion unmittelbar schon Konsumtion und Verzehr, folglich »Wollust«. Aber sie ist es noch nicht für ein Subjekt, das allein über die Disjunktionen einer Einschreibefläche, in den Überresten jeder Zerlegung sich zu orientieren vermag. Präsident Schreber ist sich dessen lebhaft bewußt: da ein gleichbleibendes Maß kosmischen Genusses existiert, verlangt Gott, in Schreber Wollust zu finden, und sei es um den Preis von dessen Verwandlung in eine Frau. Doch erfährt Schreber diese Wollust nur bruchstückhaft, als Lohn für seine Schmerzen oder Prämie für sein Frau-Werden. »... es ist meine Aufgabe, ihm dasselbe [Genießen], soweit es unter den einmal geschaffenen weltordnungswidrigen Verhältnissen im Bereiche der Möglichkeit liegt, in der Form ausgiebigster Entwicklung der Seelenwollust zu verschaffen; soweit dabei für mich etwas von sinnlichem Genusse abfällt, bin ich berechtigt, denselben als eine kleine Entschädigung für das Übermaß der Leiden und Entbehrungen, das mir seit Jahren auferlegt ist, mitzunehmen ...«[18] Wie ein Teil der Libido, die Produktionsenergie, sich in Aufzeichnungsenergie verwandelt hat, so wird auch ein Teil derselben in Konsumtionsenergie verwandelt *(Voluptas)*. Diese Restenergie treibt die dritte Synthese des Unbewußten an, die konjunktive Synthese des »das also ...« oder der Produktion der Konsumtion.

Schauen wir, wie diese Synthese gebildet oder wie das Subjekt erzeugt wird. Wir gingen aus vom Gegensatz zwischen Wunschmaschinen und organlosem Körper. Ihre Abstoßung, in der paranoischen Maschine der Urverdrängung in Erscheinung getreten, machte der Anziehung der Wundermaschine Platz. Doch bleibt der Gegensatz zwischen Abstoßung und Anziehung bestehen. Es scheint, daß eine wirksame Versöhnung nur auf der

18 D. P. Schreber, a.a.O., S. 293 f.

Ebene einer neuen Maschine, die in Form einer »Rückkehr des Verdrängten« funktioniert, sich einstellen kann. Alles spricht dafür, daß eine solche Versöhnung möglich ist oder es doch sein kann. Von Robert Gie, diesem exzellenten Zeichner paranoischer Elektromaschinen, erzählt man uns ohne weitere Einzelheiten: »Es scheint wohl, daß er am Ende, da er sich der Strömungen, die ihn quälten, nicht mehr entledigen konnte, heftig ihre Partei ergriff und, vollkommen erregt, sich daran machte, sie in ihrem totalen Sieg, in ihrem Triumph abzubilden«.[19] Präziser noch unterstreicht Freud die Bedeutsamkeit der Wende in Schrebers Krankheit, als dieser sich mit seinem Frau-Werden versöhnt und in einen Selbstheilungsprozeß eintritt, der ihn zur Identität von Natur und Produktion führt (Erschaffung einer neuen Menschheit). Tatsächlich findet Schreber zu einem Zeitpunkt, wo er praktisch geheilt ist und alle seine Fähigkeiten zurückgewonnen hat, sich in Haltung und Aufmachung des Transvestiten bekräftigt: »... daß ich zuweilen mit etwas weiblichem Zierat (Bändern, unechten Ketten und dergl.) bei halbentblößtem Oberkörper vor dem Spiegel stehend oder sonst angetroffen wurde. Es geschieht dies übrigens nur *im Alleinsein* ...«[20] Entlehnen wir den Begriff der »zölibatären Maschine«, um jene Maschine zu bezeichnen, die, eine neue Verbindung zwischen Wunschmaschinen und organlosem Körper zum Zwecke einer neuen Menschheit oder eines glorreichen Organismus herstellend, der paranoischen und der Wundermaschine folgt. Beide Äußerungen, daß das Subjekt neben den Wunschmaschinen als Rest erzeugt wird, und daß es sich selbst mit dieser dritten produktiven Synthese und der residualen Versöhnung, die sie herbeiführt, vermischt, laufen auf dasselbe hinaus: auf die konjunktive Konsumtionssynthese unter der Verwunderung und Entzückung zum Ausdruck bringenden Form des »Das war also das!«

Michel Carrouges hat unter der Bezeichnung der »zölibatären Maschinen« eine Anzahl Maschinen der Phantasie hervorgehoben, die er in der Literatur aufgefunden hat. Die von ihm erwähnten Beispiele sind sehr unterschiedlich und scheinen zunächst kaum unter einem einheitlichen Begriff subsumiert werden zu können: die *Mariée mis à nu* ... von Duchamps, die

19 *L'Art brut*, Nr. 3, S. 63.
20 D. P. Schreber, a.a.O., S. 413.

Maschine der *Strafkolonie* von Kafka, die Maschinen von Raymond Roussel, die des *Surmâle* von Jarry, gewisse Maschinen von E. A. Poe, die *Eva der Zukunft* von Villiers, usw.[21] Dennoch können folgende, die Einheit stiftende Merkmale, deren Relevanz gemäß der betrachteten Beispiele schwankt, ausgemacht werden: zum ersten zeugt die zölibatäre Maschine durch ihre Qualen, Schatten und ihr altes Gesetz von einer ehemaligen paranoischen Maschine. Indessen ist sie selbst keine. Alles: ihr Räderwerk, ihr Fahrgestell, ihre Scheren, Nadeln, Geliebten und Strahlen unterscheiden sie von einer paranoischen Maschine. Noch in den Qualen, die sie zufügt, dem Tod, den sie bringt, offenbart sie etwas Neues, eine Kraft gleich der der Sonne. Zweitens kann diese Transfiguration nicht durch den wundersamen Charakter erklärt werden, den die Maschine der in ihr enthaltenen Einschreibung verdankt, obgleich sie in der Tat die höchsten Einschreibungen birgt (siehe hierzu die von Edison vorgenommene Aufzeichnung in *Die Eva der Zukunft*). Es existiert eine augenblickliche Konsumtion der neuen Maschine, ein Vergnügen, das man autoerotisch oder automatisch nennen möchte, worin sich die Freuden einer neuen Verbindung ankündigen: neue Geburt, verführerische Ekstase, so als befreite der maschinelle Erotismus weitere schrankenlose Kräfte.

Auf die Frage: was produziert die zölibatäre Maschine, was wird vermittels ihrer produziert? scheint die Antwort zu lauten: intensive Quantitäten. Es gibt eine schizophrene Erfahrung intensiver Quantitäten im Reinzustand, die beinahe unerträglich ist – zölibatäre Größe und Elend als höchste Empfindungen, gleich einem Schrei zwischen Leben und Tod, ein Gefühl heftigen Übergangs, Zustände reiner und von jeglicher Formbestimmung entblößter Intensität. Man spricht oft von Halluzinationen, vom Delirium; aber das halluzinatorisch Gegebene (ich sehe, ich höre) und das im Wahn Gegebene (ich denke ...) setzen ein sehr viel stärkeres *Ich fühle* voraus, das allererst den Halluzinationen, deren Objekt und dem delirierenden Denken den Inhalt verschafft. Ein »ich fühle, daß ich Frau werde«, »daß ich Gott werde« usw., das weder Delirium noch Halluzination ist, sondern die Halluzination projizieren, den Wahn verinnerlichen wird. Beide sind sekundär gegenüber jener wahrhaft pri-

21 Michel Carrouges, *Les Machines célibataires*, Arcanes 1954.

mären Erregung, die zunächst nur Intensitäten, Werden, Übergänge empfindet.[22] Woher stammen diese reinen Intensitäten? Sie entspringen den beiden vorgängigen Kräften, Abstoßung und Anziehung, und deren Gegensatz. Nicht daß die Intensitäten selbst in Gegensatz zueinander stehen und sich um einen neutralen Zustand im Gleichgewicht halten würden: sie sind vielmehr, von einer Nullintensität ausgehend, die den organlosen Körper bezeichnet, alle positiv. Entsprechend ihrer komplexen Beziehung und dem vorherrschenden Verhältnis von Anziehung und Abstoßung verzeichnen sie Abfälle und Aufstiege. Kurz, der Gegensatz zwischen abstoßenden und anziehenden Kräften erzeugt eine offene Serie stets positiver, intensiver Elemente, die niemals das abschließende Gleichgewicht eines Systems, sondern die unbegrenzte Zahl stationärer, metastabiler Zustände ausdrücken, die ein Subjekt durchläuft. Zutiefst schizoid ist die kantische Theorie, dergemäß die intensiven Quantitäten die *Materie ohne Rest* in unterschiedlichen Abstufungen ausfüllten. Der Doktrin Schrebers zufolge erzeugen *Abstoßung und Anziehung* heftige *Nervenzustände,* die den organlosen Körper in unterschiedlichen Graden ausfüllen, und die das Schreber-Subjekt durchläuft: Frau werdend und anderes gemäß dem ewigen Kreislauf. Die Brüste auf dem nackten Oberkörper des Präsidenten sind weder wahnhaft noch halluzinatorisch gegeben, sondern bezeichnen allererst einen Intensitätsbereich auf dem organlosen Körper. Dieser ist ein Ei: durchzogen von Achsen und Schwellen, von Längen- und Breitengraden, von *Gradienten,* die die Übergänge und Bestimmungen desjenigen kennzeichnen, das sich hier entwickelt. Nichts ist dabei repräsentativ, alles aber ist Leben und gelebt: wie eine prädestinierte Zone im Ei nicht dem Organ gleicht, das darin induziert wird, so gleicht auch eine gelebte Empfindung von Brüsten nicht diesen selbst. Nichts als Intensitätsstreifen, Potentiale, Schwellen und Gradienten. Eine Erfahrung, die erregt und aufwühlt, die den Schizo in größte Nähe zur Materie, deren heftigem und lebendem Zentrum trägt: »Das Gefühl,

22 W. R. Bion war der erste, der die Bedeutung des *Ich fühle* hervorgehoben hat; er schreibt es aber allein der Ordnung der Phantasie ein und macht es zu einem affektiven Parallelphänomen des *Ich denke.* Vgl. *Elements of Psychoanalysis,* Heinemann 1963, S. 94 ff.

gelegen außerhalb des eigentümlichen Punktes, wo der Geist es sucht, ... dies Gefühl, das dem Geist den umwälzenden Ton der Materie übermittelt, die ganze Seele stürzt hinein und geht in seinem glühenden Feuer auf.«[23]

Wie konnte es nur geschehen, daß der Schizo als jene vom Wirklichen, vom Leben abgeschnittene autistische Jammergestalt zur Darstellung kam? Schlimmer, wie konnte die Psychiatrie ihn praktisch zu dieser jämmerlichen Figur machen, auf den Zustand eines abgestorbenen, organlosen Körpers reduzieren – ihn, der doch in jenem unerträglichen Punkt sich einnistet, wo der Geist die Materie berührt und jegliche Intensität lebt, konsumiert? Und müßte diese Frage nicht mit einer anderen, nur dem Schein nach sehr abweichenden Frage in Zusammenhang gebracht werden: welches Verfahren wendet die Psychoanalyse an, um in diesem Fall den Neurotiker auf jene ärmliche Kreatur zu reduzieren, die in alle Ewigkeit Papa-Mama und nichts sonst konsumiert? Wie konnte man die konjunktive Synthese des »Das ist also das!«, »Das bin also ich!« auf die immerwährende und trübsinnige Entdeckung von Ödipus reduzieren: »Das ist also mein Vater, das ist also meine Mutter ...?« Noch vermögen wir auf diese Fragen keine Antworten zu geben, sehen aber schon, wie wenig die Konsumtion reiner Intensitäten mit Familienfiguren, wie wenig das konjunktive Gewebe des »Das also ...« mit dem ödipalen zu schaffen hat. Wie wäre der ganze vitale Verlauf nachzuzeichnen? Entsprechend einer ersten, kurzen Fassung: die Disjunktionspunkte auf dem organlosen Körper bilden um die Wunschmaschinen herum Konvergenzkreise; das Subjekt, neben der Maschine als Residuum erzeugt, deren Anhängsel oder Ansatzstück also, durchläuft nun alle Zustände des Kreises und wechselt über von einem Kreis zum anderen. Selbst nicht im Zentrum stehend, nicht von der Maschine in Anspruch genommen, am Rande lagernd, ohne feste Identität, immerzu dezentriert, wird es *erschlossen* aus den Zuständen, die es durchläuft. Solchermaßen die vom Namenlosen gezogenen Schleifen: »die bald kurz und knapp sind, wie beim Walzer, bald parabolisch weit«, mit Murphy, Watt, Mercier usw. als Zustände und ohne daß die Familie damit etwas zu schaffen hätte.[24] Oder auch die

23 A. Artaud, *Die Nervenwaage und andere Texte*, Frankfurt 1964, S. 53.

24 S. Beckett, *Der Namenlose*, in: *Drei Romane*, Frankfurt 1969, S. 432.

komplexere Fassung, die aber zum gleichen Ergebnis führt: vermittels der paranoischen und der Wundermaschine erzeugen die Abstoßungs- und Anziehungsproportionen auf dem organlosen Körper innerhalb der zölibatären Maschine eine Serie von Zuständen mit Null als Anfangspunkt; und das Subjekt, aus jedem Zustand der Serie geboren, aus jedem folgenden, der es für einen Moment determiniert, wiedergeboren, konsumiert alle diese es gebärenden und wiedergebärenden Zustände (der gelebte Zustand ist gegenüber dem Subjekt, das ihn lebt, primär). Dies hat Klossowski in seinem Kommentar zu Nietzsche in bewundernswerter Weise aufgezeigt: die Präsenz der *Stimmung* als materielle Emotion, konstitutiv für tiefgründigstes Denken und schärfste Wahrnehmung gleichermaßen.[25]

»Die zentrifugalen Kräfte fliehen nicht auf immer dem Zentrum, sondern nähern sich diesem stets wieder, um im Folgenden erneut sich zu entfernen: derart sind die Schwankungen, die so sehr das Individuum erschüttern, daß es nur noch sein eigenes Zentrum sucht und nicht den Kreis sieht, dessen Teil es selbst ausmacht; denn wenn die Schwankungen es erschüttern, so deshalb, weil jede einem anderen als dem Individuum entspricht, das dieses mit Blick auf das unauffindbare Zentrum zu sein glaubte. Daraus folgt, daß eine Identität wesentlich zufällig ist, und daß von jeder eine Serie von Individualitäten durchlaufen werden muß, auf daß die Zufälligkeit dieser oder jener sie alle notwendig macht.«

Die Anziehungs- und Abstoßungskräfte, die des Aufstiegs wie des Verfalls erzeugen eine Serie von Null an aufsteigender Intensitätszustände, die den organlosen Körper bezeichnet (»aber einzigartig ist, daß dort noch ein neuerlicher Andrang erforderlich ist, um nur die Absenz anzuzeigen«). Kein Nietzsche-Ich, Professor der Philologie, verliert urplötzlich seinen Verstand und identifiziert sich mit fremden Personen, vielmehr durchläuft das nietzschesche Subjekt eine Serie von Zuständen und identifiziert die Namen der Geschichte mit diesen Zuständen: *jeder Name in der Geschichte bin ich* ... Um den Kreis herum, aus dessen Zentrum das Ich desertiert ist, breitet sich das Subjekt aus. Im Zentrum steht die Wunschmaschine, die zölibatäre Maschine der ewigen Wiederkunft. Das nietzschesche Subjekt, Residualsubjekt der Maschine, zieht

25 Pierre Klossowski, Nietzsche et le cercle vicieux, *Mercure de France*, 1969.

euphorischen Gewinn (Voluptas) aus allem, was diese in Gang setzt, und von dem der Leser angenommen hatte, daß es allein das in Fragmenten vorliegende Werk Nietzsches gewesen sei. »Nietzsche glaubt von nun an nicht die Realisierung eines Systems, sondern die Anwendung eines Programms zu betreiben.« Nicht mit Personen sich identifizieren, wohl aber die Namen der Geschichte mit Identitätszonen auf dem organlosen Körper identifizieren; und jedes Mal der Ausruf des Subjekts: »Das bin ich, das bin also ich!« Noch nie wurde so viel und auf solche Weise Geschichte betrieben wie vom Schizo. In *einem* Akt schluckt er die universelle Geschichte. Von uns zunächst als *Homo natura* bestimmt, ist er nun am Ende *Homo historica*. Eine lange Entwicklung, von Hölderlin zu Nietzsche führend, die zudem sich überstürzt.

(»... die Euphorie vermochte sich bei Nietzsche nicht ebenso lange zu halten wie die kontemplative Entfremdung Hölderlins... Die Nietzsche gewährte Vision der Welt inauguriert keine mehr oder weniger regelmäßige Abfolge von Landschaften und Stilleben, die sich über vierzig und mehr Jahre hinzieht; es ist die wiedererinnernde Parodie eines Ereignisses: ein einziger Schauspieler, um sie an einem festlichen Tage darzustellen – denn alles tritt hervor und vergeht wieder an einem einzigen Tage – sollte dieser auch – jenseits des vernünftigen Kalenders – vom 31. Dezember bis zum 6. Januar gedauert haben.«)

Gute Gründe scheinen für die bekannte These des Psychiaters Clerambault zu sprechen, wonach das Delirium mit seinem umfassenden systematischen Charakter gegenüber den parzellierten und lokalen Phänomenen des Automatismus sekundär sei. In der Tat bezeichnet das Delirium die Aufzeichnung, die den Produktionsprozeß der Wunschmaschinen aufnimmt; und obgleich es eigene Synthesen und Affektionen besitzt, wie aus der Paranoia und selbst aus den paranoiden Formen der Schizophrenie zu ersehen ist, bildet es keinen autonomen Bereich, sondern ist in Hinblick auf den Funktionsablauf und die Fehlzündungen der Wunschmaschinen zweitrangig. Indessen bediente sich Clerambault des Begriffs »(mentaler) Automatismus« nur, um damit solche athematischen Phänomene wie Echohören, Sonorisation, Ohrenplatzen, Unsinnreden zu bezeichnen, in denen er mechanische Effekte von Infektionen oder Intoxinationen sah. Ein gut Teil des Deliriums wiederum erklärte er als Wirkung des Automatismus; was den anderen, »persönlichen« Teil angeht, so sollte der reaktionsbedingt sein und auf den »Charakter« verweisen, dessen Manifestationen im übrigen dem Automatismus vorausgehen können (zum Beispiel der paranoische Charakter).[26] So sieht Clerambault im Automatismus nur einen im allgemeinsten Sinne des Wortes neurologischen Mechanismus, nicht aber den ökonomischen Produktionsprozeß, der Wunschmaschinen ins Spiel bringt; und was die Geschichte betrifft, so begnügt er sich damit, den angeborenen oder erworbenen Charakter geltend zu machen. Clerambault ist der Feuerbach der Psychiatrie in dem Sinne, wie Marx von diesem sagte: »Soweit Feuerbach Materialist ist, kommt die Geschichte bei ihm nicht vor, und soweit er die Geschichte in Betracht zieht, ist er kein Materialist.«[27] Eine wahrhaft materialistische Psychiatrie definiert sich demgegenüber kraft einer doppelten Operation: indem sie den Wunsch in den Mechanismus und die Produktion in den Wunsch einführt.

Zwischen dem falschen Materialismus und den typischen Formen des Idealismus bestehen so tiefgehende Unterschiede nicht. Die Schizophrenietheorie wird durch drei, ihre trinitarische Formel ausmachende Begriffe gekennzeichnet: Dissoziation (Kraepelin), Autismus (Bleuler), Dasein oder In-der-Welt-Sein (Binswanger). Der erste Begriff ist explikativ und will die spezifische Störung oder den primären Mangel anzeigen. Der zweite, komprehensiv, verweist auf die Eigentümlichkeit der Wirkung: das Delirium selbst oder der Bruch, die Abkehr von der Realität, begleitet vom relativen oder totalen Übergewicht des Innenlebens. Der dritte, expressive Begriff endlich entdeckt oder entdeckt wieder den delirierenden Menschen in seiner je eigenen Welt. Den drei Begriffen gemeinsam ist, das Problem der Schizophrenie durch Vermittlung des Körperbildes – jener letzten Verwandlung der Seele, worin sich die Forderungen von Spiritualismus und Positivismus vereinigt haben – auf das Ich zu beziehen. Doch wie lange schon hat der Schizo den Glauben an das Ich, das Papa-Mama gleicht, fahrengelassen! Er steckt jenseits, dahinter, dar-

26 G. de Clerambault, *Œuvre psychiatrique*, P.U.F.

27 K. Marx und F. Engels, *Die deutsche Ideologie*, MEW Bd. 3, S. 45.

unter, er steckt woanders, aber gewiß nicht in diesen Problemen. Und dort, wo er sich aufhält, gibt es wahrhaftig Probleme, in Form unüberwindbarer Leiden, untragbarer Armseligkeiten; aber warum ihn erneut dem zuführen wollen, dem er entwichen ist, ihn wieder Problemen aussetzen, die die seinen nicht sind, warum seine Wahrheit verhöhnen, guten Glaubens, ihr schon die nötige Ehrerbietung entgegengebracht zu haben, indem man vor ihr in Gedanken den Hut zieht? Man wird einwenden, daß der Schizo nicht mehr in der Lage sei, Ich zu sagen, und ihm diese geheiligte Aussagefunktion zurückgeben werden müsse. Das hält dieser in den Worten fest: man zieht mich wieder in den Dreck. »Ich werde nicht mehr Ich sagen, ich werde es nie wieder sagen, das ist zu blöd. Ich werde stattdessen, immer wenn ich es höre, und wenn ich daran denke, die dritte Person setzen. Wenn es sie amüsiert. Es wird nichts ändern.« Und sollte er erneut Ich sagen, wird das auch nichts ändern. Alles jenseits seiner Probleme, so weit weg. Selbst Freud kommt nicht aus diesem beschränkten Blickwinkel des Ich heraus. Ihn hinderte daran seine ihm eigene trinitarische Formel – ödipal, neurotisch: Papa-Mama-Ich. Zu fragen wäre, ob der analytische Imperialismus des Ödipuskomplexes Freud nicht dazu getrieben hat, den auf die Schizophrenie angewandten fatalen Begriff des Autismus neu für sich zu gewinnen und ihn mit seiner Autorität abzusichern. Denn schließlich, machen wir uns da nichts vor, mag Freud die Schizophrenen nicht, nicht ihren Widerstand gegenüber der Ödipalisierung, neigt viel eher dazu, sie wie Idioten zu behandeln: sie nehmen, so sagt er, Worte für die Sachen selbst, sind apathisch, narzißtisch, vom Wirklichen abgeschnitten, sind unfähig zur Übertragung, sie haben Ähnlichkeit mit Philosophen, »unerwünschte Ähnlichkeit«. Oft schon wurde unter analytischen Gesichtspunkten nach dem Verhältnis von Trieb und Symptom, Symbol und Symbolisiertem gefragt, und allenthalben dahingehend, ob es sich um ein *Kausal*verhältnis, eines der *Komprehension* oder der *Expression* handele. So aber ist die Frage zu theoretisch gestellt. Denn hat man uns einmal in Ödipus gesetzt, uns einmal an Ödipus gemessen, ist in der Tat die Sache gelaufen und das einzige authentische Verhältnis, das der Produktion, unterdrückt. Die große Entdeckung der Psychoanalyse war die Wunschproduktion, waren die Produktionen des Unbewußten.

Mit Ödipus wurde diese Entdeckung schnell wieder ins Dunkel verbannt: an die Stelle des Unbewußten als Fabrik trat das antike Theater, an die Stelle der Produktionseinheiten des Unbewußten trat die Repräsentation, an die Stelle des produktiven Unbewußten trat ein solches, das sich nur mehr ausdrücken konnte (Mythos, Tragödie, Traum ...).
Sobald einmal die Problematik des Schizophrenen dem Ich zugeschlagen ist, kann man nur noch das dem Schizo unterstellte Wesen oder seine Eigentümlichkeit »goutieren«, sei es liebevoll und mitleidig oder anders, indem man sie einfach mit Abscheu ausspuckt. Und das Ich einmal als gespaltenes, ein andermal als abgetrenntes, dann wieder, gewiß am kokettesten, als ein solches Ich, das überhaupt nicht aufgehört hatte zu sein, in eigentümlicher Weise da zu sein, aber in seiner eigenen Welt, das sich nun von einem gewitzten Psychiater, einem verständnisvollen Überaufseher, kurz einem Phänomenologen, wiederfinden läßt. Erinnern wir uns auch hier des Hinweises von Marx: daß vom Geschmack des Weizens her nicht ausgemacht werden könne, wer ihn angebaut hat, daß vom Produkt aus sich das Produktionssystem und die Produktionsverhältnisse nicht erraten ließen. Das Produkt nimmt umso mehr den Schein eines Eigentümlichen, unaufhebbar Eigentümlichen an, als man es *auf ideale Formen der Kausalität, der Komprehension oder der Expression* bezieht, *nicht* aber *auf den realen Produktionsprozeß, dem es entspringt.* Der Schizophrene erscheint um so mehr eigentümlich und personifiziert, als man den Prozeß unterbricht, aus ihm ein Ziel macht, oder ihn auf ewig im Leeren spielen läßt, den »grauenhaften Endpunkt« heraufbeschwörend, »in dem Seele und Körper letztlich vernichtet werden« (der Autist). Der berühmte Endzustand von Kraepelin ... Sobald demgegenüber der materielle Produktionsprozeß bestimmt wird, verflüchtigt sich fortschreitend die Eigentümlichkeit des Produkts, wie zugleich auch die Möglichkeit einer anderen »Verwirklichung« aufscheint. Die Schizophrenie ist, bevor sie Affektion des im Autismus personifizierten und künstlich gemachten Schizophrenen ist, Produktion des Wunsches und der Wunschmaschinen. Bleibt die wichtige Frage: wie geschieht der Übergang vom einen zum anderen, und ist er unumgänglich? Zu diesen und anderen Punkten hat Jaspers wertvollste Hinweise

geliefert, war doch sein »Idealismus« einzigartig atypisch. Indem er den Begriff des Prozesses dem der Reaktion oder Entwicklung der Persönlichkeit entgegenstellt, denkt er den Prozeß als Bruch, Eindringen und darin außerhalb eines fiktiven Verhältnisses zum Ich, das er durch ein Verhältnis zum »Dämonischen« in der Natur ersetzt. Nur mangelte es ihm an der Einsicht in den Prozeß als ökonomisch-materielle Realität, als Produktionsprozeß in der Einheit von Natur und Industrie, Natur und Geschichte.

In gewisser Weise verfehlt die Logik des Wunsches ihren Gegenstand schon vom ersten Schritt an: demjenigen der platonischen Trennung, die uns zwischen *Produktion* und *Erwerbung* wählen läßt. Sobald wir den Wunsch der Seite der Erwerbung zuschlagen, machen wir uns von ihm eine idealistische (dialektische, nihilistische) Konzeption, die ihn primär als Mangel, Mangel an einem Objekt, einem realen Objekt, bestimmt. Wahr bleibt, daß die andere Seite, die der Produktion, nicht außer Acht gelassen wird. Selbst Kant ist zuzubilligen, in der Theorie des Wunsches eine kritische Revolution derart ausgelöst zu haben, daß er ihn »als Vermögen, durch seine Vorstellungen Ursache von der Wirklichkeit der Gegenstände dieser Vorstellungen zu sein« definiert.[28] Aber nicht zufällig führt Kant zur Illustration seiner Definition abergläubische Vorstellungen, Halluzinationen und Phantasien an: wir wissen wohl, daß das reale Objekt nur durch Kausalität und äußerliche Mechanismen hervorgebracht werden kann, dies Wissen aber hindert uns keineswegs, an die immanente Fähigkeit des Wunsches zu glauben, sein Objekt, und sei es in irrealer, halluzinatorischer oder phantasierender Form, zu erzeugen und diese Kausalität im Wunsch selbst zu repräsentieren. Die soweit vom Wunsch produzierte Realität des Objekts ist folglich *psychische Realität*. Von dem her gesehen dürfte das Urteil, daß die kritische Revolution nichts Wesentliches ändert, angemessen sein: ihre Art, die Produktivität zu begreifen, stellt die klassische Konzeption des Wunsches als Mangel nicht in Frage, sondern beruft und stützt sich auf sie und begnügt sich allenfalls damit, sie zu vertiefen. Wenn tatsächlich der Wunsch Mangel des realen Objekts ist, so liegt seine Realität in einem

28 I. Kant, *Kritik der Urteilskraft*, Hamburg 1963, S. 13 f., Anmerkung.

das phantasierte Objekt erzeugenden »Wesen des Mangels«. Der solchermaßen als Produktion, aber als Phantasieproduktion begriffene Wunsch ist von der Psychoanalyse vollendet zur Darstellung gebracht worden. Dies bedeutet auf der untersten Stufe der Interpretation, daß das reale Objekt, das dem Wunsch fehlt, seinerseits auf eine äußere natürliche und gesellschaftliche Produktion verweist, während der Wunsch innerlich ein Imaginäres produziert, das die Realität verdoppelt, gleichsam als ob »ein geträumtes Objekt hinter jedem realen Objekt« oder eine mentale Produktion hinter der realen Produktion existierte. Gewiß ist die Psychoanalyse nicht gezwungen, in der erbärmlichsten Form einer Psychoanalyse des Gegenstandes (Psychoanalyse des Nudelpakets, des Autos, des »Dings«) in Markt- und technische Innovationsforschung zu münden. Aber auch wenn die Phantasie umfassend, nicht mehr als Gegenstand, sondern als besondere Maschine interpretiert wird, die den Wunsch zur Darstellung bringt, so bleibt diese Maschine doch eine des Theaters und läßt die Komplementarität dessen fortbestehen, von dem sie geschieden ist: dann wird das Bedürfnis dasjenige, was vom relativen Mangel bestimmt und von seinem eigenen Gegenstand her definiert wird; während der Wunsch als derjenige erscheint, der die Phantasie wie zugleich sich selbst im Akt seiner Abtrennung vom Gegenstand erschafft, wie aber auch als derjenige, der den Mangel verdoppelt, ihn zum Absoluten stilisiert, ihn zu der »unheilbaren Insuffizienz, zu sein«, zum »Leben als Seinsverfehlen« (manque-à-être) macht. Von daher die Darstellung des den Bedürfnissen angelehnten Wunsches, worin dessen Produktivität weiterhin den Bedürfnissen und ihrem Mangelverhältnis zu ihrem Gegenstand aufruhen soll (Theorie der Anlehnung). Kurz, die Wunschproduktion auf eine Phantasieproduktion zu reduzieren heißt, sich damit zufrieden zu geben, alle Konsequenzen aus dem idealistischen Prinzip zu ziehen, das den Wunsch als Mangel und nicht als Produktion, »industrielle« Produktion erfaßt. Sehr schön sagt Clément Rosset, daß jedes Mal, wenn auf einen Mangel verwiesen wird, dem der Wunsch, seinen Gegenstand zu definieren, fehlen soll, »die Welt mittels folgender Logik sich in einer wie immer gearteten anderen Welt verdoppelt sieht: dem Wunsch fehlt der Gegenstand; folglich enthält die Welt nicht alle Gegenstände, ihr fehlt wenigstens

einer – der des Wunsches; folglich existiert ein ›Anderswo‹, das den Schlüssel zum Wunsch (der der Welt fehlt) enthält.«[29]
So der Wunsch produziert, produziert er Wirkliches. So er Produzent ist, kann er nur einer in und von Wirklichkeit sein. Der Wunsch ist jenes Ensemble *passiver Synthesen*, die die Partialobjekte, die Ströme und die Körper maschinisieren und wie Produktionseinheiten funktionieren. Aus ihnen ergibt sich das Wirkliche, das somit das Ergebnis der passiven Synthesen des Wunsches als Eigenproduktion des Unbewußten bildet. Dem Wunsch fehlt nichts, auch nicht der Gegenstand. Vielmehr ist es das Subjekt, das den Wunsch verfehlt, oder diesem fehlt ein feststehendes Subjekt; denn ein solches existiert nur kraft Repression. Der Wunsch und sein Gegenstand sind eins in der Maschine als Maschine der Maschine. Der Wunsch bildet eine Maschine, wie sein Gegenstand die ihm angekoppelte Maschine, so daß vom Produzieren das Produkt entnommen wird, vom Produzieren zum Produkt sich etwas abtrennt, das dem nomadenhaften Vagabundensubjekt einen Rest zuschlagen wird. Das objektive Sein des Wunsches ist das Reale an sich.[30] Eine besondere Existenzform, die psychologische Realität genannt werden könnte, existiert nicht. Wie Marx sagt, gibt es keinen Mangel, sondern nur die Leidenschaft als natürliches und sinnliches, gegenständliches Wesen. Nicht der Wunsch lehnt sich den Bedürfnissen an, vielmehr entstehen die Bedürfnisse aus dem Wunsch: es sind Gegen-Produkte im Realen, vom Wunsch erzeugt. Der Mangel ist ein Gegen-Effekt des Wunsches, ist abgelagert, vakuolisiert in der natürlichen und gesellschaftlichen Realität. Der Wunsch hält sich stets nahe an die objektiven Existenzbedingungen, er schließt sich ihnen an, folgt ihnen, er überdauert sie nicht, entstellt sich mit ihnen. Deshalb verwandelt er sich so schnell in den Wunsch zu sterben. Demgegenüber gibt das Bedürfnis die Entfernung eines Subjekts wieder,

29 Clément Rosset, *Logique du pire*, P.U.F. 1970, S. 37.

30 Die bewundernswerte Theorie des Wunsches von Lacan scheint uns zwei Pole zu besitzen: der eine bezieht sich auf »das Objekt klein a« als Wunschmaschine und definiert den Wunsch durch reale Produktion, womit die Vorstellung von Bedürfnis und Phantasie gleichermaßen überschritten wird; der andere Pol bezieht sich auf den »großen Anderen« als Signifikanten, der erneut eine bestimmte Vorstellung des Mangels einführt. Im Artikel von Leclaire, »La réalité du désir«, *Sexualité humaine*, Aubier 1970, läßt sich sehr gut das Schwanken zwischen den beiden Polen ausmachen.

das, indem es die passive Synthese seiner Bedingungen verlor, den Wunsch verloren hat. Keine andere Bedeutung hat das Bedürfnis als Praktik des Leeren: die passiven Synthesen überall dort suchen gehen, wo sie aufzufinden sind, sie einfangen und parasitär nutzen. Wohl mögen wir sagen: wir sind kein Gras mehr, haben seit langem schon die Chlorophyll-Synthese verloren, müssen essen ... Dann wird der Wunsch jene abscheuliche Angst vor dem Mangel. Doch sind es gerade nicht die Armen und Besitzlosen, die solches sagen, wissen sie doch im Gegenteil, daß sie dem Gras nahe sind, und daß der Wunsch nach Wenigem »Bedürfnis« verspürt, *nicht nach den Dingen, die man ihnen läßt, sondern gerade nach jenen, die man ihnen fortgesetzt entwendet,* und die statt des Mangels im Subjekt die Objektivität des Menschen begründen würden: das objektive Sein des Menschen also, dem Wünschen Produzieren, in Wirklichkeit Produzieren ist. Das Reale ist nicht unmöglich, in ihm ist und wird vielmehr alles möglich. Nicht der Wunsch bringt im Subjekt einen molaren Mangel zum Ausdruck, es ist die molare Organisation, die den Wunsch seines objektiven Wesens beraubt. So bescheiden sich die Revolutionäre, Künstler und Seher darin, objektiv und nichts als das zu sein: sie wissen, daß der Wunsch das Leben mit produktiver Kraft umfängt, es um so intensiver reproduziert, als er wenig benötigt. Desto schlechter für jene, die meinen, daß es leicht zu sagen sei, oder daß es sich allein um eine Idee aus Büchern handele:

»Obwohl ich nur wenig gelesen hatte, hatte ich doch die Beobachtung gemacht, daß die Menschen, die am meisten im Leben standen, die das Leben formten, die das Leben selbst waren, wenig aßen, wenig schliefen, wenig oder nichts besaßen. Sie fühlten keine illusionäre Verpflichtung, für den Fortbestand ihrer Angehörigen und Anverwandten oder die Erhaltung des Staates zu sorgen. (...) Die unwirkliche Welt ist die Welt, die nicht ganz erobert wurde. Es ist die Welt der Vergangenheit, nie die der Zukunft. Sich an die Vergangenheit geklammert vorwärtszubewegen, ist, als würde man Fessel und Eisenkugel mit sich schleppen.«[31]

Der sehend Lebende, das ist Spinoza in der Verkleidung des neapolitanischen Revolutionärs. Wir wissen wohl, woher der Mangel – und sein subjektives Korrelat, die Phantasie –

31 Henry Miller, *Sexus*, Reinbek bei Hamburg 1970, S. 248 u. 411.

stammt. Er wird innerhalb der gesellschaftlichen Produktion eingerichtet und organisiert. Er ist – durch die Instanz der Anti-Produktion, die sich den Produktivkräften überstülpt und sie aneignet – Gegen-Produkt. Niemals ist er primär; wie auch die Produktion keineswegs in bezug auf einen vorher existierenden Mangel organisiert wird, dieser aber sich entsprechend der Organisation einer vorgängigen Produktion nachträglich einnistet, vakuolisiert und ausbreitet.[32] In einer solchen Praktik des Leeren als Ökonomie des Marktes besteht der Kunstgriff der herrschenden Klasse: sie organisiert den Mangel im Produktionsüberfluß, lenkt den Wunsch in die große Furcht vor Mangel, setzt den Gegenstand in Abhängigkeit von einer realen Produktion, dabei unterstellend, daß diese dem Wunsch äußerlich sei (die Forderungen der Rationalität), während zugleich die Produktion des Wunsches in der Phantasie ablaufen soll (nichts als Phantasie).

Es gibt nicht gesellschaftliche Produktion von Realität auf der einen, Wunschproduktion von Phantasie auf der anderen Seite. Wobei zwischen beiden Produktionen sich nur sekundäre Verbindungen von Introjektion und Projektion herstellen sollen, gleichsam als verdoppelten die Sozialpraktiken sich in internalisierten mentalen Praktiken oder als projizierten diese sich in die Sozialpraktiken – ohne daß doch beide in ihren jeweiligen Rechten beeinträchtigt werden könnten. Solange wir uns damit begnügen, zum einen Geld, Gold, Kapital und das kapitalistische Triangel, zum anderen Libido, After, Phallus und das familiale Triangel parallel zu setzen, liefern wir uns wohl einem angenehmen Zeitvertreib aus, nur bleiben damit die Geldmechanismen nicht weniger gleichgültig gegenüber den analen Projektionen dessen, der sich jenem Spiel hingibt. Die Parallelisierung von Marx und Freud bleibt absolut steril und irrelevant,

32 Maurice Clavel führt zu Satre aus, daß eine marxistische Philosophie sich schwerlich erlauben könne, anfänglich schon den Begriff des Mangels einzuführen: »Dieser der Ausbeutung vorhergehende Mangel erhebt das Gesetz von Angebot und Nachfrage zur ewig unabhängigen, weil auf der primordialen Ebene aufsitzenden Realität. Zur Frage steht nicht mehr, dieses Gesetz in den Marxismus einzuführen oder es in ihm zu deduzieren, da es unmittelbar auf einer Ebene schon ablesbar wird, aus der der Marxismus selbst erst hervorgehen soll. Rigoros wie er ist, lehnt Marx die Verwendung dieses Begriffs des Mangels ab, muß es sogar, da andernfalls diese Kategorie alles ruinierte.« (*Qui est aliéné?*, Flammarion 1970, S. 330.)

bringt Kategorien hervor, die sich wechselseitig internalisieren oder projizieren sollen, ohne daß doch, wie aus der berühmten Gleichung Geld = Scheiße zu ersehen, ihrer Indifferenz ein Ende gesetzt wäre. In Wahrheit *ist die gesellschaftliche Produktion allein die Wunschproduktion selbst unter bestimmten Bedingungen.* Wir erklären, daß das gesellschaftliche Feld unmittelbar vom Wunsch durchlaufen wird, daß es dessen historisch bestimmtes Produkt ist und daß die Libido zur Besetzung der Produktivkräfte und Produktionsverhältnisse keiner Vermittlung noch Sublimation, keiner psychischen Operation noch Transformation bedarf. *Es gibt nur den Wunsch und das Gesellschaftliche, nichts sonst.* Selbst die repressivsten und demütigsten Formen gesellschaftlicher Produktion werden vom Wunsch innerhalb der Organisation erzeugt, die unter einer jeweiligen Bedingung, die wir zu analysieren haben, sich daraus ergibt. So bleibt die grundlegende Frage der politischen Philosophie immer noch jene, die Spinoza zu stellen wußte (und die Reich wiederentdeckt hat): Warum kämpfen die Menschen *für* ihre Knechtschaft, als ginge es um ihr Heil? Was veranlaßt einen, zu schreien: Noch mehr Steuern! Noch weniger Brot! Wie Reich sagt, liegt das Erstaunliche nicht darin, daß Leute stehlen, andere streiken, vielmehr darin, daß die Hungernden nicht immer stehlen und die Ausgebeuteten nicht immer streiken. Warum ertragen Menschen seit Jahrhunderten Ausbeutung, Erniedrigung, Sklaverei, und zwar in der Weise, daß sie solches nicht nur für die anderen wollen, sondern auch für sich selbst? Wilhelm Reich ist nicht zuletzt dann ein großer Denker, wenn er es ablehnt, zur Erklärung des Faschismus Verkennen und Illusionismus seitens der Massen heranzuziehen, und demgegenüber darauf besteht, ihn mittels des Wunsches, in dessen Begriffen zu erklären: Nein, die Massen sind nicht getäuscht worden, sie haben den Faschismus in diesem Augenblick und unter diesen Umständen gewünscht. Nur in solcher Perspektive läßt sich diese Perversion des Massenwunsches angehen.[33] Gleichwohl gelingt Reich keine befriedigende Antwort, weil er seinerseits das, was er im Begriff war zu zerschlagen, doch restauriert und eine Trennung vornimmt zwischen der Rationalität, wie sie im gesellschaftlichen Produktionsprozeß besteht oder bestehen sollte, und dem Wunsch

33 W. Reich, *Massenpsychologie des Faschismus*, Köln 1971.

als Irrationalem, wobei nur er dem Zuständigkeitsbereich der Psychoanalyse unterworfen sein soll. Der Psychoanalyse behält er demnach allein die Erklärung des »Negativen«, »Subjektiven«, »Hemmenden« im gesellschaftlichen Feld vor. Er wird damit unweigerlich auf den Dualismus zwischen einem rational erzeugten realen Gegenstand und der Phantasieproduktion zurückgeworfen.[34] Er verzichtet auf die Entdeckung des *gemeinsamen Maßes oder der Koextension von gesellschaftlichem Feld und Wunsch.* Ihm fehlte, um wirklich eine materialistische Psychiatrie zu begründen, die Kategorie der Wunschproduktion, der das Reale in seinen sogenannten rationalen Formen ebenso unterworfen ist wie in seinen irrationalen.

Die massive Existenz einer auf die Wunschproduktion gerichteten gesellschaftlichen Repression macht keineswegs unser Prinzip zunichte, wonach der Wunsch Reales produziert oder die Wunschproduktion nichts anderes ist als gesellschaftliche Produktion. Es geht nicht darum, dem Wunsch eine besondere Existenzform einzuräumen, eine mentale oder psychische Realität, die der materiellen der gesellschaftlichen Produktion gegenübersteht. Die Wunschmaschinen sind keine Phantasie- oder Traummaschinen, die sich von den technischen und gesellschaftlichen Maschinen unterscheiden oder diese verdoppeln würden. Die Phantasien sind vielmehr sekundäre Verkörperungen, die sich aus der Identität zweier Maschinenarten innerhalb eines gegebenen Bereichs ableiten lassen. So ist die Phantasie niemals individuell, sondern, wie die institutionelle Analyse aufweisen konnte, *Gruppenphantasie.* Und wenn zwei Arten von Gruppenphantasien bestehen, so deshalb, weil die Identität unter zweifacher Perspektive gelesen werden kann: je nachdem, ob die Wunschmaschinen innerhalb der großen Herdenmassen, die sie bilden, erfaßt werden, oder ob die gesellschaftlichen Maschinen auf die sie gestaltenden elementaren Kräfte des Wunsches bezogen werden. Es kann folglich innerhalb der Gruppenphantasie dazu kommen, daß die Libido das existierende gesellschaftliche

34 Bei den Kulturalisten findet sich die Unterscheidung rationaler und projektiver Systeme, wobei die Psychoanalyse nur auf letztere anwendbar sein soll (vgl. Kardiner). Trotz ihrer Gegnerschaft zu den Kulturalisten läßt sich auch bei Reich und Marcuse etwas von diesem Dualismus ausmachen, wenngleich sie das Rationale und Irrationale in vollkommen anderer Weise bestimmen und einschätzen.

Feld einschließlich seiner repressiven Formen besetzt; daß sie aber auch eine Gegen-Besetzung vorzunehmen vermag, die das bestehende gesellschaftliche Feld dem revolutionären Wunsch anschließt (beispielsweise funktionierten die großen sozialistischen Utopien des 19. Jahrhunderts nicht wie ideale Modelle, sondern wie Gruppenphantasien, das heißt wie Agenten der realen Wunschproduktivität, die, zugunsten einer revolutionären Stiftung des Wunsches selbst, die Abziehung der Besetzung oder eine »Ent-Institutionalisierung« des herrschenden gesellschaftlichen Feldes möglich machten). Aber zwischen beiden: Wunschmaschinen und technisch-gesellschaftlichen Maschinen besteht keine Wesensdifferenz. Wohl gibt es eine Differenz, aber nur eine der Ordnung gemäß *Größenverhältnissen.* Es sind, bis auf die Differenz der Ordnung, gleiche Maschinen. Dies erweisen die Gruppenphantasien.

Wenn wir auch im Vorhergehenden eine Parallele zwischen gesellschaftlicher und Wunschproduktion entworfen haben, um damit in beiden Fällen das Vorhandensein einer Anti-Produktionsinstanz aufzuzeigen, die jederzeit bereit ist, sich der produktiven Formen zu bemächtigen und sie anzueignen, so hat diese Parallelisierung doch noch nichts über das Verhältnis beider Produktionen entschieden. Wir vermochten einige Aspekte hinsichtlich der Differenz der Ordnung zu präzisieren. Zum ersten: die technischen Maschinen funktionieren offensichtlich nur unter der Bedingung ihres störungsfreien Verlaufs; ihre spezifische Grenze ist der Verschleiß, nicht die Störung. Marx kann sich auf diese einfache Prämisse stützen und zeigen, daß das System der technischen Maschinen auf einer eindeutigen Unterscheidung zwischen Produktionsmittel und Produkt beruht, dank deren die Maschine dem Produkt Wert und nur solchen zusetzt, den sie in dem Maße selbst verliert, wie sie sich abnutzt. Die Wunschmaschinen demgegenüber stören fortwährend ihren Funktionsablauf und laufen nur als gestörte: stets pfropft sich dem Produkt das Produzieren auf, bilden die Maschinenteile auch den Treibstoff. In der Kunst kommt diese Eigentümlichkeit oft darin zur Anwendung, daß wirkliche Gruppenphantasien geschaffen werden, die die gesellschaftliche Produktion mit der Wunschmaschine gewissermaßen kurzschließen und damit in die Reproduktion der technischen Maschinen eine Störfunktion einführen. So die angebrannten Geigen von Arman oder Césars gepreßte Autos. Umfassender noch garantiert Dalis kritisch-paranoische Methode (méthode paranoiaque-critique) das Explodieren einer Wunschmaschine innerhalb des Gegenstandes der gesellschaftlichen Produktion. Doch schon bei Ravel findet sich eine Vorliebe für das Verwirrende und Störende gegenüber dem Verschleiß: er ersetzt das Zeitlupentempo und das allmähliche Verklingen durch schroffe Einschnitte, Verzögerungen, Erschütterungen, läßt Töne zerspringen.[35] Der Künstler ist der Meister der Objekte; er integriert seiner Kunst zerbrochene, angebrannte, zerstörte Objekte, um sie dem Regime der Wunschmaschinen, in dem die Störung zum Funktionieren selbst gehört, zu überantworten, er präsentiert paranoische, zölibatäre und Wundermaschinen, als wären es technische Maschinen, ist immer bereit, diese mit Wunschmaschinen zu unterminieren. Mehr noch, das Kunstwerk ist selbst Wunschmaschine. Der Künstler, derart seinen Schatz für eine kommende Explosion sammelnd, findet denn auch, daß die Destruktionen wahrlich auf sich warten lassen.

Ein zweiter Unterschied der Ordnung ist auszumachen: während die Wunschmaschinen selbst die Anti-Produktion herstellen, wird die den technischen Maschinen zugeschriebene Anti-Produktion allein unter den äußerlichen Bedingungen der Reproduktion des Prozesses erzeugt (wenn auch diese Bedingungen nicht »nachträglich« eintreten). Deshalb bilden die technischen Maschinen keine ökonomische Kategorie und verweisen immer auf einen Sozius (eine Gesellschaftsmaschine), der mit ihnen nicht verschmilzt und der jene Reproduktion bedingt. Folglich ist die technische Maschine nicht Ursache, sondern nur Anzeichen einer allgemeinen Form der gesellschaftlichen Produktion: so die handbetriebenen Maschinen in primitiven Gesellschaften, die hydraulische Maschine in der asiatischen Produktionsweise, die Industriemaschine im Kapitalismus. Haben wir den Sozius als Analogon zum organlosen vollen Körper postuliert, so besteht gleichwohl noch eine wichtige Differenz. Denn die Wunschmaschinen bilden die fundamentale Kategorie der Wunschökonomie, bringen selbsttätig einen organlosen Körper hervor und treffen eine Unterscheidung weder zwischen ihren eigenen Be-

35 Jankelvitch, *Ravel*, Ed. du Seuil, S. 74–80.

standteilen und den Agenten, noch zwischen den Produktionsverhältnissen und ihren eigenen Verhältnissen, noch endlich zwischen dem Gesellschaftlichen und dem Technischen. Die Wunschmaschinen sind gesellschaftlich und technisch in einem. Gerade in diesem Sinne bildet die Wunschproduktion den Ort einer Urverdrängung, so wie die gesellschaftliche Produktion den Ort der Repression, und vollzieht sich auch zwischen dieser und jener etwas, das der im »eigentlichen Sinne« sekundären Verdrängung gleicht: alles hängt hier von der Situation des organlosen Körpers oder seines Äquivalents ab, davon, ob er innerliches Resultat oder äußerliche Bedingung ist (was offensichtlich die Rolle des Todestriebs verändert).

Dennoch sind es gleiche Maschinen, im Rahmen unterschiedlicher Ordnungen – wenngleich es ein sonderbares Abenteuer des Wunsches sein mag, seine Repression zu wünschen. Es gibt nur eine Produktion, die des Realen. Ohne Zweifel können wir diese Identität auf zweifache Weise ausdrücken, nur konstituieren beide Formen die Eigenproduktion des Unbewußten als Zyklus. Wir können einmal sagen, daß die gesamte gesellschaftliche Produktion der Wunschproduktion unter gegebenen Bedingungen entspringt: zunächst der *Homo natura*. Wir können zum anderen, präziser, sagen, daß die Wunschproduktion zunächst gesellschaftlich ist und erst am Ende sich zu befreien sucht: zunächst der *Homo historia*. Denn der organlose Körper ist nicht zuerst sich selbst in einem Ursprung gegeben und wird dann in die verschiedenen Arten des Sozius projiziert, so als stünde gleichsam an der Basis der gesellschaftlichen Organisation ein großer Paranoiker, der Häuptling der Urhorde. Die Gesellschaftsmaschine (Sozius) kann sein: der Körper der *Erde*, der Körper des *Despoten*, der Körper des *Geldes*. Sie stellt niemals eine Projektion des organlosen Körpers dar. Vielmehr ist dieser der äußerste Rest eines deterritorialisierten Sozius. Immer schon bestand die Aufgabe des Sozius darin, die Wunschströme zu codieren, sie einzuschreiben und aufzuzeichnen, dafür zu sorgen, daß kein Strom fließt, der nicht gestempelt, kanalisiert, reguliert ist. Als die primitive Territorialmaschine diese Leistung nicht mehr angemessen erbringen konnte, hat die despotische Maschine eine Art Übercodierung (surcodage) eingeführt. Allein die auf den Trümmern eines mehr oder weniger weit zurückliegenden despotischen Staates sich etablierende *kapitalistische Maschine* findet sich in einer vollkommen veränderten Lage wieder: der Decodierung und Deterritorialisierung der Ströme. Nicht von außen geht der Kapitalismus diese Lage an; da er in ihr lebt, seine Bedingung und Materie gleichermaßen in ihr vorfindet, zwingt er sie selbst noch mit aller Macht auf. Nur um diesen Preis vermag er seine souveräne Produktion und Repression auszuüben. Tatsächlich entsteht er aus dem Zusammentreffen zweier Arten von Strömen: den decodierten Produktionsströmen in Form des Geld-Kapitals und den decodierten Arbeitsströmen in Form des »freien Arbeiters«. Daher ist die kapitalistische Maschine, im Gegensatz zu den vorhergehenden Gesellschaftsmaschinen, unfähig, einen Code bereitzustellen, der das gesamte gesellschaftliche Feld umfaßt. Statt des Code hat sie im Geld eine Axiomatik abstrakter Quantitäten gesetzt, die die Deterritorialisierung des Sozius immer weiter vorantreibt, endlich einer Decodierungsschwelle zu, an der der Sozius sich zugunsten eines organlosen Körpers auflöst, womit die Wunschströme in ein deterritorialisiertes Feld, das des organlosen Körpers, befreit sind. Ist es in diesem Sinne richtig zu sagen, daß die Schizophrenie das Produkt der kapitalistischen Maschine sei, wie die depressive Manie und die Paranoia Produkt der Despotenmaschine und die Hysterie Produkt der Territorialmaschine?[36]

Die Decodierung der Ströme sowie die Deterritorialisierung des Sozius bilden so die wesentliche Tendenz des Kapitalismus. Unaufhaltsam nähert er sich seiner im eigentlichen Sinne schizophrenen Grenze. Unter Aufbietung aller Kräfte versucht er, den Schizo als Subjekt der decodierten Ströme auf dem organlosen Körper zu erzeugen – kapitalistischer als jeder Kapitalist, prole-

36 Zu Hysterie, Schizophrenie und deren Beziehungen zu sozialen Strukturen vgl. Georges Devereux, *Essais d'ethnopsychiatrie générale*, Gallimard, S. 67 ff., sowie die schönen Passagen von K. Jaspers, *Strindberg und van Gogh*, 2. erg. Aufl., Berlin 1926, S. 151 ff. (Ist in unseren Zeiten »das Schizophrene Bedingung einer Echtheit in Sphären, die in gebundenen Zeiten auch ohne Schizophrenie echt erfahren und dargestellt werden können?« Jaspers korrigiert diese Frage und fährt fort: »Wie früher sich manche sozusagen bemühten, hysterisch zu werden, so könnte man jetzt von manchen sagen, sie bemühten sich, schizophren zu werden. Jedoch ist nur das erste – in begrenztem Maße – psychologisch möglich, das letztere unmöglich, daher das Bemühen notwendig zum Unechten führend.«).

tarischer als jeder Proletarier. Fortschreiten bis zu jenem Punkt, wo der Kapitalismus sich selbst mitsamt seinen Strömen zum Mond schießen würde: in Wirklichkeit hat man noch nichts davon gesehen. Mit der Aussage, daß die Schizophrenie unsere, die Krankheit unserer Epoche sei, kann nicht nur gemeint sein, daß das moderne Leben verrückt macht. Es geht um Produktionsprozesse, also nicht um Lebensweisen. Es geht auch nicht um eine einfache Parallelisierung, obschon diese, unter Berücksichtigung des Scheiterns des Code, ihre Berechtigung hat, so jene zwischen den Phänomenen der Bedeutungsverschiebung bei Schizophrenen und den anwachsenden Disparitäten auf allen Stufen der Industriegesellschaft. In der Tat meinen wir, daß der Kapitalismus im Zuge seines Produktionsprozesses eine ungeheure schizophrene Ladung erzeugt, auf der wohl seine Repression lastet, die sich aber unaufhörlich als Grenze des Prozesses reproduziert. Denn der Kapitalismus hört nicht auf, seine Entwicklungstendenz zu durchkreuzen und zu hemmen wie gleichermaßen sich in sie zu stürzen und zu beschleunigen; er hört nicht auf, seine Grenze wegzustoßen und sich ihr zu nähern. Alle Arten residualer oder künstlicher, imaginärer oder symbolischer Territorialitäten richtet der Kapitalismus ein, wenn er nicht alte restauriert, um auf ihnen, mehr schlecht als recht, die von den abstrakten Quantitäten abgeleiteten Personen neuerlich zu codieren und abzustempeln. Alles passiert wieder Revue: die Staaten, die Vaterländer, die Familien. Das ist es auch, was den Kapitalismus in seiner Ideologie zu diesem »kunterbunten Gemälde von alldem, was geglaubt worden ist« werden ließ. Das Reale ist nicht unmöglich, nur wird es immer künstlicher. Marx nannte als eine der dem tendenziellen Fall der Profitrate entgegenwirkenden Ursachen das Anwachsen der absoluten Masse des Mehrwerts. Als Folge davon läßt sich die doppelte Bewegung der Decodierung oder Deterritorialisierung der Ströme sowie ihre gewaltsame und künstliche Reterritorialisierung ausmachen. Je weiter die kapitalistische Maschine die Ströme deterritorialisiert, decodiert und axiomatisiert, um derart Mehrwert zu entreißen, desto gewaltsamer reterritorialisieren die ihr angeschlossenen bürokratischen und Polizeiapparate und absorbieren gleichzeitig einen wachsenden Teil des Mehrwerts.

Zweifellos können befriedigende Definitionen des Neurotikers, des Perversen und des Psychotikers nicht auf die Triebe zurückgreifen, da diese die Wunschmaschinen selbst nur sind. Dazu bedarf es des Rückgriffs auf die modernen Territorialitäten: Der Neurotiker bleibt eingebettet in den residualen und künstlichen Territorialitäten unserer Gesellschaft, schwört sie auf Ödipus ein als höchste Territorialität, die sich im Zimmer des Analytikers, auf dem vollen Körper des Psychoanalytikers rekonstituiert (ja, der Unternehmer ist der Vater, und der Staatschef auch, und Sie auch, Herr Doktor ...). Der Perverse wieder nimmt das Artefakt beim Wort: ihr wollt sie, und ihr werdet sie bekommen ... künstlichere Territorialitäten noch als alle uns von der Gesellschaft angebotenen, unendlich künstliche neue Familien, geheimnisvolle, wunderliche Gesellschaften. Endlich der Schizo, der stets taumelnd, strauchelnd, unaufhörlich wandernd, sich verirrend immer tiefer in die Deterritorialisierung, auf seinem organlosen Körper in die unendliche Dekomposition des Sozius sich versenkt: vielleicht wird diese ihm eigentümliche Weise, das Umherschweifen des Schizo, ihn die Erde wiederfinden lassen. Der Schizophrene hält sich an der Grenze des Kapitalismus auf: verkörpert dessen entwickelte Tendenz, das Mehrprodukt, den Proletarier und den Würgengel. Er bringt alle Codes durcheinander, trägt die decodierten Wunschströme. Das Reale fließt. Die zwei Aspekte des *Prozesses* vereinigen sich: der metaphysische Prozeß, der uns mit dem »Dämonischen« in der Natur oder dem Innersten der Erde verbindet, der historische Prozeß der gesellschaftlichen Produktion, der die Wunschmaschine gegenüber der deterritorialisierten Gesellschaftsmaschine wieder autonom werden läßt. Die Schizophrenie ist so die Wunschproduktion als Grenze der gesellschaftlichen Produktion. Folglich stehen die Wunschproduktion und ihre Ordnungsdifferenz zur gesellschaftlichen Produktion am Ende und nicht am Anfang. Von einer zur anderen besteht nur Werden, das Werden der Realität. Und wenn die materialistische Psychiatrie sich durch die Einführung der Produktion in den Wunsch definiert, kann sie nicht umhin, das Problem der endgültigen Beziehung zwischen der analytischen Maschine, der revolutionären Maschine und den Wunschmaschinen in eschatologischen Begriffen zu stellen.

Worin sind die Wunschmaschinen, bar aller Metaphorik, wirkliche Maschinen? Eine Maschine bestimmt sich als *System von Einschnitten.* Dabei geht es keineswegs um Trennung von der Realität; die Einschnitte wirken gemäß dem jeweiligen Charakter in wechselnden Dimensionen. Jede Maschine steht erstens in Beziehung zu einem kontinuierlichen materiellen Strom *(hylè)*, in dem sie Schnitte vornimmt. Sie funktioniert gleichsam wie eine Wurstschneidemaschine: die Anschnitte nehmen assoziativen Strom weg. Zum Beispiel der Hintern und der Scheißstrom, den er abtrennt; der Mund und der Milchstrom, aber auch der Luft- und der Schallstrom; der Penis und der Urinstrom, aber auch der Spermenstrom. Jeder assoziative Strom ist als ideeller, unendlicher Strom eines immensen Schweineschenkels aufzufassen. Tatsächlich bezeichnet die *hylè* die in der Idee gegebene reine Kontinuität der Materie. Ähnlich zeigt Jalin in seiner Darstellung der Initiationsklöße und Initiationsschnupfpulver, wie diese Jahr für Jahr »einer endlosen, theoretisch nur einen Anfang besitzenden Folge« entnommen werden: einzigartiger, bis an die Schranken des Universums sich erstreckender Kloß.[37] Der Einschnitt, statt im Gegensatz zur Kontinuität zu stehen, bedingt sie, impliziert oder definiert das, was er abtrennt, als ideelle Kontinuität. Dies, wie wir gesehen haben, weil eine jede Maschine Maschine der Maschine ist. Eine Maschine führt einen Strom-Einschnitt nur insofern aus, als sie einer anderen angeschlossen ist, die als Erzeugerin des Stroms gilt. Natürlich ist diese ihrerseits Einschnitt. Aber sie kann es nur sein gegenüber einer weiteren, die ideellerweise, das heißt relativerweise einen unendlich kontinuierlichen Strom produziert. So die After- und die Darmmaschine, die Darm- und die Magenmaschine, die Magen- und die Maulmaschine, die Maulmaschine und der Herdenstrom (»und dann, und dann, und dann ...«). Kurz, jede Maschine ist Strom-Einschnitt gegenüber derjenigen, der sie angeschlossen ist, aber selbst Strom oder Stromproduktion im Verhältnis zu der Maschine, die ihr angekoppelt ist. Das zeichnet das Gesetz der Produktion von Produktion aus. Deshalb vereinigen sich an der Grenze der transversalen oder transfinitiven Konnexionen Partialobjekt und kontinuierlicher Strom, Einschnitt und Anschluß zu einem: jenen allseitigen Strom-Ein-

37 Robert Jaulin, *La Mort Sara*, Plon 1967, S. 122.

schnitten, aus denen der Wunsch hervorquillt und die, seine Produktivität bildend, stets dem Produkt das Produzieren hinzufügen (es ist äußerst verwunderlich, daß Melanie Klein im Rahmen ihrer Entdeckung der Partialobjekte die Untersuchung der Ströme als bedeutungslos erklärt und vernachlässigt; damit legt sie alle Konnexionen lahm).[38]

Connecticut, Connect – I – cut, ruft der kleine Joey aus. Bettelheim zeichnet das Bild dieses Kindes, das nur lebt: ißt, austritt oder schläft, wenn es sich Maschinen angekoppelt hat, die mit Motoren, Leitungen, Lampen, Vergasern, Propellern, Steuerräder ausgestattet sind: elektrische Nahrungsmaschine, Automaschine zum Atmen, anale Lichtmaschine. Wenige Beispiele dokumentieren ebensogut die Ordnung der Wunschmaschinen und die Art, wie das Kaputtgehen zum normalen Funktionieren gehört oder der Einschnitt zu den Maschinenanschlüssen. Sicherlich wird man dem entgegenhalten, daß dieses mechanische, schizophrene Leben wohl eher die Abwesenheit oder gar Zerstörung des Wunsches als diesen selbst bezeichne und gewisse extrem negatorische Verhaltensweisen der Eltern voraussetze, auf die das Kind durch das Sich-zur-Maschine-Machen reagiere. Selbst Bettelheim aber, der doch der Vorstellung ödipaler oder präödipaler Kausalität Vorschub leistet, erkennt an, daß diese nur entsprechend autonomen Aspekten der Produktivität oder Aktivität des Kindes intervenieren kann, nun aber auf die Gefahr hin, bei diesem eine unproduktive Stockung oder ein absolutes Rückzugsverhalten herbeizuführen. Demnach besteht zunächst eine »autonome Reaktion auf die ganze Erfahrung des Lebens, innerhalb deren die Mutter nur einen Teil ausmacht«.[39] Falsch ist auch die Annahme, daß die Maschinen selbst vom Verlust oder der Verdrängung des Wunsches Zeugnis ablegen würden (was Bettelheim in Kategorien des Autismus faßt). Immer wieder finden wir uns der gleichen Frage ausgesetzt: auf welche Weise ist der Produktionsprozeß des Wunsches, sind die Wunschmaschinen dazu gebracht worden, derart sich endlos im Leeren zu drehen, so daß das Maschinen-Kind erzeugt wurde?

38 Melanie Klein, *Die Psychoanalyse des Kindes*, München 1973, S. 260: »Der *Urin* wird bei beiden Geschlechtern in seiner positiven Bedeutung (auf Grund der unbewußten Gleichsetzung aller Körperstoffe) der *Muttermilch* gleichgesetzt.«

39 Bruno Bettelheim, *La Forteresse vide*, Gallimard, S. 500.

Wie hat der Prozeß sich in ein Ziel verwandelt, oder auch: wie konnte er vorzeitig unterbrochen oder das Opfer einer grauenvollen Verschlimmerung werden? Nur in bezug zum organlosen Körper (geschlossene Augen, zugekniffene Nase, verstopfte Ohren) wird etwas erzeugt: Gegen-Produkt, das der Produktion, deren Teil es doch bildet, eine andere Wendung gibt oder sie verschlimmert. Die Maschine aber bleibt Wunsch, Wunschposition, die über die Urverdrängung und die Wiederkehr des Verdrängten ihren Weg weiterschreitet in der Aufeinanderfolge von paranoischen, Wunder- und zölibatären Maschinen, die Joey allesamt in dem Maße durchläuft, wie die Therapie von Bettelheim Fortschritte macht.

Zum zweiten trägt jede Maschine eine Art Code in sich, der von seiner Aufzeichnung und Weitergabe innerhalb der verschiedenen Körperregionen ebensowenig zu trennen ist wie von der Aufzeichnung der Beziehungen der Regionen zueinander. Ein Organ kann, gemäß seinen verschiedenen Anschlüssen, mit mehreren Strömen verbunden sein; es kann zwischen mehreren Ordnungen entscheiden, kann zuweilen sogar die Ordnung eines anderen Organs übernehmen (der appetitlose Mund). Funktionale Fragen aller Art stellen sich: welchen Strom abschneiden? Wo? Wie? Welchen Platz anderen Produzenten oder Anti-Produzenten einräumen (der Platz des kleinen Bruders)? Soll man sich mit dem, was man ißt, ersticken, oder nicht, soll man die Luft hinunterwürgen, mit dem Mund scheißen? Überall bilden die Aufzeichnungen, Informationen und Weitergaben ein gegenüber den vorhergehenden Anschlüssen andersartiges Disjunktionsmuster. Lacan kommt das Verdienst zu, diesen umfänglichen Bereich eines Code des Unbewußten, der die signifikante(n) Kette(n) umschließt, aufgedeckt und derart die Analyse transformiert zu haben (den grundlegenden Text hierzu bildet *Der entwendete Brief*). Doch wie seltsam mutet dieser Bereich vermöge seiner Vielheit an, so daß kaum noch von *einer* Wunschkette oder selbst *einem* Wunschcode gesprochen werden kann. Signifikante Kette heißt diese, weil sie aus Zeichen besteht, doch sind die Zeichen selbst nicht signifikant. Der Code ist weniger einer Sprache ähnlich denn einem Jargon, einem offenen und polyvoken Gebilde. Von beliebiger Beschaffenheit, sind die Zeichen hier gleichgültig gegenüber ihrem Träger (oder steht nicht der Träger, der organlose Körper, ihnen gleichgültig gegenüber?). Auf keinen Plan verpflichtet, arbeiten sie auf allen Stufen, in allen Anschlüssen; jedes seine eigene Sprachen sprechend, erstellt es mit anderen um so direktere transversale Synthesen, als diese auf der Ebene der Elemente indirekt bleiben. Die jenen Ketten eigenen Disjunktionen implizieren noch keineswegs Ausschließungen, diese können erst durch das Spiel von Verbots- und Repressionsagenten auftreten, die den Träger determinieren und ein spezifisches und persönliches Subjekt fixieren.[40] Homogen ist keine Kette, jede ähnelt vielmehr einer Aufreihung von Buchstaben verschiedener Alphabete, wo plötzlich ein Ideogramm, ein Piktogramm, das kleine Bild eines vorbeiziehenden Elefanten oder der aufgehenden Sonne erscheint. Plötzlich taucht in der Phoneme, Morpheme etc. durcheinandermischenden – aber nicht zusammensetzenden – Kette der Bart von Papa auf, der erhobene Arm von Mama, eine Haarschleife, ein Flic, ein Schuh. Jede Kette bemächtigt sich Fragmente anderer Ketten, aus denen sie Mehrwert zieht, wie der Code der Orchidee eine Gestalt der Wespe »zieht«: Phänomene des Mehrwerts an Code. Das alles bildet ein System von Weichen und Auslosungen, die partiell abhängige Zufallsphänomene nach Art einer Markoffschen Kette darstellen. Die auf interne Codes, solche der äußeren Umwelt, der Beziehung zwischen den Regionen des Organismus verweisenden Aufzeichnungen und Übertragungen kreuzen sich entsprechend der fortwährend sich verzweigenden großen disjunktiven Synthese. Wenn hier Schrift vorliegt, so die des *Realen selbst*, eigenartig polyvok und nie bijektiv, linearisiert; eine transkursive, keine diskursive Schrift: der gesamte Bereich der »realen Unorganisiertheit« der passiven Synthesen, in dem vergeblich nach etwas Ähnlichem wie dem Signifikanten geforscht würde, und der beständig die Ketten zu Zeichen, deren Bestimmung keineswegs darin besteht, signifikant

40 Lacan, »Remarque sur le rapport de Daniel Lagache«, in: *Ecrits*, Ed. du Seuil, S. 658: ». . . ein von diesen Zeichen als solchen herrührender Ausschluß kann sich nur einstellen als Konsistenzbedingung innerhalb einer zu konstituierenden Kette; fügen wir hinzu, daß die Dimension, worin diese Bedingung abgelesen wird, allein die Übertragung bildet, deren eine solche Kette fähig ist. Verweilen wir noch einen Augenblick bei diesem Lottospiel – um zu sehen, daß die Elemente durch die reale Unorganisiertheit zufällig, im Ordinalen, gemischt sind, die beim Akt des Herauskommens der Elemente uns die Lose ziehen läßt . . .«

zu sein, zusammensetzt und auflöst. Einzige Bestimmung des Zeichens ist, überall dort, wo es sich maschiniert, den Wunsch zu produzieren.
Die Ketten sind der Ort endloser, in alle Richtungen verlaufender Abtrennungen, überall Spaltungen (schizes), die sich selbst genug sind und vor allem nicht aufgefüllt werden dürfen. Die zweite Eigenschaft der Maschine besteht folglich darin, *Einschnitte von Abtrennungen* zu sein, die nicht mit *Einschnitten von Entnahmen* zu verwechseln sind. Diese beziehen sich auf kontinuierliche Ströme und verweisen auf Partialobjekte, wohingegen jene heterogene Ketten betreffen und über abtrennbare Segmente, bewegliche Bestände, losen Blöcken oder Bausteinen gleich, verfahren. Dabei heißt es zu begreifen, daß jeder Baustein aus der Entfernung in Umlauf gesetzt und daß er selbst aus heterogenen Elementen zusammengefügt ist: daß er nicht allein Zeichen unterschiedlicher Alphabete enthält, sondern auch Figuren, dann einen oder mehrere Halme und vielleicht einen Kadaver. Die Stromentnahme impliziert die Kettenabtrennung; die Partialobjekte der Produktion setzen in der Koexistenz und Interaktion aller Synthesen die Bestände oder Bausteine der Aufzeichnung voraus. Wie sollte es hier auch partielle Stromentnahmen geben ohne die Abtrennung von Fragmenten innerhalb eines Code, der den Strom informiert? Wenn wir wenige Seiten zuvor erklärten, daß der Schizo an der Grenze der decodierten Wunschströme stehe, so bezog sich diese Aussage auf die sozialen Codes, in denen ein despotischer Signfikant alle Ketten niederwalzt, sie linearisiert und bijektiv macht, schließlich sich der Bausteine als fester Elemente einer imperialen Chinesischen Mauer bedient. Doch der Schizo zerstört sie stets aufs neue, reißt sie ab, trägt die Elemente fort in alle Winde, um wieder Polyvozität, den Wunschcode zurückzugewinnen. Jegliche Zusammensetzung wie Auflösung geschieht durch bewegliche Bausteine. Monakow und Mourgue sprachen von *Diaschasis* und *Diaspasis:* sei es, daß eine Läsion sich auf dem Wege der sie mit anderen Körperregionen verbindenden Fasern ausbreitet und dort – *aus der Entfernung* – von einem rein mechanischen (aber nicht maschinellen) Gesichtspunkt aus gesehen – unverständliche Phänomene hervorruft; sei es, daß eine Störung des Humoralhaushalts zur Umleitung von Nervenenergie und zu zerstörten

und fragmentierten Leitungen im Bereich der Instinkte führt. Unter dem Gesichtspunkt des Aufzeichnungsverfahrens bilden die Bausteine die Hauptbestandteile der Wunschmaschinen: Bestandteile und Produkte der Auflösung in einem, lokalisieren sie sich gegenüber dem Nervensystem, dieser großen Zeitmaschine, immer nur sporadisch in gegebenen Augenblicken (Melodiemaschine vom Typ »Musikdose« ohne räumliche Lokalisierung).[41] Was den unvergleichbaren Charakter des Buches von Monakow und Mourgue ausmacht, was es befähigt, den Jacksonismus, von dem es doch inspiriert ist, unendlich weit hinter sich zu lassen, ist die Theorie der Bausteine, deren Abtrennungen und Fragmentierung, in besonderem aber auch das, was eine solche Theorie voraussetzt: in die Neurologie den Wunsch eingeführt zu haben.

Der Einschnitt des Rests oder Rückstands bildet den dritten Einschnitt der Wunschmaschine. Er erzeugt neben der Maschine, gleichsam als deren Anhängsel, das Subjekt. Wenn diesem Subjekt keine spezifische oder personale Identität zukommt, wenn wenn es den organlosen Körper durchläuft, ohne dessen Indifferenz zu durchbrechen, so nicht allein deshalb, weil es Teil neben der Maschine ist, sondern selbst noch ein Teil aus Teilen ist, an das sich wieder jene Teile halten, die den von der Maschinen ausgeführten Kettenabtrennungen und Stromentnahmen entsprechen. So konsumiert es die Zustände, die es durchläuft und von denen es hervorgebracht wird, stets begriffen als Teil (part), das aus Teilen (parties) gemacht ist, deren jedes in einem gegebenen Zustand den organlosen Körper erfüllt. Dies erlaubt Lacan, ein eher maschinelles denn etymologisches Spiel zu entfalten: *parere* – verschaffen (procurer), *separare* – trennen, absondern (séparer), *se parere* – sich erzeugen, gebären (s'engendrer soi-même), wobei er den intensiven Charakter dieses Spiels hervorhebt: das Teil hat nichts mit dem Ganzen zu schaffen, »es spielt seine Partie allein. Das Subjekt vollzieht hier durch seine Trennung seine Geburt ... Deshalb mag das Subjekt sich hier verschaffen, was es betrifft, einen Zustand, den wir als bürgerlichen (civil) bezeichnen wollen. Nichts im Leben eines jeden entfesselt mehr Leidenschaft, um ihn zu erlangen. Um *pars*

41 C. v. Monakow und R. M. Mourgue, *Biologische Einführung in das Studium der Neurologie und Psychopathologie*, Stuttgart und Leipzig 1930.

zu sein, opferte es liebend gern einen großen Teil seiner Interessen (seines Wohlstands) ...«[42] Der Subjekt-Einschnitt bezeichnet, gleich allen anderen, keinen Mangel, sondern ein Teil, das dem Subjekt als Teil, einen Ertrag, der ihm als Rest zukommt (wie falsch erweist sich noch hier das ödipale Modell der Kastration!). Dies ergibt sich, weil die Einschnitte nicht Resultat einer Analyse, sondern selbst Synthesen sind. Diese bringen die Teilungen hervor. Betrachten wir den Vorgang, wenn ein Kind die Milch wieder aufstößt: auch darin wird vom assoziativen Strom entnommen, von der signifikanten Kette abgetrennt, dem Subjekt ein ihm zukommender Rest zugeschlagen. ›Wunschmaschine‹ ist nicht als Metapher gemeint: sie trennt und wird getrennt entsprechend den drei Modi. Der erste Modus verweist auf die konnektive Synthese und stellt die Libido als Energie der Entnahme bereit; der zweite, auf die disjunktive Synthese verweisend, stellt das Numen als Energie der Aufzeichnung bereit; der dritte Modus schließlich, der auf die konjunktive Synthese verweist, stellt die Voluptas als residuale Energie bereit. Unter diesen drei Gesichtspunkten bildet der Prozeß der Wunschproduktion zugleich Produktion der Produktion, der Aufzeichnung und der Konsumtion. Produzieren heißt entnehmen, abtrennen, »zurückbleiben«, und darin: die realen Operationen des Wunsches ausführen.

In Wunschmaschinen funktioniert alles zur gleichen Zeit – begleitet aber von Pannen und Fehlzündungen, Stockungen, Kurzschlüssen, Unterbrechungen, von Zerstückelungen und Abständen, und zudem innerhalb einer Gesamtheit, deren Teile sich niemals zu einem Ganzen zusammenfügen lassen: weil die Einschnitte produktiv sind und selbst Vereinigungen bilden. Die Disjunktionen sind, als solche, inklusiv. Die Konsumtionen sind Übergänge, Werden und Rückkehr. Maurice Blanchot kommt das Verdienst zu, auf der Ebene literarischer Maschinen das Problem in seiner ganzen Schärfe gestellt zu haben: wie Fragmente schaffen und denken, deren Beziehungen zueinander solche von Differenzen sind, deren Beziehungen ihre eigene Differenz sind, ohne Bezug zu einer, wenigstens verlorenen, ursprünglichen

42 Lacan, »Position de l'inconscient«, *Ecrits*, S. 843.

Totalität, noch einer zukünftig sich ergebenden.[43] Allein die als Substantiv verwendete Kategorie der *Vielheit* (multiplicité), die das Vielfältige nicht weniger als das Eine, die prädikative Beziehung des Vielfältigen und des Einen gleichermaßen überschreitet, ist in der Lage, von der Wunschmaschine Rechenschaft abzulegen – denn die Wunschmaschine ist reine Vielheit, das heißt auf eine Einheit nicht zurückführbare Affirmation. Wir befinden uns im Zeitalter der Partialobjekte, der Bausteine und Reste. Dahin der Glaube an jene falschen Fragmente, die, wie Stücke antiker Statuen, darauf harren, zusammengefügt und geleimt zu werden, um neuerlich eine Einheit, die gleichermaßen Einheit des Ursprungs ist, zu bilden. Dahin der Glaube an eine ursprüngliche wie eine Totalität aus Bestimmung. Dahin der Glaube an das Grau-in-Grau einer faden Entwicklungsdialektik, die, weil sie den Rändern entlangfährt, versichert, die Stücke zu befrieden. Wir glauben nur an *Rand*totalitäten. Und sollten wir auf eine solche Totalität neben den Teilen stoßen, so wissen wir, daß es sich um ein Ganzes *aus* diesen Teilen handelt, das diese aber nicht totalisiert, eine Einheit *aus* diesen Teilen, die diese aber nicht vereinigt, vielmehr sich ihnen wie ein neues, gesondert zusammengefügtes Teil angliedert. »Sie ist (doch diesmal aufs Ganze bezogen) wie irgendein für sich verfaßtes, aus einer Eingebung geborenes (...) Stück, das sich dem übrigen einpaßt«, führt Proust zur Einheit des Werkes von Balzac und seines eigenen zugleich aus. In der Tat fällt auf, wie innerhalb der literarischen Maschine der *Suche nach der verlorenen Zeit* alle Teile gleich asymmetrischen Seiten, durchbrochenen Leitungen, geschlossenen Kästen, nicht-kommuzierenden Röhren geschaffen werden, gleich Trennwänden, wo selbst Kontiguitäten Abstand, die Abstände Affirmationen sind, wie Puzzleteile, die aber nicht zu einem, sondern verschiedenen Puzzles gehören: immer lokalisiert, aber nie spezifisch, mit ihren nicht zueinander passenden Rändern, die gewaltsam ineinandergezwängt, ineinandergeschachtelt werden und stets Reste übrig lassen. Das schizoide Werk par excellence: man könnte sagen, daß das Schuldgefühl, die Schulderklärung hier allein Anlaß zum Lachen sind (in Begriffen von Melanie Klein gesprochen, hieße das, daß die depressive Position nur den Deckmantel einer tieferliegenden

43 Maurice Blanchot, *L'Entretien infini*, Gallimard 1969, S. 451–452.

schizoiden Position bildete). Denn nur scheinbar bringen die Unerbittlichkeiten des Gesetzes den Protest des Einen zum Ausdruck. Ihr wirkliches Objekt finden sie vielmehr in der Absolution der zerstückelten Welten, in denen das Gesetz nichts zum Ganzen vereinheitlicht, wohl aber die Abstände und Dispersionen desjenigen, der seine Unschuld dem Wahne entlehnt, mißt und zuweist – deshalb wird das offensichtliche Thema der Schuld bei Proust von einem ganz anderen, es negierenden Thema durchsetzt: dem der vegetalen Unbefangenheit in der Trennung der Geschlechter, so in den Treffen von Charlus wie im Schlaf Albertines, wo Blumen herrschen und die Unschuld des Wahns, erwiesen bei Charlus, unterstellt bei Albertine, sich enthüllt.

Folglich meinte Proust, daß auch das Ganze als Teil neben Teilen produziert werde, ohne diese doch zu vereinigen oder zu totalisieren, wohl aber auf sie sich beziehe, indem es abweichende Kommunikationen zwischen nicht-kommunizierenden Röhren, transversale Einheiten zwischen Elementen stiftet, die ihre eigentümlichen Unterschiede bewahren. So stellt sich während des Eisenbahnfahrens keineswegs eine Ganzheit des Geschehens oder die Einheit der Aussichten, sondern eine Ganzheit und Einheit nur der *Transversale* her, die der verwirrte Fahrgast von einem Fenster zum anderen zieht, »um die lückenhaft und in entgegengesetzter Sicht auftauchenden Teile meines schönen scharlachfarbenen, launenhaft flüchtigen Morgenhimmels mir zusammenzusetzen und auf eine gleiche Fläche aufzutragen ...« Zusammensetzen, auf eine Fläche auftragen, das nannte Joyce »re-embody«. Der organlose Körper wird wie ein Ganzes, aber an seinem Ort, im Produktionsprozeß erzeugt, neben Teilen, die er weder vereinigt noch totalisiert. Bezieht er sich auf sie, läßt er sich auf sie nieder, so induziert er auf seiner eigenen Oberfläche, wo die funktionalen Einschnitte der Partialobjekte fortwährend wieder von den Einschnitten der signifikanten Ketten und denen eines Subjekts, das sich daran orientiert, abgetrennt werden, transversale Kommunikationen, transfinite Gesamtheiten, transkursive und polyvoke Einschreibungen. Das Ganze koexistiert nicht nur mit den Teilen, es ist ihnen ähnlich und selbst für sich, gesondert erzeugt; was die Genetiker auf ihre Weise zeigen, wenn sie ausführen: »die

Aminosäuren werden einzeln in der Zelle assimiliert, dann durch den einem Muster analogen Mechanismus in eine passende Ordnung gebracht, in der die für jede Säure charakteristische Seitenkette ihre eigene Stellung einnimmt«.[44] Allgemein bleibt das Problem des Verhältnisses von Teil und Ganzem so lange vom klassischen Mechanismus wie Vitalismus gleichermaßen falsch gestellt, als das Ganze im Sinne einer aus Teilen abgeleiteten Totalität, einer die Teile hervorbringenden Urtotalität oder einer dialektischen Totalisierung begriffen wird. Beide, Mechanismus und Vitalismus, haben die Natur der Wunschmaschinen und damit die doppelte Notwendigkeit nicht erfaßt, die Produktion in den Wunsch wie den Wunsch in die Mechanik einzufügen.

Wie es keine Evolution von Trieben gibt, die diese samt ihren Objekten einem integrativen Ganzen zusteuern ließe, so auch keine ursprüngliche Totalität, aus der sie abzuleiten wären. Melanie Klein ist die hervorragende Entdeckung der Partialobjekte, dieser Welt der Explosionen, Rotationen und Vibrationen zu verdanken. Und doch, wie ist zu erklären, daß sie die Logik dieser Objekte verfehlt hat? Zunächst, weil sie sie als Phantasien denkt, sie vom Gesichtspunkt der Konsumtion und nicht der realen Produktion aus beurteilt. Die Kausalmechanismen wie Introjektion und Projektion, die Wirkmechanismen wie Gratifikation und Versagung, endlich der Ausdrucksmechanismus wie gut und böse führen sie unvermeidlich in eine idealistische Konzeption des Partialobjekts. Sie bezieht es nicht auf einen wirklichen Produktionsprozeß, den der Wunschmaschinen. Zum zweiten befreit sie sich nicht von der Vorstellung, daß die paranoid-schizophrenen Partialobjekte auf ein sei es ursprüngliches Ganzes während der primitiven Phase, sei es zukünftiges Ganzes in der späteren depressiven Position (das Totalobjekt) verweisen. Folglich erscheinen ihr jene als von ganzen Personen entnommen; sie sollen nicht nur in das Ich, das Objekt und die Triebe integrierende Ganzheiten eingehen, sondern schon die erste Form der Objektbeziehung zwischen dem Ich, der Mutter und dem Vater bilden. Nun genau hier entscheidet sich letzten Endes alles. Fest steht, daß die Partialobjekte ausreichend geladen sind, um Ödipus in die Luft zu sprengen und ihn seines dümmlichen Anspruchs zu entkleiden, das Unbewußte zu

44 J. H. Rush, *L'Origine de la vie,* Payot, S. 141.

repräsentieren, es zu triangulieren, die gesamte Wunschproduktion zu leiten. Zur Debatte steht hier keineswegs die relative Bedeutung dessen, was in bezug auf Ödipus *präödipal* genannt werden könnte (denn das steht ja weiterhin in entwicklungslogischer oder strukturaler Beziehung zu Ödipus). Zur Debatte steht die absolut *anödipale* Natur der Wunschproduktion. Weil Melanie Klein aber weiterhin den Bezugsrahmen des Ganzen, der ganzen Person und des Totalobjekts aufrechterhält – und vielleicht auch, weil sie es gegenüber der Internationalen Psychoanalytischen Vereinigung, an deren Pforte groß geschrieben steht »Eintritt nur für Ödipale(s)«, nicht zum Äußersten kommen lassen will –, bedient sie sich der Partialobjekte nicht, um die eiserne Halskrause von Ödipus zu sprengen, sondern (zumindest tut sie so) um Ödipus noch zu verwässern, zu verkleinern, um ihn zu vervielfachen und ihn derart im zartesten Alter anzusiedeln.

Wenn wir das Beispiel der am wenigsten ödipalisierenden Psychoanalytikerin gewählt haben, so um aufzuweisen, welche zusätzliche Kraft diese aufwenden muß, um die Wunschproduktion noch an Ödipus messen zu können. Wie offensichtlicher wäre das gerade bei den gewöhnlichen Analytikern zu zeigen, denen selbst das Bewußtsein der »Bewegung« fehlt. Das ist keine Überredung mehr, das ist Terrorismus. Melanie Klein schreibt:

»Dick hatte, als ich ihn zur ersten Stunde von der Nurse übernahm, diese ... ohne jede Affektäußerung verlassen. Als ich ihm die vorbereiteten Spielsachen zeigte, betrachtete er sie völlig interesselos. Ich stellte dann einen größeren neben einen kleineren Zug und benannte sie ›Papa-Zug‹ und ›Dick-Zug‹. Er nimmt hierauf den kleineren, von mir Dick benannten Zug, läßt ihn zum Fenster fahren und sagt ›Station‹. Ich erkläre: ›Station ist Mutti – Dick fährt in die Mutti.‹ – Er läßt hierauf den Zug sein, läuft zu dem durch die Doppeltüren des Zimmers gebildeten Zwischenraum, schließt sich dort ein, sagt dabei ›dunkel‹, läuft gleich wieder von dort heraus und wiederholt dieses Vorgehen einige Male. Ich erkläre: ›Dunkel in Mutti, Dick ist in dunkler Mutti.‹ ... [Im Fortgang der Analyse hatte Dick] auch das Waschbecken als Symbol des Mutterleibes entdeckt, und eine große Angst vor dem Benäßtwerden, vor Wasser trat hervor.«[45]

45 Melanie Klein, *Das Seelenleben des Kleinkindes und andere Beiträge zur Psychoanalyse*, Reinbek bei Hamburg 1972, S. 36 f. (Hervorhebungen von uns).

Sag, daß es Ödipus ist, oder ich knall' dir eine! Hier fragt der Analytiker gar nicht mehr nach den spezifischen Wunschmaschinen, sondern schreit gleich los: »Gib Papa-Mama zur Antwort, wenn ich mit dir rede!« Selbst Melanie Klein ... Damit ist die Wunschproduktion niedergewalzt, erneut in elterliche Imagines gezwängt, auf präödipale Stadien gereiht, in Ödipus totalisiert; kurzum: die Logik der Partialobjekte ist zunichte gemacht. Ödipus gerät uns folglich nunmehr zum Prüfstein der Logik. Denn wie schon zu Anfang geahnt, werden die Partialobjekte nur scheinbar ganzen Personen, in Wirklichkeit aber einem nicht-personalen Strom (oder *hylè*) entnommen und darin erzeugt. Mit diesem kommunizierend, gehen sie zugleich mit anderen Partialobjekten Verbindungen ein. Das Unbewußte weiß nichts von Personen. Die Partialobjekte bilden weder Repräsentanten elterlicher Personen noch Träger familialer Beziehungen, es sind Bestandteile der Wunschmaschinen. Sie verweisen auf einen Produktionsprozeß und auf Produktionsverhältnisse, die auf das in der Figur des Ödipus sich Einschreibende nicht zurückführbar und deshalb primär sind.

Wenn vom Bruch zwischen Freud und Jung die Rede ist, wird allzuoft der schlichte, praktische Ausgangspunkt vergessen: Jung hatte die Beobachtung gemacht, daß in der Übertragung der Psychoanalytiker zuweilen wie ein Teufel, ein Gott oder ein Zauberer erscheint, Rollen, die die elterlichen Imagines in besonderem Maße übersteigen. Dieser Ausgangspunkt war gut – wenn sich auch dann alles zum Schlechten gewendet hat. Jungs Beobachtung läßt sich beim Spielen der Kinder nachvollziehen. Ein Kind spielt nicht nur Vater-Mutter, sondern auch Zauberer, Cowboy, Räuber und Gendarm, es spielt mit der Eisenbahn, mit kleinen Autos. Weder ist zwangsläufig der Zug Papa, noch der Bahnhof Mama. Problematisch ist nicht der sexuelle Charakter der Wunschmaschinen, sondern der familiale Charakter der Sexualität. Zugegeben wird, daß das Individuum, einmal erwachsen, sich dann in sozialen Beziehungen vorfindet, die keine familialen mehr sind. Aber da unterstellt wird, daß sie erst nachträglich eintreten, ergibt sich nur die folgende Alternative: entweder nimmt man an, daß die Sexualität in Form analytischer »Nachträglichkeit« in den sozialen (*und* metaphysischen) Beziehungen sich sublimiert oder neutralisiert, oder aber es wird davon ausgegangen, daß diese Beziehungen eine nicht-sexuelle Energie ins Spiel bringen, daß die Sexualität sich ihrerseits damit begnügt, gleich einem anagogischen »Jenseits« zu symbolisieren. Genau hier trennen sich die Wege von Jung und Freud. Beiden ist aber zumal der Glaube gemeinsam, daß ohne Vermittlung die Libido das gesellschaftliche oder metaphysische Feld nicht besetzen kann. Das aber ist falsch. Schauen wir einem spielenden Kinde zu, oder einem, das kriechend die Teile des Hauses erkundet: wie es aufmerksam die elektrischen Anschlüsse betrachtet, seinen Körper maschinisiert, sich seiner Beine wie Ruder bedient, in die Küche dringt, ins Arbeitszimmer, mit kleinen Autos umgeht. Klar, daß die Eltern fortwährend präsent sind, daß ohne sie das Kind nichts hätte. Aber nicht darin liegt das Problem. Vielmehr, ob alles, womit es in Berührung kommt, als Repräsentant der Eltern erfahren, erlebt wird. Von Geburt an bilden die Wiege, die Brust, der Schnuller und die Exkremente die mit den Teilen seines Körpers in Verbindung stehenden Wunschmaschinen. Es erscheint uns widersprüchlich, gleichzeitig zu erklären, daß das Kind unter Partialobjekten lebt, und daß dasjenige, was es in den Partialobjekten erfaßt, die zerstückelten elterlichen Personen selbst sind. Daß die Brust dem Körper der Mutter entnommen sein soll, ist strenggenommen falsch, denn sie existiert, in Verbindung mit dem Mund und von einem nicht-personalen, sei es dünnen oder starken Milchstrom abgezogen, als Teil einer Wunschmaschine. Eine solche, ein Partialobjekt repräsentiert nichts, ist nicht repräsentativ. Wohl ist es Träger von Beziehungen und Verteiler von Agenten, aber die Agenten bilden keine Personen, wie auch die Beziehungen nicht intersubjektiv sind. Sie bilden Produktionsverhältnisse, Produktions- und Anti-Produktionsagenten. Sehr gut zeigt das Bradbury, der die Kinderstube als Ort von Wunschproduktion und Gruppenphantasie beschreibt, der nur Partialobjekte und Agenten kombiniert.[46] Das Kleinkind befindet sich ohne Unterbrechung in der Familie, aber in ihr macht es von Anfang an und unmittelbar eine nicht-familiale Erfahrung, die sich die Psychoanalyse entgehen läßt. Das Bild von Lindner.

Nicht die vitale und zärtliche Bedeutung der Eltern soll ge-

46 Ray Bradbury, »Das Kinderzimmer«, in: *Der illustrierte Mann*, Zürich 1973.

leugnet werden. Zur Diskussion stehen allerdings ihr Platz und ihre Funktion innerhalb der Wunschproduktion. Es kann nicht angehen, das Spiel der Wunschmaschinen auf den beschränkten Code von Ödipus herunterzuschrauben. Wie bilden sich die Stellungen und Funktionen, die die Eltern unter dem Titel von besonderen Agenten und im Verhältnis zu anderen Agenten einnehmen? Denn von Beginn an existiert Ödipus nur unter der einen Bedingung, allen vier Enden des gesellschaftlichen Feldes, des unmittelbar von der Libido besetzten Produktionsfeldes geöffnet zu sein. Fest steht, daß die Eltern auf der Aufzeichnungsfläche der Wunschproduktion in Erscheinung treten. Aber gerade darin besteht das ganze Ödipus-Problem: unter Einsatz welcher Kräfte wird die ödipale Triangulation sich schließen? Unter welchen Bedingungen wird sie den Wunsch auf eine Fläche leiten, die an sich sie noch nicht umfaßte? Wie vermag sie einen Einschreibetypus für Erfahrungen und Maschinenvorgänge abzugeben, die sie allseits übersteigen? In diesem und nur diesem Sinne *schreibt* das Kind die Brust als Partialobjekt der Person der Mutter *zu* und hört es nicht auf, das Gesicht der Mutter zu befragen. ›Zuschreiben‹ meint hier keine produktive natürliche Beziehung, sondern Rechenschaftsbericht, Einschreibung in die Einschreibung, ins Numen. Von zartestem Alter an verfügt das Kind über ein Wunschleben, einen ganzen Komplex nichtfamilialer Beziehungen zu den Objekten und Maschinen des Wunsches, der sich unter dem Aspekt der unmittelbaren Produktion nicht auf die Eltern bezieht, sondern der unter dem Gesichtspunkt der Aufzeichnung des Prozesses und unter Bedingungen, die ihm eigentümlich zukommen – wenngleich sie auch auf den Prozeß selbst reagieren *(feed-back)* – den Eltern zugeschrieben wird (mit Liebe oder Haß).

Allein inmitten von Partialobjekten und innerhalb nicht-familialer Beziehungen der Wunschproduktion erfährt das Kind sein Leben und fragt es sich zugleich, was dies heißt – wenn solche Fragen auch den Eltern zugeschrieben werden müssen und die provisorische Antwort sich im Rahmen der Familienbeziehungen halten wird.

»Ich erinnere mich, seit ich 8 Jahre war und sogar früher mich oft gefragt zu haben, wer und was ich bin, wozu ich lebe, ich erinnere mich, im Alter von 6 Jahren in einem Haus des Boulevard de la Blancarde in Marseille (Nr. 59 genau) zur Kaffeestunde, Schokoladenbrot schmausend, das mir eine gewisse Frau, genannt Mutter, gereicht hatte, mich gefragt zu haben, was das sei, zu sein und zu leben, was das sei, sich atmen zu sehen, und den Wunsch gehabt zu haben, mich vollzusaugen, um die Tatsache, zu leben, zu erfahren und zu sehen, ob sie mir genehm und worin sie mir genehm sei.«[47]

Darin besteht das Wesentliche: dem Kind stellt sich eine Frage, die vielleicht auf die Mama genannte Frau »bezogen«, aber keineswegs abhängig von ihr erzeugt wird, die vielmehr im Spiel der Wunschmaschinen hervortritt, beispielsweise auf der Ebene der Mund-Luft-Maschine oder der Schmeckmaschine – was ist leben, was atmen, was bin ich, was ist die Atmungsmaschine auf meinem organlosen Körper? Das Kind ist ein metaphysisches Wesen. Wie im cartesianischen Cogito sind in solchen Fragen die Eltern abwesend. Und falsch ist es, die Tatsache, daß die Fragen den Eltern zugeschrieben werden (im Sinne von erzählt, ausgedrückt), mit jener Vorstellung zu vermengen, wonach sie sich auf diese beziehen (im Sinne einer natürlichen Beziehung). Indem das Leben der Kinder in den ödipalen Rahmen gezwängt wird und die Familienbeziehungen zu universellen Kindheitsvermittlungen stilisiert werden, verdammt man sich unweigerlich dazu, die Produktion des Unbewußten selbst sowie all jene kollektiven, direkt auf das Unbewußte verweisenden Mechanismen, wie im besonderen das Spiel von Urverdrängung, Wunschmaschine und organlosem Körper, unzureichend und falsch zu erkennen. *Denn das Unbewußte ist elternlos* – es erzeugt sich selbst in der Einheit von Natur und Mensch. Diese Selbsterzeugung des Unbewußten wird genau dort offenbar, wo das Subjekt des cartesianischen Cogito sich seiner ohne Eltern innewird, wie dort, wo der sozialistische Denker in der Produktion die Einheit der Natur und des Menschen aufdeckt, dort, wo der Zyklus gegenüber der unbegrenzten elterlichen Regression seine Unabhängigkeit bloßlegt.

Ja na pas
à papa-mama

Wir haben gesehen, wie die beiden Ausprägungen des Prozesses ineinander übergingen: Prozeß einmal als metaphysische Produktion des Dämonischen in der Natur, zum anderen als gesell-

47 A. Artaud, »Je n'ai jamains rien étudié ...«, in: *84*, Dez. 1950.

schaftliche Produktion von Wunschmaschinen in der Geschichte. Gesellschaftliche *und* metaphysische Beziehungen bilden kein »Nachträglich« oder »Jenseits«. In allen psycho-pathologischen Instanzen müssen sie wiedererkannt werden; und ihre Bedeutsamkeit steigt noch, wenn es sich um psychotische Syndrome in ihren abgestumpftesten und desozialisiertesten Formen handelt. Schon im Kindesalter, mit dem Auftreten der elementarsten Verhaltensweisen des Säuglings beginnt jener Prozeß, der diese Beziehungen entsprechend den Gesetzen der Wunschproduktion insgesamt mit den Partialobjekten, den Produktionsagenten und Anti-Produktionsfaktoren verwebt. Wenn es uns nicht schon von Beginn an gelingt, die Natur der Wunschproduktion einzusehen, zu erkennen, wie, unter welchen Bedingungen und Zwängen die ödipale Triangulation in die Aufzeichnung des Prozesses eingreift, finden wir uns in den Netzen eines diffusen und verallgemeinerten Ödipalismus gefangen, der das Leben des Kindes und in der Folge die neurotischen und psychotischen Probleme der Erwachsenen sowie die ganze Sexualität radikal verzerrt. Vergegenwärtigen wir uns stets die Reaktion von Lawrence auf die Psychoanalyse: zumal bei ihm entsprang das Zögern nicht dem Entsetzen über die Bloßstellung der Sexualität. Aber er hatte den – bloßen – Eindruck, daß die Psychoanalyse im Begriffe stand, die Sexualität in einen bürgerlich aufgeputzten wunderlichen Kasten, in eine Art ziemlich ekelhaften artifiziellen Triangel zu sperren, der die ganze Sexualität als Wunschproduktion zum Ersticken bringen mußte, um im Folgenden auf neue Weise aus ihr ein »schmutziges kleines Geheimnis«, das kleine Familiengeheimnis zu erstellen, also ein intimes Theater statt der phantastischen Fabrik, Natur und Produktion. Er hatte den Eindruck, daß mehr Kraft und Potentialität in der Sexualität stecke. Und vielleicht sollte es der Psychoanalyse gelingen, »das schmutzige kleine Geheimnis zu desinfizieren«, aber damit wäre es nicht besser dran, armseliges und schmutziges Geheimnis des modernen Tyrannen Ödipus. Ist es möglich, daß derart die Psychoanalyse den alten Versuch, zu unterdrücken und zu erniedrigen, uns zu Schuldigen zu stempeln, wiederaufnimmt? Michel Foucault vermochte aufzuzeigen, wie sehr die Beziehung des Wahnsinns zur Familie auf eine die bürgerliche Gesellschaft insgesamt erfassende Entwicklung gegründet war, die der

Familie Funktionen übertrug, kraft derer Verantwortlichkeit und (mögliche) Schuldhaftigkeit ihrer Mitglieder sich ermitteln ließen. In dem Maße nun, wie die Psychoanalyse den Wahnsinn in einen »elterlichen Komplex« einbindet und in den Figuren der Selbstbestrafung, die sich aus Ödipus ergeben, das Geständnis der Schuld wiedererkennt, bringt sie auf keinen Fall Neuerungen hervor, *sondern vollendet, was die Psychiatrie des 19. Jahrhunderts in Angriff genommen hatte:* einen familialen und moralisierenden Diskurs der Geisteskrankheiten anzustrengen, den Wahnsinn an »die halb reale halb imaginäre Dialektik der Familie« zu binden, darin »den ständigen Anschlag auf den Vater«, »das stumme Schlagen der Instinkte gegen die Festigkeit der Institution Familie und gegen ihre archaischsten Symbole« zu entziffern.[48] Folglich, statt an der wirklichen Befreiung mitzuwirken, ist die Psychoanalyse Teil jenes allgemeinen bürgerlichen Werkes der Repression, das darin besteht, die europäische Menschheit unter dem Joch von Papa-Mama zu belassen und *nie mit diesem Problem zu brechen.*

48 Michel Foucault, *Wahnsinn und Gesellschaft*, Frankfurt 1969, S. 512 f.

II.
Die heilige Familie: Psychoanalyse und Familialismus

Der eingeschränkte Ödipus bildet die Dreiecksfigur Papa-Mama-Ich, die Familienkonstellation in Person. Erhebt die Psychoanalyse dies zu ihrem Dogma, so ignoriert sie doch nicht die Existenz sogenannter prä-ödipaler Beziehungen beim Kinde, extraödipaler beim Psychotiker und para-ödipaler bei anderen Völkern. Diese Funktion von Ödipus als Dogma oder »Kernkomplex« ist nicht zu trennen vom Kraftaufwand des psychoanalytischen Theoretikers, dank dessen er sich zur Konzeption eines verallgemeinerten Ödipus aufschwingt. Zum einen berücksichtigt er die jedem Subjekt, gleich welchen Geschlechts, zugeschriebene intensive Serie von Trieben, Affekten und Relationen, die die normale, positive Form des Komplexes an ihre inverse oder negative Form bindet: Serien-Ödipus, von Freud in *Das Ich und das Es* dargestellt, der es gestattet, je nach Bedarf die prä-ödipalen Phasen am negativen Komplex festzumachen. Zum anderen berücksichtigt er die umfängliche Koexistenz der Subjekte selbst, deren vielfältige Interaktionen: Gruppen-Ödipus, der Seitenverwandte, Nachkommen und Vorfahren vereinigt (auf diese Weise kann der offensichtliche Widerstand des Schizophrenen gegen die Ödipalisierung, das evidente Fehlen des ödipalen Bandes in eine noch die Großeltern mit umfassende Konstellation eingelassen werden, sei es, daß zum Ausbruch der Schizophrenie die Abfolge dreier Generationen erforderlich scheint, sei es, daß ein noch direkterer Interventionsmechanismus der Großeltern in der Psychose bloßgelegt wird – und derart Ödipusse aus Ödipus in Quadrat gebildet sind: die Neurose, das ist Vater-Mutter, aber Omi ist die Psychose). Endlich gestattet die Trennung von Imaginärem und Symbolischem, eine ödipale Struktur, ein System von Stellungen und Funktionen aufzudecken, die nicht mit der wechselnden Gestalt derjenigen verschmelzen, die sie in dieser oder jener sozialen oder pathologischen Formation einnehmen: Struktur-Ödipus (3 + 1), der nicht in einem Dreieck aufgeht, sondern, indem er auf einen festgelegten Bereich den Wunsch, sein Objekt und das Gesetz verteilt, alle möglichen Triangulationen ausführt.

Ohne Zweifel finden diese beiden Generalisierungsmodi ihre wirkliche Bedeutung einzig im Rahmen der strukturalen Interpretation. Diese erst stilisiert Ödipus zu dem gewissermaßen universellen katholischen Symbol, jenseits aller imaginären Modalitäten. Sie macht ihn zur Bezugsachse der prä-ödipalen Phasen, der para-ödipalen Variationen und extra-ödipalen Phänomene gleichermaßen. So dürfte der Begriff der »Verwerfung« eine im eigentlichen Sinne strukturale Lücke anzeigen, mit dessen Hilfe der Schizophrene ohne weiteres auf die ödipale Achse versetzt und in den ödipalen Rahmen erneut eingefügt ist, in der Perspektive dreier Generationen zum Beispiel, in der die Mutter außerstande war, den Wunsch auf ihren Vater, wie dann der Sohn, den Wunsch auf seine Mutter zu richten. Ein Schüler Lacans kann schreiben: Wir wollen »die Umwege« betrachten, »durch die die ödipale Organisation ihre Rolle innerhalb der Psychosen spielt; im weiteren, welches die Formen der psychotischen Prägenitalität sind und wie sie die ödipale Referenz aufrechterhalten können«. Demnach gerät unsere bislang geleistete Kritik in den Geruch äußerster Oberflächlichkeit und Dürftigkeit, da sie sich anscheinend nur auf einen imaginären Ödipus bezieht und sich auf die Rolle elterlicher Gestalten erstreckt. Damit kann sie aber auch nicht im mindesten die Struktur und ihre Ordnung von Stellungen und Funktionen ankratzen. Für uns besteht allerdings die Frage genau darin, ob die Differenz an dieser Stelle anzusetzen ist: ob die wirkliche Differenz nicht zwischen einem Ödipus schlechthin, mag er struktural oder imaginär sein, *und* etwas anderem liegt, das alle Ödipusse niederdrücken und verdrängen: nämlich die Wunschproduktion – die Maschinen des Wunsches, die sich weder auf eine Struktur noch auf Personen reduzieren lassen, und die das Wirkliche in sich selbst konstituieren, jenseits oder unterhalb des Symbolischen wie Imaginären? Keineswegs beabsichtigen wir, einen Versuch gleich dem von Malinowski wiederaufzunehmen, der zeigen wollte, daß die Figuren gemäß den analysierten gesellschaftlichen Gebilden variieren. Wir glauben sogar denen, die uns Ödipus als eine Art Invariante präsentieren. Aber das Problem steckt woanders: entsprechen sich die

Produktionen des Unbewußten und dieses Invariante (besteht Adäquanz zwischen den Wunschmaschinen und der ödipalen Struktur)? Oder bringt das Invariante etwa durch seine Variationen und Modalitäten nur die Geschichte eines langen Irrtums zum Ausdruck, die Anstrengung einer endlosen Repression? Wir dagegen stellen die wahnsinnige Ödipalisierung in Frage, der sich die Psychoanalyse praktisch und theoretisch, unter Zuhilfenahme der Imago und der Struktur ausliefert. Und trotz einiger kürzlich erschienener schöner Bücher von Schülern Lacans fragen wir uns, ob dessen Denken wirklich in diese Richtung weist. Soll nur der Schizo selbst noch ödipalisiert werden, oder geht es vielmehr um etwas anderes, das Gegenteil gar?[1] Das Feld des Unbewußten wie auch das historisch-gesellschaftliche Feld derart schizophrenisieren, daß das Halseisen des Ödipus birst und überall wieder die Kraft der Wunschproduktionen spürbar wird? Das Band der analytischen Maschine, des Wunsches und der Produktion am Wirklichen direkt befestigen? Denn das Unbewußte ist so wenig struktural wie imaginär, noch symbolisiert, imaginiert oder figuriert es. Es läuft, es ist maschinell. Weder imaginär noch symbolisch, ist es das Wirkliche an-sich, »das unmögliche Wirkliche« und seine Produktion.

Aber was ist diese lange Geschichte, nur innerhalb der Periode der Psychoanalyse betrachtet? Sie vollzieht sich nicht ohne Zweifel, Umwege und Korrekturen. Laplanche und Pontalis merken an, daß Freud den Ödipuskomplex im Verlauf seiner Selbstanalyse 1897 »entdeckt«, daß er ihn aber erstmals 1923, in *Das Ich und das Es*, allgemeiner theoretisch formuliert, und daß in der Zwischenzeit Ödipus eine eher marginale Existenz führt: »untergebracht zum Beispiel in gesonderten Kapiteln über die Objekt-

1 »Keineswegs deshalb etwa, weil ich die Rückwendung zu Freud predige, vermag ich nicht zu erklären, daß *Totem und Tabu* null und nichtig sei. Gerade auch darum heißt es, auf Freud zurückgehen. Niemand hat mir beigestanden, als es darum ging herauszufinden, was das ist: *die Formationen des Unbewußten* ... Ich bin nicht dabei zu sagen, daß Ödipus zu nichts diene noch daß er in keiner Beziehung zu dem stünde, was wir machen. Er dient den Psychoanalytikern zu nichts, das ist wahr! Aber da die Psychoanalytiker nicht zweifelsfrei Psychoanalytiker sind, beweist das nichts ... Das sind Dinge, die ich zu ihrer Zeit vorgetragen habe; zu einer Zeit, da ich zu Menschen sprach, die schonend zu behandeln waren, also: Psychoanalytiker. Ich habe damals auf diesem Niveau von der väterlichen Metapher, nie aber vom Ödipuskomplex gesprochen ...« (Lacan, Seminar 1970).

wahl während der Pubertät *(drei Abhandlungen zur Sexualtheorie)* und über die typischen Träume *(Traumdeutung)«*. Dies ergibt sich, so führen die Autoren weiter aus, weil gewissermaßen Freuds Abwendung von der Theorie des Traumatismus und der Verführung nicht nur die eindeutige Bestimmung des Ödipusphänomens ermöglicht, sondern ebenso zur Darstellung einer endogenen spontanen kindlichen Sexualität führt. Alles hat den Anschein, als »sei es Freud nicht gelungen, Ödipus und infantile Sexualität zusammenzubringen«, so daß diese auf eine biologische Realität der Entwicklung, jener auf eine psychische Realität der Phantasie verweisen soll: um ein Haar geht Ödipus »zugunsten eines biologischen Realismus« verloren.[2]

Aber stimmt denn eine solche Darstellung? Erforderte der Imperialismus des Ödipus nur den Verzicht auf den biologischen Realismus? Oder wurde nicht einiges mehr, unendlich Stärkeres diesem geopfert? Denn was Freud und die ersten Analytiker entdecken, ist der Bereich freier Synthesen, in dem alles möglich ist: die endlosen Konnexionen, die nichts ausschließenden Disjunktionen, die unspezifischen Konjunktionen, die Partialobjekte und Ströme. Tief im Innern des Unbewußten dröhnen und brummen die Wunschmaschinen, die Injektion Irmas, das Tick-Tack des Wolfsmenschen, die Husten-Maschine von Anna, aber ebenso alle von Freud montierten Erklärungsapparate, diese neurobiologischen Wunschmaschinen. Und die Entdeckung des produktiven Unbewußten weist gleichsam zwei Momente auf: zum einen die unmittelbare Konfrontation zwischen dieser Wunschproduktion und der gesellschaftlichen Produktion, zwischen den symptomatologischen und kollektiven Formationen, ihre Wesensidentität und zugleich Differenz der Ordnung; zum anderen die von den gesellschaftlichen Maschinen auf die Wunschmaschinen ausgeübte Repression und deren Verhältnis zur Verdrängung. All dies wird mit der Thronbesteigung des souveränen Ödipus wenn nicht ganz aufgegeben, so doch aufs Spiel gesetzt. Statt sich den polyvoken Konnexionen zu öffnen, verschließt sich die freie Assoziation in der Sackgasse der Univozität. Die Ketten des Unbewußten werden bijektiv gemacht, linearisiert, einem despotischen Signifikanten ausgesetzt. Die gesamte

2 J. Laplanche und J. B. Pontalis, »Fantasme originaire, fantasmes des origines et origine du fantasme«, *Les Temps Modernes*, Nr. 215, April 1964, S. 1844–1846.

Wunsch*produktion* wird niedergewalzt, den Erfordernissen der *Repräsentation,* dem stumpfsinnigen Spiel des Repräsentanten und des Repräsentierten innerhalb der Repräsentation unterworfen. Und genau da liegt das Wesentliche: die Reproduktion des Wunsches macht, im Prozeß der Behandlung wie in der Theorie, einer einfachen Repräsentation Platz. Das produktive Unbewußte räumt das Feld zugunsten eines Unbewußten, das sich nur mehr ausdrücken kann – im Mythos, in der Tragödie, im Traum. Aber wer sagt uns, daß der Traum, die Tragödie, der Mythos, selbst unter Berücksichtigung der Umwandlungsarbeit, den Formationen des Unbewußten angemessen sind? Mehr als Freud blieb Groddeck dem Gedanken einer Selbsterzeugung des Unbewußten in der Koexistenz des Menschen mit der Natur treu. Es hat den Anschein, als sei Freud angesichts dieser Welt der wilden Produktion und des explosiven Wunsches zurückgeschreckt, als habe er hier um jeden Preis etwas Ordnung einführen wollen, eine nunmehr klassische Ordnung des alten griechischen Theaters. Denn was bedeutet: Freud entdeckt Ödipus im Verlauf seiner Selbstanalyse? Geschieht es in seiner Selbstanalyse, oder nicht vielmehr in seiner klassischen Bildung eines Goethe? In seiner Selbstanalyse deckt er etwas auf, von dem er sagt: Halt, das ähnelt Ödipus! Und dieses Etwas betrachtet er zunächst als Variante des »Familienromans«, eine paranoische Aufzeichnung, kraft deren der Wunsch die Familienbestimmungen aufbrechen läßt. Erst nach und nach wandelt er den Familienroman zu einer einfachen Filiale von Ödipus um, neurotisiert er alles im Unbewußten, ödipalisiert es, schließt es in das familiale Dreieck ein. Der Feind, das ist der Schizo. Die Wunschproduktion wird personalisiert, vielmehr der Logik der Person unterworfen, imaginisiert, strukturalisiert (wir haben gesehen, daß die wahre Differenz oder Grenze nicht zwischen diesen vielleicht komplementären Begriffen verlief). Die Produktion ist nurmehr Phantasieproduktion, Ausdrucksproduktion. Das Unbewußte hört auf, das zu sein, was es ist: Fabrik, Werkstatt, und wird an deren Stelle Theater, Bild, Inszenierung. Und noch nicht einmal ein avantgardistisches Theater, wie es zu Zeiten Freuds bestand (Wedekind), sondern das klassische Theater, die klassische Ordnung der Repräsentation. Der Psychoanalytiker wird Spielleiter eines Privattheaters – statt Ingenieur oder Mechaniker zu sein, der Produktionseinheiten montiert und sich mit kollektiven Produktions- und Anti-Produktionsagenten herumschlägt.

Mit der Psychoanalyse ergeht es einem wie mit der russischen Revolution, man weiß nicht genau, wann die Sache sich zum Schlechten zu wenden begann. Man muß immer weiter gehen. Begann es mit den Amerikanern, mit der ersten Internationale, mit dem Geheimkomitee, mit den ersten Brüchen, die Verzichte Freuds ebenso anzeigen wie Verrat derer, die mit ihm brechen, seit der »Entdeckung« des Ödipus mit Freud selbst? Ödipus, das ist die idealistische Wende. Gleichwohl kann nicht gesagt werden, daß die Psychoanalyse sich darauf verlegt hätte, die Wunschproduktion zu ignorieren. Die grundlegenden Begriffe der *Ökonomie* des Wunsches, Arbeit und Besetzung bleiben bedeutsam, aber sind nicht mehr den Formationen eines produktiven Unbewußten unterstellt, sondern den Formen eines expressiven Unbewußten. Die *anödipale* Natur der Wunschproduktion bleibt bestehen, wird aber auf die Koordinaten von Ödipus aufgetragen, die sie in »Prä-Ödipales, in »Para-Ödipales« in »Quasi-Ödipales« usw. übersetzen. Immer noch da, funktionieren die Wunschmaschinen doch nur innerhalb der Mauern des Analytikerzimmers. Innerhalb der Mauern oder in Kulissen, diese Orte allein gewährt die Urphantasie noch den Wunschmaschinen, nachdem sie alles auf die ödipale Szene aufgetragen hat.[3] Aber damit halten diese nicht etwa in ihrem Höllenlärm ein. Selbst der Psychoanalytiker kann sie nicht ignorieren. So besteht sein Verhalten eher in Verleugnung: alles das ist schon wahr, aber es ist trotzdem Papa-Mama. Am Eingang des Analytikerzimmers steht geschrieben: laß deine Wunschmaschinen draußen vor der Tür, verzichte auf deine elternlosen und zölibatären Maschinen, auf dein Tonband und dein kleines Fahrrad, tritt ein und laß dich ödipalisieren. Alles erwächts dem, angefangen mit dem unbeschreibbaren Charakter der Behandlung, ihrem endlosen, zutiefst kontraktuellen Charakter: Redestrom gegen Geldstrom. Da reicht es schon aus, wenn das eintritt, was man eine psychotische Episode nennt: ein Schizophrenieeinbruch, wir tragen eines Tages unser Tonband ins Zimmer des Analytikers, Halt, unberech-

3 Über die – aber stets in die Kulissen verbannte –Existenz einer kleinen Maschine in der »Urphantasie« vgl. Freud, *Mitteilung eines der psychoanalytischen Theorie widersprechenden Falles von Paranoia*, GW Bd. X.

tigtes Eindringen einer Wunschmaschine, und plötzlich ist alles auf den Kopf gestellt, wir haben den Vertrag gebrochen, haben nicht am Prinzip des Ausschlusses des Dritten festgehalten, wir haben diesen Dritten, die Wunschmaschine persönlich, mitgebracht.[4] Und doch sollte jeder Psychoanalytiker wissen, daß er unter, quer durch und hinter Ödipus es stets mit Wunschmaschinen zu tun hat. Am Anfang *konnten* die Psychoanalytiker sich *gar nicht* des Kraftaufwands zur Einführung des Ödipus, seiner Injektion in das Unbewußte, *nicht bewußt sein.* Dann hat Ödipus sich die Wunschproduktion aufgetragen, sie sich angeeignet, als wären alle Produktivkräfte des Wunsches Emanationen seiner selbst. Der Psychoanalytiker ist zum Steigbügel von Ödipus geworden, der große Anti-Produktionsagent innerhalb des Wunsches. Die gleiche Geschichte wie die des Kapitals, seiner verzauberten, verhexten Welt (auch die Kapitalisten konnten anfangs nicht, so Marx, sich ihrer nicht bewußt sein ...)

Es ist ohne weiteres einsehbar, daß wir hier zunächst vor einem praktischen Problem stehen, das vor allem die Praxis der Kur betrifft. Denn präzise in dem Augenblick zeichnet sich der Prozeß der Ödipalisierung ab, in dem Ödipus noch nicht zu seiner vollen theoretischen Formulierung als »Kernkomplex« geraten ist und eine noch marginale Existenz führt. Daß die Analyse von Schreber nicht *in vivo* geführt wurde, beinträchtigt unter dem Gesichtspunkt der Praxis keineswegs ihren exemplarischen Wert. In diesem Text nun (*Über einen autobiographisch beschriebenen Fall von Paranoia*, 1911) wird Freud auf das wohl fundamentalste Problem gestoßen: wie es wagen dürfen, ein solchermaßen reiches, differenziertes, ein solchermaßen »göttliches« Delirium

4 »L'Homme au magnétophone, dialogue psychanalytique«, *Les Temps Modernes*, Nr. 274, April 1969, deutsch in: *Kursbuch 29*, S. 27–34: »A: Es ist wirklich nicht so arg: *ich bin nicht dein Vater.* Ich könnte noch weiterschreien, aber ich höre jetzt auf. / Dr. X.: Machen Sie jetzt ihren Vater nach? / A.: Aber nein, *Ihren* Vater. Ich wollte Sie nur von ihren Ängsten befreien ... Sie können (die Leute) nicht heilen, Sie können ihnen nur *Ihre* Vaterprobleme immer wieder vorkäuen, weil Sie davon nicht loskommen. Von Sitzung zu Sitzung traktieren Sie ihre Opfer mit ihrem Vaterproblem ... Ich war der Kranke, Sie waren der Arzt. Sie hatten endlich ihr Kindheitsproblem gelöst. Sie waren der Vater, ich war das Kind. / Dr. X.: Ich rufe jetzt die Polizei an, daß man Sie wegbringt. / A.: Die Polizei: Den Vater! Ihr Vater ist der Polizist! Sie telephonieren Ihrem Vater, daß er mich abführt ... Das ist doch lächerlich! Man nimmt ein Tonbandgerät heraus, und schon verschlägt es Ihnen die Sprache!«

wie das des Präsidenten auf das Elternthema zu reduzieren – in Kenntnis der Tatsache zudem, daß der Präsident in seinen Denkwürdigkeiten nur wenige Hinweise dem Gedächtnis seines Vaters widmet? Zu wiederholten Malen vermerkt der Text Freuds, wie sehr dieser die Schwierigkeit eines solchen Vorgehens erfährt: zunächst scheint es schwierig, als Verursachung der Krankheit, und sei es nur gelegentlich, einen »Vorstoß homosexueller Libido« auf die Person des Arztes Flechsig zu bestimmen«; jedoch, wenn wir den Arzt durch den Vater ersetzen und diesem die Erklärungslast für den Gott des Wahns aufbürden, fällt es uns selbst schwer, diesem Aufstieg zu folgen, dann nehmen wir Explikationen in Anspruch, die sich allenfalls durch ihre Vorteile im Rahmen unseres Verständnisses des Wahns rechtfertigen können. Je stärker aber Freud solche Skrupel vorbringt, desto nachhaltiger stößt er sie ab, desto mehr deckt er sie zu unter einer Gewißheit vorspiegelnden Antwort. Diese ist zweifach: nicht mir kommt die Schuld zu, wenn die Psychoanalyse von großer Monotonie zeugt und den Vater überall aufspürt, in Flechsig, in Gott, in der Sonne; Schuld hat die Sexualität mit ihrem hartnäckigen Symbolismus. Andrerseits ist es nicht verwunderlich, wenn der Vater in den aktuellen Delirien unter den am wenigsten erkennbaren, den verborgensten Formen konstant wieder hervorkommt, da er ja überall auftaucht, in auffälligster Weise aber in den antiken Mythen und Religionen, insofern diese Kräfte und Mechanismen zum Ausdruck bringen, die ewig im Unbewußten arbeiten. Es gilt festzuhalten, daß Präsident Schreber das Schicksal ereilte, nicht nur zu Lebzeiten von den Himmelsstrahlen sodomisiert, sondern posthum noch von Freud ödipalisiert worden zu sein. Vom enormen politischen, gesellschaftlichen und historischen Gehalt des Schreberschen Wahns *bleibt kein Wort mehr übrig*, so als habe die Libido niemals sich mit solchen Dingen beschäftigt. Einzig werden geltend gemacht ein sexuelles Argument, das den Zusammenhalt von Sexualität und Familienkomplex leisten soll, und ein mythologisches Argument, das darin besteht, die Entsprechung zwischen dem produktiven Vermögen des Unbewußten und den mythen- und religionsstiftenden Kräften zu postulieren.

Das letzte Argument ist von Wichtigkeit, und nicht zufällig erklärt Freud hier seine Übereinstimmung mit Jung. In gewisser Weise überdauert diese Übereinstimmung noch ihren Bruch. Davon ausgehend, daß das Unbewußte sich in adäquater Form in den Mythen und Religionen ausdrückt (selbstverständlich stets unter Berücksichtigung der Umwandlungsarbeit), bestehen zwei Möglichkeiten, diese Adäquanz zu lesen, aber beiden Lesarten ist das Postulat gemeinsam, das Unbewußte am Mythos zu messen und derart von Beginn an die produktiven Formationen durch simple expressive Formen zu ersetzen. Die grundlegende Frage: *Warum auf den Mythos zurückkommen*, warum ihn zum Modell nehmen, wird ignoriert und abgewiesen. Nun kann die unterstellte Adäquation auf sogenannte anagogische Weise, nach »oben«, aber sie kann ebensogut auch auf analytische Weise, nach »unten« gedeutet werden, indem der Mythos auf die Triebe bezogen wird – aber da doch unter Berücksichtigung der Umwandlungen die Triebe aus dem Mythos geschält, diesem abgezogen wurden ... Wir wollen damit sagen, daß, ausgehend vom gleichen Postulat, Jung dazu geführt wird, die diffuseste, die spiritualisierteste Religiosität zu restaurieren, und Freud in seinem rigorosesten Atheismus sich bestätigt findet. Um die gemeinsam postulierte Adäquation zu deuten, muß Freud nicht weniger die Existenz eines Gottes verneinen als Jung das Wesen des Göttlichen behaupten. Aber die Religion unbewußt oder das Unbewußte religiös machen, in beiden Alternativen wird dem Unbewußten Religiöses injiziert. (Und was wäre die Freudsche Analyse ohne die berüchtigten Schuldgefühle, die dem Unbewußten zugeschrieben werden?) Und was traf in der Geschichte der Psychoanalyse denn ein? Freud hielt, einem Helden gleich, an seinem Atheismus fest, während man um ihn herum ihn, den Alten, respektvoll sprechen ließ und doch immer mehr bereit war, hinter seinem Rücken die Versöhnung von Kirche und Psychoanalyse einzuleiten, den Tag vorzubereiten, an dem die Kirche ihre Psychoanalytiker ausbilden würde und in den Annalen der Bewegung zu lesen wäre: inwiefern auch wir noch fromm sind! Erinnern wir uns des großen Ausspruchs von Marx: wer Gott negiert, begeht einen sekundären, durch Aufhebung vermittelten Akt, denn er negiert Gott, um die Existenz des Menschen zu setzen, um den Menschen an die Stelle Gottes zu setzen (eingedenk der Transformationen).[5] Aber jener, der weiß, daß der Platz des Menschen

5 Karl Marx, *Ökonomisch-philosophische Manuskripte aus dem Jahre 1844* (Pariser

ganz woanders liegt, im gemeinsamen Dasein von Mensch und Natur, der wird nicht einmal mehr die *Möglichkeit einer solchen Frage* nach »einem Wesen über der Natur und dem Menschen« zugestehen: er bedarf dieser Vermittlung, des Mythos, nicht mehr, er bedarf des Durchgangs dieser Vermittlung, der Negation der Existenz Gottes, nicht mehr, weil er in die Regionen der Selbsterzeugung des Unbewußten schon vorgestoßen ist, in denen das Unbewußte atheistisch wie alternlos, unmittelbar elternlos, unmittelbar atheistisch, ist. Ohne Zweifel würde die Untersuchung des ersten Arguments uns zu einem ähnlichen Schluß führen. Denn Freud hat selbst, indem er die Sexualität an den Familienkomplex schmiedete, indem er – Orthodoxie-Beweis par excellence – Ödipus zum Kriterium der Sexualität in der Analyse machte, das Ensemble der gesellschaftlichen *und* metaphysischen Beziehungen als ein Nachträgliches oder Jenseitiges gesetzt, das unmittelbar zu besetzen der Wunsch nicht in der Lage sein sollte. Unter diesen Umständen ist es ziemlich gleichgültig, ob das Jenseits durch analytische Transformation des Wunsches dem Familienkomplex entspringt oder von ihm in einer anagogischen Symbolisierung bedeutet wird.

Betrachten wir einen anderen, späteren Text Freuds, in dem Ödipus schon als »Kernkomplex« benannt ist: *Ein Kind wird geschlagen* (1919). Der Leser wird sich des Eindrucks einer eigentümlichen Unruhe nicht erwehren können. Niemals war das Elternthema weniger sichtbar und wurde doch niemals mit ebensolcher Leidenschaft und Entscheidenheit behauptet: der Imperialismus des Ödipus gründet sich hier auf dessen Abwesenheit. Denn schließlich, von den drei unterstellten Phasen der Phantasie beim Mädchen tritt der Vater in der ersten noch nicht, in der dritten nicht mehr auf. Bleibt die zweite Phase, in der der Vater in vollem Glanz erstrahlt: »die wichtigste und folgenschwerste von allen« – nur: »man kann in gewissem Sinne von ihr sagen, sie habe niemals eine reale Existenz gehabt. Sie wird in keinem Falle erinnert, sie hat es nie zum Bewußtwerden gebracht. Sie ist eine Konstruktion der Analyse, aber darum nicht minder eine Notwendigkeit.« Worum handelt es sich tatsächlich bei dieser

Manuskripte), MEW Ergänzungsband 1, S. 546. Hierzu der hervorragende Kommentar von Francois Chatelet, »La question de l'athéisme de Marx«, *Etudes philosophiques*, Juli 1966.

Phantasie? Knaben werden, unter den Augen von Mädchen, von irgend jemandem geschlagen, zum Beispiel dem Lehrer. Von Beginn an sehen wir eine Freudsche Reduktion am Werk, die keineswegs von der Phantasie selbst auferlegt, sondern von Freud gewissermaßen als Voraussetzung gefordert ist: er will zum einen den *Gruppen*charakter der Phantasie absichtlich auf eine rein individuelle Dimension reduzieren: die geschlagenen Kinder müssen in gewisser Weise das Ich sein (»Ersetzungen der eigenen Person«), der Schlagende muß der Vater sein (»Vaterersatz«). Zum anderen müssen sich die Abwandlungen der Phantasie in Disjunktionen organisieren, deren Anwendung streng exklusiv sein soll: so besteht, allerdings asymmetrisch, eine Knabenreihe und eine Mädchenreihe, wobei die weibliche Phantasie drei Phasen, mit einer ersten, »Knaben werden vom Lehrer geschlagen«, die männliche Phantasie zwei Phasen umfaßt, deren erste lautet: »Meine Mutter schlägt mich«. Die beiden gemeinsame Phase (die zweite der Mädchen, die erste der Knaben) behauptet unzweideutig die Prävalenz des Vaters in beiden Fällen, nur haben wir es hier mit jener berühmten nichtexistenten Phase zu tun. Und so ist es immer bei Freud. Beiden Geschlechtern muß etwas Gemeinsames zukommen, aber etwas, das beiden fehlt, damit der Mangel auf zwei asymmetrische Reihen verteilt und die exklusive Verwendung der Disjunktionen begründet werden kann: du bist Mädchen *oder* Knabe! Ebenso ist es mit Ödipus und seiner beim Knaben und Mädchen je verschiedenen »Lösung«. Ebenso ist es auch mit der Kastration und ihrem Bezug zu Ödipus. Die Kastration ist in einem das gemeinsame Lot, das heißt der prävalente und transzendente Phallus, und die exklusive Distribu-

6 S. Freud, *Die endliche und die unendliche Analyse*, GW Bd. XVI, S. 97 ff.: »Die beiden einander entsprechenden Themen sind für das Weib der *Penisneid* – das positive Streben nach dem Besitz eines männlichen Genitales –, für den Mann das Sträuben gegen seine passive oder feminine Einstellung zum anderen Mann ... Zu keiner Zeit der analytischen Arbeit leidet man mehr unter dem bedrückenden Gefühl erfolglos wiederholter Anstrengung, unter dem Verdacht, daß man ›Fischpredigten‹ abhält, als wenn man die Frauen bewegen will, ihren Peniswunsch als undurchsetzbar aufzugeben, und wenn man die Männer überzeugen möchte, daß eine passive Einstellung zum Mann nicht immer die Bedeutung einer Kastration hat und in vielen Lebensbeziehungen unerläßlich ist. Aus der trotzigen Überkompensation des Mannes leitet sich einer der stärksten Übertragungswiderstände ab. Der Mann will sich einem Vaterersatz nicht unterwerfen, will ihm nicht zu Dank verpflichtet sein, will also auch vom Arzt die Heilung nicht annehmen.«

tion, die sich beim Mädchen als Peniswunsch, beim Knaben als Angst, ihn zu verlieren, oder Ablehnung passiven Verhaltens darstellt. Dieses gemeinsame Etwas soll die exklusive Verwendung der Disjunktionen des Unbewußten begründen – und uns Resignation lehren: Resignation in Ödipus, in die Kastration, Entsagung des Peniswunsches für die Mädchen, Entsagung des männlichen Protests für die Knaben, kurz »Annahme des Geschlechts«. Das gemeinsame Etwas, der große Phallus, der Mangel mit den beiden inkongruenten Hälften, ist reinster Mythos: er ist wie der Eine der negativen Theologie, er führt den Mangel in den Wunsch ein, und er läßt die exklusiven Reihen hervorgehen, denen er ein Ziel, einen Ursprung und einen resignierten Verlauf vorgibt.

Vielmehr müßte das Gegenteil gesagt werden: unmittelbar herrscht nichts Gemeinsames zwischen beiden Geschlechtern, die fortgesetzt miteinander kommunizieren, einem transversalen Modus folgend, wo jedes Subjekt beide, aber in sich abgeschlossene Geschlechter besitzt, die mit *dem einen oder anderen eines anderen Subjekts* kommunizieren. Dies ist das Gesetz der Partialobjekte. Nichts fehlt oder kann als Mangel definiert werden, die Disjunktionen im Unbewußten sind niemals exklusiv, sonden im eigentlichen Sinne Objekt inklusiver Verwendung, die wir zu analysieren haben. In der Tat verfügte Freud über einen Begriff, der dies Gegenteil zu sagen in der Lage gewesen wäre: der Begriff der Bisexualität. Kein Zufall aber auch, wenn er diesem Begriff die ihm gebührende analytische Stellung, den geforderten Umfang nicht einräumen konnte oder wollte. Ohne selbst bis zu diesem Punkt vorzustoßen, hat sich im Gefolge des Melanie Kleinschen Versuchs, die unbewußten Kräfte des weiblichen Sexualorgans in Abhängigkeit von Partialobjekten und Strömen durch positive Eigenschaften zu definieren, eine lebhafte Kontroverse erhoben: bei Freud traf dieses leichte Abgleiten, das die mythische Kastration nicht unterdrückte, sie aber sekundär dem Organ unterstellte, statt dieses selbst als von ihr abhängig zu begreifen, auf großen Widerstand.[7] Freud hielt daran fest, daß unter dem Blickwinkel des Unbewußten das Organ sich nur im Rekurs auf einen Mangel oder einen primären Verlust verstehen

7 Zur Bedeutung dieser Kontroverse vgl. André Green, »Sur la Mère phallique«, *Revue française de psychanalyse*, Januar 1968, S. 8 f.

ließ, und nicht umgekehrt. Dieser zutiefst analytische Fehlschluß (der auf höchster Ebene in der Theorie des Signifikanten wiederauftaucht) besteht darin, vom ablösbaren Partialobjekt zur Position eines ganzen, abgelösten Objekts überzugehen (Phallus). Impliziert ist darin ein unter diesem ober jenem Geschlecht determiniertes fixes Ich, das seine Subordination unter das tyrannische ganze Objekt (Totalobjekt) notwendig als Mangel erlebt. Dem ist vielleicht nicht mehr so, wenn das Partialobjekt für sich selbst auf den organlosen Körper gestellt ist, mit nun nicht mehr einem »Ich« als Subjekt, sondern den mit ihm eine Wunschmaschine bildenden Trieb, und es mit anderen Partialobjekten inmitten der entsprechenden Vielheit, deren jedes einzelne Element sich nur *positiv* definieren kann, Konnexions-, Disjunktions- und Konjunktionsbestimmungen eingeht. Es gilt, von »Kastration« im gleichen Sinne wie von Ödipalisierung zu sprechen, sie ist deren Krönung: jene Operation bezeichnend, mittels deren die Psychoanalyse das Unbewußte kastriert, dem Unbewußten die Kastration injiziert. Sie, die praktische Operation am Unbewußten ist gelungen, wenn die Tausende von Strom-Einschnitten der Wunschmaschinen, alle positiv und produktiv, auf ein und denselben mythischen Ort, das unäre Merkmal des Signifikanten, projiziert sind. Dabei haben wir keineswegs die Litanei dessen schon beendet, wovon das Unbewußte nichts weiß: es ignoriert die Kastration ebenso wie Ödipus, wie die Eltern, die Götter, das Gesetz, den Mangel ... Und mit Recht erklären die Bewegungen zur Befreiung der Frau: wir sind nicht kastriert, ihr stinkt uns.[8] Da es unmöglich ist, sich dem mittels jener erbärmlichen männlichen Antwort zu entledigen, daß ihre Reaktion gerade beweise, daß sie es sind – oder auch dadurch, sie scheinheilig trösten zu wollen, indem man sagt, auch den Männern ergehe es so, nur mit dem freudigen Hintergedanken, daß es sich doch um verschiedene, nicht übertragbare Formen handelt –, muß demnach anerkannt werden, daß die Frauenbefreiungsbewegungen in mehr oder weniger zweideutigem Zustand das tragen, was einer jeden Forderung nach Befreiung unabdingbar ist: die Kraft des Unbewußten selbst, die Besetzung des gesell-

8 Vgl. z. B. den (verhaltenen) Protest Betty Friedans gegen die Freudsche und psychoanalytische Konzeption sowohl der sozialen wie der sexuellen »Frauenprobleme« in: *Der Weiblichkeitswahn*, Reinbek b. Hamburg 1970, S. 68 ff

schaftlichen Feldes durch den Wunsch, den Abzug der Besetzung von repressiven Strukturen. Verschone man uns auch mit jener Aussage, das Problem bestünde nicht darin, ob die Frauen kastriert sind oder nicht, sondern nur, ob das Unbewußte selbst »daran glaubt« – denn genau hier liegt die ganze Ambiguität: was bedeutet der auf das Unbewußte applizierte Glaube, was ist ein nur mehr »glaubendes« statt produzierendes Unbewußtes, welche Operationen und Kunstkniffe injizieren dem Unbewußten »Glaubensüberzeugungen« – und zwar nicht einmal mehr irrationale, sondern allzu rationale, der herrschenden Ordnung angepaßte?

Kommen wir zurück auf die Phantasie »man schlägt ein Kind, Kinder werden geschlagen«: eine typische Gruppenphantasie, wo der Wunsch das gesellschaftliche Feld und dessen repressive Formen selbst besetzt. Wenn hier Inszenierung besteht, so die einer gesellschaftlichen Wunschmaschine, deren Produkte wir nicht abstrakt in Augenschein nehmen dürfen, indem wir den Fall des Mädchens von dem des Knaben trennen, so als sei jeder ein kleines Ich und jeweils in seine eigene Geschichte mit seinem Vater und seiner Mutter verstrickt. Vielmehr müssen wir zugleich in jedem Individuum und im Sozius, der die Organisation der Gruppenphantasie leistet, das Ensemble und die Komplementarität Knabe/Mädchen, Eltern/Produktions- und Anti-Produktionsagenten betrachten. Die Knaben lassen sich auf der erotischen Bühne der kleinen Mädchen (Seh-Maschine) vom Lehrer schlagen/initiieren und ergötzen sich im gleichen Augenblick masochistisch auf der Mutter (Anal-Maschine). So daß sie nicht sehen können, ohne kleine Mädchen zu werden, und die Mädchen die Lust der Strafe nur erfahren können, indem sie Knaben werden. Nun ein ganzer Chor, eine Montage: nach dem Feldzug in Vietnam wieder in ihr Dorf zurückgekehrt, läßt sich das Lumpenpack der *Marines*, in Anwesenheit ihrer in Tränen aufgelösten Schwestern, vom Lehrer, auf dessen Knien die Mutter Platz genommen hat, schlagen und genießt, so böse gewesen zu sein und so prächtig gefoltert zu haben. Wie schlecht das ist, aber wie gut auch! Vielleicht erinnert man sich einer Sequenz aus dem Film *Der 17. Breitengrad:* man sieht Oberst Patton, den Sohn des Generals, erklären, wie prächtig seine Burschen sind, daß sie ihren Vater, ihre Mutter und ihr Vaterland lieben, daß sie im Religionsdienst um ihre gefallenen Kameraden trauern, brave Burschen – plötzlich wechselt das Gesicht des Obersten, wird zur Grimasse und enthüllt einen großen Paranoiker in Uniform, der zum Abschluß brüllt: und im übrigen, es sind wahre Schlächter ... Es leuchtet ein, daß die traditionelle Psychoanalyse dann, wenn sie erklärt, daß der Lehrer, aber auch der Oberst, am Ende selbst noch die Mutter, stets nur der Vater wieder ist, den Wunsch an eine familiale Bestimmung bindet, die nichts mehr mit dem realiter von der Libido besetzten gesellschaftlichen Feld zu tun hat. Gewiß wird immer etwas vom Vater oder der Mutter in die signifikante Kette aufgenommen, der Schnurrbart des Vaters, der erhobene Arm der Mutter, aber es wird nur einen verstohlenen Platz innerhalb der kollektiven Agenten einnehmen. Die Begriffe von Ödipus bilden kein Dreieck, sie existieren als geborstene an allen Ecken des gesellschaftlichen Feldes, die Mutter auf den Knien des Lehrers, der Vater an der Seite des Obersten. Die Gruppenphantasie ist dem Sozius angeschlossen, auf diesem zur Maschine gemacht. Vom Sozius in den Arsch gevögelt zu werden, wünschen, vom Sozius in den Arsch gevögelt zu werden, entspringt nicht dem Vater oder der Mutter, obwohl beide hier eine Rolle als subalterne Transmissions- oder Exekutionsagenten einnehmen.

Als der Begriff der Gruppenphantasie unter der Perspektive der institutionellen Analyse (in den Arbeiten der Gruppe von La Borde, um Jean Oury) erarbeitet wurde, bestand die vorgängige Aufgabe darin, deren Wesensdifferenz zur individuellen Phantasie festzuhalten. Dabei zeigte sich, daß die Gruppenphantasie untrennbar mit »symbolischen« Artikulationen verbunden ist, die das gesellschaftliche Feld als reales definieren, während die individuelle Phantasie dieses Feld insgesamt auf »imaginäre« Gegebenheiten aufträgt. Treibt man diese erste Unterscheidung weiter, wird erkennbar, daß die individuelle Phantasie dem existierenden gesellschaftlichen Feld gleichfalls angeschlossen ist, es aber unter imaginären Eigenschaften erfaßt, die ihm eine Art Transzendenz oder Unsterblichkeit verleihen, in deren Schutz das Individuum, das Ich sein Pseudo-Schicksal spielen kann: was bedeutet es schon, wenn ich sterbe, sagt der General, da die Armee doch unsterblich ist. Die imaginäre Dimension der individuellen Phantasie besitzt entscheidende Bedeutung für den Todestrieb, insofern die der herrschenden gesellschaftlichen Ordnung zugeschriebene Unsterblichkeit im Ich all jene Besetzungen von Repression auslöst, die Identifikationsphänomene, die »Über-ich-Bildungen«, die Kastrationsphänomene, all jene Resignationswünsche (General zu werden, zu den unteren, mittleren oder oberen Führungskräften zu gehören), einschließlich der resignativen Haltung, im Dienste dieser Ordnung zu sterben, während der Trieb selbst nach außen projiziert und gegen die anderen gewendet wird (Tod den Fremden, jenen, die nicht zu uns gehören!). Der revolutionäre Pol der Gruppenphantasie tritt demgegenüber im Vermögen zutage, die Institutionen selbst als sterblich zu erleben, sie gemäß den Artikulationen des Wunsches oder des gesellschaftlichen Feldes zu zerstören oder zu ändern und den Todeswunsch in wirkliche institutionelle Kreativität umzufunktionieren. Denn genau darin liegt der zumindest formale Unterschied zwischen der revolutionären Institution und jener Trägheit, die innerhalb einer etablierten Ordnung vom Gesetz auf die Institutionen übertragen wird. Wie Nietzsche sagte: wer von diesen Hunden: Kirchen, Armeen, Staaten will schon sterben? Daraus ergibt sich eine dritte Differenz zwischen Gruppen- und sogenannten individuellen Phantasien: Subjekt der letzteren ist das von den legalen und legalisierten Institutionen determinierte Ich, in denen es »sich imaginiert«, so daß selbst in seinen Perversionen das Ich sich der exklusiven Verwendung der vom Gesetz verfügten Disjunktionen anpaßt (ödipale Sexualität z. B.). Die Gruppenphantasie aber hat nur mehr zum Subjekt die Triebe selbst und die Wunschmaschinen, die jene mit der revolutionären Institution bilden. Die Gruppenphantasie *schließt* die Disjunktionen *ein,* in dem Sinne, in dem ein jeder, seiner persönlichen Identität, nicht aber seiner Singularitäten enthoben, in ein Verhältnis mit einem anderen gemäß der den Partialobjekten eigenen Kommunikation eintritt: jeder geht auf dem organlosen Körper in den Körper des anderen ein. Klossowski hat diesbezüglich sehr gut das gegensätzliche Verhältnis aufgewiesen, das die Phantasie in zwei Richtungen aufspaltet, je nachdem, ob das ökonomische Gesetz in den »psychischen Tauschakten« errichtet, oder ob die psychischen Tauschakte vielmehr die Subversion des Gesetzes fördern: »Anachronistisch im Verhältnis zum institutionellen Niveau des Massendaseins, vermag der singuläre Zustand gemäß mehr oder minder starker Intensität eine Desaktualisierung der Institution zu bewirken und seinerseits diese als anachronistisch zu denunzieren.«[9] Demnach unterscheiden sich die Typen oder vielmehr Ordnungen der Phantasie dadurch, ob zum einen die gesellschaftliche Produktion der »Güter« ihre Regel dem Wunsch aufzwingt, durch Vermittlung eines Ich, dessen fiktive Einheit durch die Güter selbst garantiert wird, oder ob zum anderen die Wunschproduktion der Affekte ihre Regel den Institutionen, deren Elemente nur mehr Triebe sind, aufzwingt. Wenn hier noch von Utopie, im Sinne Fouriers, gesprochen werden muß, so ist diese nicht als ideales Modell begriffen, sondern als revolutionäre Aktion und Leidenschaft. Zudem verweist Klossowski in seinen letzten Büchern auf das einzige Mittel, das den sterilen Parallelismus, der uns zwischen Marx und Freud debattieren läßt, zu überwinden gestattet: indem wir aufdecken, in welcher Weise die gesellschaftliche Produktion und die Produktionsverhältnisse eine Institution des Wunsches bilden, und in welcher Weise die Affekte oder Triebe zur Infrastruktur selbst gehören. Denn *sie gehören ihr an, sind darin in jedem Fall präsent,* indem sie in den ökonomischen Formen ihre eigene Repression ebenso erzeugen wie die Mittel, diese Repression zu brechen.

Schließlich macht die Entfaltung der Distinktionen zwischen Gruppenphantasie und individueller Phantasie ausreichend deutlich, daß letztere gar nicht existiert. Vielmehr bestehen zwei Arten von Gruppen: die Subjekt-Gruppen und die unterworfenen Gruppen – und Ödipus und die Kastration sind jene imaginäre Struktur, unter der die Mitglieder der unterworfenen Gruppe bestimmt sind, ihre Zugehörigkeit zur Gruppe individuell zu erleben oder zu phantasieren. Indessen darf nicht verschwiegen werden, daß die zwei Arten von Gruppen sich fortwährend verschieben, daß eine Subjekt-Gruppe stets von Unterwerfung bedroht ist, wie in bestimmten Fällen eine unterworfene Gruppe gezwungen werden kann, eine revolutionäre Rolle zu übernehmen. Mehr als beunruhigen muß in diesem Sinne das

9 Pierre Klossowski, *Nietzsche et le cercle vicieux*, S. 122. Die Überlegungen P. Klossowskis über das Verhältnis von Trieben und Instiutionen, über das Eingebundensein der Triebe innerhalb der Infrastruktur selbst entfalten sich in seinem Artikel »Sade und Fourier«, *Topique* Nr. 4/5, und dann vor allem in *La Monnaie vivante*, Losfeld 1970.

Vorgehen der Freudschen Analyse, von der Phantasie nur die groben Züge der exklusiven Disjunktion zurückzubehalten, jene auf ihre individuellen oder pseudo-individuellen Dimensionen niederzudrücken, die sie ihrer Natur nach auf unterworfene Gruppen beziehen – statt die umgekehrte Operation auszuführen und das der Phantasie zugrunde liegende Element einer revolutionären Gruppenpotentialität freizulegen. Da man uns lehrt, daß der Ausbilder, der Lehrer, der Oberst, selbst die Mutter immer nur der Vater ist, *da man auf diese Weise alle Agenten der gesellschaftlichen Produktion und Anti-Produktion auf die Gestalten der familialen Reproduktion zuschneidet*, wird verständlich, daß die aufgeschreckte Libido es nicht mehr wagt, aus Ödipus auszuscheren, und ihn folglich internalisiert. Diese Internalisierung geschieht in Form eines für die pseudo-individuelle Phantasie charakteristischen kastrativen Gegensatzes zwischen dem Subjekt der Aussage und dem Subjekt des Aussagevorgangs (»Als Mensch verstehe ich Sie schon, aber als Richter, als Unternehmer, als Oberst oder General, *das heißt als Vater* muß ich Sie verurteilen«). Dieser Gegensatz aber ist künstlich, abgeleitet, er setzt ein unmittelbares Verhältnis der Aussage zu kollektiven Aussageagenten innerhalb der Gruppenphantasie voraus.

Zwischen repressivem Asyl, legalistischem Hospital auf der einen, kontraktueller Psychoanalyse auf der anderen Seite sucht die institutionelle Analyse ihren mühevollen Weg einzuhalten. Die psychoanalytische Beziehung hat von Beginn an sich an dem Vertragsverhältnis der traditionellsten bürgerlichen Medizin ausgerichtet: der vorgetäuschte Ausschluß des Dritten, die scheinheilige Rolle des Geldes, der die Psychoanalyse neue lächerliche Rechtfertigungen zutrug, die vorgebliche Zeitbeschränkung, die sich selbst dementiert, indem sie eine ins Unendliche gehende Schuld reproduziert, eine unausschöpfbare Übertragung speist, stets aufs neue »Konflikte« nährt. Man wundert sich, wenn man hört, daß eine beendete Analyse dadurch schon eine gescheiterte Analyse ist, selbst wenn diese Äußerung von einem leichten Lächeln des Analytikers begleitet ist. Man wundert sich, wenn man von einem gewitzten Analytiker so en passant erfährt, daß einer seiner »Kranken«, trotz mehrjähriger Analyse, immer noch davon träumt, von ihm zum Nachmittagskaffee oder zum Apéritif eingeladen zu werden, als ob darin nicht gerade das winzige

Zeichen der elenden Abhängigkeit, auf die der Analytiker seine Patienten reduziert, zum Vorschein treten würde. Wie in der Behandlung diesen niederträchtigen Wunsch, geliebt zu werden, den hysterischen und weinerlichen Wunsch abwenden, der unsere Knie nachgeben, uns auf die Couch sinken und dort ausharren läßt? Sehen wir uns einen dritten und letzten Text Freuds an, *Die endliche und die unendliche Analyse* (GW XVI). Das sich im Titel fast mathematisch oder logisch darbietende Problem ist gleichwohl praktisch und konkret: hat diese Geschichte ein Ende, kann man eine Analyse beenden, kann der Prozeß der Kur zu einem Ende kommen, Ja oder Nein, also gibt es ein Ende der Kur oder ist diese dazu verdammt, unendlich sich fortzusetzen? Wie Freud sagt: kann man einen aktuell gegebenen »Konflikt« »endgültig für alle Zeiten ... erledigen ...« (S. 67), kann man den Kranken gegen weitere Konflikte schützen, kann man selbst neue Konflikte »zum Zwecke der vorbeugenden Behandlung« (S. 67) wecken? Eine große Schönheit zeichnet diesen Text Freuds aus: wieviel Enttäuschung, Ernüchterung und Überdruß, aber zugleich wieviel innere Ruhe, Gewißheit eines vollendeten Werkes ist in ihm! Es ist Freuds Testament. Er wird sterben, und er weiß es. Er weiß, daß etwas in der Analyse nicht in Ordnung ist: fortschreitend mehr tendiert die Behandlung dazu, unendlich zu werden! Er weiß, daß er bald nicht mehr da sein wird, um zu sehen, welchen Weg das alles nehmen wird. Also macht er eine Bestandsaufnahme der Hindernisse, die der Behandlung im Wege stehen, mit der Klarheit dessen, der um die Bedeutung seines Werkes weiß, aber auch schon die Gifte spürt, die darin eingedrungen sind. Alles wäre gut, existierte nur ein quantitatives ökonomisches Problem des Wunsches; dann müßte das Ich nur gegenüber den Trieben Verstärkung erhalten. Das berühmte »gereifte und erstarkte« Ich, der »Vertrag«, der »Pakt« zwischen einem gleichwohl noch normalen Ich und dem Analytiker ... Nur, es bestehen in der Wunschökonomie *qualitative Faktoren,* die der Analyse genau entgegenarbeiten und die unzureichend in Betracht gezogen zu haben Freud sich vorwirft.

Der erste der Faktoren ist der »Fels« der Kastration mit seinen beiden asymmetrischen Seiten, der eine unheilbare Alveole in uns einführt und auf den die Analyse stößt. Der zweite Faktor ist die qualitative Neigung zum Konflikt, die bewirkt, daß die

Libidoquantität sich nicht auf zwei der Hetero- und Homosexualität entsprechende variable Kräfte verteilt, sondern bei der Mehrzahl der Menschen einen unaufhebbaren Gegensatz zwischen beiden Kräften erzeugt. Der dritte Faktor schließlich, derart ökonomisch bedeutsam, daß er die dynamischen und topischen Gesichtspunkte verdrängt, betrifft eine nicht lokalisierbare Widerstandsart: gewisse Individuen haben, so könnte man sagen, eine derart *klebrige* oder, im Gegensatz dazu, eine derart leicht bewegliche, *flüssige* Libido, daß es nicht gelingen will, sich ihrer zu »bemächtigen«. In diesen Bemerkungen von Freud nur eine unscheinbare Beobachtung, eine Anekdote, zu erblicken, wäre gewiß falsch. In der Tat haben wir es hier mit dem Wesentlichsten des Wunsches, nämlich den qualitativen Strömen der Libido zu tun. André Green hat unlängst, in schönen Worten, die Frage wieder aufgegriffen und eine Gliederung mit drei Typen von »Sitzungen« vorgelegt. Während die beiden ersten Gegen-Indikation umfassen, bildet nur der letzte die ideale analytische Sitzung.[10] Gemäß dem Typ I (Klebrigkeit, Widerstand hysterischer Form):

»Die Sitzung wird von schwerer, drückender, sumpfiger Atmosphäre beherrscht. Bleiernes Schweigen, die Rede ist von *Aktualität* beherrscht ... ist uniform, eine deskriptive Erzählung, in der ein Hinweis auf Vergangenes nicht aufweisbar ist; sie folgt einem stetigen Faden, kann sich kein Abbrechen erlauben ... Die Träume werden erzählt ... Das Rätsel Traum wird der sekundären Bearbeitung unterworfen, die, gegenüber dem Traum als Arbeit an Gedanken, jenem als Erzählung und Ereignis den Vorrang einräumt ... klebrige Übertragung ...«

Der Typ II (leichte Beweglichkeit, Form des Zwangswiderstands):

»Die Sitzung wird hier von extremer Beweglichkeit aller möglichen Vorstellungen beherrscht ... die Sprache ist wendig, schnell, fast sich überstürzend ... Alles wird herangetragen ... Das heißt, der Patient könnte ebensogut das genaue Gegenteil von dem sagen, was er vorträgt, ohne daß sich damit etwas Grundsätzliches an der analytischen Situation ändern würde . . . All dies bleibt konsequenzlos, da die Analyse, wie das Wasser am Federkleid der Ente, an der Couch abgleitet. Es kommt zu keinem Aufbrechen durch das Unbewußte, zu keiner

10 André Green, *L'Affect*, P.U.F. 1970, S. 154–168.

Verankerung in der Übertragung. Die Übertragung ist hier flüchtig ...«

Bleibt der Typ III, dessen Eigenschaften eine *gute* Analyse garantieren; der Patient

»spricht, um den Prozeß einer signifikanten Kette zu konstituieren. Die Bedeutung ist nicht am Signifikat festgemacht, auf das sich jeder der ausgesagten Signifikanten bezieht, sondern wird vom Prozeß konstituiert, ist die Zusammenfügung, die Verkettung der aneinandergereihten Elemente ... Jede vom Analysanden gelieferte Deutung kann sich als ein Schon-Bedeutendes in Erwartung seiner Bedeutung ergeben. In diesem Sinne ist die Deutung immer retrospektiv, wie die erfaßte Bedeutung. *Das also wollte dies sagen* ...«

Niemals, und das wiegt schwer, hat Freud den Prozeß der Kur in Frage gestellt. Gewiß ist es für ihn zu spät, aber in der Folgezeit ...? Diese Phänomene interpretiert er als Hindernisse für die Behandlung, nicht aber als deren Unzulänglichkeiten selbst, oder als Wirkungen, Gegen-Wirkungen seines Verfahrens. Denn die Kastration als analysierbarer Zustand (oder als unanalysierbarer, letzter Fels) ist vielmehr die Wirkung der Kastration als psychoanalytischer Akt. Und die ödipale Homosexualität (die qualitative Neigung zum Konflikt) ist eher die Wirkung der Ödipalisierung, die zweifellos nicht die Kur erfindet, aber in den künstlichen Bedingungen ihrer Ausübung (Übertragung) beschleunigt und akzentuiert. Und wenn umgekehrt Libidoströme der Praktik der Kur Widerstand leisten, so offenbart sich darin keineswegs der Widerstand des Ich, vielmehr das gewaltige Geschrei der Wunschproduktion. Wir wissen schon, daß der Perverse sich schlecht ödipalisieren läßt: warum sollte er auch, da er doch andere Territorien sich erschlossen hat, künstlichere und weit versponnenere als das von Ödipus? Wir wissen, daß der Schizo nicht zu ödipalisieren ist, da er außerhalb jeder Territorialität steht, da er seine Ströme bis in die Wüste getragen hat. Aber was bleibt, wenn wir erfahren, daß der Zwangswiderstand oder hysterische Widerstände von der anödipalen Qualität der Wunschströme noch im Territorium von Ödipus selbst zeugen? Genau dies zeigt die qualitative Ökonomie: Ströme durchziehen das Dreieck, sikkern hindurch, brechen dessen Scheitelpunkte auf. In diesen Strömen bleibt der ödipale Stempel nicht haften, wie in Marmelade oder Wasser auch. Gegen die Wände des Dreiecks, nach außen gerichtet, üben sie den unwiderstehlichen Druck von Lava aus oder sickern sie unsichtbar durch wie Wasser. Was sagt man schnell noch, welches die guten Eigenschaften der Kur sind? Ein *Strom*, der sich durch Ödipus stöpseln (stempeln) läßt; *Partialobjekte*, die sich unter ein ganzes, wenngleich abwesendes Objekt, den Phallus der Kastration, subsumieren lassen; *Strom-Einschnitte*, die sich auf einen mythischen Ort projizieren lassen; polyvoke Ketten, die sich bijektiv machen, sich linearisieren, sich zugunsten eines Signifikanten aufheben lassen; ein Unbewußtes, das sich ausdrücken läßt; konnektive Synthesen, die sich in globalen und spezifischen Gebrauch nehmen lassen; disjunktive Synthesen, die sich in exklusiven, limitativen Gebrauch nehmen lassen; konjunktive Synthesen, die sich in personalen und segregativen Gebrauch nehmen lassen ... Denn was bedeutet: »*Das also* wollte *dies* sagen«? Vernichtung des »also« über Ödipus und der Kastration. Erleichtertes Aufatmen: Du siehst, der Oberst, der Ausbilder, der Lehrer, der Unternehmer, all *dies* wollte *das* sagen, Ödipus und die Kastration, »die vollständige Geschichte in einer neuen Version« ... Wir sagen nicht: Ödipus und Kastration sind bedeutungslos; denn schließlich ödipalisiert, kastriert man uns. Auch hat nicht die Psychoanalyse diese Operationen erfunden, sie stellt ihnen allein ihre Ressourcen und neuen Verfahren zur Verfügung. Aber reicht es aus, um damit das Geschrei der Wunschproduktion zu ersticken: wir sind alle Schizos! Wir sind alle Perverse! Wir sind alle zu klebrige oder zu leicht bewegliche Libido ... und nicht nach Lust und Laune, vielmehr dort, wohin die deterritorialisierten Ströme uns getragen haben ... Welcher ein wenig schwerere Neurotiker ruhte nicht auf dem Fels der Schizophrenie, einem in diesem Falle beweglichen Felsen, einem Meteorit? Wer suchte nicht, jenseits der Kindergärten des Ödipus, die perversen Territorien heim? Wer spürte nicht das Lava wie das Wasser in den Strömen seines Wunsches? Vor allem aber, woran sind wir krank? An der Schizophrenie als Prozeß, oder nicht vielmehr an der verbissenen Neurotisierung, der man uns ausliefert, und für die die Psychoanalyse neue Mittel erfunden hat: Ödipus und Kastration? Sind wir an der Schizophrenie als Prozeß krank – oder an der Verlängerung des Prozesses ins Unendliche, ins Leere, grauenvolle Verschlimmerung (die Erzeugung des Schizophrenen als Entität), oder auch an der Verwechslung des Prozesses mit einem Ziel (die Erzeugung des Künstlich-Perversen), oder endlich an der vorzeitigen Unterbrechung des Prozesses (die Erzeugung des Analyse-Neurotikers)? Gewaltsam konfrontiert man uns mit Ödipus und der Kastration, werden wir auf sie niedergedrückt: sei es, um an diesem Kreuz uns zu messen, sei es, um festzustellen, daß wir daran nicht zu messen sind. Jedenfalls ist das Unheil angerichtet, die Kur hat den mit lauter Unrat übersäten Weg der Ödipalisierung eingeschlagen, statt jenen der Schizophrenisierung, der uns nun von der Kur heilen muß.

Die Synthesen des Unbewußten vorausgesetzt, stellt sich die praktische Frage nach ihrem, sei es legitimen oder illegitimen, Gebrauch und den Bedingungen, die einen solchen Gebrauch definieren. Nehmen wir das Beispiel der Homosexualität (obgleich dies mehr als ein Beispiel ist). Wir haben schon erwähnt, wie Proust in den berühmten Seiten von *Sodom und Gomorrha* zwei offen gegensätzliche Themen miteinander verflicht: die fundamentale Schuld der »verfluchten Geschlechter« zum einen, die radikale Unschuld der Blumen zum anderen. Man war schnell bei der Hand, um Proust die Diagnose einer ödipalen Homosexualität auszustellen, mit vorherrschend depressiver Fixierung an die Mutter und sadomasochistischen Schuldgefühlen. Auf noch allgemeinerer Ebene war man zu schnell bei der Hand, um Widersprüche in der Lektüre bloßzulegen, sei es, um sie zu unaufhebbaren zu erklären, sei es, um sie zu lösen oder aufzuweisen, daß sie nur scheinbar welche sind – je nach Neigung. In Wahrheit gibt es niemals Widersprüche, weder scheinbare noch reale, sondern nur Stufen des Humors. Und da die Lektüre ihre eigenen Stufen des Humors besitzt, vom schwarzen bis zum »weißen«, mittels deren sie die koexistierenden Stufen dessen beurteilt, was sie liest, besteht das einzige Problem stets in der Verteilung auf einer Intensitätsskala, die einem jeden Ding, Wesen, oder einer jeden Szene ihren Platz und Gebrauch zuweist: es gibt dies und dann das, versuchen wir, da klar zu kommen, unser Pech, wenn es uns nicht gefällt. Unter dieser Perspektive mag der pöbelhafte Wink Charlus' prophetisch sein: »Uns ist doch unsere alte Großmutter schnuppe, nicht wahr, kleiner Schurke!« Denn was läuft in der *Recherche* ab, ist es ein und dieselbe endlos variierte Geschichte? Deutlich ist, daß der Erzähler nichts sieht noch hört, ein organloser Körper ist oder vielmehr einer in ihrem Gewebe zusammengekrümmten, lauernden Spinne gleicht, die nichts beobachtet, aber auf das geringste Zeichen, die kleinste Erschütterung antwortet, indem sie sich auf ihre Beute wirft. Mit Nebelflecken beginnt alles, unscharf konturierten statistischen Gesamtheiten, *molaren* oder kollektiven Formationen, die zufallsverteilte Singularitäten enthalten (ein Salon, eine Gruppe junger Mädchen, eine Landschaft ...). Dann zeichnen sich innerhalb dieser Nebelflecken und Massen »Linien« ab, Reihen organisieren sich, *Personen* gewinnen Gestalt, dies alles unter eigentümlichen Gesetzen von Mangel, Abwesenheit, Asymmetrie, Ausschluß, Nicht-Kommunikation, unter dem Gesetz von Laster und Schuld. Dann wieder gerät alles aufs Neue durcheinander, löst sich auf, aber nunmehr in reine und *molekulare* Vielheit, in der die Partialobjekte, die »Kästen« und »Röhren« in gleicher Weise ihre positiven Bestimmungen einnehmen und gemäß einer Transversale, die das gesamte Werk durchzieht, in abweichende Kommunikation treten, ein gewaltiger Strom, der von jedem Partialobjekt in einem produziert und wieder unterbunden, reproduziert und unterbunden wird. Mehr als das Laster, sagt Proust, beunruhigt der Wahnsinn und seine Unschuld. Wenn die Schizophrenie das Universelle ist, so der große Künstler jener, der die schizophrene Mauer überschreitet und das unbekannte Vaterland betritt, dort, wo keine Zeit, kein Milieu, keine Schule mehr herrschen.

Solches erweist sich an einer exemplarischen Passage, dem ersten Kuß Albertines durch den Erzähler. Zunächst ist deren Gesicht ein nebulöses Gebilde, kaum vom Kollektiv der jungen Mädchen abgehoben. Dann entwickelt sich die Person Albertines, entlang einer Reihe aufeinanderfolgender Bildschnitte, die gewissermaßen ihre distinkten Persönlichkeiten sind, wobei das Gesicht Albertines in dem Maße von einem Bildschnitt zum anderen überspringt, wie die Lippen des Erzählers sich ihrer Wange nähern. Zu nahe gekommen, löst sich plötzlich alles wie eine Erscheinung im Sande auf; während das Gesicht Albertines in molekulare Partialobjekte zerspringt, vereinigt sich das des Erzählers erneut mit dem organlosen Körper, geschlossene Augen, aufgedrückte Nase, ausgefüllter Mund. Aber mehr noch, dieselbe Geschichte wird von der Liebe überhaupt erzählt. Aus dem statistischen Nebelfleck, dem molaren Gefüge der Lieben zwischen Mann und Frau entfalten sich die beiden verfluchten und schuldigen Reihen, deren zwei wiewohl nicht kongruente Ansichten doch von einer Kastration zeugen: die sich wechselseitig ausschließenden Reihen von Sodom und Gomorra. Doch verbleibt es nicht dabei, da das Pflanzenthema, die Unschuld der Blumen, uns eine weitere Botschaft und einen weiteren Code zuträgt: jeder ist bisexuell, besitzt die beiden, aber in sich abgeschlossenen, nicht-kommunizierenden Geschlechter; der Mann ist nur jener, bei dem der männliche Anteil, die Frau jene, bei der der weibliche Anteil statistisch dominiert. So daß auf der Ebene elementarer Verbindungen mindestens zwei Männer und zwei Frauen eingebracht werden müssen, um jene Vielheit zu konstituieren, in der transversale Kommunikationen, Anschlüsse zwischen Partialobjekten und Strömen entstehen: eine Verbindung eingehen kann der männliche Teil eines Mannes mit dem weiblichen einer Frau ebenso wie mit deren männlichem Teil, und mit dem weiblichen Teil eines Mannes nicht minder als mit dessen männlichem Teil, usw. Weil diese Blumen sie nicht zu fassen bekommt, findet hier die Schuld ihr Ende. Der ausschließenden Alternative des »entweder ... oder« widersetzt sich das »sei es« der Verbindungen und Permutationen, wo die Differenzen aufs gleiche hinauslaufen, ohne doch aufzuhören, Differenzen zu sein.

Wir sind, wissentlich oder nicht, unter statistischem oder molarem Gesichtspunkt heterosexuell, unter personalem homosexuell und schließlich unter elementarem, molekularem Gesichtspunkt transsexuell. Deshalb kontrastiert Proust, der erste, der jegliche ödipale Interpretation seiner eigenen Interpretationen in Abrede stellt, zwei Arten oder vielmehr zwei Bereiche von Homosexualität, deren einer nur ödipal, exklusiv und depressiv, deren anderer aber anödipal-schizoid, eingeschlossen und inklusiv ist:

»... was die einen anbetrifft, diejenigen offenbar, die *als Kinder die Schüchternsten gewesen sind*, kümmern sie sich kaum um die materielle Form des Vergnügens, dessen sie teilhaftig werden, wenn sie es nur mit einem *männlichen Gesicht in Zusammenhang bringen* können. Andere hingegen, die offenbar leidenschaftlichere Sinne haben, verlangen für ihre Lust gebieterischer bestimmte *Lokalisierungen.* Diese letzteren würden durch ein Geständnis die *Durchschnittsmenschheit* schockieren. Sie leben vielleicht *weniger ausschließlich* unter der Herrschaft des Saturn-Satelliten, denn für sie kommen Frauen immerhin eher in Betracht als für die ersteren ... Die zweiten aber suchen die Frauen, die selbst Frauen lieben, denn diese können ihnen einen jungen Mann verschaffen und dadurch das Vergnügen an ihrem Umgang steigern; *mehr noch*, sie können bei diesen Frauen selbst die Lust finden, die sie sonst nur mit einem Manne erleben ... Denn in den Beziehungen, die sie mit diesen haben, spielen sie für die Frau, welche Frauen liebt, die Rolle einer *anderen Frau*, und die Frau bietet ihnen ungefähr das, was solche Männer *bei dem Manne* finden ...«[11]

In Gegensatz stehen hier zwei Verwendungsweisen der konnektiven Synthese: global und spezifisch die eine, partiell und nichtspezifisch die andere. Im ersten Fall erhält der Wunsch in einem ein fixes Subjekt, ein unter diesem oder jenem Geschlecht spezifiziertes Ich und als ganze Personen bestimmte ganze Objekte. Besser treten die Komplexität und die Grundlagen einer solchen Operation hervor, wenn wir die wechselseitigen Reaktionen beobachten, die zwischen den unterschiedlichen Synthesen des Unbewußten gemäß einem jeweiligen Gebrauch auftreten. In der Tat postuliert unter Bedingungen von Ödipus zunächst die Aufzeichnungssynthese auf ihrer Einschreibefläche ein Ich, das in bezug auf Elternimagines, die als Koordinaten dienen (Mutter/Vater), bestimmbar und differenzierbar ist. Die darin auftretende Triangulation impliziert wesentlich das konstitutive, die Differenzierung der Personen bedingende Verbot, mit der Mutter den Inzest auszuführen und die Stelle des Vaters einzunehmen. Aber nur befremdliches Räsonnieren kann daraus schließen, daß, da *es* verboten *ist, es selbst* auch begehrt/gewünscht *wurde*. In Wahrheit existieren ganze Personen, die Form selbst der Personen, ebensowenig vor den Verboten, die auf ihnen lasten und von denen sie konstituiert werden, wie vor der Triangulation, in die sie eingehen: der Wunsch erhält seine ersten Totalobjekte und sieht im gleichen Augenblick das auf ihnen lastende Verbot. Also begründet dieselbe ödipale Operation in einem die Möglichkeit ihrer eigenen »Lösung«, über die dem Verbot gemäße Differenzierung der Personen, und die Möglichkeit ihres Scheiterns oder

11 M. Proust, *Auf der Suche nach der verlorenen Zeit*, Werkausgabe, Frankfurt 1964, Bd. 7, S. 38 f. (von uns hervorgehoben).

ihrer Stagnation, durch den Sturz ins Undifferenzierte, das Gegenbild der vom Verbot geschaffenen Differenzierungen (Inzest durch Identifikation mit dem Vater, Homosexualität durch Identifikation mit der Mutter ...). Ebensowenig wie die Form der Personen existiert auch die personale Materie der Übertretungen vor dem Verbot. Darin wird einsehbar das Vermögen des Verbots, sich selbst zu verschieben, da es von Beginn an den Wunsch verschiebt. Es verschiebt sich selbst in dem Sinne, als die ödipale Einschreibung sich der Aufzeichnungssynthese nicht aufdrängt, ohne auf die Produktionssynthese zu reagieren und deren Konnexionen dadurch grundlegend zu transformieren, daß sie neue ganze Personen einführt. Diese neuen Personenbilder bilden, nach Vater und Mutter, die Schwester und die Ehefrau. In der Tat wurde oft angemerkt, daß das Verbot unter zwei Formen existiere, einer negativen, die sich vor allem auf die Mutter erstreckt und die Differenzierung aufdrängt; einer positiven, die Schwester betreffend, die den Tausch befiehlt (Obligation, jemand anderen als meine Schwester zu meiner Frau zu nehmen, Obligation, meine Schwester jemand anderem zu reservieren; meine Schwester einem Schwager zu überlassen, meine Ehefrau von einem Schwiegervater zu erhalten).[12] Und obgleich sich auf diesem Niveau neue Stockungen und Stürze, wie neue Inzest- und Homosexualitätsfiguren, ergeben, so ist doch gewiß, daß ohne diese zweite Stufe das ödipale Dreieck über keine Mittel verfügte, sich zu übertragen und zu reproduzieren: die erste Stufe arbeitet die Form des Dreiecks aus, aber allein die zweite sichert deren Übertragung. Ich nehme eine andere als meine Schwester zur Frau, um so die differenzierte Basis eines neuen Dreiecks zu konstituieren, dessen Spitze, Kopf nach unten, mein Kind sein wird – was heißt, aus Ödipus zu treten, aber ebenso auch, ihn zu reproduzieren und zu übertragen, statt ganz alleine zu krepieren – Inzest, Homosexueller und Zombi.

So verlängert sich der elterliche oder familiale Gebrauch der Aufzeichnungssynthese in den konjugalen oder Allianzgebrauch konnektiver Produktionssynthesen: eine Ordnung der Vereinigung von Personen ersetzt die Verbindung von Partialobjekten. Insgesamt gesehen machen die der Wunschproduktion eigenen Verbindungen der Organ-Maschinen Platz für die Vereinigung von

12 Heusch, *Essai sur le symbolisme de l'inceste royal en Afrique*, Brüssel 1959, S. 13–16.

Personen, die den Regeln der familialen Reproduktion folgt. Die Partialobjekte scheinen jetzt Personen statt nicht-personalen Strömen, die von den einen zu den anderen Personen übergehen, entnommen zu sein. Dieser Schein ergibt sich, weil die Personen aus abstrakten Quantitäten und nicht aus Strömen abgeleitet werden. Statt konnektiver Aneignung überlassen zu sein, werden die Partialobjekte Besitz einer Person und, nach Bedarf, der einer anderen. Wie Kant den Schlußstrich unter Jahrhunderte scholastischen Meditierens zieht und Gott als Prinzip des disjunktiven Syllogismus definiert, so zieht er ihn gleichermaßen unter Jahrhunderte römischen Rechtsdenkens, wenn er die Ehe als jene Verbindung definiert, in der eine Person zum Eigentümer der Sexualorgane einer anderen Person wird.[13] Es genügt, ein religiöses Handbuch sexueller Kasuistiken zu Rate zu ziehen, um zu sehen, mit welchen Einschränkungen nur die Konnexionen der Organ-Wunschmaschinen im Rahmen der Vereinigung von Personen, der die legale Entnahme vom Körper der Ehefrau fixiert, toleriert werden. Aber besser noch erscheint die Differenz der Ordnungen immer dann, wenn eine Gesellschaft den infantilen Zustand sexueller Promiskuität weiterbestehen läßt, in dem bis zu jenem Alter alles erlaubt ist, wo der Jugendliche seinerseits dem Prinzip der Vereinigung, das die gesellschaftliche Produktion der Kinder regelt, unterworfen wird. Gewiß folgen die Konnexionen der Wunschproduktion einer binären Regel, wir konnten sogar sehen, daß ein dritter Term in diese Binarität einging, nämlich der organlose Körper, der ins Produkt wieder Produzieren injiziert, die Maschinenkonnexionen verlängert und als Aufzeichnungsfläche dient. Aber hier ergibt sich eben keine bijektive Operation, die die Produktion auf Repräsentanten aufträgt; auf diesem Niveau fehlt jegliche Triangulation, die die Objekte des Wunsches auf ganze Personen bezieht oder den Wunsch auf ein spezifisches Subjekt. Das einzige Subjekt ist der Wunsch selbst auf dem organlosen Körper, insofern er Partialobjekte und Ströme zur Maschine macht, die einen durch die anderen entnehmen und unterbrechen läßt und von einem Körper auf den nächsten übergeht gemäß Konnexionen und Aneignungsweisen, die jedesmal die künstliche Einheit eines Besitz- oder Eigentums-Ich zerstören (anödipale Sexualität).

13 I. Kant, *Metaphysik der Sitten*, Hamburg 1966, S. 91.

Das Dreieck bildet sich im elterlichen und reproduziert sich im konjugalen Gebrauch. Noch wissen wir nicht, welche Kräfte diese Triangulation bestimmen, die sich in die Aufzeichnung des Wunsches einmischen, um derart alle produktiven Konnexionen zu transformieren, aber zumindest können wir summarisch der Art und Weise folgen, in der diese Kräfte vorgehen. Die Partialobjekte werden, so erklärt man uns, vorgängig als Totalität intuitiv erfaßt – wie auch das Ich vor seiner Vollendung intuitiv erfaßt werden soll. (Selbst bei Melanie Klein ist das schizoide Partialobjekt auf ein Ganzes bezogen, das die Machtübernahme des Totalobjekts in der depressiven Phase vorbereitet.) Es ist klar, daß eine solche Totalität/Einheit einzig auf einem bestimmten Abwesenheitsmodus beruht, wie das, was den Partialobjekten und Wunschsubjekten »fehlt«. Damit ist alles gelaufen: überall findet man die analytische Operation wieder, die darin besteht, etwas Transzendentes und Gemeinsames zu extrapolieren, das ein Universell-Gemeinsames aber nur insofern ist, als es den Mangel in den Wunsch einführt, Personen und ein Ich in dieser oder jener Form seiner Abwesenheit fixiert und spezifiziert und den Disjunktionen der Geschlechter einen exklusiven Sinn aufzwingt. Solches gilt auch bei Freud: für Ödipus, für die Kastration, für das zweite Stadium der Phantasie *Ein Kind wird geschlagen*, oder mehr noch für die berühmte Latenzperiode, in der die analytische Mystifikation kulminiert. Man wird dieses gemeinsame, transzendente und abwesende Etwas Phallus oder Gesetz nennen, um damit »den« Signifikanten zu bezeichnen, der im Gesamt der Kette die Wirkungen der Signifikation verteilt und darin die Ausschlüsse einführt (hieraus entspringen die ödipalisierenden Interpretationen des Lacanismus). Er ist es nun, der als formale Ursache der Triangulation wirkt, das heißt der die Form des Dreiecks wie dessen Reproduktion ermöglicht: daher besitzt Ödipus die Formel 3 + 1, mit der Eins des transzendenten Phallus, ohne die die berücksichtigten Terme kein Dreieck bildeten.[14] Alles ruft den Anschein hervor, als ob die sogenannte signifikante Kette, die aus ihrerseits nicht-signifikan-

14 M. C. und E. Ortigues, *Œdipe africain*, Plon 1966, S. 83: »Damit die notwendigen Bedingungen zum Vorhandensein einer Struktur in der Familieninstitution oder im Ödipuskomplex erfüllt sind, braucht es wenigstens vier Terme, das heißt einen Term mehr als sonst notwendig.«

ten Elementen, einer polyvoken Schrift und abtrennbaren Fragmenten besteht, zum Objekt einer speziellen Behandlung gemacht und derart gepreßt worden wäre, daß ein abgetrenntes Objekt, ein despotischer Signifikant sich herausdestilliert hätte, auf dessen Anordnung hin nunmehr die ganze Kette suspendiert und jedes Glied trianguliert worden wäre. Darin steckt ein kurioser Fehlschluß, der einen transzendenten Gebrauch der Synthesen des Unbewußten impliziert: *man geht von abtrennbaren Partialobjekten zum abgetrennten Totalobjekt über, dem durch Mangelbestimmung die ganzen Personen entspringen.* Beispielsweise wird das Geld als abtrennbare Kette innerhalb des kapitalistischen Code und seiner trinitarischen Formel umgesetzt in Kapital als abgetrenntes Objekt, das nur unter dem fetischistischen Aspekt von Anhäufung und Mangel existiert. Gleiches gilt vom ödipalen Code: die Libido als Entnahme- und Abtrennungsenergie wird in den als abgetrenntes Objekt gefaßten Phallus umgewandelt, und auch dieser existiert nur in der transzendenten Form von Bestand und Mangel (etwas Gemeinsames und Abwesendes, das den Männern nicht weniger als den Frauen fehlt). Diese Konversion ist verantwortlich für das Abkippen der gesamten Sexualität in den ödipalen Rahmen: diese Projektion aller Strom-Einschnitte auf den einen mythischen Ort, aller nicht-signifikanten Zeichen in den einen höchsten Signifikanten.

»Die effektive Triangulation gestattet die Spezifierung der Sexualität zum Geschlecht. Die Partialobjekte haben nichts von ihrer Virulenz und Wirksamkeit verloren. Gleichwohl verleiht erst der Bezug auf den Penis der Kastration ihren vollen Sinn. Durch sie erhalten im Nachhinein alle an Entbehrung, Versagung und Mangel gebundenen externen Erfahrungen der Partialobjekte ihre Bedeutung. Im Lichte der Kastration wird die gesamte frühere Geschichte zu einer neuen Version umgeschrieben.«[15]

Aber genau dies: das Neuschreiben der Geschichte und der den Partialobjekten zugeschriebene »Mangel« ist dasjenige, was uns beunruhigt. Und wie sollten denn die Partialobjekte, einmal in einen Gebrauch der Synthese eingeführt, der ihnen gegenüber grundlegend illegitim bleibt, nicht ihre Virulenz und Wirksamkeit verlieren? Wir leugnen nicht die Existenz einer ödipalen Sexualität, einer ödipalen Hetero- und Homosexualität, einer

15 André Green, *L'Affect*, S. 167.

ödipalen Kastration – auch nicht die Existenz von Totalobjekten, ganzer Imagines und spezifischer Iche. Nur leugnen wir, daß dies Produkte des Unbewußten sind. Darüber hinaus erzeugt die Kastration und die Ödipalisierung eine fundamentale Illusion, die uns glauben macht, die reale Wunschproduktion unterliege der Zuständigkeit höherer Formationen, die sie integrieren, sie transzendenten Gesetzen unterwerfen und ihr eine höhere gesellschaftliche und kulturelle Produktion vorsetzen lassen: darin erscheint, in bezug zur Wunschproduktion, eine Art »Ablösen« des gesellschaftlichen Feldes, in dessen Namen alle Verzichte vorgängig gerechtfertigt werden. Nun unterstützt die Psychoanalyse auf der konkretesten Ebene der Kur diese scheinhafte Bewegung. Sie selbst noch sichert diese Konversion des Unbewußten. In dem, was sie prä-ödipal nennt, sieht sie ein Stadium, das entweder in Richtung einer evolutiven Integration überschritten werden soll (der depressiven Position unter der Herrschaft des Totalobjektes zu), oder das in Richtung einer strukturalen Integration organisiert werden soll (der Position eines despotischen Signifikanten unter der Herrschaft des Phallus zu). In der Tat ist die Konfliktneigung, von der Freud sprach, der qualitative Gegensatz zwischen Homo- und Heterosexualität, eine Konsequenz, die sich aus Ödipus ergibt: weit entfernt, ein von außen kommendes Hindernis für die Kur zu bilden, ist sie vielmehr Erzeugnis der Ödipalisierung, eine Gegenwirkung der Kur, die sie verstärkt. Das Problem betrifft in Wahrheit nicht prä-ödipale Stadien, deren Achse immer noch Ödipus wäre, sondern Existenz und Wesen einer anödipalen Sexualität, einer anödipalen Homo- und Heterosexualität, einer anödipalen Kastration: die Strom-Einschnitte der Wunschproduktion lassen sich nicht auf einen mythischen Ort projizieren, die Zeichen des Wunsches lassen sich nicht aus einem Signifikanten extrapolieren, die Trans-Sexualität gebiert keinen qualitativen Gegensatz zwischen *lokaler und nichtspezifischer* Homo- und Heterosexualität. Allenthalben in dieser Reversion die Unschuld der Blumen statt die Schuld der Konversion. Aber statt die Reversion des gesamten Unbewußten auf die anödipale Form und in den anödipalen Inhalt der Wunschproduktion zu sichern oder dies wenigstens zu versuchen, unternehmen die analytische Theorie und Praxis endlose Anstrengungen, um die Konversion des Unbewußten in Form und Inhalt des

Ödipus herbeizuführen (wir werden in der Tat noch sehen, was die Psychoanalyse unter der »Lösung« des Ödipuskomplexes versteht). Die Psychoanalyse fördert demnach den Prozeß dieser Konversion zunächst durch den globalen und spezifischen Gebrauch, den sie von den konnektiven Synthesen macht. Dieser Gebrauch kann als transzendenter definiert werden und impliziert innerhalb der psychoanalytischen Operation einen ersten Paralogismus. Wenn wir wiederum kantische Begriffe verwenden, so aus einem einfachen Grunde. Kant hatte sich in dem, was er kritische Revolution nannte, zum Ziel gesetzt, immanente Kriterien der Erkenntnis aufzudecken, um einen legitimen von einem illegitimen Gebrauch der Synthesen des Bewußtseins unterscheiden zu können. Im Namen einer *transzendentalen* Philosophie denunzierte er also den transzendenten Gebrauch der Synthesen, wie er in der Metaphysik in Erscheinung trat. Wir müssen sagen, daß die Psychoanalyse gleichermaßen ihre Metaphysik besitzt, nämlich Ödipus. Und daß eine nunmehr materialistische Revolution nur über die Kritik von Ödipus laufen kann, indem sie den illegitimen Gebrauch der Synthesen des Unbewußten, wie er in der ödipalen Psychoanalyse in Erscheinung tritt, denunziert, um auf diese Weise ein durch die Immanenz seiner Kriterien definiertes transzendentales Unbewußtes und eine entsprechende Praxis, die Schizo-Analyse, wiederzugewinnen.

Läßt Ödipus sich in die disjunktiven Synthesen der Wunschaufzeichnung gleiten, so nötigt er diesen einen bestimmten limitativen oder exklusiven Gebrauch auf, der mit der Form der Triangulation: Papa, Mama oder Kind sein, verschmilzt. Das ist innerhalb der Differenzierungsfunktion des Inzestverbots die Herrschaft des *Entweder ... oder*: das da ist Mama, die anfängt, das ist Papa und das bist Du. Bleib ja auf deinem Platz. Das Unglück des Ödipus ist, nicht mehr zu wissen, wo wer beginnt noch wer wer ist. Und zudem bringt das »Eltern- oder Kindsein« zwei weitere Differenzierungen auf den Seiten des Dreiecks mit sich, nämlich »Mann oder Frau sein« und »tot ober lebendig sein«. Ödipus darf nicht mehr wissen, ob er tot oder am Leben, Mann oder Frau ist, als ob er Eltern oder Kind ist. Inzest, du wirst Hermaphrodit oder Zombi, Gespenst sein. Genau in diesem Sinne scheinen die drei großen sogenannten Familienneurosen ödipalen Ausfällen der Differenzierungsfunktion oder der disjunktiven Synthese zu entsprechen: der an Phobie Leidende vermag nicht mehr zu wissen, ob er Elternteil oder Kind ist, der Zwangsneurotiker (l'obsède), ob er tot oder lebendig, der Hysteriker, ob er Mann oder Frau ist.[16] Kurz, die familiale Triangulation repräsentiert die minimale Bedingung, unter der ein »Ich« die Koordinaten erhält, die es in einem hinsichtlich der Generation, des Geschlechts und des Status differenzieren. Die religiöse Triangulation wiederum bestätigt dieses Ergebnis auf andere Weise: so zeigt innerhalb der Trinität das Auslöschen des weiblichen Bildes zugunsten des phallischen Symbols, wie der Triangel auf seine eigene Ursache hin sich verschiebt und diese zu integrieren versucht. Es handelt sich in diesem Fall um das Maximum an Bedingungen, unter denen die Personen sich differenzieren. Deshalb war uns die kantische Definition, die Gott als Prinzip a priori des disjunktiven Syllogismus setzt, derart bedeutsam: diesem entspringt durch Limitation einer größeren Realität *(omnitudo realitatis)* ein jedes Ding: Kants Humor, Gott zum Meister *eines* Syllogismus gemacht zu haben.

Das der ödipalen Aufzeichnung Eigene besteht darin, einen exklusiven, limitativen, negativen Gebrauch der disjunktiven Synthese einzuführen. Wir sind solchermaßen durch Ödipus formiert, daß wir Mühe haben, einen anderen Gebrauch uns vorzustellen. Selbst die drei Familienneurosen entkommen ihm nicht, obwohl sie doch daran leiden, ihn nicht anwenden zu können. Überall in der Psychoanalyse, bei Freud, haben wir diesen Stil der exklusiven Disjunktionen sich üben gesehen – und dennoch wird offenbar, daß die Schizophrenie uns eine einzigartige extra-ödipale Lektion gibt und darin uns die unbekannte Stärke der disjunktiven Synthese enthüllt, einen immanenten Gebrauch, der keineswegs exklusiv noch limitativ mehr ist, sondern umfassend affirmativ, nicht-limitativ und inklusiv. Das ist vielleicht das Paradoxeste: eine disjunktiv bleibende Disjunktion, die gleichwohl die getrennten Begriffe affirmiert, und zwar über alle ihre Di-

16 Zur hysterischen »Frage« (bin ich Mann oder Frau?) und zur zwangsneurotischen »Frage« (bin ich lebendig oder tot?) vgl. Serge Leclaire, »La Mort dans la vie de l'obsédé«, *la Psychanalyse*, Nr. 2, S. 129 f.

stanz hin, *ohne den einen durch den anderen zu begrenzen noch den einen aus dem anderen auszuschließen.* Das »sei es ... sei es ...« statt des »oder aber ...«. Der Schizophrene ist nicht Mann und Frau. Er ist Mann oder Frau, aber er ist eben von beiden Seiten: Mann von der Seite der Männer, Frau von der Seite der Frauen. Aimable Jayet (Albert Désiré, matricule 54161001) litanisiert die parallelen Reihen des Männlichen und Weiblichen und stellt sich auf beide Seiten: »Mat Albert 5416 ricu-le sultan Roman vesin«, »Mat Désiré 1001 ricu-la sultane romaine vesine«.[17] Der Schizophrene ist tot *oder* lebendig, nicht beides auf einmal, aber am Grenzpunkt einer Distanz, die er gleitend zurücklegt, jedes der beiden. Er ist Kind oder Elternteil, nicht das eine oder das andere, aber das eine am Ende des anderen in einem unzerlegbaren Raum, gleich den zwei Enden eines Stocks. Dies ist der Sinn der Disjunktionen, in denen Beckett seine Personen und die ihnen zustoßenden Ereignisse einschreibt: *alles dividiert sich, aber in sich selbst.* Positiv sind selbst die Distanzen, wie gleichzeitig die Disjunktionen eingeschlossen sind. Es hieße diese Ordnung des Denkens grundlegend verkennen, würde man meinen, der Schizophrene ersetzte nur, wie der letzte der hegelschen Philosophen, die Disjunktionen durch vage Synthesen der Identifikation von Widersprüchen. Nicht Widerspruchssynthesen setzt er an die Stelle disjunktiver Synthesen, sondern deren affirmativen Gebrauch setzt er an die Stelle des exklusiven und limitativen. Er ist und verbleibt innerhalb der Disjunktion: er unterdrückt diese nicht dadurch, daß er die Widersprüche vertiefend identifiziert, vielmehr affirmiert er sie, indem er eine unteilbare Distanz überfliegt. Er ist nicht einfach mit doppelten Geschlechtsmerkmalen versehen, noch nur mit jeweils einem der beiden, noch ist er intersexuell – er ist vielmehr transsexuell. Er ist quer durch Lebendig- und Tot-sein, Eltern- und Kind-sein. Er identifiziert nicht zwei Gegensätze in einem, sondern affirmiert ihre Distanz wie das, was sie aufeinander als unterschiedene bezieht. Er schließt sich nicht über Widersprüche, im Gegenteil öffnete er sich und, darin prall gefüllten Sporensäcken gleich, läßt sie wie eben so viele Singularitäten los, die er unberechtigterweise einschloß, um je nach Absicht die einen auszuschließen,

17 *Art brut*, Nr. 3, S. 139. (Jean Oury nennt in seiner Einleitung Janet »den Unbeschränkten« »in fortwährendem Überflug«.

die anderen zurückzubehalten, die jetzt aber zu allseits durch ihre neue Distanz affirmierten Zeichenpunkten werden. Inklusiv und nicht-limitativ, schließt die Disjunktion sich nicht über ihre Terme. »In solchen Zeiten war ich nicht mehr dieser geschlossene Kasten – dem ich es verdankte, daß ich mich so gut konserviert hatte –, sondern eine Wand fiel nieder ...« und läßt einen Raum frei, in dem Molloy und Moran nicht mehr Personen bezeichnen, sondern von überall her zusammengeströmte Singularitäten, sich verflüchtigende Produktionsagenten. Das ist die freie Disjunktion; die differentiellen Positionen bleiben vollständig erhalten, nehmen sogar einen freien Wert an, nur werden sie alle von einem gesichtslosen und transpositionellen Subjekt eingenommen. Schreber ist Mann und Frau, Elternteil und Kind, tot und lebendig, das heißt er ist dort überall, wo eine Singularität besteht, in allen von einem Punkt markierten Reihen und Abzweigungen, weil er selbst die ihn zur Frau verwandelnde Distanz ist, an deren Ende er schon Mutter einer neuen Menschheit ist und endlich sterben kann.

Deshalb hat der schizophrene Gott so wenig gemein mit dem Gott der Religion, wiewohl beide sich um den gleichen Syllogismus kümmern. Klossowski setzt in *Le Baphomet* dem Gott als Meister der Ausschließungen und Beschränkungen in der daraus entspringenden Realität einen Antichrist entgegen, den Fürsten der Veränderungen, der demgegenüber den Gang eines Subjekts durch alle möglichen Prädikate determiniert. Ich bin Gott ich bin nicht Gott, ich bin Gott ich bin Mensch: es handelt sich nicht um eine Synthese, die die negativen Disjunktionen der abgeleiteten Realität in Richtung einer Urrealität des Gott-Menschen überschritte; es handelt sich um eine inklusive Disjunktion, die in dem Maße selbst die Synthese vollzieht, wie sie einer Distanz folgend sich von einem Term zum anderen treiben läßt. Nichts Originäres ist dabei im Spiel. Es ist wie das Berühmte: »›Es ist Mitternacht. Der Regen peitscht gegen die Scheiben.‹ Es war nicht Mitternacht. Es regnete nicht.« Nijinskij schrieb: Ich bin Gott ich war nicht Gott ich bin der Clown Gottes; »Ich bin Apis, ich bin ein Ägypter, ein rothäutiger Indianer, ein Neger, ein Chinese, ein Japaner, ein Fremder, ein Unbekannter, ich bin der Meeresvogel und der, welcher feste Erde überfliegt, ich bin der Baum Tolstois mit seinen Wurzeln.« »Ich bin Gatte und Gattin, ich liebe meine

Frau, ich liebe meinen Ehemann ...«[18] Nicht die parentalen Benennungen zählen, nicht die der Rassen oder Götter. Einzig der Gebrauch, den man von ihnen macht, zählt. Kein Problem des Sinns, nur mehr des Gebrauchs. Kein Problem von Originärem oder Abgeleitetem, sondern generalisiertes Abtreiben. Man könnte sagen, daß der Schizo eine rohe, nicht-limitative genealogische Materie freisetzt, wo er zur gleichen Zeit und von allen Seiten in alle Abzweigungen sich setzen, sich einschreiben und sich Merkzeichen machen kann. Er bringt die ödipale Genealogie zum Bersten. Unter immer näher werdenden Beziehungen führt er seine absoluten Überflüge unteilbarer Distanzen aus. Mit einem disjunktiven Netz überzieht der Wahnsinns-Genealogist den organlosen Körper. Daher kann Gott, der nichts anders ist als die Aufzeichnungsenergie, innerhalb der paranoischen Einschreibung zum ärgsten Feind, aber innerhalb der Wundereinschreibung zum besten Freund werden. Jedenfalls stellt sich die Frage eines über der Natur und den Menschen stehenden höheren Wesens überhaupt nicht. Alles, sowohl dasjenige, was eingeschrieben ist, wie die einschreibende Energie, ist auf dem organlosen Körper. Auf dem ungezeugten Körper werden die unauflösbaren Distanzen notwendigerweise überflogen und zugleich die abgetrennten Terme alle affirmiert. Ich bin der Buchstabe und der Federhalter und das Papier (auf diese Weise führte Nijinskij sein Tagebuch) – ja, ich bin mein Vater gewesen und bin mein Sohn gewesen.

Die disjunktive Aufzeichnungssynthese führt uns demnach zum gleichen Ergebnis wie die konnektive Synthese: auch sie ist zu einem doppelten Gebrauch tauglich, immanent der eine, transzendent der andere. Und warum unterstützt die Psychoanalyse erneut da den transzendenten Gebrauch, der allseits in das disjunktive Netz die Ausschließungen und Beschränkungen einführt und das Unbewußte in Ödipus stürzen läßt? Und warum macht das die Ödipalisierung aus? Weil der von Ödipus eingeführte exklusive Bezug nicht nur zwischen den als Differenzierungen begriffenen verschiedenen Disjunktionen spielt, *sondern zwischen der Gesamtheit dieser Differenzierungen, die er aufzwingt, und einem Undifferenzierten, das er unterstellt.* Ödipus sagt uns: wenn du nicht den Differenzierungslinien Papa-Mama-Ich und

18 *Der Clown Gottes. Tagebuch des Waslaw Nijinskij*, Stuttgart o. J., S. 34 und 151.

den sie markierenden Ausschließungen folgst, wirst du in die schwarze Nacht des Undifferenzierten fallen. Verstehen wir doch, daß die exklusiven Disjunktionen keineswegs dieselben wie die inklusiven sind: weder Gott noch die parentalen Bezeichnungen haben darin einen gleichen Gebrauch. Letztere bezeichnen nicht mehr intensive Zustände, die das Subjekt auf dem organlosen Körper und im elternlos bleibenden Unbewußten durchläuft (ja, ich bin gewesen ...), sondern ganze Personen, die vor den Verboten, von denen sie erst begründet und unter sich und in bezug auf das Ich differenziert werden, nicht existieren. So daß in Korrelation dazu die Übertretung des Verbots im Verlust der Differenzierungsregeln oder der differentiellen Funktionen zur Konfusion von Personen, zur Identifikation des Ich mit den Personen gerät. Aber wir wiederum müssen von Ödipus sagen, daß er beides: *die Differenzierungen, die er anordnet, wie das Undifferenzierte, mit dem er uns droht, selbst erschafft.* Der Ödipuskomplex führt in einer gleichen Bewegung den Wunsch in die Triangulation ein und verbietet diesem, sich an den Termen der Triangulation zu befriedigen. Er zwingt den Wunsch, sich differenzierte parentale Personen zum Objekt zu nehmen, und verbietet dem korrelativen Ich, seinen Wunsch an diesen Personen zu befriedigen, im Namen derselben Differenzierungsanforderungen und unter Androhung des Undifferenzierten. Aber dieses Undifferenzierte *ist er, der es zeugt, als Kehrseite der Differenzierungen, die er zeugt.* Ödipus sagt uns: entweder interiorisierst du die differentiellen Funktionen, die über die exklusiven Disjunktionen herrschen, und dann wirst du Ödipus »lösen« – oder aber du fällst in die neurotische Nacht imaginärer Identifikationen. Entweder folgst du den Linien des Dreiecks, die die drei Terme strukturieren und differenzieren, oder aber du wirst auf immer einen Term spielen müssen, der gegenüber den beiden anderen überflüssig scheint, und du wirst in alle Richtungen hin die dualen Identifikationsbeziehungen im Undifferenzierten reproduzieren. Doch auf der einen wie der anderen Seite finden wir stets nur Ödipus. Alle Welt weiß zudem, was die Psychoanalyse mit »den Ödipuskomplex lösen« meint: ihn interiorisieren, um ihn draußen in der sozialen Autorität besser wiederzufinden, und dadurch ihn auszustreuen, ihn den Kleinen zu vermitteln.

»Das Kind wird nur Mensch, wenn es den Ödipuskomplex löst, und diese Lösung führt ihn ein in die Gesellschaft, wo er, in Gestalt der Autorität, die Verpflichtung vorfindet, ihn erneut zu leben, aber nunmehr unter der Bedingung restlos verriegelter Ausgänge. Und noch nicht sicher ist zudem, ob zwischen der unmöglichen Rückkehr zu dem, was dem Kulturzustand vorausging, und dem wachsenden Unbehagen, das dieser hervorruft, ein Gleichgewichtszustand gefunden werden kann.«[19]

Ödipus ist wie ein Labyrinth, man tritt aus ihm nur heraus, indem man wieder eintritt (oder indem man einen anderen zum Eintritt veranlaßt). Ödipus als Problem *oder* Lösung, das sind die zwei Enden einer Binde, die die umfassende Wunschproduktion zum Stocken bringt. Man dreht die Schraubenmuttern fest, bis nichts mehr von der Produktion herausdringt außer einem Gemurmel. Das Unbewußte ist niedergewalzt, trianguliert, vor Alternativen gestellt worden, die nicht die seinen sind. Alle Ausgänge verriegelt: aus mit dem möglichen Gebrauch inklusiver, nicht-limitativer Disjunktionen. Man hat dem Unbewußten Eltern gemacht!

Double bind nennt Bateson die simultane Aussendung zweier sich widersprechender Ordnungen von Botschaften (so wenn der Vater zum Sohn sagt: Komm, kritisier mich, aber zugleich nachdrücklich zu verstehen gibt, daß jede wirksame Kritik schlecht aufgenommen würde). Bateson sieht darin eine besonders schizophrenisierende Situation, die er als eine Art »nonsense« im Sinne der Theorie der logischen Typen von Russell interpretiert.[20] Uns scheint der *double bind*, die doppelte Sackgasse, eher eine geläufige Situation, die ödipalisierende par excellence. Und – auf die Gefahr hin, sie zu formalisieren – sie verweist auf die andere Art des Russellschen nonsense: eine Alternative, eine exklusive Disjunktion wird in bezug auf ein Prinzip determiniert, das gleichwohl darin die beiden Terme oder Untermengen konstituiert und das selbst in die Alternative mit eingeht (ein Fall, der sich völlig von dem unterscheidet, was in einer inklusiven Dis-

19 A. Besançon, »Vers une histoire psychanalytique«, *Annales*, Mai 1969. Deutsch gekürzt in: H.-U. Wehler (Hrsg.), *Geschichte und Psychoanalyse*, Frankfurt/Berlin/Wien 1974.

20 Bateson et al., *Schizophrenie und Familie*, Frankfurt 1969. Vgl. die Kommentare von Pierre Fédida, »Psychose et parenté«, *Critique*, Okt. 1968.

junktion passiert). Darin besteht der zweite Paralogismus der Psychoanalyse. Kurz, *der »double bind« ist nichts weiter als Ödipus insgesamt.* In diesem Sinne muß Ödipus als Reihe dargestellt werden, als einer, der zwischen zwei Polen oszilliert: der neurotischen Identifikation und der sogenannten normalen, gelungenen Internalisierung. Auf der einen wie auf der anderen Seite ist Ödipus, die doppelte Sackgasse. Und wenn hier ein Schizo als Entität geschaffen wird, so ist das gewissermaßen das einzige Mittel, der doppelten Straße zu entrinnen, in der die Normalität nicht weniger als die Neurose bar jedes Auswegs, die Lösung nicht weniger als das Problem versperrt ist: also zieht man sich auf den organlosen Körper zurück.

Freud selbst scheint ein klares Bewußtsein davon besessen zu haben, daß Ödipus nicht zu trennen war von einer doppelten Sackgasse, in die er das Unbewußte stürzte. 1936 schrieb er in einem Brief an Romain Rolland (GW, Bd. 16): »Es sieht aus, als wäre es das Wesentliche am Erfolg, es weiter zu bringen als der Vater, und als wäre es noch immer unerlaubt, den Vater übertreffen zu wollen.« Das sieht man noch besser, wenn Freud die ganze historisch-mythische Reihe darlegt: mit deren einem Ende ist Ödipus durch die Identifikation der Mörder, mit deren anderem durch die Restauration und Internalisierung der väterlichen Autorität verknüpft (»Herstellung des alten Zustandes auf neuem Niveau«).[21] Zwischen den beiden die Latenz, die berühmt-berüchtigte Latenz, ohne Zweifel die größte psychoanalytische Mystifikation: diese »Brüdergemeinschaft«, die sich die Früchte des Verbrechens versagt und die dazu erforderliche Zeit aufbringt, zu internalisieren. Doch warnt man uns: die Brüdergemeinschaft ist sehr trübsinnig, instabil und gefährdet, sie muß die Wiedergewinnung eines Äquivalents väterlicher Autorität vorbereiten und muß uns den Durchgang zum anderen Pol freigeben. Einem Wink Freuds folgend, präsentiert man uns die amerikanische, die industrielle Gesellschaft mit ihrer Anonymisierung der Verhaltenssteuerung und dem Verschwinden persönlicher Macht usw. als ein Wiederaufleben der »vaterlosen Gesellschaft«. Selbstverständlich sind ihr originelle Formen der Restauration des Äquivalents zu suchen aufgegeben (beispielhaft die erstaunliche Entdeckung Mitscherlichs, daß die englische

21 S. Freud, *Massenpsychologie und Ich-Analyse*, GW Bd. XIII, S. 152.

Königsfamilie, alles in allem, keine schlechte Sache ist ...).[22] Damit ist also zu verstehen gegeben, daß man den einen Pol von Ödipus nur verläßt, um zum anderen zu kommen. Keine Frage des Entkommens: Neurose oder Normalität. Die Brüdergemeinschaft findet weder zur Produktion noch zu den Wunschmaschinen zurück; über alles breitet sie vielmehr nur den Schleier der Latenz. Für solche schließlich, die weder unter der einen noch unter der anderen Form, weder an diesem noch an jenem Ende sich ödipalisieren lassen, ist der Psychoanalytiker da, um bei Bedarf Asyl oder Polizei zu Hilfe zu rufen. Mit uns die Polizei! Niemals hat die Psychoanalyse eindrucksvoller ihren Hang dokumentiert, die Bewegung der gesellschaftlichen Repression zu unterstützen und daran mit allen ihren Kräften zu partizipieren. Glaube man nicht, wir deuteten nur folkloristische Aspekte der Psychoanalyse an: nicht schon, weil aus der Ecke Lacans eine andere Konzeption der Psychoanalyse propagiert wird, ist das geringfügig einzuschätzen, was den herrschenden Ton in den anerkanntesten Vereinigungen ausmacht: seht Dr. Mendel, die Doktoren Stéphane, wie sie, auf die bloße Idee hin, jemand möchte sich der Mausefalle des Ödipus entziehen wollen, in Wut geraten und buchstäblich die Polizei anrufen. Ödipus gehört zu jenen Dingen, die um so gefährlicher werden, als man nicht mehr an sie glaubt; unter diesen Umständen sind die Bullen zur Stelle, um die Oberpriester zu ersetzen. Das erste gründliche Beispiel einer *double bind*-Analyse in der hier gegebenen Bedeutung wäre in *Zur Judenfrage* von Marx aufweisbar: zwischen der Familie und dem Staat – Ödipus als familiale Autorität und Ödipus als gesellschaftliche Autorität.

Ödipus dient im strengen Sinne zu nichts, außer daß er dem Unbewußten von beiden Seiten einen Verband anlegt. Wir werden sehen, wie der Ödipuskomplex strenggenommen, nach der Sprache der Mathematiker, »unlösbar« ist. Wir haben diese Geschichten satt, in denen es einem dank Ödipus gut geht, man an Ödipus krank ist oder unter ihm an den mannigfaltigsten Krankheiten leidet. Hin und wieder kommt es vor, daß ein Analytiker von diesem Zelle und Zaun der Psychoanalyse bildenden Mythos genug hat und auf die Quellen zurückgeht:

22 A. Mitscherlich, *Auf dem Weg zur vaterlosen Gesellschaft*, München 1965, S. 444 ff.

»Letzten Endes ist Freud aus der Welt des Vaters wie der Schuld nicht herausgetreten ... Aber er ist der erste, der, indem er es möglich machte, eine *Logik* der Beziehung zum Vater zu konstruieren, den Weg freimacht für die Entbindung des Menschen vom beherrschenden Einfluß des Vaters. Die Möglichkeit, *jenseits* des Gesetzes des Vaters, jenseits allen Gesetzes zu leben, ist vielleicht die wesentlichste Möglichkeit, die die Freudsche Psychoanalyse mit sich bringt. Paradoxerweise aber, und vielleicht wegen Freud in Person, läßt alles darauf schließen, daß diese Befreiung, die die Psychoanalyse gestattet, außerhalb ihrer sich vollenden wird, sich schon vollendet.«[23]

Doch können wir weder diesen Pessimismus noch diesen Optimismus teilen. Denn viel Optimismus bedarf es, zu meinen, daß die Psychoanalyse eine wirkliche Lösung von Ödipus möglich mache: mit diesem ist es wie mit Gott; mit dem Vater ist es wie mit Gott: nur dann ist das Problem gelöst, wenn man *Problem wie Lösung* abschafft. Die Schizo-Analyse macht sich nicht zur Aufgabe, Ödipus zu lösen, sie gibt nicht vor, ihn besser als die ödipale Psychoanalyse lösen zu können. Sie macht sich zur Aufgabe, das Unbewußte zu desödipalisieren, um so die wahren Probleme zu erreichen. Sie macht sich zur Aufgabe, jene Bereiche des verwaisten Unbewußten, genau »jenseits allen Gesetzes«, zu erreichen, wo das Problem nicht einmal mehr gestellt werden kann. Wir teilen infolgedessen ebensowenig den Pessimismus, der in dem Glauben besteht, dieser Wechsel, diese Befreiung könne sich nur außerhalb der Psychoanalyse vollenden. Vielmehr glauben wir an die Möglichkeit einer internen Reversion, die die analytische Maschine zu einem unabdingbaren Teil des revolutionären Apparates macht. Zudem scheinen die objektiven Bedingungen hierfür zum jetzigen Zeitpunkt gegeben zu sein.

Alles hat demnach den Anschein, als besäße Ödipus zwei Pole: den identifikatorischer imaginärer Figuren zum einen, den differenzierender symbolischer Funktionen zum anderen. Aber in beiden Fällen ist man ödipalisiert: hat man Ödipus nicht als Krise, so als Struktur. Also gibt man die Krise weiter an andere, und alles beginnt von neuem. Derart sieht die ödipale Disjunktion aus, die Pendelbewegung, das exklusive umgekehrte Verhältnis. So hat man denn, uns auffordernd, eine simplifizierende Konzep-

23 Marie-Claire Boons, »Le Meutre du père chez Freud«, *L'Inconscient*, Nr. 5, Januar 1968, S. 129.

tion von Ödipus, die auf Elternimagines beruht, zugunsten der Definition symbolischer Funktionen innerhalb einer Struktur fallenzulassen, das traditionelle Papa-Mama durch eine Mutter-Funktion, eine Vater-Funktion ersetzt, nur sehen wir nicht recht, was damit gewonnen wäre, außer daß die Universalität von Ödipus jenseits der Variabilität von Bildern begründet, der Wunsch noch inniger an das Gesetz und das Verbot geschweißt, der Prozeß der Ödipalisierung des Unbewußten bis ans Ende getrieben wäre. Ödipus findet hier seine zwei Extreme, *Minimum und Maximum*, je nachdem, ob man ihn so betrachtet, als strebe er einem von seinen variablen Imagines nicht unterschiedenen Wert zu, oder dem Differenzierungsvermögen seiner symbolischen Funktionen. »Nähert man sich der materiellen Imagination, so verringert sich die differentielle Funktion, man strebt gegen Äquivalenzen; nähert man sich Bildungselementen, so steigert sich die differentielle Funktion, man strebt gegen distinkte Valenzen.«[24] Man wird kaum verwundert sein zu hören, daß Ödipus als Struktur die christliche Dreieinigkeit und Ödipus als Krise eine unzulänglich vom Glauben strukturierte familiale Dreieinigkeit ist: stets die beiden Pole in umgekehrtem Verhältnis, Ödipus *for ever*![25] Wieviel Interpretationen des Lacanismus, offen oder verborgen fromm, haben auf diese Weise nicht einen strukturalen Ödipus in Anspruch genommen, um die doppelte Sackgasse zu bilden und zu schließen, uns an die Frage des Vaters erneut heranzuführen, selbst den Schizo zu ödipalisieren, zu zeigen, daß ein Loch im Symbolischen uns auf das Imaginäre zurückwerfen würde und umgekehrt Fehlstellen oder imaginäre Konfusionen uns auf die Struktur verweisen würden. Wie ein berühmter Vorgänger seinen Tieren sagte, ihr habt daraus schon einen Gassenhauer gemacht ... Deshalb können wir für unseren

24 Edmond Ortigues, *Le Discours et le symbole*, Aubier 1962, S. 197.

25 Vgl. J. M. Pohier, »La Paternité de Dieu«, *L'Inconscient*, Nr. 5. (In diesem Artikel findet sich die vollendete Bestimmung von Ödipus als *double bind*: »Das psychische Leben der Menschen verläuft gleichsam in der dialektischen Spannung zweier Formen, den Ödipuskomplex zu leben, deren eine darin besteht, ihn zu leben, deren andere, entsprechend den Strukturen zu leben, die ödipal genannt werden können. Ohnehin zeigt die Erfahrung, daß selbst der kritischsten Phase des Komplexes diese Strukturen nicht fremd sind. So ist der Mensch für Freud definitiv durch diesen Komplex gekennzeichnet: er macht seine Größe wie sein Elend gleichermaßen aus . . .«, usw. S. 57 f.

Teil eine Wesensdifferenz, eine Grenze, ein Limit zwischen dem Imaginären und dem Symbolischen, zwischen Krisen-Ödipus und Struktur-Ödipus oder zwischen dem Problem und der Lösung nicht durchgehen lassen. Einzig um eine korrelative doppelte Sackgasse handelt es sich, um eine Pendelbewegung, der aufgebürdet ist, das ganze Unbewußte wegzufegen, und die, monoton, von einem Pol zum anderen zurückschlägt. Eine zweifache Zange, die das Unbewußte in ihrer exklusiven Disjunktion zerdrückt.

Die wahre Wesensdifferenz besteht nicht zwischen dem Symbolischen und dem Imaginären, sondern zwischen dem realen Element des Maschinellen, das die Wunschproduktion konstituiert, und der strukturalen Menge des Imaginären und Symbolischen, die nur einen Mythos samt seinen Varianten darstellt. Nicht zwischen zwei Verwendungen von Ödipus besteht die Differenz, vielmehr zwischen dem anödipalen Gebrauch nichtlimitativer, inklusiver Disjunktionen und dem ödipalen Gebrauch exklusiver Disjunktionen, möge dieser letzte Gebrauch auch die Wege des Imaginären *oder* die Werte des Symbolischen benutzen. Daher gälte es wohl, die Mahnungen Lacans hinsichtlich des Freudschen Mythos von Ödipus zu hören, der »... nicht unbegrenzt den Aushang in solchen Gesellschaftsformen zu halten vermöchte, in denen fortschreitend mehr der Sinn für die Tragödie verlorengeht ...: ein Mythos ist allein sich nicht genug, um nicht einen Ritus ertragen zu können, und die Psychoanalyse ist nicht der Ritus von Ödipus.« Und sogar wenn man von den Bildern zur Struktur aufsteigt, von den imaginären Figuren zu den symbolischen Funktionen, vom Vater zum Gesetz, von der Mutter zum großen Anderen, so hat man doch in Wahrheit nur *die Frage verschoben.*[26] Und wenn man die für diesen Aufschub verwendete Zeit ins Auge faßt, sagt Lacan noch: die einzige Grundlage der Brüdergemeinschaft, der Brüderlichkeit, ist die »Segregation« (was will er damit sagen?). Auf jeden Fall ist es unangemessen, die Schrauben fester zu drehen, wo Lacan sie gerade gelockert hatte; den Schizo zu ödipalisieren, wo Lacan doch selbst die Neurose schizophrenisiert und einen schizophrenen Strom hatte losziehen lassen, der das Feld der Psychoanalyse zu unterwandern fähig war. Gleich einer Höllenmaschine bricht das

26 Lacan, *Ecrits*, S. 813.

Objekt *a* in das strukturale Gleichgewicht ein: Wunschmaschine. Tritt eine zweite Generation von Schülern auf den Plan, deren Gespür für das falsche Ödipus-Problem geschwunden ist. Aber haben nicht die ersten Schüler das Joch von Ödipus insoweit erneut zu schließen versucht, als Lacan eine Art Projektion der signifikanten Ketten auf einen despotischen Signifikanten aufrechtzuerhalten und alles einem fehlenden Term auszusetzen schien, der seiner selbst ermangelte und der in die Reihen des Wunsches, denen er einen exklusiven Gebrauch aufzwang, wieder den Mangel einführte? War es möglich, Ödipus als Mythos zu denunzieren und gleichwohl daran festzuhalten, daß der Kastrationskomplex kein Mythos, sondern im Gegenteil etwas Reales sei? (Hieß das nicht den Aufschrei von Aristoteles zu wiederholen: Es muß innegehalten werden – mit der Freudschen Ananke, diesem Felsen?)

Wir haben gesehen, daß innerhalb der dritten Synthese, der konjunktiven Konsumtionssynthese, der organlose Körper im wirklichen Sinne ein Ei ist: von Achsen durchzogen, von Zonen eingebunden, in Flächen oder Felder lokalisiert, von Gradienten durchmessen, von Erregungen durchlaufen, von Schwellen markiert. In diesem Sinne glauben wir an die Möglichkeit einer Biochemie der Schizophrenie (in Verbindung mit der Biochemie der Drogen), die fortschreitend mehr in der Lage sein wird, die Natur dieses Eies sowie die Verteilung Feld – Gradient – Schwelle zu bestimmen. Es handelt sich um Intensitätsverhältnisse, welche das Subjekt auf dem organlosen Körper durchmißt und innerhalb dessen es je wird, auf- und absteigt, wandert und seinen Ort wechselt. Laing hat vollständig Recht, wenn er den Schizo-Prozeß als Initiationsreise, als transzendentale Erfahrung des Ego-Verlustes deutet, die ein Subjekt sagen läßt: »... ich ... hatte von allem Anfang an ... in Form von ... der niedrigsten Lebensform [der organlose Körper] bis heute (existiert) ... es war nicht so sehr ein *Blick* als das Gefühl – daß vor mir die schrecklichste Reise lag.«[27] Hier von einer Reise zu sprechen, ist keineswegs metaphorischer, als vordem von einem Ei und dem zu sprechen, was in und auf ihm geschieht: morphogenetische Be-

27 R. D. Laing, *Phänomenologie der Erfahrung*, Frankfurt 1969, S. 141 f.

wegungen, Verschiebungen von Zellgruppen, Streckungen, Faltungen, Wanderungen, lokale Erregungsschwankungen. Nicht einmal darf eine innere Reise äußeren Reisen gegenübergestellt werden: das Umherschweifen von Lenz, von Nijinskij, die Promenaden der Kreaturen Becketts sind effektive Wirklichkeiten, wo indessen das Wirkliche der Materie sich jeglicher Extension entledigt hat, wie die innere Reise jede Form und Qualität abgelegt hat, um nurmehr innen wie außen gepaarte, fast unerträgliche pure Intensitäten erstrahlen zu lassen, die ein nomadisches Subjekt durchläuft. Nicht eine halluzinatorische Erfahrung noch ein delirierendes Denken ist dies, sondern ein Gefühl, als Konsumtion von intensiven Quantitäten eine Reihe von Emotionen und Gefühlen, die das Material der Halluzinationen und folgenden Delirien abgeben. Die intensive Emotion, der Affekt, ist gemeinsame Wurzel und Differenzierungsprinzip der Delirien und Halluzinationen in einem. Man sollte daher glauben, daß alles in diesem Werden, den heftigen Durchgängen und Wanderungen sich vermischte, diese ganze Abtrift, auf- und absteigend in der Zeit: Länder, Rassen, Familien, parentale, göttliche, historische, geographische Bezeichnungen und faits divers selbst. (*Ich fühle*) ich werde Gott, ich werde Frau, ich war Jeanne d'Arc und ich bin Heliogabal, und der Großmogul, ein Chinese, eine Rothaut, ein Templer, ich bin mein Vater gewesen und bin mein Sohn gewesen. Und alle Kriminellen, die ganze Liste der Kriminellen, der unehrenhaften und ehrenhaften: viel eher Szondi als Freud mit seinem Ödipus. »Ei, sollte ich vielleicht schließlich Mahood werden, indem ich Worm werden will! Also brauchte ich nur Worm zu werden. Was mir wahrscheinlich gelingen würde, wenn ich mich bemühte, Meier zu sein. Also brauchte ich nur Meier zu sein.« Doch wenn alles sich auf diese Weise vermengt, so auf der Grundlage der Intensität. Nicht Räume und Formen geraten durcheinander, da diese gerade zugunsten einer neuen, der heftigen, intensiven Ordnung vernichtet sind.

Was ist diese Ordnung? Auf den organlosen Körper verteilen sich zunächst die Rassen, Kulturen und ihre Götter. Noch war bisher unzureichend bemerkt worden, in welchem Ausmaß der Schizo Geschichte machte, die universelle Geschichte halluzinierte und delirierte, die Rassen in alle Welt ausschickte. Jedes Delirium ist rassisch, was nicht notwendigerweise rassistisch heißt. Nicht daß die Regionen des organlosen Körpers Rassen und Kulturen »repräsentierten«. Der volle Körper repräsentiert überhaupt nichts. Vielmehr bezeichnen die Rassen und Kulturen Regionen auf diesem Körper, das heißt Intensitätszonen, Erregungsfelder. Im Innern dieser Felder ergeben sich Individuierungs- und Sexualisierungsphänomene. Schwellen überschreitend, geht man über von einem Feld zum anderen: unaufhörlich wandert man, wechselt Person und Geschlecht, und aufbrechen wird ebenso einfach wie geboren werden und sterben. Es kommt vor, daß man gegen andere Rassen kämpft, daß man, nach Art großer Migranten, hinter denen nichts mehr wächst, wo sie durchgezogen sind, Zivilisationen zerstört – wenngleich diese Zerstörungen, wie wir sehen werden, auf zweifache, sehr unterschiedliche Weise eintreten können. Wie sollte das Überschreiten einer Schwelle nicht Verheerungen an anderer Stelle mit sich bringen? Über die verlassenen Stätten schließt sich erneut der organlose Körper. Das Theater der Grausamkeit ist nicht zu trennen vom Kampf gegen unsere Kultur, nicht vom Aufeinanderprallen der »Rassen« und nicht von Artauds großer Wanderung hin nach Mexiko, seinen Mächten und Religionen: die Individuierungen treten nur in ausdrücklich durch intensive Erschütterungen definierten Kraftfeldern auf, die grausame Figuren einzig als induzierte Organe, Teile von Wunschmaschinen (die Mannequins) antreiben.[28] Wie wäre *Eine Zeit in der Hölle* zu trennen von der Denunziation der Familien Europas, vom Aufruf zu bislang viel zu gemächlich eintretenden Zerstörungen, von der Bewunderung für den Sträfling, vom gewaltigen Überschreiten der Schwellen der Geschichte, von dieser ungeheuerlichen Wanderung, dem Zur-Frau-Werden, dem Zum-Skandinavier-und-Mongolen-Werden, »den Wanderungen der Völker und Kontinente«, dem Gefühl bloßer Intensität, das Delirium und Halluzination leitet, und, nicht zu vergessen, diesem entschlossenen, beharrlichen, materiellen Willen, »von minderwertiger Rasse, von aller Ewigkeit her« zu sein: »Ich habe alle Söhne aus guter Familie kennengelernt ... Ich habe niemals zu diesem Volke gehört; ich bin niemals ein Christ ge-

28 Über das Spiel der Rassen und Intensitäten im Theater der Grausamkeit vgl. Artaud, *Œuvre complète*, Bd. IV und V (so etwa das Vorhaben »Die Eroberung von Mexiko«, IV, S. 151; sowie die Rolle der Vibrationen und Rotationen in »Les Censi«, V, S. 46 ff.).

wesen ... Ja, meine Augen sind eurem Lichte verschlossen. Ich bin ein Tier, ein Neger.«[29]
Und kann man Zarathustra von der »großen Politik«, vom Aufschwung der Völker trennen, der Nietzsche sagen läßt: ich bin nicht Deutscher, ich bin Pole. Da erneut entstehen die Individuierungen nur in Kraftkomplexen, die die Personen als gleichviele intensive Zustände, inkarniert in einem »Verbrecher«, determinieren, und diese hören nicht auf, Schwellen zu überschreiten, indem sie die künstliche Einheit einer Familie wie eines Ich vernichten: »Ich bin Prado, ich bin auch der Vater Prado, ich wage zu sagen, daß ich auch Lesseps bin ... ich wollte meinen Parisern, die ich liebe, einen neuen Begriff geben – den eines anständigen Verbrechers. Ich bin auch Chambige – auch ein anständiger Verbrecher ... Was unangenehm ist und meiner Bescheidenheit zusetzt, ist, daß im Grund jeder Name in der Geschichte ich bin ...«[30] Niemals jedoch geht es darum, sich mit Figuren zu identifizieren, wie man es falscherweise von dem Verrückten sagt, der angeblich »sich für ... hält«. Es handelt sich um etwas ganz anderes, nämlich die Völker, Kulturen und Götter mit Intensitätsfeldern auf dem organlosen Körper zu identifizieren, die Figuren, Rollen mit den diese Felder erfüllenden Zuständen zu identifizieren und mit Wirkungen, die die Felder blitzartig heimsuchen und durchqueren. Von daher ergibt sich in der ihnen eigentümlichen Magie die Rolle der Namen: nicht ein Ich identifiziert sich auf einer Szene der Repräsentation mit Rassen, Völkern, Personen, sondern Eigennamen identifizieren diese mit Regionen, Schwellen oder Wirkungen im Rahmen einer Produktion intensiver Quantitäten. Die Theorie der Eigennamen darf sich nicht in Begriffen der Repräsentation erfassen, denn sie verweist auf die Klasse der »Wirkungen« (Effekte): diese sind nicht einfach Folgephänomene von Ursachen, sondern das Durchdringen eines Bereichs, das Wirksamwerden eines Systems von Zeichen. Dies sieht man sehr gut in der Physik, wo die Eigennamen solche Wirkungen, Effekte innerhalb von Spannungsfeldern bezeichnen (das Joulesche Gesetz, die Seebecksche »Loch-

29 A. Rimbaud, *Sämtliche Dichtungen*, Französisch mit deutscher Übertragung von Walther Küchler, Heidelberg 1960, S. 299/271/267/275.

30 Fr. Nietzsche, Brief an J. Burckhardt vom 5. Januar 1889, *Werke*, Bd. III (ed. Schlechta), München 1969[6], S. 1351.

sirene«, die Kelvinskala ...). Wie in der Physik, so in der Geschichte: ein Jeanne d'Arc-Effekt, ein Heliogabal-Effekt – alle *Namen* der Geschichte, und nicht der Name des Vaters ...

Über das Wenige an Realität, den Realitätsschwund, den mangelnden Kontakt mit dem Leben, über den Autismus und die Athymie wurde schon alles gesagt, hat nicht zuletzt der Schizophrene selbst alles gesagt – allzu bereit, in das erwartete klinische Muster zu schlüpfen. Dunkle Welt, wachsende Wüste: eine einsame Maschine dröhnt am Strand, installiert in der Wüste eine Atomfabrik. Wenn der organlose Körper wohl diese Wüste ist, so als unteilbare, unauflösbare Strecke, die der Schizo überfliegt, um überall dort zu sein, wo Wirkliches produziert wird, wo Wirkliches produziert worden ist und produziert werden wird. Wahr ist, daß die Realität aufgehört hat, ein Prinzip zu sein. Einem solchen Prinzip zufolge war die Realität des Realen als teilbare abstrakte Quantität gesetzt, das Reale aber auf qualifizierte Einheiten, unterschiedene qualitative Formen verteilt worden. Demgegenüber ist das Reale jetzt ein Produkt, das die Abstände in intensiven Quantitäten mit einschließt. Das Unteilbare ist eingeschlossen, was bedeutet, daß dasjenige, von dem es eingeschlossen wird, ohne Wechsel von Natur oder Form sich nicht teilt. Der Schizo ist ohne Prinzipien: eine Sache ist er nur, wenn er eine andere ist. Er ist Mahood nur, wenn er auch Worm ist, und Worm, wenn er Meier ist. Er ist ein junges Mädchen nur, wenn er auch ein Alter ist, der das junge Mädchen mimt oder simuliert. Oder vielmehr, wenn er jemand ist, der einen Alten simuliert, der im Begriff ist, ein junges Mädchen zu simulieren. Oder vielmehr wenn er jemand simuliert ... usw. Darin bestand schon die ganz und gar orientalische Kunst der römischen Herrscher: die zwölf Paranoiker von Sueton. Erneut treffen wir auf die doppelte Promenande des Schizo: der geographischen äußeren Reise gemäß unauflösbaren Distanzen, der historischen inneren Reise gemäß einschließenden Intensitäten, in einem wunderschönen Buch von Jacques Besse: Christoph Kolumbus beruhigt seine meuternde Mannschaft und wird wieder Admiral nur dadurch, daß er einen (falschen) Admiral simuliert, der eine tanzende Hure simuliert.[31] Aber die Simulierung gilt es wie vordem die Identifikation zu verstehen, sie bringt jene stets in Intensitäten ein-

31 Jacques Besse, »Le Danseur«, in: *La Grande Pâque,* Ed. Belfond 1969 (der ganze

geschlossenen unauflösbaren Distanzen zum Ausdruck, die sich, die einen in den anderen, teilen, indem sie die Form wechseln. Ist die Identifikation Namensgebung und Bezeichnung, so die Simulation deren korrespondierende Schrift, eine, unmittelbar im Realen, eigentümlich polyvoke Schrift. Sie hebt das Reale ab von seinem Prinzip bis zu dem Punkt, wo es wirklich von der Wunschmaschine produziert wird. Zu dem Punkt, wo die Kopie aufhört, Kopie zu sein, um das Reale *und sein Artefakt* zu werden. Ein intensives Reales, wie in der Koextension von Natur und Geschichte produziert, ergreifen, das römische Reich ausgraben, die mexikanischen Städte, die griechischen Götter und die entdeckten Kontinente, um daraus das Immer-Mehr an Realität zu fördern und den Schatz der paranoischen Foltern und zölibatären Herrlichkeiten zu erstellen – alle Pogrome der Geschichte bin ich, und alle Triumphe auch, als lösten sich aus dieser extremen Polyvozität einige univoke einfache Ereignisse: darin besteht, nach der Formulierung Klossowskis, der »Histrionismus« des Schizophrenen, das wahre Programm eines Theaters der Grausamkeit, das In-Szene-Setzen einer Maschine zur Erzeugung des Realen. Weit entfernt, den, man weiß nicht welchen, Kontakt mit der Welt verloren zu haben, steht der Schizophrene vielmehr dem schlagenden Herzen der Realität am nächsten, an dem in die Produktion des Realen übergehenden heftigen Punkt, der Reich sagen läßt: »*Das Spezifische an der Schizophrenie ist das Erlebnis des Lebendigen, Vegetativen im Körper* ... Der Neurotiker und der Perverse verhalten sich zum Schizophrenen in puncto Lebenserleben wie der geizige Kleinkrämer zum großzügigen Geldschrankknacker.«[32] Also stellt sich erneut die Frage: wer reduziert den Schizophrenen auf seine autistische, hospitalisierte, von der Realität abgeschnittene Gestalt? Ist es der Prozeß oder nicht vielmehr die Unterbrechung des Prozesses, seine Exasperation, seine Fortsetzung ins Leere? Wer zwingt den Schizophrenen, auf einen wieder taub, blind und stumm gewordenen organlosen Körper sich zurückzuziehen?

erste Teil des Buches zeichnet die Promenade des Schizo in der Stadt; der zweite Teil, »Légendes folles«, erstellt die Halluzination oder das Delirium historischer Episoden).

32 W. Reich, *Die Funktion des Orgasmus, Die Entdeckung des Orgons*, Frankfurt 1972, S. 59. Zur Kritik des Autismus vgl. Roger Gentis, *Les Murs de l'asile*, Maspero 1970, S. 41 ff.

Man sagt: er hielt sich für Ludwig XVII. Keineswegs. Im Zentrum der Affaire Ludwig XVII. oder vielmehr des schönsten Falles, jenes des Prätendenten Richemont, steht eine zölibatäre oder Wunschmaschine: das Pferd mit den kurzen beweglichen Beinen, in das der Dauphin hätte gelegt werden sollen, um darin zu fliehen. Ringsherum dann die Produktions- und Anti-Produktionsagenten, die Organisatoren der Flucht, die Komplizen, die alliierten Herrscher, die revolutionären Feinde, die feindseligen, eifersüchtigen Onkel, sie alle sind keine Personen, sondern gleichviele Zustände des Auf- und Abstiegs, die der Prätendent durchläuft. Mehr noch, der Geniestreich des Prätendenten Richemont besteht nicht einfach darin, von Ludwig XVII. zu »berichten«, noch von den anderen Prätendenten zu berichten, indem er sie als falsche denunziert. Er berichtet von diesen, indem er sie auf sich nimmt, sie authentifiziert, d. h. auch sie zu Zuständen macht, die er durchlaufen hat: ich bin Ludwig XVII., aber ich bin auch Hervagault und Mathurin Bruneau, die erklärten, sie seien Ludwig XVII.[33] Richemont identifiziert sich nicht mit Ludwig XVII., er macht den Vorrang geltend, der jenem gebührt, der alle Singularitäten der Reihe, die in der Maschine zur Beseitigung Ludwig XVII. konvergiert, durchläuft. Nicht ein Ich steht im Zentrum, und nicht Personen stehen verteilt im Umkreis. Nichts als eine Reihe von Singularitäten im disjunktiven Netz, oder Intensitätszustände im konjunktiven Gefüge, und im weiteren ein transpositionelles Subjekt, das alle Zustände durchläuft, über die einen als seine Feinde triumphierend, die anderen als seine Verbündeten auskostend, und überall die betrügerische Prämie seiner Verwandlungen einstreichend. Partialobjekt: eine bestimmte Narbe, im übrigen zweifelhaft, gibt einen besseren Beweis ab als alle Kindheitserinnerungen, die dem Prätendenten fehlen. Folglich kann die konjunktive Synthese sich äußern: also bin ich der König! Also gebührt mir das Königreich! Aber dieser Ich ist nur mehr das residuale Subjekt, das den Kreis durchmißt und sich aus seinen Oszillationen erschließt.

Jegliches Delirium besitzt einen welthistorsichen, politischen, rassischen Inhalt; Rassen, Kulturen, Kontinente, Königreiche reißt es mit sich und wirbelt sie durcheinander: und da fragt man noch, ob diese lange Abtrift nicht nur ein Derivat von Ödipus

33 Maurice Garçon, *Louis XVII ou la fausse énigme*, Hachette 1968, S. 177.

bilde. Die familiale Ordnung bricht, die Familie, Sohn, Vater, Mutter, Tochter werden zurückgewiesen. – »Ich meine Familien wie die meinige, deren ganzer Besitz sich von der Erklärung der Menschenrechte ableitet!«; »Suche ich meinen größten Gegensatz, so finde ich stets meine Mutter und Schwester; mich mit solcher deutschen canaille verwandt zu sehen, war Blasphemie gegenüber der Göttlichkeit ... der tiefste Einwand wider meinen Gedanken der ewigen Wiederkehr.« Zu erkennen bleibt, ob das Historisch-Politische, Rassische und Kulturelle nur einen Teil eines manifesten Inhalts ausmacht und in einem wesentlichen Sinne von einer Aufarbeitung abhängig ist, oder ob es demgegenüber als Faden des Latenten, den die Familienordnung uns verbirgt, verfolgt werden soll. Soll der Bruch mit der Familie als eine Art »Familienroman« begriffen werden, der uns genau auf jene zurückführte, uns verwiese auf ein Ereignis oder eine strukturale Determination innerhalb der Familie selbst? Oder zeigt sich darin nicht, daß das Problem ganz anders gestellt werden muß, weil für den Schizo selbst es *sich* woanders stellt, außerhalb der Familie? Sind »die Namen der Geschichte« Derivate des Namens des Vaters und die Rassen, Kulturen und Kontinente Substitute von Papa-Mama, Abkömmlinge der ödipalen Genealogie? Hat die Geschichte den toten Vater zum Signifikanten? Betrachten wir nochmals den Wahn Präsident Schrebers. Gewiß ist der Gebrauch der Rassen, ist der Begriff der Geschichte oder ihre Bereitstellung grundsätzlich anders als bei den zuvor herangezogenen Autoren. So sind die Denkwürdigkeiten Schrebers voll seiner Theorie der von Gott erwählten Völker und der Hinweise auf Gefahren, die auf die Deutschen, das gerade auserwählte Volk, zukommen, so die Bedrohung durch Juden, Katholiken, Slawen. In seinen heftigen Metamorphosen und Durchgängen wird Schreber Schüler der Jesuiten, Bürgermeister einer Stadt, in der die Deutschen sich mit den Slawen schlagen, ein junges Mädchen, das das Elsaß gegen die Franzosen verteidigt; schließlich überschreitet er den arischen Gradienten oder die arische Schwelle, um mongolischer Fürst zu werden. Was bedeutet all dieses Werden? Es gibt keinen paranoischen Wahn, der solche historischen, geographischen und rassischen Massen nicht zusammenrührte. Falsch wäre nun, daraus zum Beispiel zu schließen, die Faschisten seien einfache Paranoiker. Falsch wäre es genau deshalb, weil, beim augenblicklichen Stand der Dinge, dies immer noch hieße, den historschen und politischen Gehalt des Wahns auf eine interne familiale Determination zurückzubeziehen. Und noch mehr beunruhigt uns, daß in der Analyse Freuds dieser ganze enorme Inhalt vollständig verschwindet: keine Spur mehr davon, alles ist niedergedrückt, zermahlen, in Ödipus trianguliert, alles ist auf den Vater zugeschnitten. Derart aber enthüllt sich das Ungenügen der ödipalen Psychoanalyse am schonungslosesten.

Betrachten wir noch einen paranoischen Wahn mit ungemein starkem politischen Gehalt, von dem Maud Mannoni berichtet. Das Beispiel scheint uns um so schlagender, als wir für das Werk Maud Mannonis und die Art und Weise, wie sie die institutionellen und anti-psychiatrischen Probleme zu stellen vermag, große Bewunderung hegen. Hier nun der Fall eines Patienten aus Martinique, der in seinem Wahn sich in Beziehung setzt zu den Arabern, zum algerischen Krieg, zu den Weißen, den Mai-Ereignissen usw.:

»Ich bin krank geworden durch das algerische Problem. Ich habe nämlich die gleiche Dummheit wie sie gemacht (Geschlechtsverkehr). Sie haben mich als Rassenbruder adoptiert. In mir fließt mongolisches Blut. Die Algerier haben mich in alle möglichen Realisationen umgegossen. Ich hatte rassistische Ideen ... Ich stamme aus der Dynastie der Gallier, deswegen bin ich soviel wert wie ein Adliger ... Man soll meinen Namen analysieren, soll ihn wissenschaftlich analysieren, und dann kann ich einen Harem einrichten.«

Nun erkennt Maud Mannoni den in der Psychose implizierten Charakter der »Revolte« und der »Wahrheit für alle« wohl an, möchte zugleich aber den Ursprung des Berstens der familialen Beziehungen zugunsten von Themen, die das Subjekt selbst als rassistische, politische und metaphysische deklariert, innerhalb der als Matrix begriffenen familialen Struktur gewahrt wissen. So ist dieser Ursprung denn in der symbolischen Leere oder »der anfänglichen Verwerfung des Signifikanten des Vaters« gefunden. Der wissenschaftlich zu analysierende Name, der zudem die Geschichte heimsucht, ist nur mehr der väterliche Name. In diesem wie in anderen Fällen auch zielt die Verwendung des Lacanschen Konzepts der Verwerfung auf die forcierte Ödipalisierung des Rebellen: die Abwesenheit von Ödipus wird als *Mangel* von seiten des Vaters, als Loch in der Struktur, interpretiert; schließlich verweist man uns dann im Namen dieses Mangels an den anderen ödipalen Pol, den der imaginären Identifikationen im mütterlichen Undifferenzierten. Unbarmherzig funktioniert das Gesetz des *double bind*, wirft uns von einem zum anderen Pol in dem Sinne, als das, was im Symbolischen verworfen ist, im Realen in halluzinatorischer Form wieder in Erscheinung treten muß. Auf diese Weise jedoch *wird der gesamte historisch-politische Stoff interpretiert als Ensemble imaginärer Identifikationen* unter der Abhängigkeit von Ödipus oder dessen, was dem Subjekt, um sich ödipalisieren zu lassen, »ermangelt«.[34] Und sicher ist keine Frage, ob die familialen Determinationen oder Indeterminationen eine Rolle spielen, denn offensichtlich tun sie das. Aber ist diese Rolle eine anfängliche der symbolischen Organisation (oder Desorganisation), aus der die schwankenden Inhalte des historischen Wahns, Splittern eines imaginären Spiegels gleich, abzuleiten wären? Die Leere des Vaters, die krebsartige Entwicklung der Mutter und der Schwester, bildet das die trinitarische Formel des Schizo, die ihn auf Ödipus zurückführt, forcierter Zwang? Und doch, wir haben es gesehen, wenn ein Problem sich in der Schizophrenie nicht stellt, so das der Identifikationen ... Und wenn heilen ödipalisieren heißt, versteht man auch das Zusammenzucken des Kranken, der »nicht geheilt werden will« und die Analytikerin wie eine Verbündete der Familie und schließlich der Polizei behandelt. Ist der Schizophrene krank und von der Realität abgeschnitten, weil ihm Ödipus fehlt, oder weil ihm etwas in Ödipus »fehlt« – oder ist er vielmehr aus Gründen der Ödipalisierung krank, die zu ertragen ihm unmöglich ist und wo doch alle mitwirken, sie ihm aufzudrängen (die gesellschaftliche Repression vor der Psychoanalyse)?

34 Maud Mannoni, *Der Psychiater, sein Patient und die Psychoanalyse*, Olten 1973, S. 106 ff.: »Die Personen der Ödipustragödie sind zur Stelle, aber in dem Spiel des Rollentauschs bleibt ein Platz leer ... Alles, was auf den Phallus und auf den Vater hinweist, wird verworfen ... Jedes Mal, wenn Georges versucht, sich als Wünschender zu begreifen, wird er auf eine Form der Identitätsauflösung gestoßen. Er ist ein anderer, an das Bild der Mutter gefesselt ... Er findet aus einer imaginären Position, an die ihn die mütterliche Imago fesselt, nicht heraus; von daher bestimmt sich sein Ort in der ödipalen Dreieckssituation, daher auch jener Identifikationsvorgang, in dem es nur, in einer rein imaginären Dialektik, die Zerstörung des einen oder anderen Partners gibt ...«

Das schizophrene Ei ist wie das biologische Ei: beider Geschichte weist ähnliche Züge auf und ihre Erkenntnis stieß auf gleiche Hindernisse, gleiche Illusionen. Zunächst glaubte man, daß innerhalb der Entwicklung und Differenzierung des Eies wirkliche »Organisatoren« das Schicksal der Teile determinieren. Dann stellte man fest, daß zum einen alle Arten variabler Substanzen die gleiche Wirkung wie der in Betracht gezogene Stimulus aufwiesen, daß zum anderen die Teile selbst spezifische Kompetenzen oder Potentialitäten besaßen, die dem Stimulus nicht zur Verfügung standen (Verpflanzungsexperiment). So kam die Idee auf, die Stimuli nicht als Organisatoren, sondern als einfache Induktoren zu denken: letztlich als Induktoren beliebiger Natur. Alle Arten von Substanzen, alle Arten Material, totes, gekochtes, zerriebenes zeitigen die gleiche Wirkung. Das hatte schließlich die Illusion hervorgerufen, man habe damit die *Anfänge* der Entwicklung erkannt: die Einfachheit des Anfangs, zum Beispiel aus Zellteilung bestehend, konnte an eine Art Adäquation zwischen Induziertem und Induktor glauben lassen. Nur wissen wir allzu genau, daß die Beurteilung einer Sache aus ihren Anfängen immer schlecht ausfällt, denn diese ist, um in Erscheinung zu treten, gezwungen, strukturale Zustände zu imitieren, in Kraftzustände zu schlüpfen, die ihr als Masken dienen. Mehr noch: man kann *von Anfang an* erkennen, daß sie davon einen ganz anderen Gebrauch macht, daß sie schon unter der Maske, durch die Maske hindurch, die Endformen und spezifischen höheren Zustände, die sie in der Folge für sich bestimmen wird, besetzt. Das ist auch die Geschichte von Ödipus: die Elterngestalten sind keineswegs Organisatoren, sondern Induktoren oder Stimuli beliebigen Wertes, die ganz anders geartete, mit einer gewissen Indifferenz gegen den Stimulus ausgestattete Prozesse auslösen. Zweifellos kann man *glauben*, daß zu Anfang (?) der Stimulus, der ödipale Induktor ein wirklicher Organisator sei. Nur ist Glauben eine Operation des Bewußtseins und des Vorbewußten, eine äußerliche Perzeption und keine Operation des Unbewußten auf sich selbst. Und von den ersten Anfängen des Kleinkindes an handelt es sich um ein ganz anderes Unternehmen, das die Ödipusmaske durchbohrt, einen anderen Strom, der durch all diese Risse fließt, ein anderes Abenteuer: das der Wunschproduktion. Nun kann man nicht sagen, die Psychoanalyse hätte dies nicht in gewisser Weise erkannt. In seiner Theorie der Urphantasie, seinen Anmerkungen über die Spuren einer archaischen Vererbung und endogene Quellen des Überich bestätigt Freud fortwährend, daß weder die wirklichen noch die vom Kind vorgestellten Eltern die aktiven Faktoren sind. Gleiches und mit größerem Recht kann auch von den Schülern Lacans behauptet werden, wenn sie die Unterscheidung von Imaginärem und Symbolischem wieder aufnehmen, wenn sie den Namen des Vaters zur Imago, die den Signifikanten betreffende Verwerfung zu einem realen Abwesendsein oder Fehlen der Elternpersonen in Gegensatz bringen. Man kann nicht besser anerkennen, daß die Elterngestalten beliebige Induktoren sind und daß der wahrhaftige Organisator woanders ist, an der Seite des Induzierten und nicht des Induktors. Aber da, wie für das biologische Ei gleichermaßen, beginnt das Problem. Denn besteht unter diesen Umständen nicht nur mehr der Ausweg, die Idee eines »Terrains« zu restaurieren, sei es in Form einer phylogenetisch angeborenen Präformation, sei es in Form eines an die Prämaturität gebundenen symbolisch-kulturellen Apriori? Schlimmer noch, es ist klar, daß man, wenn ein solches Apriori geltend gemacht wird, keineswegs aus dem Familialismus in seiner engsten Bedeutung, der die gesamte Psychoanalyse belastet, ausschert, sich im Gegenteil darin noch mehr verstrickt und ihn generalisiert. Man hat den Eltern ihre wahre Stellung im Unbewußten, die beliebiger Induktoren, zugewiesen und fährt doch weiterhin fort, die Rolle des Organisators symbolischen oder strukturalen Elementen zu überantworten, die noch der Familie und der ödipalen Matrix angehören. Einmal mehr bricht man nicht aus: nur hat man die Mittel gefunden, die Familie zu einer transzendenten umzugestalten.

Da ist er, der unheilbare Familialismus der Psychoanalyse, der das Unbewußte in das Gehäuse von Ödipus sperrt, der es beidseitig abbindet, die Wunschproduktion erdrückt, den Patienten darauf konditioniert, Papa-Mama zu antworten und immer wieder Papa-Mama zu konsumieren. Also hatte Foucault vollständig Recht, als er sagte, die Psychoanalyse vollende in gewisser Weise, was die Anstaltspsychiatrie des 19. Jahrhunderts mit Pinel und Tuke sich zum Ziel gesetzt hatte: den Wahnsinn an den elterlichen Komplex zu schweißen, ihn »mit der halb realen, halb imaginären Dialektik der Familie« zu verbinden, – einen Mikrokosmos zu erstellen, in dem »die großen massiven Strukturen der bürgerlichen Gesellschaft und ihrer Werte« sich symbolisieren, Familie-Kinder, Verfehlung und Bestrafung, Wahnsinn-Unordnung, – es dazu zu bringen, daß die Aufhebung der Alienation denselben Weg geht wie die Alienation, Ödipus an beiden Enden, und auf diese Weise die moralische Autorität des Arztes als Vater und Richter, Familie und Gesetz zu begründen, – und endlich in das folgende Paradoxon zu geraten: »Während der Geisteskranke völlig in der wirklichen Gestalt seines Arztes entfremdet wird, löst so der Arzt die Realität der Geisteskrankheit im kritischen Begriff von Wahnsinn auf.«[35] Erhellende Seiten. Fügen wir hinzu, daß die Freudsche Psychoanalyse einen bestimmten intensiven Gebrauch der Familie vornahm, indem sie die Krankheit in einen dem Patienten inhärenten familialen Komplex und dann diesen selbst in die Übertragungssituation oder das Verhältnis von Patient und Arzt einband. Gewiß verzerrte dieser Gebrauch den Charakter der intensiven Quantitäten im Unbewußten. Aber er respektierte doch teilweise noch das allgemeine Prinzip der Produktion dieser Quantitäten. Demgegenüber hat die Familie sich erneut in ihrem Umfang entfaltet, hat den Status eines Gradmessers der Stärke von Alienation und deren Aufhebung erhalten, als eine neuerliche Auseinandersetzung mit der Psychose anstand. So hat denn die Untersuchung

35 Michel Foucault, *Wahnsinn und Gesellschaft*, Frankfurt 1969, S. 534 ff.: »In diesem Ausmaß konvergiert die Psychiatrie des neunzehnten Jahrhunderts erst wirklich auf Freud zu, der als erster die Realität des aus Arzt und Patienten bestehenden Paars akzeptiert hat ... Freud hat alle Strukturen, die Pinel und Tuke in der Internierung angebracht hatten, in die Hände des Arztes übergehen lassen. Er hat den Kranken zwar von jener Existenz im Asyl befreit, in die ihn seine ›Befreier‹ gestellt hatten, aber er hat ihn nicht von dem befreit, was es in dieser Existenz an Essentiellem gab. Er hat seine Kräfte neu gruppiert, er hat sie bis zum Maximum angespannt, indem er sie zwischen den Händen des Arztes verknüpfte. Er hat die psychoanalytische Situation geschaffen, in der durch einen genialen Kurzschluß die Alienation zur Aufhebung der Alienation wird, weil sie im Arzt zum Subjekt wird. Der Arzt als alienierende Gestalt bleibt der Schlüssel der Psychoanalyse. Vielleicht kann die Psychoanalyse und vielleicht wird die Psychoanalyse jene Stimmen der Unvernunft nicht hören können, noch für sie selbst die Zeichen des Irrsinns entziffern können, weil sie jene letzte Struktur nicht aufgehoben und darin alle anderen zusammengeführt hat. Die Psychoanalyse kann einige der Wahnsinnsformen auflösen; sie bleibt der souveränen Arbeit der Unvernunft fremd.«

der Familien Schizophrener Ödipus dadurch wieder in Schwung gebracht, daß sie ihn im extensiven Rahmen einer entfalteten Familie zum Herrscher einsetzte, wo nicht nur jeder einzelne mehr oder weniger gut sein Dreieck mit dem der anderen kombinierte, sondern wo die Familie in ihrer Gesamtheit zwischen den beiden Polen einer strukturierenden und differenzierenden »gesunden« Triangulation und pervertierter, mit dem Undifferenzierten sich verschmelzender Dreiecksformen hin und her pendelte.

Unter einem gemeinsamen »Postulat der Verschmelzung« analysiert Jacques Hochman interessante Spielarten psychotischer Familien: die eigentlich verschmolzene Familie, in der allein die Unterscheidung zwischen dem Innen und dem Außen (jenen, die nicht zur Familie gehören) existiert; die gespaltene Familie, die in ihrem Innern Blöcke, Clans oder Koalitionen errichtet; die röhrenförmige Familie, in der das Dreieck unendlich sich multipliziert, indem jedes Mitglied sein eigenes besitzt, das sich mit den anderen verschachtelt, ohne daß die Grenzen der Kernfamilie erkennbar werden; die verwerfende Familie, die die Unterscheidung einschließt und sie zugleich in einem ihrer ausgeschlossenen, annulierten, verworfenen Mitglieder beschwört.[36] Man begreift, daß ein solches Konzept wie das der Verwerfung in diesem extensiven Rahmen einer Familie funktioniert, in der mehrere, mindestens drei Generationen die Bedingung zur Herstellung eines Psychotikers abgeben: zum Beispiel bewirken die Störungen, die die Mutter in ihrer Beziehung zu ihrem Vater erfährt, daß seinerseits der Sohn nicht mehr in der Lage ist, »den Wunsch« auf seine Mutter »zu richten«. Hieran knüpft sich die eigentümliche Vorstellung, daß der Psychotiker nur darum Ödipus entwischt, weil er ein Psychotiker im Quadrat ist und eine noch die Großeltern umfassende Fläche einnimmt. Damit gewinnt das Problem der Kur seine Nähe zur Differentialrechnung, deren Verfahren der Depotenzierung die primären Funktionen wiederzufinden und das charakteristische oder Kerndreieck wiederherzustellen gestattet – immer wieder eine heilige Dreieinigkeit, das Eintreten in eine Dreiersituation ... Es ist einsichtig, daß dieser umfängliche Familialismus, in der die Familie

36 Jacques Hochmann, *Thesen zu einer Gemeindepsychiatrie*, Frankfurt 1973, Kap. IV. (Und »Le postulat fusionel«, *Information psychiatrique*, September 1969).

die der Alienation und ihrer Aufhebung zukommenden Fähigkeiten zugesprochen bekommt, die Aufgabe grundlegender, die Sexualität betreffender Positionen der Psychoanalyse herbeiführt, dies trotz des weiterhin formaliter aufrechterhaltenen analytischen Vokabulars. Wahrhaftige Regression zugunsten der Taxinomie von Familien. Dies zeigt sich klar in den Ansätzen der Gemeinschaftspsychiatrie und der sogenannten familialen Psychotherapie, die effektiv die Existenz der Asyle aufbrechen, aber damit nicht weniger deren Voraussetzungen tradieren und in grundlegender Weise an die Psychiatrie des 19. Jahrhunderts wieder anknüpfen, getreu dem Slogan von Hochman: »Von der Familie zur Krankenhausinstitution, von der Krankenhausinstitution zur Familieninstitution, ... therapeutische Rückkehr zur Familie ...«!
Aber selbst innerhalb der fortschrittlichen oder revolutionären Sektoren der institutionellen Analyse einerseits, der Anti-Psychiatrie andererseits besteht die Gefahr eines solchen umfänglichen Familialismus, entsprechend der doppelten Sackgasse des Ödipus, weiter, und zwar in der Diagnostik pathogener Familien als solcher ebenso wie in der Bildung therapeutischer Quasi-Familien. Einmal unterstellt, daß es nicht mehr darum geht, familiale und soziale Anpassungs- und Integrationskader zu reformieren, vielmehr originäre Formen aktiver Gruppen zu begründen, stellt sich nun die folgende Frage, wie sehr diese Basisgruppen künstlichen Familien ähnlich sind und bis zu welchem Punkt sie sich zur Ödipalisierung noch hergeben. Diese Fragen sind gründlich von Jean Oury analysiert worden. Sie verweisen darauf, daß, wie sehr auch immer die revolutionäre Psychiatrie mit den Idealen der Gemeinschaftsanpassung, mit all dem, was Maud Mannoni Anpassungspolizei nennt, brechen mag, sie gleichwohl in jedem Augenblick noch Gefahr läuft, auf den Rahmen eines strukturalen Ödipus heruntergeschraubt zu werden, dessen Fehlendes diagnostiziert und dessen Integrität wiederhergestellt wird – heilige Dreieinigkeit, die nicht aufhört, die Wunschproduktion zu erdrosseln, ihre Probleme zu ersticken. Der politische und kulturelle, der weltgeschichtliche und rassische Inhalt bleibt niedergedrückt in der kleinen ödipalen Mühle. Das ergibt sich, weil man daran festhält, die Familie als eine Matrix, besser: einen Mikrokosmos zu behandeln, als ein *expressives*

Milieu, das für sich selbst steht und das in dem Maße, wie es das Wirken entfremdender Kräfte auszudrücken fähig ist, diese gerade »mediatisiert«, indem es die wirklichen *Produktions*kategorien in den Wunschmaschinen unterdrückt. Es scheint uns, daß selbst bei Cooper ein solcher Gesichtspunkt haften bleibt (Laing löst sich, dank eines vom Orient kommenden Stromes, besser vom Familialismus).

»Familien«, so sagt Cooper, »vermitteln die soziale Realität ihren Kindern. Wenn die betreffende soziale Realität von entfremdeten sozialen Formen erfüllt ist, dann wird diese Entfremdung dem einzelnen Kind vermittelt und als Fremdheit in den Familienbeziehungen erlebt werden ... es (kann) geschehen, daß ein Mensch seine qualvolle Verwirrung durch eine ›psychotische‹ Konstruktion zu verringern versucht, beispielweise indem er sagt, sein Geist werde durch eine elektrische Maschine oder von Wesen aus dem Weltraum kontrolliert. Diese Konstruktionen sind jedoch weitgehend sinnbildliche Darstellungen des Familiengeschehens, dem zwar die Illusion der Substantialität anhaftet, das aber nichts anderes ist als die entfremdete Form der Handlung oder Praxis der Familienmitglieder, welche buchstäblich den Geist des psychotischen Angehörigen beherrscht. Die symbolischen Weltraumwesen sind eben jene Mutter, Vater und Geschwister, die mit dem sogenannten psychotischen Patienten am Frühstückstisch sitzen.«[37]

Selbst die wesentliche These der Anti-Psychiatrie, die in letzter Instanz eine Wesensidentität zwischen gesellschaftlicher und mentaler Entfremdung postuliert, muß in Abhängigkeit vom aufrechterhaltenen Familialismus und nicht seiner Zurückweisung verstanden werden. Denn nur in dem Maße, wie die zum Mikrokosmos und Gradmesser erhobene Familie die gesellschaftliche Entfremdung zum Ausdruck bringt, gilt von ihr, daß sie im Geist ihrer Mitglieder oder ihres psychotischen Mitgliedes die mentale Entfremdung »organsiert« (und wer ist, unter all ihren Mitgliedern, das »gute«?).

Es gilt im Folgenden auf eine, wenngleich verschwiegene Umwälzung zurückzukommen, die Bergson in der allgemeinen Konzeption der Beziehungen von Mikro- und Makrokosmos vorgenommen hat. Die Angleichung des Lebenden an einen Mikrokosmos ist ein antiker Topos. Aber der Welt ähnlich war das Lebende deshalb, so sagte man, weil es einmal ein isoliertes,

37 David Cooper, *Psychiatrie und Anti-Psychiatrie*, Frankfurt 1972, S. 51 f.

natürlicherweise geschlossenes System war oder zu einem solchen werden wollte: demnach war der Vergleich zwischen Mikro- und Makrokosmos der zweier geschlossener Figuren, deren eine in der anderen sich ausdrückte und sich ihr einschrieb. Indem Bergson zu Beginn seiner *Evolution créatrice* diese beiden Ganzheiten öffnet, ändert er grundlegend die Bedeutung des Vergleichs. Ist das Lebendige der Welt ähnlich, so vielmehr in dem Maße, wie es sich dem Öffnen der Welt selbst öffnet; ist es ein Ganzes, so in dem Maße, wie das Ganze, das der Welt ebenso wie das des Lebendigen, immer im Begriff ist, in eine nicht-zurückführbare, nicht-geschlossene zeitliche Dimension fortzuschreiten, sich einzuschreiben, in dieser sich zu erschaffen. Wir glauben Ähnliches von der Beziehung zwischen Familie und Gesellschaft. Das ödipale Dreieck gibt es nicht: stets ist Ödipus offen in einem selbst offenen gesellschaftlichen Feld. Der allen Winden, den vier Ecken des gesellschaftlichen Feldes offene Ödipus (nicht einmal 3 + 1, sondern 4 + *n*). Ein schlecht schließendes Dreieck, porös und durchlässig, ein geborstenes Dreieck, dem die Wunschströme anderen Orten zu entweichen. Wie sonderbar, daß es der Träume der Kolonisierten bedurfte, um zu bemerken, daß auf den Spitzen des Pseudo-Dreiecks Mama mit dem Missionar tanzte, Papa vom Steuereintreiber sich in den Arsch vögeln und das Ich von einem Weißen sich schlagen ließ. Genau die Paarung dieser Elternfiguren mit Agenten ganz anderer Natur, ihre Umklammerung, die an Kämpfende gemahnt, verhindert die Schließung des Dreiecks, verhindert, daß es für sich selbst gilt und sich anmaßt, diese andere Natur der im Unbewußten selbst aufweisbaren Agenten auszudrücken oder zu repräsentieren. Beim Fall einer an den Tod der Mutter gebundenen Verfolgungspsychose fragt Fanon sich zunächst, ob er es »mit einem unbewußten Schuldkomplex nach dem Tod der Mutter zu tun (hat), wie Freud ihn in *Trauer und Melancholie* beschrieben hat«; doch erfährt er bald, daß die Mutter von einem französischen Soldaten getötet wurde und daß der Patient seinerseits die Frau eines Kolonialisten erstochen hat, die nun, als aufgeschlitztes Phantom, fortwährend hereinbricht und ihn quält, wenn er an seine Mutter denkt.[38] Natürlich kann man immer sagen, daß solche Grenzsituationen wie Kriegstraumatismus, Kolonisiertenstatus,

38 Franz Fanon, *Die Verdammten dieser Erde*, Frankfurt 1966, S. 200 ff.

extremes soziales Elend usw. die Konstruktion des Ödipuskomplexes wenig begünstigen, und daß sie gerade dadurch eine psychotische Entwicklung oder eine Explosion besser ermöglichen können – wir spüren sehr wohl, daß das Problem woanders liegt. Denn abgesehen davon, daß man zugesteht, daß es eines bestimmten Komforts der bürgerlichen Familie bedarf, um ein ödipalisiertes Subjekt abzuliefern, drängt man die wissenswerte Frage, *was* denn nun in den wohlgestalteten Bedingungen des als normal oder normativ unterstellten Ödipus *wirklich besetzt wird*, fortschreitend mehr in den Hintergrund.
Der Revolutionär ist der erste, dem es rechtens gegeben ist zu sagen: Ödipus, kenne ich nicht – denn die abgetrennten Stücke bleiben an allen Ecken des historisch-gesellschaftlichen Feldes, das einem Schlachtfeld und keiner bürgerlichen Theateraufführung gleicht, kleben. Um so schlimmer für die Psychoanalytiker, wenn sie brüllen. Aber Fanon bemerkte, daß die stürmischen Perioden unbewußte Wirkungen nicht nur bei den aktiven Militanten, sondern gleichermaßen bei den Neutralen und jenen zeitigten, die sich bemühten, sich aus der Sache zu halten, sich nicht in die Politik zu mischen. Man wird Gleiches von offensichtlich friedlichen Zeiten sagen können: welch grotesker Irrtum, zu glauben, das Kind-Unbewußte kenne nur Papa-Mama und wisse nicht »auf seine Weise«, daß der Vater einen Unternehmer über sich sitzen hat, der kein Übervater ist, oder auch, daß er selbst ein Unternehmer ist, der kein Vater ist ... So daß wir für alle Fälle die folgende Regel aufstellen können: nur als Stücke existieren der Vater und die Mutter, und sie organisieren sich weder in einer Figur noch in einer Struktur, die beide in der Lage wären, das Unbewußte zu repräsentieren und zugleich in ihm die verschiedenen Agenten der Kollektivität zu repräsentieren, vielmehr zerbrechen jene stets in Fragmente, die diese Agenten streifen, sich wie in einem Handgemenge ihnen entgegenstellen oder sich mit ihnen versöhnen. Vater, Mutter, Ich: förmlich sich raufend, stehen sie in unmittelbarem Kontakt zu den Elementen der historisch-politischen Situation, dem Soldaten, dem Bullen, dem Okkupanten, dem Kollaborateur, dem Protestierenden oder Widerstand Leistenden, dem Unternehmer, der Frau des Unternehmers, die alle fortwährend jegliche Triangulation aufbrechen, und die verhindern, daß das jeweilige Situationsgefüge sich auf

den familialen Komplex beschränkt und sich in ihm verinnerlicht. Kurz, niemals stellt die Familie einen Mikrokosmos im Sinne einer autonomen Figur dar, die selbst einem größeren Kreis eingeschrieben wäre, den sie vermitteln und zum Ausdruck bringen würde. Die Familie ist von Natur aus exzentriert, dezentriert. Man erzählt uns von verschmolzener, gespaltener, röhrenförmiger, verwerfender Familie. Aber woher kommen die Einschnitte samt ihrer Aufteilung, die genau die Familie daran hindern, ein »Innen« zu sein? Denn es gibt immer einen Onkel in Amerika, einen Bruder, der auf die schiefe Bahn gekommen ist, eine Tante, die mit einem Tenor abgehauen ist, einen arbeitslosen, einen bankrotten oder in Konkurs geratenen Vetter, einen anarchistischen Großvater, eine verrückte oder kindische Großmutter im Hospital. Nicht die ganze Familie erzeugt diese Einschnitte, und die Einschnitte in ihr selbst sind keine der Familie: die Commune, die Affaire Dreyfus, Religion und Atheismus, der Krieg in Spanien, der Aufstieg des Faschismus, der Stalinismus, der Krieg in Vietnam, der Mai 68 ... Dies alles zusammen bildet die Komplexe des Unbewußten, und sie sind wirksamer als der immerwährende Ödipus. Und es handelt sich sehr wohl um das Unbewußte. Wenn Strukturen bestehen, so nicht im Geist, im Schatten eines phantastischen Phallus, der den Lücken, den Übergängen und Gruppierungen darin ihren Ort zuwiese. Sie existieren im unmittelbar für unmöglich erachteten Realen. Wie sagt Gombrowicz? Die Strukturalisten »suchen ihre Strukturen in der Kultur, ich in der unmittelbaren Realität. Meine Art zu sehen stand in direktem Bezug zu den gegebenen Ereignissen: Hitlerismus, Stalinismus, Faschismus ... Ich war fasziniert von den grotesken und schreckenerregenden Formen, die im zwischenmenschlichen Bereich hervortraten, indem sie alles das zerstörten, was bis dahin Verehrung genossen hatte.«[39]

Zu Recht erinnern die Hellenisten daran, daß schon beim ehrfurchtgebietenden Ödipus es sich um »Politik« gehandelt habe. Aber sie haben unrecht, wenn sie daraus schließen, die Libido habe infolgedessen nichts damit zu tun. Im Gegenteil: was die Libido quer durch die abgelösten Elemente von Ödipus besetzt, und zwar insoweit, als diese Elemente niemals eine mentale, autonome und expressive Struktur bilden, das sind jene extra-

39 Witold Gombrowicz, in: *L'Herne*, Nr. 14, S. 230.

und subfamilialen Einschnitte, *jene mit der Wunschproduktion verbundenen Formen der gesellschaftlichen Produktion.* Demnach verhehlt die Schizo-Analyse nicht, eine politische und gesellschaftliche Psychoanalyse, eine militante Analyse zu sein. Nicht, weil sie, den lächerlichen Voraussetzungen folgend, die bislang noch gelten, Ödipus auf die Kultur hin generalisierte, vielmehr, weil sie sich zur Aufgabe setzt, die Existenz einer unbewußten libidinösen Besetzung der historisch-gesellschaftlichen Produktion aufzuzeigen, die von den mit ihr koexistierenden bewußten Besetzungen unterschieden ist. Nicht zu Unrecht sagt Proust, daß er, weit entfernt, ein intimistisches Werk zu schaffen, weiter gehe als die Anhänger einer proletarischen oder Volkskunst, die sich damit begnügen, das Gesellschaftliche und Politische in »gewollt« expressiven Arbeiten zu beschreiben. Er für seinen Teil interessiert sich für die Art und Weise, wie die Affaire Dreyfus, dann der Krieg von 1914 die Familien wieder zerschneidet, darin neue Einschnitte und neue Konnexionen einführt, die einen Umbruch der homo- und heterosexuellen Libido nach sich ziehen (zum Beispiel im zerfallenen Milieu der Guermantes). Zur Libido gehört, das gesellschaftliche Feld unter unbewußten Formen zu besetzen und derart die gesamte Geschichte zu halluzinieren, die Zivilisationen, die Kontinente und Rassen zu delirieren und auf intensive Weise ein Welt-Werden zu »fühlen«. Keine signifikante Kette ohne einen, durch den Kopf eines paranoischen Weißen gehenden, ihm die Nachtruhe raubenden Chinesen, Arabers, Schwarzen. Die Schizo-Analyse setzt sich zum Ziel, das stets künstliche, repressive und reprimierte, von der Familie mediatisierte, ödipal-expressive Unbewußte auseinanderzunehmen, um zum unmittelbar produktiven Unbewußten zu gelangen. Jawohl, die Familie ist ein *Stimulus* – aber ein Stimulus beliebiger Natur, ein Induktor, der weder Organisator noch Desorganisator ist. Was die *Antwort* betrifft, so kommt sie immer von anderer Stelle. Wenn Sprache (langage) besteht, so auf der Seite der Antwort und nicht der des Stimulus. Selbst die ödipale Psychoanalyse hat sehr wohl die Indifferenz der effektiven Elternbilder, die Unreduzierbarkeit der Antwort auf die Stimulierung, die jene in Gang setzen, bemerkt. Aber sie hat sich damit zufriedengegeben, die Antwort ausgehend von einem noch familialen expressiven Symbolismus her zu verste-

hen, statt sie innerhalb eines unbewußten Systems der Produktion als solcher zu interpretieren (analytische Ökonomie).
Das große Argument des Familialismus ist: »Wenigstens am Anfang ...« Dieses Argument mag explizit formuliert werden, wahrt aber eine gewisse implizite Beständigkeit auch in den Theorien, die eine genetische Perspektive ablehnen. *Wenigstens am Anfang* soll das Unbewußte sich in einem Zustand familialer Beziehungen und Konstellationen ausdrücken, in denen das Reale, das Imaginäre und das Symbolische vermischt sind. Die gesellschaftlichen und metaphysischen Beziehungen sollen erst *nachträglich* auftreten, eine Art Jenseits. Und da der Anfang immer ein doppelter ist (eine Bedingung selbst noch der Unmöglichkeit, auszubrechen), macht man also einen ersten prä-ödipalen Anfang, »die ursprüngliche Undifferenziertheit der frühesten Stufen der Personalität« in der Beziehung mit der Mutter geltend, danach einen zweiten Anfang, Ödipus persönlich, mit dem Gesetz des Vaters und den exklusiven Differenzierungen, die es innerhalb der Familie vorschreibt – und endlich die berühmt-berüchtigte Latenz, *nach der* das Jenseits beginnt. Wie aber dieses Jenseits darin besteht, immer wieder andere den gleichen Weg gehen zu lassen (die zukünftigen Kinder), wie auch der erste Anfang »prä-ödipal« nur genannt wird, um damit schon seine Abhängigkeit von Ödipus als der Bezugsache kenntlich zu machen, so ist offensichtlich, daß man einfach die beiden Enden von Ödipus geschlossen hat, und daß das Jenseits oder das Nachträglich stets in Funktion von Ödipus, im Bezug zu Ödipus, im Rahmen von Ödipus interpretiert werden wird. Alles wird ihm zugeschlagen werden, wie es die Diskussionen über die jeweilige Rolle der frühkindlichen und aktuellen Faktoren bezeugen. Wie sollte es auch anders sein, solange der »aktuelle« Faktor noch unter dieser Form des Nachträglich erfaßt wird? Doch in Wirklichkeit wissen wir, daß die aktuellen Faktoren von Kindheit an vorhanden sind und die libidinösen Besetzungen in Abhängigkeit von den Einschnitten und Konnexionen, die sie in die Familie einführen, determinieren. Oberhalb, oder unterhalb, der Köpfe der Familienmitglieder findet die Wunschproduktion und die gesellschaftliche Produktion statt, und in der kindlichen Erfahrung erweisen sie beide ihre Wesensidentität wie ihre Differenz der Ordnung. Schaue man sich drei große

Kindheitsbücher an: *L'enfant* von Jules Vallès, *Bas les coeurs* von Darien, *Mort à crédit* von Céline. Man sieht in ihnen, wie Brot, Geld, Heim, sozialer Aufstieg, bürgerliche und revolutionäre Werte, Reichtum und Armut, Unterdrückung und Revolte, gesellschaftliche Klassen, politische Ereignisse, metaphysische und kollektive Probleme wie: was ist atmen? warum arm sein? warum gibt es Reiche? Objekte von Besetzungen werden, in denen den Eltern nur die Rolle partikularer Produktions- oder Anti-Produktionsagenten zukommen, die sich ständig mit anderen Agenten in den Haaren liegen, und die sie um so weniger ausdrücken, als sie sich mit ihnen im Himmel und in der Hölle des Kindes herumschlagen. Und das Kind fragt: Warum? Der Rattenmann wartet nicht, bis er Mann geworden ist, um die reiche und die arme Frau, die den aktuellen Faktor seines Zwangs abgeben, zu besetzen. Aus nicht eingestehbaren Gründen verneint man die Existenz einer kindlichen Sexualität, aber auch aus kaum zu billigenden Gründen reduziert man diese Sexualität darauf, die Mama zu wünschen und den Platz des Vaters zu begehren. Die Freudsche Erpressung besteht darin: entweder erkennt ihr den ödipalen Charakter der kindlichen Sexualität an, oder aber ihr verzichtet auf jede Position der Sexualität. Doch nicht einmal im Schatten eines transzendenten Phallus richten sich die unbewußten Wirkungen des »Bedeutens« auf die Gesamtheit der Determinationen des gesellschaftlichen Feldes, vielmehr ist es die libidinöse Besetzung dieser Determinationen, die deren einzigartigen Gebrauch innerhalb der Wunschproduktion und die spezifische Ordnung festlegt, die diese Produktion gegenüber der gesellschaftlichen einnimmt, und aus deren Verhältnis der Zustand des Wunsches und seiner Unterdrückung sich ergibt. Die libidinöse Besetzung ist es auch, die die Distribution der Agenten und das Ausmaß der Ödipalisierung der Sexualität bestimmt. Lacan spricht vom Drama des Gelehrten, das, in Abhängigkeit von Krisen und Brüchen innerhalb der Wissenschaft, bis zum Wahnsinn führen kann, und das »hier in Ödipus sich selbst einfügte unter dem Vorbehalt nur, diesen mit in die Sache zu ziehen«, konsequenterweise.[40] Jedes

40 Lacan, *Ecrits*, S. 870. (Für die spezifische Rolle der reichen Frau und der armen Frau beim »Wolfsmann« sei auf die Analysen von Lacan in »Le Mythe individuel du névrosé, *C.D.U.*, verwiesen, die in die *Ecrits* nicht aufgenommen wurden.)

Kind ist demgemäß ein kleiner Gelehrter, ein kleiner Cantor. Vergeblich auch mag man die Altersstufen aufsteigen, man wird an keiner Stelle ein Kind finden, das in einer expressiven oder signifikanten, autonomen Familienordnung gefangen ist. In seinen Spielen wie in seiner Nahrungsaufnahme, seinen Ketten und Vermittlungen findet schon der Säugling sich in eine aktuelle Wunschproduktion versetzt, in der die Eltern die Rolle von Partialobjekten, von Zeugen, von Zuträgern und Agenten spielen, innerhalb eines Prozesses, der sie an allen Ecken und Enden überflutet und der den Wunsch in einen unmittelbaren Bezug zur historisch-gesellschaftlichen Realität setzt. Wohl ist es wahr, daß nichts prä-ödipal ist, daß Ödipus bis ins früheste Kindesalter versetzt werden muß, wahr aber nur im Rahmen der Unterdrückung des Unbewußten. Nicht weniger wahr ist, daß innerhalb des Rahmens der Produktion alles anödipal ist, daß Nicht-Ödipales, Anödipales besteht, das ebenso früh wie Ödipus beginnt und ebenso spät noch läuft, mit einem anderen Rhythmus, innerhalb einer anderen Ordnung, einer anderen Dimension, mit anderen Anwendungen von Synthesen, die die Eigenproduktion des Unbewußten, dieses Waisen und Spielenden, des meditativen und gesellschaftlichen Unbewußten nähren.

Die Operation von Ödipus besteht darin, zwischen den gesellschaftlichen Produktions-, Reproduktions- und Anti-Produktionsagenten einerseits und den Agenten der sogenannten natürlichen familialen Reproduktion andererseits ein bijektives Beziehungsgefüge aufzurichten. Diese Operation heißt *Applikation*. Sie gleicht jenem Vorgang, bei dem die 4 ($+n$) Ecken eines Tuches so gefaltet werden, daß am Ende nur noch 3 übrigbleiben (3 + 1, um den transzendenten Faktor, der das Falten ausführt, zu bezeichnen). Zwangsläufig werden damit die kollektiven Agenten, innerhalb eines Äquivalenzsystems, das überall den Vater, die Mutter und das Ich wiederfindet, als Derivate oder Substitute elterlicher Figuren interpretiert. (Und auch nur aufgeschoben wird die Schwierigkeit, wenn man das System in seiner Gesamtheit betrachtet, indem man es nunmehr der Herrschaft eines transzendenten Terms, des Phallus, unterstellt.) Darin erweist sich ein falscher Gebrauch der konjunktiven Synthese, der sagen läßt: »das war also dein Vater, das war also deine Mutter ...« Und daß man erst nachträglich entdeckt, daß dies alles der Vater und die Mutter war, verwundert nicht im geringsten, da man schließlich unterstellt, daß es das schon von Anfang an war, aber in der Folgezeit vergessen/verdrängt wurde, um allerdings dann in bezug auf das, was folgte, wiedergefunden zu werden. Dieser Perspektive erwächst jene magische Formel, die das Bijektiv-Werden, das heißt die Niederlage des polyvoken Realen zugunsten einer symbolischen Beziehung zwischen zwei Gliederungen markiert: *das* also bedeutete *dies*. Explikativ läßt man alles von Ödipus ausgehen, mit um so stärkerer Gewißheit, als man diesem ja durch Applikation alles zugeführt hat. Nur zum Schein bildet Ödipus einen Anfang, sei dieser auch als historischer oder prähistorischer Ursprung oder als strukturale Fundierung bestimmt. Es ist ein gänzlich ideologischer Anfang, Anfang für die Ideologie. In der Tat ist Ödipus stets und allein der Endkomplex eines von einer gesellschaftlichen Formation konstituierten Anfangskomplexes. Alles wird jenem appliziert; die gesellschaftlichen Agenten und Produktionsverhältnisse sowie die ihnen entsprechenden libidinösen Besetzungen werden demzufolge den Figuren der familialen Reproduktion zugeschlagen. Im Anfangskomplex gab es die gesellschaftliche Formation, vielmehr die gesellschaftlichen Formationen; gab es Rassen, Klassen, Kontinente, Völker, Königreiche, Souveränitäten; gab es Jeanne d'Arc und den Großmogul, Luther und die aztekische Schlange. Im Endkomplex gibt es nur mehr Papa, Mama, Ich. *Von Ödipus, wie von der Wunschproduktion,* gilt also: er steht am Ende, nicht am Anfang. Doch im Vergleich heißt es, die Unterschiede zu sehen. Wir haben die Wunschproduktion als Grenze der gesellschaftlichen Produktion ausgemacht, als fortwährend entgegenwirkende Tendenz innerhalb der kapitalistischen Formation: der organlose Körper an der Grenze des deterritorialisierten Sozius, die Wüste vor den Toren der Stadt ... Aber dringend, wesentlich ist gerade, daß die Grenze verschoben, unschädlich gemacht wird und ins Innere der gesellschaftlichen Formation selbst übergeht oder Anstalten macht, dies zu tun. Die Schizophrenie oder Wunschproduktion, das ist die Grenze zwischen molarer Organisation und molekularer Vielheit des Wunsches. Diese Deterritorialisierungsgrenze muß jetzt ins Innere der molaren Organisation übergehen, muß sich einer künstlichen und unterwürfigen Territorialität applizieren. Man ahnt aus dem Vorausgegange-

nen, was Ödipus bedeutet: er verschiebt die Grenze, er internalisiert sie. Eher ein Volk von Neurotikern, als einen einzigen geglückten, nicht autistisierten Schizophrenen. Ein unübertreffliches Masseninstrument, bildet Ödipus die letzte unterwürfige und private Territorialität des europäischen Menschen. (Darüber hinaus geht die verschobene, beschworene Grenze ins Innere von Ödipus, zwischen seine zwei Pole, über.)
Ein Wort über die blamable Stellung der Psychoanalyse gegenüber Geschichte und Politik. Das Vorgehen ist wohlbekannt: man stellt Angesicht zu Angesicht den großen Mann der Masse gegenüber. Man gibt vor, mit diesen beiden Entitäten, diesen Marionetten: dem großen Krustentier und der wirbellosen Masse, Geschichte zu machen. Man setzt Ödipus an den Anfang. Auf der einen Seite der ödipal bestimmte große Mann: er hat also, in dieser nie endenden Mordtat, den Vater getötet, sei es, um ihn zu vernichten und sich mit der Mutter zu identifizieren, sei es, um ihn zu internalisieren, sich an dessen Stellen zu setzen oder sich auszusöhnen (und im Detail so viele Variationen, die den neurotischen, psychotischen, perversen oder »normalen«, will heißen sublimatorischen Lösungen entsprechen ...). Auf alle Fälle ist der große Mann schon groß, hat er doch im Guten oder Schlechten eine bestimmte originäre Lösung des Ödipuskonflikts gefunden. Hitler vernichtet den Vater und entfesselt aus sich heraus die Kräfte der bösen Mutter, Luther internalisiert den Vater und stellt einen Kompromiß mit dem Überich her. Auf der anderen Seite dann die Masse, gleichfalls ödipal definiert, durch Elternbilder zweiter Ordnung: kollektive. Das Treffen kann folglich stattfinden, Luther und die Christen des 16. Jahrhunderts, Hitler und das deutsche Volk, unter Beziehungen, die nicht notwendigerweise Identität implizieren müssen (Hitler spielt die Rolle des Vaters durch »homosexuelle Transfusion« und in Ansehung der femininen Masse; Luther spielt in Beziehung zum Gott der Christen die Frau). Selbstverständlich gibt der Psychoanalytiker, um sich gegen die berechtigte Wut der Historiker abzusichern, deutlich zu erkennen, daß er nur um eine bestimmte Ordnung von Ursachen sich kümmert, daß noch »andere« Ursachen zu berücksichtigen sind, daß er aber schließlich nicht alles machen kann. Im übrigen befaßt er sich gerade soweit mit den anderen Ursachen, daß wir einen Vorgeschmack bekommen: er

berücksichtigt die Institutionen einer Epoche (die römische Kirche im 16., die kapitalistische Herrschaft im 20. Jahrhundert), aber nur, um darin zu sehen ... wieder Elternbilder, wenn auch anderer Ordnung, Vater und Mutter assoziierend, welche dissoziiert und anders angeordnet werden im Zuge der Aktion des großen Mannes und der Masse. Äußerst geringe Bedeutung spielt hierbei, ob der Ton solcher Bücher orthodox freudianisch, kulturalistisch oder archetypisch gehalten ist. Sie verursachen einfach Brechreiz. Weise man sie doch nicht mit dem Argument zurück, sie gehörten zur längst vergangenen Geschichte der Psychoanalyse: solche Bücher schreiben sich noch heute, und nicht zu wenig. Sage man nicht, es handele sich um eine – gelinde gesagt – unbesonnene Anwendung von Ödipus: welchen Gebrauch wollt ihr denn von ihm machen? Nicht weniger handelt es sich um eine zweideutige Dimension der »angewandten Psychoanalyse«; denn Ödipus insgesamt, Ödipus in sich, ist schon im strikten Sinne des Wortes eine Applikation. Und wenn die besseren Psychoanalytiker sich die historisch-politischen Applikationen untersagen, kann man auch nicht behaupten, daß damit die Sachen besser liefen, *ziehen* sie sich doch auf den als Ort unreduzierbarer »unerträglicher Wahrheit« präsentierten Felsen der Kastration *zurück:* schließen sich in einen Phallozentrismus ein, der ihre Auffassung von analytischer Tätigkeit dahingehend festlegt, daß sie sich fortwährend in einem familialen Mikrokosmos zu entfalten habe, behandeln zudem die unmittelbaren Besetzungen des gesellschaftlichen Feldes durch die Libido wie einfache imaginäre Filialen von Ödipus, in denen es gilt, einen »Fusionstraum«, eine »Phantasie der Rückkehr in die Einheit« bloßzulegen. Die Kastration, so ihre Rede, ist genau das, was uns von der Politik scheidet, was unsere Originalität ausmacht – wir Analytiker, die wir nicht vergessen, daß auch die Gesellschaft triangulär und symbolisch ist!

Wird Ödipus wirklich durch Umklappen oder Applikation erreicht, so setzt er selbst einen gewissen Typ libidinöser Besetzung des gesellschaftlichen Feldes, der Produktion und Bildung dieses Feldes voraus. Es gibt einen individuellen Ödipus ebensowenig wie eine individuelle Phantasie. Ödipus ist ein Mittel zur Integration in die Gruppe, unter der adaptiven Form seiner Reproduktion, die ihn von einer Generation zur anderen übergehen läßt, wie in den unangepaßten neurotischen Stockungen gleichermaßen, die den Wunsch in hergerichteten Sackgassen blockieren. Daher blüht Ödipus in den unterworfenen Gruppen, wo selbst die repressiven Formen einer herrschenden Ordnung besetzt werden. Und die Formen der unterworfenen Gruppe hängen nicht etwa von ödipalen Projektionen und Identifikationen ab, ganz im Gegenteil: die ödipalen Applikationen hängen von den Determinationen der unterworfenen Gruppe, dem Anfangskomplex, und deren libidinösen Besetzungen ab (seit ich 13 bin, habe ich gearbeitet; sich in der sozialen Stufenleiter hocharbeiten, Aufstieg, zu den Ausbeutern gehören ...). Es besteht folglich ein *segregativer Gebrauch* der konjunktiven Synthesen im Unbewußten, der nicht mit den Klassentrennungen übereinstimmt, wiewohl er eine unschätzbare Waffe im Dienste der herrschenden Klasse abgeben mag: er ist es, der das Gefühl erzeugt, »wie gut's uns geht«, einer höheren Rasse anzugehören, die von äußeren Feinden bedroht ist ... So der kleine Weiße, Sohn der Pioniere, der protestantische Irländer, der feierlich die Siege seiner Vorfahren begeht, der Faschist aus der Herrenrasse. Ödipus hängt von einem solchen nationalistischen, religiösen, rassistischen Gefühl ab, nicht umgekehrt. Nicht projiziert sich der Vater in den Chef, vielmehr appliziert der Chef sich auf den Vater, sei es um uns zu sagen: »du wirst deinen Vater nicht übersteigen«, sei es um uns zu sagen: »du wirst deinen Vater übersteigen, indem du unsere Ahnen wiederfinden wirst«. Lacan hat das Band zwischen Ödipus und der Segregation aufgewiesen; allerdings nicht in dem Sinne, daß die Segregation eine Konsequenz aus Ödipus sei, die, ist der Vater einmal tot, der Brüderlichkeit der Brüder unterliegen würde. Der segregative Gebrauch ist vielmehr eine Bedingung von Ödipus, in dem Maße, wie das gesellschaftliche Feld sich nur insofern auf dem familialen Zusammenhang niederläßt, als es zugleich einen ungeheuren Archaismus, eine Inkarnation der Rasse in der Person oder im Geist voraussetzt – ja, ich bin einer der Euren ...

Das ist keine Frage von Ideologie. Es gibt eine unbewußte libidinöse Besetzung des gesellschaftlichen Feldes, die mit den vorbewußten Besetzungen oder mit dem, was die vorbewußten Besetzungen »sein sollten«, koexistiert, aber nicht notwendigerweise koinzidiert. Deshalb genügt es nicht, wenn Subjekte, Individuen oder Gruppen ihren Klasseninteressen offensichtlich zuwiderhandeln, wenn sie sich Interessen und Ideale einer Klasse zu eigen machen, die zu bekämpfen ihre eigene objektive Situation ihnen vorschreiben müßte, zu sagen: sie sind getäuscht worden, die Massen sind getäuscht worden. Das ist kein ideologisches Problem, keines des Verkennens und der Illusion, das ist ein Problem des Wunsches, *und der Wunsch ist Teil der Basis.* Die vorbewußten Besetzungen kommen zustande oder sollten zustande kommen gemäß widersprechenden Klassen*interessen.* Die unbewußten Besetzungen kommen gemäß *Wunsch*positionen und Syntheseanwendungen zustande, die sehr verschieden sind von den Interessen der individuellen oder kollektiven Subjekte, die wünschen. Sie können etwa die allgemeine Unterwerfung unter eine herrschende Klasse absichern, indem sie in ein eben vom Wunsch und nicht von Interessen besetztes gesellschaftliches Feld Einschnitte und Segregationen einführen. Als Ganzes oder in seinen Teilen kann eine gesellschaftliche Produktions- und Reproduktionsform, samt ihren ökonomischen und Finanzmechanismen, ihren politischen Gebilden usw. unabhängig von den Interessen des wünschenden Subjekts besetzt werden. Hitler hat, im wahrsten Sinne des Wortes, die Faschisten aufgegeilt. Im wahrsten Sinne des Wortes geilt eine Bank- oder Börsenaktion, ein Titel, ein Dividendenabschnitt auch solche Leute auf, die nicht Bankiers sind. Und das geldheckende, geldproduzierende Geld? Es bestehen ökonomisch-gesellschaftliche »Komplexe«, die gleichermaßen Komplexe des Unbewußten sind und die auf ihrer Rangordnung von oben nach unten Wollust übertragen (der militärisch-industrielle Komplex). Und weil die Ideologie, Ödipus und der Phallus selbst noch davon abhängen, statt deren Grund zu sein, haben sie hier nichts zu schaffen. Um Ströme, Anhäufungen, Einschnitte und Stromfluktuationen geht es; der Wunsch ist überall dort, wo etwas fließt und strömt, und führt daran interessierte, aber auch betrunkene und betäubte Subjekte tödlichen Öffnungen zu.

Das Ziel der Schizo-Analyse besteht in Folgendem: die spezifische Natur der libidinösen Besetzungen des Ökonomischen und Politischen zu analysieren und darin zu zeigen, wie der Wunsch bestimmt sein kann, seine eigene Repression im wünschenden Subjekt zu wünschen (woraus sich die Rolle des Todestriebes im

Anschluß von Wunsch und Sozialem ergibt). Das alles spielt sich nicht im Raum des Ideologischen, sondern unterhalb seiner ab. Eine unbewußte Besetzung faschistischen oder reaktionären Typs kann mit einer bewußten revolutionären Besetzung koexistieren. Daneben kann es auch vorkommen (seltener), daß eine auf der Ebene des Wunsches revolutionäre mit einer reaktionären, einem bewußten Interesse angepaßten Besetzung koexistiert. Auf alle Fälle sind die bewußten und unbewußten Besetzungen, auch wenn sie koinzidieren und einander überlagern, nicht vom selben Typ. Wir bestimmten die reaktionäre unbewußte Besetzung als dem Interesse der herrschenden Klasse angepaßt, aber ihrerseits, in Begriffen des Wunsches, durch den segregativen Gebrauch der konjunktiven Synthesen, dem Ödipus entstammt, verfahrend: Ich gehöre der höheren Rasse an. Die revolutionäre unbewußte Besetzung ist dadurch gekennzeichnet, daß der Wunsch in ihr weiterhin auf seine ihm eigene Weise die Interessen der beherrschten, ausgebeuteten Klassen abtrennt und Ströme zum Fließen bringt, die imstande sind, zugleich alle Segregationen und ihre ödipalen Applikationen aufzubrechen, im weiteren, die Geschichte zu halluzinieren, die Rassen zu delirieren und die Kontinente in Flammen zu setzen. Nein, ich bin keiner der Euren, ich bin das Außen, der Deterritorialisierte, »ich bin von minderer Rasse, von aller Ewigkeit her ... Ich bin ein Tier, ein Neger.« Da erneut handelt es sich um die ungeheure Kraft der Besetzung und Gegen-Besetzung im Unbewußten. Ödipus explodiert, weil seine Bedingungen explodiert sind. *Der nomadische und polyvoke Gebrauch* der konjunktiven Synthesen steht im Gegensatz zum *segregativen und bijektiven Gebrauch.* Als zwei Pole besitzt der Wahn: rassistisch und rassisch, paranoisch-segregativ und schizo-nomadisch. Und zwischen beiden so unzählige, ungewisse, subtile Verschiebungen, innerhalb deren das Unbewußte selbst zwischen seinen reaktionären Bürden und seinen revolutionären Möglichkeiten oszilliert. Schreber gar findet sich, nachdem er die arische Segregation hinter sich gelassen hat, als Großmogul wieder. Von daher ist die Ambiguität jener Texte der großen Autoren zu begreifen, die die Rassen zum Thema haben, das an Äquivokation so reich ist wie das Schicksal. Die Schizo-Analyse hat hier den roten Faden ausfindig zu machen. Denn einen Text lesen ist niemals nur eine gelehrsame Übung zur Auffindung von Signifikaten, noch weniger eine höchst textuelle Übung zur Erforschung eines Signifikanten, wohl aber eine produktive Anwendung der literarischen Maschine, eine Montage von Wunschmaschinen, schizoide Übung, die die revolutionäre Kraft des Textes zur Entfaltung bringt. Das »also« (»C'est donc!«) oder, in wesentlicher Beziehung zum Wahnsinn, die Meditation des *Igitur* über die Rasse.

Unausschöpflich und immer aktuell: der Katalog der Plattheiten von Ödipus. Man erzählt uns, daß das Sterben der Väter über Tausende von Jahren andauert (hört, hört!), und daß die entsprechende »Internalisierung« der Vaterimago während des Paläolithikums bis zu Beginn des Neolithikums »in weniger als 10 000 Jahren« sich vollzogen habe.[41] Entweder treibt man Geschichte oder man läßt es. Wahrlich, die Kunde über den Tod des Vaters hat sich nicht sehr schnell herumgesprochen. Wie unrecht wäre es, Nietzsche in diese Geschichte mit hineinziehen zu wollen. Denn nicht er ist es, dem der Tod des Vaters nicht aus dem Kopf geht und der sein ganzes Paläolithikum damit verbringt, ihn zu internalisieren. Im Gegenteil: Nietzsche hängen diese ganzen Geschichten um den Tod des Vaters, um den Tod Gottes gründlich zum Halse heraus, er will dem Diskurs darüber, der schon zu seinen hegelschen Zeiten gemeinplätzig war, ein Ende setzen. Leider hat er sich getäuscht, die Diskurse gingen weiter. Er aber wünschte, zu ernsteren Sachen überzugehen. Um reichlich zu geben, auf daß niemand mehr davon spreche, um das Ereignis ins Komische zu wenden, gibt er zwölf oder dreizehn Versionen vom Tode Gottes. Er erklärt, daß dieses Ereignis ohne Bedeutung sei, daß sich wahrlich nur der letzte Papst darum kümmere: ob Gott tot ist oder lebt, der Vater tot ist oder lebt, das läuft doch auf eins hinaus, da allemal die gleiche Repression, die gleiche Verdrängung sich fortsetzen, im Namen Gottes oder eines lebenden Vaters hier, im Namen des Menschen oder des internalisierten toten Vaters dort. Von Bedeutung, sagt Nietzsche, ist nicht die Nachricht, daß Gott tot ist, sondern die Zeit, in der sie Früchte trägt. An diesem Punkt spitzt der Psychoanalytiker die Ohren, er glaubt, sich hierin wiederzufinden: ist es doch

41 Gérard Mendel, *Die Revolte gegen den Vater*, Frankfurt 1972, S. 361.

wohlbekannt, daß das Unbewußte Zeit braucht, um eine Nachricht zu verdauen, man kann in einigen Texten Freuds sogar lesen, daß es die Zeit ignoriere und seine Objekte gleich einem ägyptischen Grab konserviere. Allein, das alles will Nietzsche nicht sagen, nicht, daß der Tod Gottes einen langwierigen Weg ins Unbewußte nehme. Er will sagen, daß dasjenige, was so lange Zeit braucht, um *ins Bewußtsein* zu dringen, die Kunde von der Bedeutungslosigkeit des Todes Gottes *für das Unbewußte* ist. Die Früchte dieser Nachricht bestehen nicht in den Folgen des Todes, sondern in der weiteren Nachricht, daß er bedeutungslos ist. Anders gesagt: daß Gott, daß der Vater niemals existiert hat (oder wenn, dann vor langer, langer Zeit, während des Paläolithikums vielleicht ...). Man hat von jeher nur einen Toten getötet. Die Früchte der Kunde vom Todes Gottes unterdrücken die Blume des Todes ebenso wie die Knospe des Lebens. Denn »tot« oder »lebendig« ist allein eine Glaubensfrage, man begibt sich damit nicht aus der Dimension des Glaubens. Die Verkündigung, daß der Vater tot sei, macht einen letzten Glauben aus, »den Glauben an den Unglauben«, von dem Nietzsche sagt: » ... die Heftigkeit (...) zeigt immer vorerst das *Bedürfnis* nach Glauben, Halt, Rückgrat, Rückhalt ...« Struktur-Ödipus.

Engels würdigt das Verdienst Bachofens, in den Mythen die Gestaltungen des Mutter- und Vaterrechts, deren Kämpfe und Beziehungen erkannt zu haben. Aber er kommt kurz auf einen Vorwurf zu sprechen, der alles verändert: in der Tat könnte man sagen, daß Bachofen daran glaubt, an die Mythen, an die Erinnyen, an Apollo und Athene.[42] Noch entschiedener läßt sich dieser Vorwurf an die Adresse der Psychoanalytiker richten: daß sie daran glauben, an den Mythos, an Ödipus, an die Kastration. Ihre Antwort: die Frage ist nicht, ob wir daran glauben, sondern ob das Unbewußte selbst daran glaubt. Aber um welches, auf einen Glaubensstatus reduzierte Unbewußte handelt es sich da? Wer injiziert ihm den Glauben? Nur dann vermag die Psychoanalyse eine strenge Disziplin zu werden, wenn sie den Glauben in Klammern setzt, das heißt, wenn ihr Verfahren das einer *materialistischen Reduktion* von Ödipus als ideologische Form ist. Nicht soll erklärt werden, daß Ödipus ein falscher Glaube

42 Fr. Engels, *Der Ursprung der Familie, des Privateigentums und des Staates*, in: Marx/Engels, *Ausgewählte Schriften in zwei Bänden*, Berlin (Ost) 1961, Bd. 2, S. 163 f.

ist, vielmehr, daß der Glaube notwendigerweise eine falsche Sache ist, der die wirkliche Produktion ablenkt und erstickt. Deshalb sind die Seher die Ungläubigsten. Beziehen wir den Wunsch auf Ödipus, so verdammen wir uns selbst dazu, den Produktionscharakter des Wunsches zu verkennen, verurteilen wir ihn zu vagen Träumen und Imaginationen, die diesen Charakter nur noch in bewußten Expressionen fassen können, beziehen wir ihn auf unabhängige Existenzen, auf den Vater, die Mutter, die Erzeuger, die ihre eigenen Elemente noch nicht als interne Elemente des Wunsches begreifen. »Vater« und »Gott«, das ist beides die gleiche Frage: aus der Abstraktion geboren, unterstellt sie, das Band zwischen Mensch und Natur, Mensch und Welt sei zerrissen, so daß der Mensch als solcher von etwas der Natur und dem Menschen Äußerem erschaffen werden müsse. Diesbezüglich bemerkt Nietzsche ähnlich wie Marx und Engels: »... wir lachen schon, wenn wir ›Mensch *und* Welt‹ nebeneinander gestellt finden, getrennt durch die sublime Anmaßung des Wörtchens ›und‹!«[43] Etwas vollständig anderes ist die Koextensivität, die Koextension von Mensch und Natur; nämlich die Kreisbewegung, in der das Subjekt bleibende Unbewußte sich selbst produziert und reproduziert. Es folgt nicht den Bahnen der von einem Körper zum anderen fortschreitenden (oder rückschreitenden) Zeugung, dein Vater, der Vater deines Vaters usw. Der gebildete Körper ist, durch die Zeugung, Objekt der Reproduktion, nicht deren Subjekt. Subjekt der Reproduktion ist das Unbewußte allein, das sich innerhalb der Kreisform der Produktion hält. Nicht bildet die Sexualität ein Mittel im Dienste der Zeugung, die Zeugung der Körper steht im Dienst der Sexualität als Eigenproduktion des Unbewußten. Nicht stellt die Sexualität, im Austausch seiner Subordination unter dem Zeugungsprozeß, eine Prämie für Ego darf, vielmehr ist dessen Trostpreis die Zeugung, seine Fortsetzung, der Übergang eines Körpers in einen anderen, durch den hindurch das Unbewußte nur sich selbst in sich reproduziert. In diesem Sinne gilt: von jeher war das Unbewußte elternlos, das heißt, erschuf sich innerhalb der Identität von Natur und Mensch, Mensch und Welt. Unmöglich geworden ist das Problem des Vaters wie das Gottes, gleichgültig, da es auf

43 Nietzsche, *Die fröhliche Wissenschaft*, Fünftes Buch, 346, *Werke*, Bd. II, S. 211. (Und Marx, *Ökonomisch-philosophische Manuskripte*, a.a.O., S. 545.)

dasselbe hinausläuft, ein solches Wesen zu bestätigen oder zu verneinen, es zu leben oder zu töten: ein einziger Widersinn über die Natur des Unbewußten.

Aber die Psychoanalytiker halten daran fest, den Menschen abstrakt, das heißt ideologisch, für die Kultur zu erschaffen. Ödipus erschafft derart den Menschen und gibt der falschen Bewegung der unendlichen Progression oder Regression eine Struktur: dein Vater, der Vater deines Vaters, der bis zur Urhorde sich fortwälzende Schneeball Ödipus, Gott und das Paläolithikum. Ödipus erschafft uns, zum Guten und zum Schlechten, den Menschen: so der Kern der Plattheiten. Oberhalb dessen mag der Ton variieren, aber der Grund bleibt der gleiche: du wirst Ödipus nicht entrinnen, du besitzt nur die Wahl zwischen »neurotischem Ausgang« und »nicht-neurotischem Ausgang«. Der Ton kann der eines rasenden, eines Bullen-Analytikers sein: jene, die den Imperialismus von Ödipus nicht anerkennen, sind gefährliche Abweichler, Linksradikale, die der gesellschaftlichen Repression und der der Polizei überantwortet werden müssen, sie reden zuviel, ihnen mangelt die Analität (Dr. Mendel, Dr. Stéphane). In der Folge welcher besorgniserregender Wortspiele werden die Analytiker zu Promotoren der Analität? Oder auch der fromme Priester-Psychoanalytiker, der das unaufhebbare Ungenügen, zu sein, besingt: seht ihr nicht, daß Ödipus uns von Ödipus errettet, unser Leiden ist er, aber auch unsere Größe, je nachdem, ob man ihn in neurotischer Weise lebt, oder ob man seine Struktur, Mutter des heiligen Glaubens, lebt (J. M. Pohier). Oder auch der Techno-Psychoanalytiker, der vom Dreieck besessene Reformist, der in Ödipus die prächtigen Geschenke der Zivilisation einbindet, Identität, depressive Manie und unendlich fortschreitende Freiheit:

»In der ödipalen Phase lernt das Individuum, in der triadischen Situation, die seine Identität garantiert, zu leben. Zur gleichen Zeit entdeckt es, teils in depressiver, teils in exaltierter Weise, die fundamentale Entfremdung als Preis für seine Freiheit. Die grundlegende Struktur der ödipalen Situation darf freilich nicht nur im Hinblick auf die Zeit, in der das Kind seine Erfahrungen mit der Eltern-Kind-Triade macht, generalisiert werden, sondern sie muß auch auf das soziale Feld, in dem es außer der Eltern-Kind-Triade noch andere Triaden gibt, bezogen werden.«[44]

44 Jacques Hochmann, *Thesen zu einer Gemeindepsychiatrie*, S. 43.

Das Unbewußte stellt kein Problem der Bedeutung, sondern einzig Probleme des Gebrauchs. Nicht »Was bedeutet das?« ist die Frage des Wunsches, sondern *wie es läuft*. Wie und mit welchen dem spezifischen Gebrauch zukommenden Fehlzündungen funktionieren deine und meine Wunschmaschinen, wie gehen sie von einem Körper zum anderen über, wie klammern sie sich an den organlosen Körper, wie konfrontieren sie ihre Ordnung mit den gesellschaftlichen Maschinen? Ein folgsames Räderwerk schmiert sich ein, oder das Gegenteil, eine Höllenmaschine bereitet sich vor. Welche Konnexionen, welche Disjunktionen, welche Konjunktionen, welcher Gebrauch von Synthesen? Es repräsentiert nichts, aber es produziert, es bedeutet nichts, aber es funktioniert. Mit dem alllgemeinen Zusammenbruch der Frage »Was bedeutet das?« hält der Wunsch seinen Einzug. Die Sprache ist nur in dem Maße zum Problem geworden, wie die Linguisten und Logiker den Sinn ausgegrenzt haben; und das größte Vermögen der Sprache wurde aufgedeckt, als man das Werk als eine bestimmte Wirkungen erzeugende und einem spezifischen Gebrauch unterworfene Maschine erfaßte. Malcolm Lowry sagt von seinem Werk: es ist, vom Augenblick an, da es funktioniert, alles, was ihr wollt, »und es funktioniert, seid gewiß, denn ich habe es erfahren« – eine Maschinerie.[45] Allein, daß der Sinn nichts anderes als der Gebrauch ist, wird nur dann zum festen Prinzip, wenn wir über *immanente Kriterien* verfügen, die es gestatten, die legitimen Anwendungen im Gegensatz zu den illegitimen, die den Gebrauch vielmehr auf einen vorgängigen Sinn beziehen und eine Art Transzendenz restaurieren, zu bestimmen. Die transzendental genannte Analyse ist genau die Bestimmung dieser Kriterien, die dem Felde des Unbewußten insofern immanent sind, als sie sich den transzendenten Übungen des »Was bedeutet das?« widersetzen. Die Schizo-Analyse ist transzendental und materialistisch zugleich. Sie ist kritisch, insofern sie die Kritik des Ödipus vornimmt oder diesen seiner Selbstkritik zuführt. Sie setzt sich zum Ziel die Nutzbarmachung eines transzendentalen statt metaphysischen Unbewußten; eines materiellen statt ideologischen; eines schizophrenen statt ödipalen; eines nicht-figurativen statt imaginären; eines realen statt symbolischen; eines maschinellen statt strukturalen; eines molekularen, mikropsychi-

45 Malcolm Lowry, *Choix de lettres*, Denoël, S. 86 f.

schen, mikrologischen statt molaren oder herdenhaften; eines produktiven statt expressiven Unbewußten. Und hier handelt es sich um praktische Prinzipien, Richtlinien der »Behandlung«.
Wir haben im Vorhergehenden gesehen, wie die immanenten Kriterien der Wunschproduktion die Definition legitimer Anwendungen von Synthesen ermöglichten, die grundlegend verschieden sind von ödipalen Anwendungen. Hinsichtlich dieser Wunschproduktion schienen uns die illegitimen ödipalen Anwendungen wohl multiform zu sein, aber stets um denselben Irrtum zu kreisen und zudem theoretische und praktische Fehlschlüsse einzuschließen. Erstens steht dem partiellen und nicht-spezifischen Gebrauch der konnektiven Synthesen der globale und spezifische, ödipale Gebrauch gegenüber. Dieser verfügt über zwei Aspekte, den parentalen und konjugalen, denen die triadische Form von Ödipus und die Reproduktion dieser Form entsprechen. Er beruht auf dem Paralogismus der *Extrapolation*, der die formale Ursache von Ödipus begründet und dessen Illegitimität insgesamt auf folgender Operation lastet: von der signifikanten Kette ein transzendentes ganzes Objekt, gewissermaßen als despotischen Signifikanten, von dem in der Folge die ganze Kette abzuhängen scheint, herauszuziehen, einer jeden Wunschposition einen Mangel zuzuschreiben, den Wunsch an das Gesetz zu schmieden, die Illusion einer Ablösung zu erzeugen. Zweitens steht dem inklusiven, nicht-limitativen Gebrauch der disjunktiven Synthesen deren exklusiver, limitativer, ödipaler Gebrauch gegenüber. Dieser besitzt die zwei Pole des Imaginären und Symbolischen, da er nur die Wahl läßt zwischen exklusiven symbolischen Differenzierungen und dem undifferenzierten Imaginären, beide wechselseitig von Ödipus bestimmt. Er nun zeigt das Verfahren von Ödipus auf: der Paralogismus des *double bind*, der doppelten Sackgasse (oder sollte dies besser, einer Anregung Henri Gobards folgend, mit »Doppelgriff« (prise double) übersetzt werden, in Assoziation zum Doppelgriff beim catch, um derart eindringlicher zu zeigen, welche Behandlung dem Unbewußten widerfährt, wenn man es auf beiden Seiten abbindet, ihm nur noch die Möglichkeit zubilligt, Ödipus zu antworten, Ödipus zu rezitieren, in krankem wie gesundem Zustand, während der Krise wie in deren Ausgang, in seiner Lösung wie in seinem Problem; denn der *double bind* ist allzumal nicht der

schizophrene Prozeß, vielmehr Ödipus, insofern dieser den Prozeß anhält oder ihn im Leeren kreisen läßt). Drittens steht der nomadische und polyvoke Gebrauch der konjunktiven Synthesen dem segregativen und bijektiven Gebrauch gegenüber. Erneut zwei Momente besitzt dieser bijektive, vom Unbewußten her gesehen illegitime Gebrauch: ein rassistisches, nationalistisches, religiöses usw. Moment, das qua Segregation einen stets von Ödipus selbst auf gänzlich implizite Weise unterstellten Anfangskomplex konstituiert; weiterhin ein familiales Moment, das qua Applikation den Endkomplex konstituiert. Daraus leitet sich der dritte Paralogismus ab, der der Applikation. Er fixiert die Bedingung von Ödipus dadurch, daß er zwischen den Bestimmungen des gesellschaftlichen Feldes und denen der Familie ein bijektives Beziehungsgefüge aufrichtet, mithin das Auftragen der libidinösen Besetzungen auf das immerwährende Papa-Mama-Syndrom möglich und unausweichlich macht. Und noch haben wir nicht alle Fehlschlüsse aufgezählt, die die Behandlung praktisch auf die Bahn fanatischer Ödipalisierung treiben: Verrat am Wunsch, das Ins-Laufställchen-Stellen des Unbewußten, narzistische Maschine für geschwätzige, arrogante kleine Iche, andauernde Absorption kapitalistischen Mehrwerts, Redestrom gegen Geldstrom, die Geschichte ohne Ende: die Psychoanalyse.

Die drei Irrtümer über den Wunsch heißen der Mangel, das Gesetz, der Signifikant. Ein und derselbe Irrtum, der eine fromme Konzeption vom Unbewußten bildende Idealismus. Vergeblich auch wird man diese Begriffe in Kategorien einer Kombinatorik interpretieren können, die aus dem Mangel einen leeren Ort und keine Entbehrung mehr macht, aus dem Gesetz eine Spielregel und keine Beherrschung, aus dem Signifikanten einen Verteiler und keinen Sinn, es wird nicht zu verhindern sein, daß sie ihr theologisches Gefolge hinter sich her ziehen: Ungenügen zu sein, Schuld, Bedeutung. Die strukturale Interpretation verwirft den Glauben, erhebt sich über die Imagines, hält vom Vater und der Mutter nur mehr Funktionen zurück, definiert *das Verbotene und die Übertretung* als Operationen der Struktur: doch welches Wasser vermöchte diese Konzepte von ihrem Hintergrund, ihren Hinterwelten – der Religiösität – zu reinigen? In der Tat stellt die wissenschaftliche Erkenntnis als Unglauben das letzte Refugium des Glaubens dar, und wie Nietzsche schon sagt, gab es stets nur eine Psychologie, die der Priester. Sobald man den Mangel wieder in den Wunsch einführt, vernichtet man die Wunschproduktion, reduziert man sie auf den einzigen Status einer Phantasieproduktion; doch das Zeichen erschafft keine Phantasien, es ist Produktion des Realen und Position des Wunsches in diesem. Schmiedet man den Wunsch erneut an das Gesetz, daran erinnernd, daß dies eine wohlbekannte Tatsache seit Urzeiten sei, daß es allemal keinen Wunsch ohne Gesetz gebe, so nimmt man nur aufs Neue die ewige Operation immerwährender Repression in Angriff, die den Kreis des Verbotenen und der Übertretung über das Unbewußte schlägt, weiße und schwarze Messe; aber das Zeichen des Wunsches ist niemals Zeichen des Gesetzes, es ist Zeichen der Stärke – und wer wollte es wagen, Gesetz die Tatsache zu nennen, daß der Wunsch seine Stärke setzt und entfaltet, und daß er überall dort, wo er ist, Ströme zum Fließen bringt und Substanzen abtrennt (»ich hüte mich, von chemischen Gesetzen zu sprechen, das Wort hat einen moralischen Nachgeschmack«)? Unterstellt man den Wunsch der Macht des Signifikanten, so setzt man jenen neuerlich dem Joch eines Despotismus aus, der die Kastration genau dort erwirkt, wo man den Zug des Signifikanten selbst erkennt; aber das Zeichen des Wunsches ist niemals Signifikant, es ist innerhalb der Tausende von produktiven Strom-Einschnitten, die im unären Zug der Kastration sich nicht bedeuten lassen, es ist ein mehrdimensionaler Zeichenpunkt, die Polyvozität als Grundlage einer punktuellen Semiologie.

Das Unbewußte ist dunkel, sagt man. Und nicht selten wirft man Reich und Marcuse ihren »Rousseauismus«, ihren Naturalismus, das heißt eine zu idyllische Konzeption vom Unbewußten vor. Aber stattet man dieses nicht gerade mit Schrecken aus, die solche des Bewußtseins, seines allzu sicheren Glaubens an sich selbst sind? Ist es übertrieben zu sagen, daß im Unbewußten notwendigerweise weniger Grausamkeit und Terror, und von anderer Natur, als im Bewußtsein eines Erben, eines Militär oder eines Staatschefs herrschen? Das Unbewußte besitzt seine Schrecken, aber diese sind nicht anthropomorph. Nicht der Schlaf der Vernunft erzeugt Monster, sondern die aufmerksame, nie schlafende Rationalität. Das Unbewußte ist rousseauistisch, als Natur-Mensch. Welche Tücken und Listen finden sich zudem bei Rousseau! Überschreitung, Schuld, Kastration: bilden sie die Bestimmungen des Unbewußten, oder reflektiert sich in ihnen nur *die Sehweise eines Priesters*? Gewiß ließen sich noch andere Kräfte als die Psychoanalyse nennen, die das Unbewußte ödipalisieren, ihm Schuldgefühle einflößen, es strafen. Aber die Psychoanalyse unterstützt die Bewegung, sie erfindet einen letzten Priester. Sie zwingt allen Synthesen des Unbewußten einen transzendenten, die *Konversion* garantierenden Gebrauch auf. Demgemäß ist das praktische Problem der Schizo-Analyse die entgegengesetzte *Reversion:* die Synthesen des Unbewußten auf ihren immanenten Gebrauch zurückzubringen. Desödipalisieren, das Spinnengewebe von Papa-Mama zerreißen, die Glaubenssätze zerstören, um zur Produktion von Wunschmaschinen und zu den ökonomischen und gesellschaftlichen Besetzungen, in denen die militante Analyse sich abspielt, zu gelangen. Das impliziert wahrlich konkrete Interventionen: die Ersetzung der wohlwollenden Pseudo-Neutralität des ödipalen Analytikers, der nur Vater und Mutter will, nichts anderes hört als das, durch eine böswillige, offen böswillige Tätigkeit – Scheiß auf deinen Ödipus, wenn du so weitermachst, beenden wir die Analyse, oder du kriegst einen Elektroschock verpaßt, hör mit deinem Papa-Mama auf – sicher, »Hamlet lebt in euch, wie Werther in euch lebt« und ebenso Ödipus und alles, was ihr wollt, *aber* »ihr laßt uterine Hände und Beine wachsen, uterine Lippen, einen uterinen Bart. Indem ihr die erinnerungsträchtigen Todesfälle zurückverfolgt, wird euer Ich eine Art mineralisches Theorem, das fortwährend die Nichtigkeit des Lebens demonstriert ... *Seid ihr als Hamlet geboren? Habt ihr nicht vielmehr Hamlet in euch gezeugt? Warum zum Mythos zurückkehren*?«[46] Auf den Mythos verzichten heißt, in die Psychoanalyse ein wenig Fröhlichkeit, ein wenig offenes Gelände einbringen. Denn das alles ist zu trübsinnig, zu traurig, zu endlos geworden, schon zu sehr im voraus gemacht. Wird man einwenden, daß auch der Schizo nicht vergnügt sei? Aber kommt seine Traurigkeit nicht gerade daher, daß er die Mächte der Ödipalisierung, der Hamletisierung, die ihn allseits umschlingen, nicht mehr ertragen kann? Und so auf den organlosen Körper

46 *The Michael Fraenkel – Henry Miller Correspondence called Hamlet*, London 1962, 3. Aufl., S. 143.

flieht, sich in ihm einnistet, ihn über sich schließt? Die kleine Freude ist die Schizophrenisierung als Prozeß, nicht der Schizo als klinische Entitität. »Aus dem Prozeß habt ihr ein Ziel gemacht ...« Würde man einen Psychoanalytiker zwingen, in die Domänen des produktiven Unbewußten einzutreten, so fühlte er sich mit seinem Theater nicht minder deplaziert wie eine Schauspielerin der Comédie-Française in einer Fabrik, oder ein Priester des Mittelalters in einer Fließbandhalle. Produktionseinheiten montieren, Wunschmaschinen ankoppeln: noch bleibt unbekannt, was in dieser Fabrik sich abspielt, was dieser Prozeß mit all seinen Schrecken und seinen Herrlichkeiten, seinen Schmerzen und seinen Freuden ist.

Wir haben die Form, Reproduktion, (formale) Ursache, Verfahrensweise, Bedingung des ödipalen Dreiecks zu analysieren versucht. Aber verschoben wurde bisher die Analyse der realen Kräfte und Ursachen, denen sich die Triangulation verdankt. Die allgemeine Linie der Antwort ist einfach, sie ist von Reich vorgezeichnet worden und verweist auf die gesellschaftliche Repression und die sie ausführenden Kräfte. Doch hat diese Antwort zwei Probleme offengelassen, ihnen sogar noch größere Dringlichkeit verliehen: dies sind das spezifische Verhältnis von Verdrängung und Repression einerseits, die partikulare Situation von Ödipus im System von Verdrängung-Repression andererseits. Beide Probleme sind offensichtlich miteinander verbunden, denn *zielte die Verdrängung auf inzestuöse Wünsche*, so wäre ihr damit, als Konstitutionsbedingung des Tausches wie der Gesellschaft insgesamt, gegenüber der Repression, die nur noch die Wiederkehr des Verdrängten in einer schon konstituierten Gesellschaft beträfe, Unabhängigkeit und das Primat zuerkannt. Wir müssen deshalb zunächst die zweite Frage in Angriff nehmen: richtet sich die Verdrängung auf den Ödipuskomplex als adäquaten Ausdruck des Unbewußten? Muß sogar mit Freud gesagt werden, daß der Ödipuskomplex, gemäß seinen zwei Polen, entweder verdrängt wird (nicht ohne zugleich Spuren und wiederkehrende Elemente zu hinterlassen, die sich an den Verboten stoßen werden), oder unterdrückt wird (aber nicht ohne auch auf die Kinder überzugehen, womit die alte Geschichte von neuem beginnt)?[47] Gefragt ist, ob Ödipus effektiv den Wunsch ausdrückt; wird er gewünscht/begehrt, so richtet sich die Verdrängung in der Tat auf ihn. Nun hat das Argument Freuds etwas Träumerisches an sich: er nimmt eine Bemerkung von Frazer wieder auf, demzufolge »das Gesetz ... den Menschen nur (verbietet), was sie unter dem Drängen ihrer Triebe ausführen könnten. (...) Anstatt also aus dem gesetzlichen Verbot des Inzests zu schließen, daß eine natürliche Abneigung gegen den Inzest besteht, sollten wir eher den Schluß ziehen, daß ein natürlicher Instinkt zum Inzest treibt ...«[48] Mit anderen Worten: wenn es verboten ist, so darum, weil es gewünscht/begehrt wird (unnötig, etwas zu verbieten, das man nicht wünscht ...). Einmal mehr beläßt uns dieses Vertrauen in das Gesetz, diese Unkenntnis seiner Finten und Verfahren im Zustand von Träumern.

Du willst mich also sterben lassen, das willst du doch, oder? schreit der unsterbliche Vater in *Mort à crédit*. Trotz allem hatten wir Ähnliches nicht im Sinn. Wir wollten nicht, daß der Zug Papa, der Bahnhof Mama ist. Wir wollten nur die Unschuld und den Frieden, und daß man unsere kleinen Maschinen uns zusammenstellen läßt, oh Wunschproduktion. Gewiß werden Körperteile von Vater und Mutter in die Konnexionen mit aufgenommen, tauchen parentale Benennungen in den Disjunktionen der Ketten auf, kommt den Eltern die Rolle beliebiger Stimuli zu, die das Werden der Abenteuer, der Rassen und Kontinente auslösen. Aber welch sonderbare Manie Freuds, auf Ödipus alles das zu beziehen, was ihn doch an allen Ecken und Enden überschwemmt, angefangen bei der Halluzination von Büchern und dem Delirium der Schulzeit (der Lehrer als Vaterersatz, der Familienroman als Buch ...). Nicht einmal einen simplen Scherz von Jung vermochte Freud zu ertragen, wonach Ödipus schwerlich real existieren könne, da selbst der Wilde ein schönes junges Mädchen seiner Mutter oder Großmutter vorziehe. Wenn Jung alles verraten hat, so gewiß nicht durch diesen Scherz, der eigentlich nur andeuten kann, daß die Mutter wie ein schönes Mädchen und dieses wie die Mutter funktioniert. Das für den Wilden wie für das Kind Wichtige besteht in der Konstruktion und dem Laufenlassen seiner Wunschmaschinen, im Fließenlassen seiner

47 S. Freud, *Der Untergang des Ödipuskomplexes*, GW Bd. XIII, S. 399.
48 S. Freud, *Totem und Tabu*, GW Bd. IX, S. 150.

Ströme und der Ausführung von Einschnitten. Das Gesetz gebietet uns: Du wirst deine Mutter nicht heiraten und deinen Vater nicht töten. Und wir folgsamen Subjekte sagen uns: *Das also* wollte ich! Kommt uns endlich der Verdacht auf, daß das Gesetz entwürdigt, daß es Interesse hat, zu entwürdigen und jenen zu entstellen, den es für schuldig hält, von dem es will, daß er schuldig ist, daß er sich schuldig fühlt? Man gibt vor, von der Verdrängung unmittelbar auf die Natur des Verdrängten schließen zu können und ebenso vom Verbot auf die Natur dessen, was verboten ist. Darin tritt ein weiterer typischer Paralogismus zutage, der vierte, den wir *Verschiebung* nennen wollen. Denn es kommt vor, daß das Gesetz etwas innerhalb der Ordnung des Wunsches und der »Triebe« ausnehmend Fiktives verbietet, um dann seinen ihm unterworfenen Subjekten einzureden, tatsächlich solche der Fiktion entsprechende Absichten gehabt zu haben. Darin besteht für das Gesetz sogar die einzige Möglichkeit, auf die Absicht einzuwirken und dem Unbewußten Schuld aufzuladen. Kurz, wir finden uns keinem System mit zwei Termen gegenüber, in dem aus dem formalen Verbot auf das geschlossen werden könnte, was wirklich verboten ist; diese Schlußfolgerung ist innerhalb des Systems mit drei Termen, in dem wir uns vorfinden, unrechtmäßig. Es gilt zu unterscheiden: die verdrängende Repräsentation, die die Verdrängung ausführt; der verdrängte Repräsentant, auf den die Verdrängung wirklich sich richtet; das verschobene Repräsentierte, das vom Verdrängten ein sichtbar trügerisches Bild gibt, für das sich halten zu lassen dem Wunsch aufgegeben ist. Ein trügerisches Bild stellt Ödipus dar. Nicht in ihm operiert die Verdrängung und nicht auf ihn richtet sie sich. Nicht einmal Wiederkehr des Verdrängten ist dies, sondern nur künstliches Produkt der Verdrängung. Er stellt, insofern er von dieser induziert wurde, nur das Repräsentierte dar. Die Verdrängung kann nicht agieren, ohne den Wunsch zu verschieben, ohne einen *nachfolgenden Wunsch* aufzurichten, der darauf brennt, Strafe zu empfangen, und diesen an die Stelle des *vorgängigen* Wunsches zu setzen, auf den sie prinzipiell und in Wirklichkeit sich richtet (»ah, das also war es!«). Lawrence, der den Kampf gegen Freud nicht im Namen des Ideals führt, der vielmehr kraft der Ströme der Sexualität, der Intensitäten des Unbewußten spricht, und der sich grämt und außer sich gerät angesichts dessen, was Freud im Begriff ist zu tun, nämlich die Sexualität im ödipalen Kinderzimmer einzusperren, ahnt diese Operation der Verschiebung und protestiert lauthals: Nein, Ödipus ist kein Zustand des Wunsches und der Triebe, eine *Idee* ist er, nichts weiter als eine Idee, die uns im Hinblick auf den Wunsch die Verdrängung eingibt, nicht einmal ein Kompromiß, sondern eine Idee im Dienste der Verdrängung, ihrer Propaganda und Propagierung.

»Das Inzest-Motiv ist eine logische Deduktion des menschlichen Verstandes, der zu dieser äußersten Verlegenheit Zuflucht nimmt, um sich selbst zu retten ... Es ist zunächst und vor allem eine logische Deduktion des Verstandes, wenn auch selbst unbewußt bewirkt, und wird dann in die Sphäre der affektiven Leidenschaften eingeführt, wo es als Handlungsprinzip dient ... Das Unbewußte sprüht, vibriert, bewegt sich fort ... Wir verstehen, daß das Unbewußte nichts Ideelles enthält, nichts, was im geringsten begrifflich wäre, und folglich nichts Personales, da die Personalität, wie das Ego gleichermaßen, dem bewußten oder geistig-subjektiven Ich angehört. So daß die ersten Analysen so apersonal sind, oder es sein sollten, daß *die sogenannten menschlichen Beziehungen nicht im Spiel sind.* Der erste Kontakt ist weder personal noch biologisch, ein Tatbestand, den zu begreifen der Psychoanalyse nicht gelungen ist.«[49]

Die ödipalen Wünsche werden keineswegs verdrängt, brauchen es auch nicht. Dennoch stehen sie in einem intimen Verhältnis zur Verdrängung, allerdings auf andere Weise. Sie bilden die Köder, oder das verzerrte, entstellte Bild, vermöge dessen die Verdrängung den Wunsch in die Falle lockt. Wird der Wunsch verdrängt, so nicht, weil er Wunsch nach der Mutter und Wunsch nach dem Tod des Vaters ist; dies wird er vielmehr erst, wenn er verdrängt ist; nur unter der Verdrängung nimmt er diese, von ihr selbst modellierte und ihm aufgelegte Maske an. Im übrigen mag dahingestellt sein, ob der Inzest wirklich ein Hindernis für die Konstitution einer Gesellschaft darstellt, wie die Anhänger der Tauschkonzeption erklären. Man hat zumindest andere gesehen ... Die wirkliche Gefahr steckt an anderer Stelle. Wird der Wunsch verdrängt, so weil jede Wunschposition, wie winzig auch immer sie sei, etwas an sich hat, das die herrschende Ordnung

49 D. H. Lawrence, *Psychoanalysis and the Unconscious*, The Phoenix-Edition, Bd. 23, S. 206–228.

einer Gesellschaft in Frage stellt: nicht daß der Wunsch nicht-gesellschaftlich sei, im Gegenteil. Aber er ist umstürzlerisch; keine Wunschmaschine, die nicht ganze gesellschaftliche Sektoren in die Luft jagte. Was auch immer gewisse Revolutionäre denken mögen, der Wunsch ist in seinem Innersten revolutionär – der Wunsch, nicht das Fest! – und keine einzige Gesellschaft kann auch nur eine einzige wahre Wunschposition ertragen, ohne daß ihre hierarchischen, ihre Ausbeutungs- und Unterwerfungsstrukturen gefährdet wären. Verschmilzt eine Gesellschaft mit diesen Strukturen (eine amüsante Hypothese), dann allerdings bedroht der Wunsch sie wesentlich. Es ist daher für eine Gesellschaft von vitalem Interesse, den Wunsch zu unterdrücken, mehr noch, besseres als die Repression zu finden, damit die Repression, die Hierarchie, die Ausbeutung, die Unterwerfung selbst noch gewünscht werden. Wie ärgerlich, solche grundlegenden Tatsachen sagen zu müssen, wie: der Wunsch bedroht eine Gesellschaft nicht deshalb, weil er Wunsch ist, mit der Mutter zu schlafen, sondern weil er revolutionär ist. Das will heißen, nicht daß der Wunsch etwas anderes als Sexualität sei, sondern daß die Sexualität und die Liebe nicht im Schlafzimmer von Ödipus hausen, daß sie eher von großen Weiten träumen und eigenartige Ströme vorüberziehen lassen, die sich innerhalb einer etablierten Ordnung nicht aufstocken lassen. Der Wunsch »will« nicht die Revolution, er ist revolutionär an sich, unwillentlich, das wollend, was er will. Seit Beginn dieser Studien behaupten wir, daß die gesellschaftliche und die Wunschproduktion eins sind, aber sich in ihren Ordnungen unterscheiden, so daß eine gesellschaftliche Produktionsform eine wesentliche Repression auf die Wunschproduktion ausübt, und zugleich auch, daß die Wunschproduktion (ein »wahrer« Wunsch) etwas potentialiter in sich trägt, das die gesellschaftliche Form sprengt. Aber was ist, da die Repression auch gewünscht wird, ein »wahrer« Wunsch? Wie sie unterscheiden? – und so nehmen wir denn hierfür das Recht einer eingehenden, langwierigen Analyse in Anspruch. Denn täuschen wir uns nicht, selbst in ihren gegensätzlichen Anwendungen *sind es dieselben Synthesen.*

Es ist leicht nachvollziehbar, was die Psychoanalyse von jener vorgeblichen Verbindung erwartet, in der Ödipus das Objekt der Verdrängung und selbst, durch Vermittlung des Überichs, deren Subjekt wäre. Sie erhofft sich davon eine kulturelle Legitimierung der Verdrängung, die diese an die erste Stelle setzen und dadurch das Problem der Repression gegenüber dem Unbewußten als sekundäres Phänomen einzustufen erlauben würde. Deshalb haben Kritiker Freuds bei ihm eine konservative oder reaktionäre Wende von dem Augenblick an ausmachen können, als er der Verdrängung als Bedingung von Kultur einen gegen die inzestuösen Regungen gerichteten autonomen Wert zuerkannte. Reich meinte sogar, daß die große Wendung des Freudianismus, *die Aufgabe der Sexualität*, schon dort eingesetzt habe, wo Freud die Vorstellung einer Primärangst sich zu eigen machte, die die Verdrängung auf endogene Weise auslösen soll. Betrachte man unter dieser Perspektive den Artikel von 1908 über *Die »kulturelle« Sexualmoral und die moderne Nervosität:* Ödipus ist darin noch nicht genannt, die Verdrängung wird in Abhängigkeit von der Repression begriffen, die eine *Verschiebung* hervorruft und die bevor sie sich gegen inzestuöse und andere, die legitime Ehe bedrohende Triebregungen richtet, sich gegen die Partialtriebe wendet, die gewissermaßen auf ihre Weise eine Art Wunschproduktion darstellen. Aber in der Folge wird offenbar, daß, je mehr das Problem des Ödipus und das des Inzests den Vordergrund der Bühne einnimmt, auch die Verdrängung und ihre Korrelate wie Unterdrückung und Sublimation immer tiefer in vorgeblich transzendenten Erfordernissen der Zivilisation fundiert werden, während zur gleichen Zeit die Psychoanalyse selbst sich immer mehr in eine familialistische und ideologische Vision verstrickt. Wir brauchen an dieser Stelle nicht nochmal die reaktionären Kompromisse, ja die »theoretischen Kapitulationen« des Freudianismus aufzuzählen, diese Arbeit ist schon wiederholt und gründlich, auf rigorose und nuancierte Weise geleistet worden.[50] Überhaupt sehen wir kein außergewöhnliches Problem in der Koexistenz revolutionärer, reformistischer und reaktionärer Elemente innerhalb ein und derselben theoretischen und prakti-

50 Vgl. die beiden klassischen Arbeiten von Reich, *Die Funktion des Orgasmus*, S. 155 ff., sowie die ersten Kapitel von Marcuse, *Triebstruktur und Gesellschaft*, Frankfurt 1965. Die Frage ist jüngst wieder aufgenommen worden in den hervorragenden Artikeln von François Gantheret, »Freud und die gesellschaftlich-politische Fragestellung«, und von Jean-Marie Brohm, »Psychoanalyse und Revolution«, beide in Hans-Peter Gente (Hrsg.), *Marxismus-Psychoanalyse-Sexpol*, Bd. 2, Frankfurt 1972.

schen Doktrin. Die maximalistische Geste des »Alles oder Nichts«: mit dem vorgeblichen Argument, daß die Theorie die Praxis rechtfertige, aus dieser erwachsen sei, oder anders, daß der Prozeß der »Kur« nur von Elementen ausgehend kritisiert werden könne, die aus dieser selbst entnommen sind, lehnen wir ab. Denn ist nicht jede große Doktrin ein *kombiniertes Gebilde*, aus Teilen und Stücken, aus zusammengemischten unterschiedlichen Codes und Strömen, aus Ersatzteilen und Derivaten bestehend, die ihr Leben selbst oder ihr Werden sind? Als könne man jemandem ein ambivalentes Verhältnis zur Psychoanalyse vorwerfen, ohne zunächst zu erwähnen, daß die Psychoanalyse ihrerseits in einem ambivalenten Verhältnis steht zu dem, was sie entdeckt, und zu den Kräften, mit denen sie umgeht. Wenn die Kritik der Freudschen Ideologie geleistet, hervorragend geleistet wurde, so ist demgegenüber die Geschichte der Bewegung nicht einmal in Ansätzen gezeichnet: so die Struktur der psychoanalytischen Gruppe, ihre Politik, ihre Tendenzen und Mittelpunkte, ihre Selbstanwendungen, ihre Selbstmorde und Geisteskrankheiten, das enorme Überich der Gruppe, alles das, was auf dem vollen Körper des Meisters sich zugetragen hat. Das mittlerweile allseits als monumental eingestufte Werk von Jones bricht die Zensur nicht auf, sondern kodifiziert sie. Und wie koexistierten auch die drei Elemente: das revolutionäre Forscher- und Pionierelement, das die Wunschproduktion aufdeckte; das der Klassik verhaftete Kulturelement, das alles auf eine ödipale Theaterbühne beschränkt (Wiederkehr des Mythos); und schließlich das am stärksten beunruhigende Element, eine Art nach Wertschätzung dürstender *racket*, nicht ruhend, bis er anerkannt und institutionalisiert ist, mit seiner Kodifizierung der unendlichen Analyse, seiner zynischen Rechtfertigung der Rolle des Geldes und allen den Bürgschaften, die er der herrschenden Ordnung leistet: ein prächtiges Unternehmen zur Absorption kapitalistischen Mehrwerts. Bei Freud finden sich alle drei: phantastischer Christoph Kolumbus; genialer bürgerlicher Leser von Goethe, Shakespeare, Sophokles; Al Capone in Maske.

Die Stärke Reichs ist, aufgezeigt zu haben, wie die Verdrängung von der Repression abhängt. Das impliziert keineswegs eine Konfusion beider Begriffe, da die Repression der Verdrängung bedarf, damit folgsame Subjekte herangebildet werden und die

Reproduktion der gesellschaftlichen Formation, einschließlich ihrer repressiven Strukturen, gewährleistet ist. Doch darf auch die gesellschaftliche Repression sich nicht von einer familialen, mit der Zivilisation koextensiven Verdrängung her verstehen, da vielmehr diese in Abhängigkeit von einer der herrschenden Form gesellschaftlicher Produktion inhärenten Repression zu begreifen ist. Die Repression richtet sich gegen den Wunsch – und nicht gegen die Bedürfnisse oder Interessen allein – nur über die Sexualverdrängung. Die Familie ist der von ihr beauftragte Agent, insofern sie die massenpsychologische Reproduktion des ökonomischen Systems einer Gesellschaft garantiert. Man wird daraus sicher nicht folgern, daß der Wunsch ödipal sei. Im Gegenteil, es ist die Repression des Wunsches oder die Sexualverdrängung, das heißt die *Stauung* der libidinösen Energie, die Ödipus aktualisiert und die den Wunsch in diese von der repressiven Gesellschaft gewollte und von ihr organisierte Sackgasse hineinmanövriert. Reich stellte als erster die Frage nach dem Verhältnis von Wunsch und gesellschaftlicher Sphäre (darin ging er weiter als Marcuse, der sie laxer behandelt). Er ist der wirkliche Begründer einer materialistischen Psychiatrie. Das Problem in Kategorien des Wunsches formulierend, ist er der erste, der jene vorgegebenen Erklärungen eines summarischen Marxismus, wonach die Massen getäuscht, mystifiziert worden seien, zurückweist. Aber weil er nur ungenügend das Konzept der Wunschproduktion erarbeitet hatte, mißlang ihm der Versuch, den Ansatzpunkt von Wunsch und ökonomischer Basis, von Trieb und gesellschaftlicher Produktion zu bestimmen. Aus diesem Grunde erschien ihm die revolutionäre Besetzung als eine solche, in der der Wunsch schlicht mit der ökonomischen Rationalität koinzidiert, und die reaktionären Massenbesetzungen schienen ihm nur auf die Ideologie zu verweisen, so daß der Psychoanalyse einzig die Aufgabe zukam, das Subjektive, Negative und Hemmende zu erklären, ohne unmittelbar als solche an der vorhandenen revolutionären Bewegung oder an der kreativen Wunschproduktion zu partizipieren (hieß das nicht, in gewisser Weise wieder den Irrtum und die Illusion einzuführen?). Bleibt, daß Reich im Namen des Wunsches die Psychoanalyse mit einem Gesang von Leben durchzog. In der am Ende sich ausbreitenden Resignation des Freudianismus legt er die Furcht vor dem Leben bloß, das Wiedererwachen des asketischen Ideals, eine Kulturwelle des schlechten Gewissens. Lieber sich auf die Suche nach dem Organ, dem vitalen und kosmischen Element des Wunsches begeben, als unter diesen Umständen weiter Psychoanalytiker bleiben. Keiner verzieh ihm, während Freud alles verziehen wurde. Er als erster hatte versucht, die analytische und die revolutionäre Maschine gemeinsam funktionieren zu lassen. Und am Ende hatte er nurmehr seine eigenen Wunschmaschinen, seine paranoischen, wundersamen, zölibatären Kästen mit ihren woll- und baumwollbesetzten Metallwänden.

Wohl bringt der unbewußte Charakter der Operation wie des Resultats (»selbst die Hemmung der Revolte ist unbewußt geworden«) angemessen die Wesensdifferenz der Verdrängung gegenüber der Repression zum Ausdruck, aber damit kann auf eine reale Selbständigkeit ernstlich nicht geschlossen werden. Die Verdrängung ist derart, daß die Repression gewünscht wird, aufhört, bewußt zu sein. Sie induziert einen nachfolgenden Wunsch, ein trügerisches Bild dessen, worauf sie sich richtet, das ihr den Schein von Selbständigkeit verleiht. Die Verdrängung ist im eigentlichen Sinne ein Mittel im Dienste der Repression. Auch worauf sie sich richtet: die Wunschproduktion, ist Objekt der Repression. Doch impliziert die Verdrängung eine zweifache ursprüngliche Operation: eine erste, in der das repressive gesellschaftliche Gebilde seine Macht an eine verdrängende Instanz delegiert, eine zweite, von der Verdrängung hervorgerufen, kraft deren der unterdrückte Wunsch gewissermaßen vom entstellten und trügerischen Bild zugedeckt wird. Wir haben hier einen Auftrag zur Verdrängung durch die gesellschaftliche Formation und zugleich eine Verzerrung, eine Entstellung der Wunschformation durch die Verdrängung. Der beauftragte Agent der Verdrängung bzw. der zur Verdrängung beauftragte Agent ist die Familie; das verzerrte Bild des Verdrängten sind die inzestuösen Triebregungen. Der Ödipuskomplex, die Ödipalisierung ist demnach das Ergebnis der zweifachen Operation. *In ein und derselben Bewegung läßt sich die repressive gesellschaftliche Produktion durch die verdrängende Familie ersetzen und gibt zugleich diese ein entstelltes Bild der Wunschproduktion wieder, das das Verdrängte als inzestuöse Triebregung repräsentiert.* An die Stelle des Bezugs beider Produktionen tritt, in einer Abirrung sondergleichen, in welche die gesamte Psychoanalyse sich verrennt, das Verhältnis Familie – Triebe. Nun wird auch, von der gesellschaftlichen Produktion aus gesehen, das Interesse sichtbar, das diese einer solchen Operation gegenüber besitzt, da anders sie die Macht der Revolte und Revolution des Wunsches nicht abwehren könnte. Indem man diesem den verzerrten Spiegel des Inzests vorhält (das war es doch, was du wolltest, oder?), beschämt und bestürzt man ihn, versetzt man ihn in eine ausweglose Situation, überredet man ihn, im Namen höherer Interessen der Zivilisation »sich selbst« aufzugeben (wenn alle Welt das täte, wenn jeder seine Mutter heiraten und seine Schwester für sich behalten würde, dann gäbe es keine möglichen Differenzierungen mehr und keinen Tausch ...). Es gilt schnell und bald zu handeln. *Ein seichtes Wässerlein · verleumdet oft ·* den Inzest (*un peu profond ruisseau calomnié* l'inceste).[51]

Zwar wird verständlich, welches Interesse die gesellschaftliche Produktion an einer solchen Operation hegt, doch weniger, was diese von der Wunschproduktion selbst aus gesehen möglich macht. Wir besitzen hingegen Ansatzpunkte für eine Antwort. Die gesellschaftliche Produktion müßte auf der Aufzeichnungsfläche des Sozius über eine Instanz verfügen, die in der Lage wäre, auf die Aufzeichnungsfläche des Wunsches ebenfalls einzuwirken, sich in ihr einzuschreiben. Eine solche Instanz existiert, nämlich die Familie. Sie gehört, als System der Reproduktion der Produzenten, wesentlich zur Aufzeichnung der gesellschaftlichen Produktion. Und zweifellos kommt am anderen Pol die Aufzeichnung der Wunschproduktion auf dem organlosen Körper quer durch ein genealogisches Netz zustande, *das nicht familial ist:* die Eltern treten in ihm nur als Partialobjekte, Ströme, Zeichen und Agenten eines Prozesses auf, der sie allseits überschwemmt. Allenfalls »bezieht« das Kind in unschuldiger Weise etwas von jener staunenswerten produktiven Erfahrung, die es mit dem Wunsch macht, auf die Eltern; oder diese Erfahrung bezieht nicht »sich« auf sie als solche. Nun taucht genau an diesem Punkt die Operation auf. Unter dem Schutz der frühen Aktion der gesellschaftlichen Repression mischt und schleicht die Familie sich in die Wunschgenealogie ein, entfremdet zu ihren

51 Vgl. Mallarmés Gedicht »Tombeau«, *Sämtliche Gedichte*, Französisch mit deutscher Übertragung von Carl Fischer, Heidelberg 1957. (A.d.Ü.)

Gunsten die gesamte Genealogie und konfisziert das Numen (aber sehen wir doch, Gott, das ist der Papa). Man tut, als bezöge die Wunscherfahrung »sich« auf die Eltern, als wäre die Familie das oberste Gesetz. Man unterstellt die Partialobjekte dem berühmten Gesetz der als »fehlend« wirkenden Einheitstotalität. Man unterstellt die Disjunktionen der Alternative: Undifferenziertes oder Ausschluß. Die Familie fügt sich demnach in die Wunschproduktion ein, in der sie von frühester Kindheit an eine beispiellose Verschiebung und Verdrängung betreibt. Den Auftrag zur Verdrängung erhält sie von der gesellschaftlichen Produktion. Wenn sie auf diese Weise sich in die Aufzeichnung des Wunsches einschleichen kann, so weil der organlose Körper, auf dem die Aufzeichnung stattfindet, seinerseits schon, wie wir gesehen haben, eine *Urverdrängung* gegenüber der Wunschproduktion ausführt. Es kommt der Familie zu, davon zu profitieren und diese mit der *sekundären eigentlichen Verdrängung* zu überlappen, die ihr delegiert oder zu der sie delegiert ist (die Psychoanalyse hat wohl den Unterschied der beiden Verdrängungen aufgezeigt, nicht aber die Tragweite des Unterschieds oder die Verschiedenheit ihrer Ordnungen). Deshalb bleibt die eigentliche Verdrängung nicht dabei stehen, die wirkliche Wunschproduktion zu verdrängen, sondern gibt zudem ein entstelltes Bild vom Verdrängten wieder, indem sie die Wunschaufnahme durch die familiale Aufzeichnung ersetzt. Nur im Zuge der familialen Übersetzung seiner Aufzeichnung nimmt das Ensemble der Wunschproduktion die wohlbekannte ödipale Figur an: Übersetzungsverrat.

Wir sagen einmal, daß Ödipus nichts, fast nichts ist (in der Ordnung der Wunschproduktion, selbst des Kindes), ein andermal, daß er allgegenwärtig ist (im Unternehmen der Domestikation des Unbewußten, der Repräsentation des Wunsches und des Unbewußten). Gewiß haben wir nie sagen wollen, daß die Psychoanalyse Ödipus erfunden habe. Alles verweist auf das Gegenteil: die Subjekte der Psychoanalyse kommen schon ödipalisiert an, bitten ein um das andere Mal darum ... Presseausschnitt: Strawinsky erklärt vor seinem Tode: »Mein Unglück ist, dessen bin ich mir sicher, durch das Weggehen meines Vaters und die mangelnde affektive Zuneigung meiner Mutter mir gegenüber eingetreten. Ich beschloß damals, es ihnen eines Tages zu zeigen ...« Wenn selbst die Künstler sich ins Zeug legen, wäre es falsch, sich zu genieren und die gewöhnlichen Skrupel eines praktizierenden Psychoanalytikers zu entwickeln. Wenn ein Musiker uns erklärt, daß seine Musik nicht etwa von aktiven, draufgängerischen Kräften, sondern von reaktiven Kräften zeuge, von Reaktionen auf Papa-Mama, so bleibt uns nichts weiter übrig, als, leicht modifiziert, ein Nietszche teures Paradoxon zu wiederholen: Freud-Musiker. Nein, die Psychoanalytiker erfinden nichts, wiewohl sie auf andere Weise viel erfunden, viele Gesetze verkündet, vieles verstärkt, vieles injiziert haben. Die Psychoanalytiker unterstützen nur die Bewegung, geben der Entstellung des umfassenden Unbewußten einen letzten Schwung. Was sie machen, ist nur, das Unbewußte gemäß transzendenten Anwendungen von Synthesen, die ihm von anderen Mächten aufgezwungen werden, zum Sprechen zu bringen: ganze Personen, Totalobjekt, großer Phallus, schreckliches Undifferenziertes des Imaginären, symbolische Differenzierung, Segregation ... Die Psychoanalytiker erfinden nur die Übertragung, den Übertragungsödipus, den Ödipus von Ödipus im Analytikerzimmer, der sehr schädlich und giftig ist, womit aber das Subjekt endlich hat, was es wollte, und so darf es denn auf dem vollen Körper des Psychoanalytikers seinen Ödipus lutschen. Das ist allerdings schon mehr als genug. Aber Ödipus entwickelt sich in der Familie, nicht im Zimmer des Analytikers, der nur noch als letzte Territorialität wirkt. Und Ödipus ist nicht von der Familie geschaffen. Die ödipalen Anwendungen von Synthesen, die Ödipalisierung, die Triangulation, die Kastration: alles das verweist auf doch mächtigere, doch tieferliegende Kräfte als die Familie, die Psychoanalyse, die Ideologie, als alle diese zusammen. Nämlich auf die Kräfte der gesellschaftlichen Produktion, Reproduktion und Repression insgesamt. Denn es bedarf in Wahrheit äußerst starker Kräfte, um jene des Wunsches zu schlagen, sie in die Resignation zu führen und allseits Reaktionen vom Typ Papa-Mama an die Stelle des wesentlich Tätigen, Aggressiven, Artistischen, Produktiven und Draufgängerischen im Unbewußten selbst zu setzen. In diesem Sinne ist, wie wir sahen, Ödipus eine Applikation und die Familie ein beauftragter Agent. Und selbst durch Applikation ist es für ein Kind hart und schwierig, sich wie ein Winkel zu erleben:

Dieses Kind,
ist nicht da,
ist nur ein Winkel,
ein zukünftiger Winkel,
und es gibt keine Winkel ...
nun ist die Welt von Vater-Mutter eben jene, die sich verziehen soll,
diese gedoppelt-doppelte Welt,
im Zustand fortwährender Uneinigkeit,
und auch mit dem Willen fortwährender Vereinigung ...
worum das ganze System dieser Welt kreist
boshafterweise unterstützt von der düstersten Organisation.[52]

Freud schlug 1924 eine einfache Unterscheidung zwischen Neurose und Psychose vor: in der Neurose gehorcht das Ich den Erfordernissen der Realität, mit der Auflage, die Triebregungen des Es zu verdrängen; in der Psychose steht es unter dem beherrschenden Einfluß des Es und muß mit der Realität brechen. Gewöhnlich brauchten Freuds Ideen eine gewisse Zeit, bis sie nach Frankreich drangen, nicht aber diese. Noch im gleichen Jahr stellten Capgras und Carrette einen schizophrenen Fall mit Wahnvorstellungen von Doppelgängern vor. Die davon befallene Kranke brachte einen lebhaften Haß gegen die Mutter und einen inzestuösen Wunsch nach dem Vater zum Ausdruck, allerdings unter Bedingungen von Realitätsverlust, in denen die Eltern wie falsche Eltern, »Doppelgänger« erlebt wurden. Den beiden Wissenschaftlern galt dieser Fall als Illustration eines gegenüber der Freudschen Darstellung umgekehrten Verhältnisses: in der Neurose bleibt die Objektfunktion der Realität bewahrt, nur wird der Kausalkomplex verdrängt; in der Psychose dringt der Komplex in das Bewußtsein ein und wird dessen Objekt, um den Preis einer nun auf die Realität oder die Realitätsfunktion zielenden »Verdrängung«. Zweifellos beharrte Freud auf dem schematischen Charakter der Unterscheidung: ein Bruch findet sich in der Neurose mit der Wiederkehr des Verdrängten (hysterische Amnesie, Zwangsaufhebung) ebenso wieder wie in der Psychose eine Wiedergewinnung der Realität in der Rekonstruktion des Wahns. Bleibt aber, daß Freud niemals

52 A. Artaud, »Ainsi donc la question ...«, *Tel Quel*, Nr. 30, 1967.

diese einfache Trennung aufgegeben hat.[53] Zudem dürfte es wichtig sein, daß er auf originärem Wege eine der traditionellen Psychiatrie teure Vorstellung für sich wiederfand: die nämlich, daß der Wahnsinn grundlgend an einen Realitätsverlust gebunden ist. Diese Konvergenz mit den in der Psychiatrie erarbeiteten Begriffen der Dissoziation, des Autismus hat möglicherweise dazu verholfen, den Freudschen Gedanken eine so schnelle Verbreitung in Frankreich zu verschaffen.

Uns nun interessiert die genaue Rolle des Ödipuskomplexes in dieser Konvergenz. Denn wenn die familialen Stoffe wirklich oft ins psychotische Bewußtsein einfallen, ist es um so erstaunlicher, daß, einer Bemerkung Lacans zufolge, der Ödipuskomplex in der Neurose »entdeckt« worden ist, wo er doch angeblich latent sein soll, statt in der Psychose, wo er im Gegenteil offenkundig scheint.[54] Aber tritt der familiale Komplex innerhalb der Psychose nicht gerade als ein Stimulus beliebigen Wertes auf, als einfacher Induktor, dem eine Organisationsbedeutung nicht zukommt, während die intensiven Besetzungen der Realität sich auf eine ganz andere Sache richten: das gesellschaftliche, historische und kulturelle Feld? Ödipus dringt ins Bewußtsein ein und löst sich im selben Augenblick auch schon darin auf, womit er seine Unfähigkeit zur »Organisation« erweist. Es genügt demnach, die Psychose an diesem trügerischen Maß zu messen, sie auf Ödipus, das falsche Kriterium, zu beziehen, um derart den Effekt des Realitätsverlustes zu erhalten. Die Operation, die darin besteht, dem Psychotiker eine ödipale »Organisation« aufzuzwingen, und sei es nur, um darin in ihm, bei ihm den *Mangel* zu bestimmen, ist keine abstrakte: es ist eine Übung tief ins Fleisch, mitten in die Seele. Der Psychotiker reagiert durch Autismus und Realitätsverlust. Kann es aber sein, daß der Realitätsverlust nicht die Wirkung des schizophrenen Prozesses, sondern die seiner erzwungenen Ödipalisierung, das

53 Die beiden Artikel sind *Neurose und Psychose* sowie *Der Realitätsverlust bei Neurose und Psychose*, beide in GW Bd. XIII. Vgl. auch Capgras und Carrette, »Illusion des sosies et complex d'Œdipe«, *Anales médico-psychologiques*, Mai 1924. Freuds Artikel »Fetischismus« kommt nicht, wie zuweilen erklärt wird, auf die Unterscheidung zurück, bestätigt sie aber. Vgl. GW Bd. XIV, S. 316: »Ich kann also die Erwartung festhalten, daß im Fall der Psychose die eine, die realitätsgerechte Strömung, wirklich vermißt werden würde.«

54 Lacan, »La Famille«, *Encyclopédie française VIII*, 1938.

heißt der Unterbrechung, des Prozesses, ist? Muß, was wir eben gesagt haben, berichtigt und muß vermutet werden, daß einige weniger gut als andere die Ödipalisierung ertragen? Der Schizo würde nicht an Ödipus leiden, nicht durch ihn, der doch um so mehr in seinem halluzinierenden Bewußtsein auftauchte, als er in der symbolischen Organisation »seines« Unbewußten fehlte. Er, der sich auf eine lange Reise aufgemacht habe, würde im Gegenteil durch die Ödipalisierung krank sein, die er über sich ergehen lassen muß (»die düsterste Organisation«) und nicht mehr ertragen kann, so als ob man jenen, der sich von Kontinent zu Kontinent, von Kultur zu Kultur treiben läßt, immer wieder auf sein Heimatdorf zurückführte. Er leidet an keinem gespaltenen Ich, keinem zersprungenen Ödipus, aber daran, auf all das zurückgeworfen zu werden, was er verlassen hat. Intensitätssturz bis zum organlosen Körper = O, Autismus: kein anderes Mittel bleibt mehr, um auf die Sperrung seiner Realitätsbesetzungen zu reagieren, auf jene Sperrung, die ihm das ödipale System der Verdrängungsrepression entgegenstellt. Man unterbricht sie in ihrer Reise, sagt Laing. Ihnen ist die Realität abhanden gekommen. Aber wann geschah das? Im Verlauf der Reise oder im Zuge ihrer Unterbrechung?
Folglich die mögliche Formulierung eines umgekehrten Verhältnisses: die Psychotiker und die Neurotiker als zwei Gruppen, jene, die die Ödipalisierung nicht ertragen, und jene, die sie ertragen, sogar damit zufrieden sind, sich in ihr entfalten. Jene, auf denen das ödipale Siegel nicht haftet, und jene, auf denen es haftet.

»Ich glaube, daß meine Freunde zu Beginn des Neuen Alters als Gruppe gestartet sind, mit einer praktisch explosiven Wucht, die sie in einen paternalistischen Abweg geschleudert hat, den ich für teuflisch erachte ... *Eine zweite Gruppe von Isolierten*, darunter ich, die zweifellos durch Zentren von ... Schlüsselbeinen gebildet ist, wurde in dem Augenblick aller Möglichkeiten individuellen Erfolgs beraubt, als sie gerade schwere Studien in angeborener Wissenschaft auf sich nahm. Was mich betrifft, so hat meine Rebellion gegen den *Paternalismus der ersten Gruppe* schon vom zweiten Jahr an mich in immer stärker wachsende und lähmende soziale Schwierigkeiten versetzt. Hm, *glauben Sie, daß diese beiden Gruppen zu einer Vereinigung fähig sind?* Ich bin diesen Säuen des männlichen Paternalismus nicht allzu böse, ich bin nicht rachsüchtig ... Wenn jedenfalls ich gewonnen habe, wird es keinen Kampf mehr zwischen Vater und Sohn geben! ... Ich spreche selbstverständlich von Personen Gottes, nicht von jenen Nächsten, die sich für ... halten.«[55]

Was quer durch beide Gruppen hinweg sich kontrastiert, sind die Aufzeichnung des Wunsches auf dem ungezeugten organlosen Körper und die familiale Aufzeichnung auf dem Sozius. Sind die angeborene Wissenschaft der Psychose und die neurotische Experimentalwissenschaft. Sind der exzentrische schizoide Kreis und das Dreieck der Neurose. Sind, noch allgemeiner, die zwei Anwendungsarten von Synthesen. Sind einerseits die Wunschmaschinen und andererseits die narzißtisch-ödipale Maschine. Um den Kampf in allen Einzelheiten zu verstehen, muß berücksichtigt werden, daß die Familie die Wunschproduktion immerfort zurechtstutzt. Indem sie in die Aufzeichnung des Wunsches sich einschreibt, bemächtigt sie sich der Produktivkräfte und verschiebt und reorganisiert auf ihre Weise die Menge der die Maschinen des Wunsches charakterisierenden Einschnitte. Sie läßt diese in den Ort der universellen, sie selbst noch bedingenden Kastration fallen (»ein von der Himmelsdecke herabhängender Arsch einer toten Ratte«, sagt Artaud), aber sie verteilt sie auch wieder entsprechend ihren eigenen Gesetzen und den Anforderungen der gesellschaftlichen Produktion. Die Familie trennt ihrem Dreieck gemäß und scheidet, was der Familie zukommt, von dem, was ihr nicht zukommt. Sie differenziert auch nach Innen, den Linien folgend, die die ganzen Personen konstituieren: das ist Papa, das ist Mama, das bist Du, und das ist deine Schwester. Trenn hier den Milchstrom ab, dein Bruder kommt jetzt dran, kack hier nicht hin, trenn dort den Scheißfluß ab. Die erste Funktion der Familie ist die der Einbehaltung: es geht darum, zu erkennen, was sie von der Wunschproduktion abweist, was sie einbehält, was sie an die ausweglosen Wege, die in ihr eigenes Undifferenziertes führen (Kloake), anschließt, was sie im Gegenteil auf die Pfade einer ausschwärmenden und reproduzierbaren Differenzierung leiten wird. Denn die Familie erschafft ihre Schmach und ihren Ruhm zugleich, die Undifferenziertheit ihrer Neurose und die Differenziertheit ihres nur scheinbar sich unterscheidenden Ideals. Und was macht währenddessen die

55 Jacques Besse, *La Grande Pâque*, S. 27 und 61 (von uns hervorgehoben).

Wunschproduktion? Die einbehaltenen Elemente treten in den neuen Synthesegebrauch, der sie, nicht ohne den gesamten Triangel zum Klingen zu bringen, so tiefgreifend verändert. Die Wunschmaschinen stehen vor der Tür, treten sie ein, so bebt alles. Mehr noch, die, welche nicht eintreten lassen, vielleicht noch stärker erbeben. Sie führen ihre abweichenden Einschnitte ein, oder versuchen es doch. Das Kind spürt, zu welcher Aufgabe es aufgefordert ist. Aber was in den Triangel stellen, was auswählen? Die Nase des Vaters und das Ohr der Mutter, wäre das recht, kann das zurückbehalten werden, würde das einen guten ödipalen Einschnitt abgeben? Und die Fahrradhupe? Was gehört zur Familie? Es kommt dem Triangel zu, unter dem Druck beider: dessen, was er einbehält, wie dessen, was er abstößt, zu erbeben und zu klingen. Die Resonanz (noch einmal erstickt oder lautstark, voller Schmach oder ruhmreich) bildet die zweite Funktion der Familie. Die Familie ist in einem After, der zurückhält, Stimme, die klingt, und Mund, der verzehrt: dies ihre drei Synthesen, da es darum geht, den Wunsch an die schon bereiten Objekte der gesellschaftlichen Produktion anzuschließen. Kauft Madeleines von Combray, damit euch Resonanzen kommen.

Infolgedessen kann man sich aber nicht an den einfachen Gegensatz zweier Gruppen halten, der die Neurose als intra-ödipale Störung und die Psychose als extra-ödipale Flucht zu definieren gestattete. Nicht einmal die Feststellung genügte, daß beide Gruppen »zu einer Vereinigung fähig sind«. Problematisch ist vielmehr die Möglichkeit, sie unmittelbar zu unterscheiden. Wie den Druck, der von der familialen Reproduktion auf die Wunschproduktion ausgeht, von dem unterscheiden, der von der Wunschproduktion auf die familiale Reproduktion ausgeübt wird? Der ödipale Triangel bebt und zittert; geschieht dies aber, weil er im Begriff ist, seine Beute, die Wunschproduktion, zu sichern, oder weil diese sich ihm entzieht und ihm die Beute wieder abjagt? Wo liegt die Grenze der Resonanz? Ein Familienroman bringt die Anstrengung zur Rettung der ödipalen Geneaologie zum Ausdruck, aber auch ein freies, nicht-ödipales Sprießen der Genealogie. Die Phantasien sind niemals prägnante Formen, sie sind Rand- oder Grenzerscheinungen und immer bereit, auf die eine oder andere Seite umzukippen. Kurz, *Ödipus ist strenggenommen unlösbar*. Man kann ihn um so mehr allseits wiederfinden, als er unlösbar ist; in diesem Sinne gilt zu Recht, daß er eigentlich zu nichts dient. Erinnern wir uns aufs neue der schönen Geschichte von Nerval: er möchte, daß Aurelia, die geliebte Frau, dieselbe sei wie Adrienne, das kleine Mädchen aus Kindertagen; er »nimmt« sie beide als identisch »wahr«. Und Aurelia und Adrienne sind, beide in einer Person, die Mutter. Wird man sagen, die Identifikation als »Identität der Wahrnehmung« sei hier Zeichen der Psychose? Damit hält man also wieder das Realitätskriterium bei der Hand: der Komplex dringt in das psychotische Bewußtsein nur um den Preis eines Bruchs mit dem Realen ein, während in der Neurose die Idenität eine von unbewußten Repräsentationen bleibt und die Wahrnehmung nicht gefährdet. Aber was ist damit gewonnen, alles, selbst die Psychose, in Ödipus einzuschreiben? Ein Schritt weiter noch, und Aurelia, Adrienne *und* die Mutter sind die Jungfrau. Nerval sucht die Vibrationsgrenze des Triangels. Sie suchen ein Drama, sagt Aurelia. Man schreibt nicht alles in Ödipus ein, ohne daß am Ende diesem alles entflieht. Die Identifikationen bezogen sich, unter dem Gesichtspunkt der Wahrnehmung, nicht auf Personen, es waren Identifikationen von Namen mit Intensitätsbereichen, die in Richtung weiterer, noch heftigerer Bereiche ziehen lassen, beliebige Stimuli, die eine ganz andere Reise auslösen, Stauungen, die weitere Durchbrüche, weitere Bewegungen vorbereiten, auf denen man nicht mehr der Mutter, sondern der Jungfrau Maria und Gott begegnet: *und ich habe dreimal siegreich den Acheron überschritten.* Daher wird der Schizo nichts dagegen einzuwenden haben, alles auf die Mutter zu reduzieren, da dies ja alles bedeutungslos ist: er ist sicher, alles auch wieder aus der Mutter heraustreten lassen zu können, zu eigenem geheimen Gebrauch alle Jungfrauen, die hineingesteckt wurden, wieder zurückziehen zu können.

Alles konvertiert sich in der Neurose, alles ergießt sich in der Psychose: nicht auf diese Formel sollte das Problem reduziert werden. Es wäre falsch, die Neurose einer ödipalen Interpretation, die Psychose aber einer extra-ödipalen vorzubehalten. Es existieren keine zwei Gruppen, es besteht keine Wesensdifferenz zwischen Neurose und Psychose. *Denn allemal ist die Wunschproduktion Ursache*, letzte Ursache der psychotischen Subversionen, die Ödipus aufbrechen oder ihn überwältigen, nicht minder als die der neurotischen Resonanzen, die ihn konstituieren. Seine umfassende Bedeutung erhält ein solches Prinzip dann, wenn man es auf das Problem der »aktuellen Faktoren« bezieht. Eins der bedeutsamsten Verdienste der Psychoanalyse ist eben die Ermittlung der Rolle dieser aktuellen Faktoren auch in der Neurose, insofern sie sich von familialen Kindheitsfaktoren unterscheiden lassen. Alle großen Meinungsverschiedenheiten und Auseinandersetzungen lassen sich an der spezifischen Einschätzung dieser Entdeckung rekonstruieren. Die Schwierigkeiten weisen mehrere Aspekte auf: zum ersten die Natur dieser Faktoren: sind sie somatisch, gesellschaftlich, metaphysisch? Die berühmten »Lebensprobleme«, dank deren sich in der Psychoanalyse wieder ein reiner desexualisierter Idealismus breitmachte? Zum zweiten die Modalität der Faktoren: wirken sie auf negative, ausschließende Weise, durch schlichte Versagung? Zum dritten der zeitliche Modus: steht es nicht außerhalb jeden Zweifels, daß der aktuelle Faktor *nachträglich* auftaucht und »neu, frisch« bedeutet gegenüber dem Kindlichen oder noch Früherem, das sich angemessen durch den Familienkomplex erklären läßt? Selbst ein Autor wie Reich, der doch so sorgsam darauf bedacht war, den Wunsch auf gesellschaftliche Produktionsformen zu beziehen und damit aufzuweisen, daß keine Psychoneurose besteht, die nicht auch Aktualneurose ist, bleibt dabei, die aktuellen Faktoren als durch repressive Versagung (Sexualstau) wirkend und nachträglich auftretend darzustellen. Das beläßt ihn in einem diffusen Ödipalismus, da der Stau oder der versagende aktuelle Faktor allein die Energie der Neurose, nicht aber den Inhalt definiert, der wiederum auf den kindlichen ödipalen Konflikt verweist, und dieser sich durch den aktuellen Stau reaktiviert sieht.[56] Doch anderes sagen auch die Ödipalisten nicht, wenn sie anmerken, daß eine aktuelle Versagung oder Frustration nur im Rahmen eines älteren, qualitativen und internen Konflikts nachgewiesen werden könne, der nicht nur die von der Realität untersagten Wege versperrt, sondern auch jene, die diese offenläßt und

56 W. Reich, *Die Funktion des Orgasmus*, Frankfurt 1972, S. 89. »Alle neurotischen Phantasien leiten sich aus der kindlich-sexuellen Frühbeziehung zu den Eltern ab. Doch der Kind-Eltern-Konflikt allein könnte keine dauernde Störung des seelischen Gleichgewichts herbeiführen, wenn er nicht ständig durch die aktuelle Erregungsstauung gespeist wäre, die er selbst im Beginn erzeugt hat.«

die nun seinerseits das Ich sich untersagt (Formulierung der doppelten Sackgasse):

»Würde man« das Schema der Aktualneurose illustrierende »Beispiele auch bei dem Gefangenen oder dem Insassen eines Konzentrationslagers oder dem von der Arbeit ermüdeten Arbeiter finden? Es ist nicht sicher, daß sie ein zahlenmäßig ausreichendes Kontingent abgeben würden ... Unsere systematische Tendenz besteht darin, die offensichtlichen großen Ungerechtigkeiten der Wirklichkeit nicht ohne Bestandsaufnahme zu akzeptieren, nicht ohne zu versuchen, aufzudecken, worin die Verwirrung der Welt der subjektiven Verwirrung entspringt, auch wenn jene sich *mittlerweile* in mehr oder minder irreversiblen Strukturen eingeschrieben hat.«[57]

Wir verstehen diesen Satz und vermögen gleichwohl nicht den beunruhigenden Ton darin zu überhören. Man zwingt uns folgende Alternative auf: entweder wird der aktuelle Faktor als rein äußerlich versagendes Phänomen begriffen (was unmöglich ist), oder aber er steckt in einem notwendig an Ödipus gebundenen qualitativen, internen Konflikt ... (Ödipus, die Quelle, in der der Psychoanalytiker sich die Hände von den Unbilligkeiten der Welt reinwäscht).

Betrachten wir die idealistischen Abweichungen der Psychoanalyse einmal gänzlich anders, so können wir darin den interessanten Versuch erblicken, den aktuellen Faktoren einen anderen als den nur privativen und nachträglichen Status einzuräumen. Bei Jung etwa gehen zwei sich offensichtlich widersprechende Intentionen in das Denken ein: eine erste, die unendliche Kur dadurch abzukürzen, daß das Gegenwärtige oder die Aktualität der Störung in Angriff genommen wird, eine zweite, weiter zu gehen als nur bis zu Ödipus, bis zum Präödipalen gar, immer höher zu steigen – als wäre das Aktuellste auch das Ursprünglichste und das Kürzeste auch das Entfernteste.[58] Die Archetypen präsen-

57 Jean Laplanche, *La Réalité dans la névrose et la psychose* (Konferenz der Société française de Psychanalyse, 1961). Vgl. auch die Artikel »Versagung« und »Aktualneurose« in Laplanche und Pontalis, *Das Vokabular der Psychoanalyse*, Frankfurt 1972.

58 Diese Bemerkung gilt auch für Rank: nicht nur impliziert der Traumatismus der Geburt einen Schritt über Ödipus und das Prä-Ödipale hinaus, sondern er soll auch ein Mittel abgeben, die Kur zu verkürzen. Bitter vermerkt es Freud in *Die endliche und die unendliche Analyse*, GW Bd. XVI, S. 59 f.: »Durch die nachträgliche analytische Erledigung dieses Urtraumas hoffte Rank die ganze Neurose zu beseitigen, so daß das eine Stückchen Analyse alle übrige analytische Arbeit ersparte.«

tiert Jung in einem wie aktuelle Faktoren, die die familialen Imagines in der Übertragung übersteigen, und wie archaische Faktoren, die unendlich viel älter und von anderem Alter als die infantilen Faktoren selbst noch sind. Aber damit ist nichts gewonnen, da der aktuelle Faktor seinen privativen Charakter nur aufgibt, um nun der Rechte des Ideals sich zu erfreuen, seinen nachträglichen Charakter nur verliert, um ein Jenseitiges zu werden, das, statt von Ödipus analytisch abzuhängen, durch ihn in anagogischer Weise bedeutet werden muß. So daß am Ende das Nachträglich sich notwendig in einer temporalen Unterscheidung wieder niederschlagen muß, wie die von Jung vorgeschlagene Aufteilung in staunenswerter Weise bezeugt: für die Jungen, deren Probleme solche der Familie und der Liebe sind, die Methode Freuds; für die weniger Jungen, deren Problem die soziale Anpassung ist, Adler; und Jung für die Erwachsenen und Alten, deren Probleme die des Ideals sind ...![59] Zudem haben wir gesehen, was zwischen Freud und Jung Gemeinsames bleibt: das Unbewußte immer am Mythos zu messen (und nicht an Produktionseinheiten), wenn dieses Messen auch jeweils umgekehrt verläuft. Aber was bedeutet es letztlich, ob Moral und Religion in Ödipus einen analytischen und regressiven Sinn erhalten, oder ob Ödipus in Moral und Religion einen anagogischen und prospektiven Sinn erhält?
Wir sagen, daß die Ursache der Störung, von Neurose wie Psychose, immer innerhalb der Wunschproduktion liegt, in deren Beziehung zur gesellschaftlichen Produktion, ihrer Differenz oder ihrem Konflikt mit dieser auf der Ebene der Ordnung, in den Besetzungsmodi, die sie darin ausführt. Die in dieser Beziehung, diesem Konflikt und diesen Modalitäten eingebundene Wunschproduktion *ist der aktuelle Faktor.* Daher ist dieser weder privativ noch nachträglich. Konstitutiv für das volle Leben des Wunsches, ist er Weggenosse der zartesten Kindheit, begleitet jeden ihrer Schritte. Der aktuelle Faktor tritt nicht nach Ödipus auf, er setzt Momente einer ödipalen Organisation ebenso wenig voraus wie solche prä-ödipaler Präorganisation. *Vielmehr hängt Ödipus von ihm ab, sei es als Stimulus beliebigen Wertes, als Induktor, dem entlang seit der Kindheit die anödipale Organisation der*

59 C. G. Jung, »Ziele der Psychotherapie«, in: *Seelenprobleme der Gegenwart*, Zürich 1956.

Wunschproduktion sich entfaltet, sei es als Wirkung der Repressionsverdrängung, die die gesellschaftliche Produktion der Wunschproduktion über die Familie aufzwingt. Aktuell meint demnach »neu, frisch« nicht im Sinne eines Gegensatzes zu alt oder infantil, sondern zu »virtuell«. *Virtuell aber ist der Ödipuskomplex, insoweit er zum einen in einer neurotischen Formation, einem abgeleiteten Effekt des aktuellen Faktors, aktualisiert werden muß, und zum anderen in einer psychotischen Formation, einem direkten Effekt desselben Faktors, zerstückelt und aufgelöst wird.* Genau unter diesem Gesichtspunkt scheint uns die Vorstellung des Nachträglich einen letzten Paralogismus innerhalb der psychoanalytischen Theorie und Praxis auszumachen; denn von Anfang an besetzt die tätige, in ihrem Prozeß begriffene Wunschproduktion eine Einheit somatischer, gesellschaftlicher und metaphysischer Beziehungen, die nicht auf die psychologischen ödipalen Beziehungen folgen, sich im Gegenteil auf die reaktiv definierte ödipale Untereinheit *applizieren* oder sie aus dem innerhalb ihres Handlungsbereichs liegenden Besetzungsfeld ausschließen werden. Ödipus ist: *unlösbar, virtuell, reaktiv, reaktionsbedingt.* Nur eine reaktionsbedingte Formation also, reaktionsbedingt gegenüber der Wunschproduktion: wie falsch, diese Formation an sich, abstrakt, unabhängig vom aktuellen Faktor, der gemeinsam mit ihr besteht und auf den sie reagiert, betrachten zu wollen.

Und doch tut das die sich in Ödipus einschließende Psychoanalyse, wenn sie Progressionen und Regressionen in Funktion zu oder sogar in Hinsicht auf Ödipus determiniert: etwa die Vorstellung prä-ödipaler Regression, mittels deren man zuweilen die Psychose zu charakterisieren versucht. Das gleicht einem Ludion: die Progressionen und Regressionen finden im Innern des künstlich geschlossenen Gefäßes von Ödipus statt, sind aber in Wirklichkeit vom Zustand wechselnder, doch stets aktueller, vorfindlicher Kräfte in der *anödipalen* Wunschproduktion bedingt. Diese besitzt nur aktuelle Existenz; die Progressionen und Regressionen sind allein Wirkungsweisen einer Virtualität, die in dem Maße immer erfüllt sein wird, wie die Zustände des Wunsches es ihr vorgeben. Unter den wenigen Psychiatern und Psychoanalytikern, die es zustande gebracht haben, mit den Schizophrenen, sowohl Erwachsenen als auch Kindern, in eine direkte, von der Realität inspirierte Beziehung zu treten, sind es Gisela Pankow und Bruno Bettelheim, die durch ihre theoretische Stärke und therapeutische Wirksamkeit neue Wege aufzeigen. Nicht zufällig stellen beide den Begriff der Regression in Frage. Am Beispiel körperlicher Pflege für einen Schizophrenen, wie Massagen, Bäder, Einwicklungen, fragt Gisela Pankow, ob es darum geht, den Kranken bis zu jenem Punkt zu führen, an dem es ihm möglich wird zu regredieren, und ihm indirekte symbolische Befriedigungen zu verschaffen, die ihm dann gestatten, neue progressive Wege zu beschreiten. Nun kann die Frage, wie sie sagt, nicht die sein, »Behandlungen zukommen zu lassen, die der Schizophrene, als er Kleinkind war, nicht erhalten hat. Es handelt sich eher darum, dem Kranken taktile und andere körperliche Empfindungen zu geben, die ihn dazu führen, die Grenzen seines Körpers anzuerkennen ... Es handelt sich um die *Anerkennung* eines unbewußten Wunsches, nicht um dessen Befriedigung.«[60] Den Wunsch anerkennen heißt genau, die Wunschproduktion auf dem organlosen Körper wieder in Gang setzen, dort also, worauf der Schizo sich zurückgezogen hatte, um sie zum Schweigen zu bringen, zu ersticken. Diese Anerkennung des Wunsches, diese Wunschposition, dieses *Zeichen,* verweist auf eine Ordnung wirklicher und aktueller Produktion, die in einer indirekten oder symbolischen Befriedigung nicht aufgeht und die, in ihren Unterbrechungen wie in ihrem Anlaufen, von einer präödipalen Regression ebenso unterschieden ist wie von einer progressiven ödipalen Restauration.

Zwischen Neurose und Psychose besteht keine Differenz der Natur, Art noch Gruppe. Die Neurose kann, wie die Psychose, ödipal nicht erklärt werden. Eher erklärt die Neurose Ödipus. Wie also das Verhältnis von Psychose und Neurose begreifen? Hängt es nicht von weiteren Verhältnissen ab? Alles verändert sich danach, ob wir Psychose den Prozeß selbst oder die Unterbrechung des Prozesses nennen (und welche Art von Unterbrechung). Die Schizophrenie als Prozeß ist die Wunschproduktion, aber nur wie

60 Gisela Pankow, *L'Homme et sa psychose*, Aubier 1969, S. 24–26 (verwiesen sei auf die eindrucksvolle Theorie des Zeichens, die die Autorin in *Structuration dynamique dans la schizophrénie*, Huber 1956, entwickelt). Zur Kritik der Regression durch Bruno Bettelheim vgl. *La Fortresse vide*, S. 369–374.

sie am Ende, als Grenze der von den Bedingungen des Kapitalismus determinierten gesellschaftlichen Produktion in Erscheinung tritt. Sie ist unsere »Krankheit«, die des modernen Menschen. Keinen anderen Sinn hat die Rede vom Ende der Geschichte. Und in sich vereinigt sie wieder die beiden Bedeutungen des Prozesses: Bewegung der gesellschaftlichen Produktion, die bis ans Ende ihrer Deterritorialisierung treibt, und Bewegung der metaphysischen Produktion, die den Wunsch auf eine neue Erde trägt, ihn dort reproduziert. »Die Wüste wächst ... das Zeichen ist nah ...« Der Schizo reißt die decodierten Ströme mit sich, läßt sie die Wüste des organlosen Körpers durchqueren, wo er seine Wunschmaschinen errichtet und einen fortwährenden Ausfluß wirkender Kräfte erzeugt. Er hat die Grenze, die Spaltung (schize), überschritten, die die Produktion des Wunsches stets am Rande der gesellschaftlichen Produktion beließ, tangentiell und immer abgewiesen. Der Schizo weiß aufzubrechen: er macht aus dem Aufbruch etwas ebenso Einfaches wie Geborenwerden und Sterben. Aber zugleich tritt seine Reise eigentümlich auf der Stelle. Er spricht von keiner anderen Welt, er kommt von keiner anderen: im Raum selbst sich verlagernd, ist es eine Reise der Intensität, um die Wunschmaschine herum, die sich aufrichtet und hier verharrt. Denn hier ist die von unserer Welt verkündete Wüste, und auch die neue Erde, und die dröhende Maschine, um die die Schizos kreisen, Planeten für eine neue Sonne. Diese Menschen des Wunsches sind wie Zarathustra. Ungeahnte Leiden, Schwindel und Krankheiten kennen sie. Sie haben ihre Gespenster. Sie müssen jede Geste neu erfinden. Aber ein solcher Mensch erschafft sich als freier, unverantwortlicher, als einsamer und fröhlicher Mensch, der endlich fähig ist, ohne Erlaubnis in seinem Namen etwas Einfaches zu sagen und zu tun, Wunsch, dem nichts fehlt, Strom, der die Sperren und Codes durchbricht, Name, der kein Ich mehr bezeichnet. Er hat einfach aufgehört, Angst vor dem Verrücktwerden zu haben. Er erlebt sich wie die sublime Krankheit, die ihm nichts mehr anhaben kann. Was gilt hier ein Psychiater, was wollte er hier gelten? Innerhalb der ganzen Psychiatrie waren es nur Jaspers, dann Laing, die eine Idee davon besaßen (besitzen), was Prozeß, was seine Durchführung bedeutet (deshalb konnten sie sich dem Familialismus, in den Psychoanalyse und Psychiatrie sich gewöhnlich betten, entziehen).

»Wenn die menschliche Rasse überlebt, werden in der Zukunft vermutlich Menschen auf unser aufgeklärtes Zeitalter zurückblicken wie auf eine Epoche der Dunkelheit, Sie werden vermutlich die Ironie dieser Situation mit mehr Vergnügen genießen können als wir. Die Ausgelachten sind wir. Sie werden erkennen, daß die von uns so genannte ›Schizophrenie‹ eine der Arten war, wie oft durch ganz gewöhnliche Leute das Licht durch Risse unserer allzu geschlossenen Gehirne zu brechen begann ... Verrücktheit muß nicht unbedingt Zusammenbruch sein. Sie kann auch Durchbruch sein ... Wer durch Ego-Verlust oder transzendentale Erfahrungen geht, kann – muß aber nicht – auf verschiedene Art verwirrt werden. Dann würde man ihn legitimerweise als verrückt ansehen. Verrückt sein heißt aber nicht notwendigerweise krank sein, wenn auch in unserer Kultur die beiden Kategorien verwirrt worden sind ... Vom entfremdeten Ausgangspunkt unserer Pseudo-Gesundheit ist alles offen. Unsere Gesundheit ist nicht ›wahre‹ Gesundheit. Ihre Verrücktheit ist nicht ›wahre‹ Verrücktheit. Die Verrücktheit unserer Patienten ist ein Artefakt der Destruktion von uns an ihnen und von ihnen an sich selbst. Niemand sollte annehmen, daß wir auf mehr ›wahre‹ Verrücktheit treffen als auf wahre Gesundheit bei uns. Die Verrücktheit, der wir bei ›Patienten‹ begegnen, ist eine grobe Travestie, ein Hohn, eine groteske Karikatur dessen, was die natürliche Heilung jener entfremdeten Integration sein könnte, die wir ›geistige Gesundheit‹ nennen. Wahre Gesundheit bewirkt in der einen oder anderen Weise die Auflösung des normalen Ego ...«[61]

Für uns ist der Besuch in London Besuch bei der Pythia. Wir finden hier Turner. Es wird einem klar, während man seine Bilder betrachtet, was es heißt, die Mauer zu durchbrechen und gleichwohl auf der Stelle zu bleiben, Ströme vorüberziehen zu lassen, von denen wir nicht mehr wissen, ob sie uns mitreißen zu anderen Orten oder ob sie stets wieder auf uns zurückführen. Die Gemälde lassen sich drei Perioden zuordnen. Hätte hier der

61 R. D. Laing, *Phänomenologie der Erfahrung*, S. 118–133. In ähnlichem Sinne hatte Foucault verkündet: »Vielleicht wird man eines Tages nicht mehr recht wissen, was einst der Wahnsinn hatte sein können ... Artaud wird zum Boden unserer Sprache gehören und nicht den Bruch zu ihr markieren ... Alles, was wir heute über die Weise der Grenze, des Fremdartigen oder des Unerträglichen erfahren, wird wieder der Klarheit des Positiven eingefügt sein. Und was für uns gegenwärtig dieses Draußen bezeichnet, mag sehr wohl eines Tages uns selbst bezeichnen ... Der Wahnsinn löst seine Verwandtschaft zur Geisteskrankheit ... Wahnsinn und Geisteskrankheit kündigen ihre Zugehörigkeit zu einer gemeinsamen anthropologischen Einheit.« (»La Folie, l'absence d'œuvre«, *La Table Ronde*, Mai 1964.)

Psychiater etwas zu sagen, würde er zweifellos sich über die beiden ersten auslassen, obwohl sie in Wirklichkeit die vernünftigsten sind. Die ersten Gemälde zeigen Katastrophen des Weltuntergangs, Sintflut und schwere Stürme. Damit beginnt Turner. Die Bilder der zweiten Periode sind wie delirierende Rekonstruktionen, in denen der Wahn sich verbirgt oder einhergeht mit einer ausgefeilten Technik in der Tradition von Poussin, Lorrain, den Holländern: die Welt wird neugeschaffen, unter Zuhilfenahme von Archaismen, die eine moderne Funktion erhalten. Etwas Unübertreffliches vollzieht sich während der dritten Periode, in jener Serie von Gemälden, die Turner nicht zeigt, geheim hält. Dabei läßt sich nicht einmal sagen, daß er seiner Zeit voraus sei: also etwas, das ohne Alter ist, uns von ewiger Zukunft zu kommen oder dahin zu fliehen scheint. Das Gemälde versenkt sich in sich selbst, ist von einem Loch durchbrochen, einem See, einer Flamme, einem Wirbelsturm, einer Explosion. Die Themen der früheren Bilder mögen sich hier wiederfinden, aber sie besitzen andere Bedeutung. Das Gemälde ist wahrhaftig zerrissen, aufgeschlitzt von dem, was in ihm durchbricht. Bleibt ein intensiver Rest aus Nebel und Gold, in seiner Tiefe von jener durchmessen, die ihn seiner Länge nach aufschlitzen wird: der Spaltung. Alles verwischt sich, wird trübe, und eben dort ereignet sich der Durchbruch (nicht der Zusammenbruch).
Fremdartige anglo-amerikanische Literatur: von Thomas Hardy, von Lawrence bis Lowry, von Miller bis Ginsberg und Kerouac wußten Menschen aufzubrechen, die Codes zu stören, Ströme vorüberziehen zu lassen, die Wüste des organlosen Körpers zu durchqueren. Sie überschreiten eine Grenze, durchbrechen eine Mauer: die kapitalistische Schranke. Sicher kommt es vor, daß sie den Prozeß verfehlen, in der Tat verfehlen sie ihn unaufhörlich. Dann schließt sich erneut die neurotische Sackgasse – das Papa-Mama der Ödipalisierung, Amerika, Rückkehr in die Heimat – oder auch die Perversion erotischer Territorien, dann die Droge, der Alkohol – oder schlimmer noch, ein alter faschistischer Traum. Niemals ist ein Wahn heftiger von einem Pol zum anderen gependelt. Aber über Sackgassen und Triangel hinweg fließt der unwiderstehliche schizophrene Strom, Sperma, Fluß, Gosse, Tripperausfluß oder Wortschwall, die sich nicht codieren lassen, zu flüssige oder zu zähe Libido: Gewalt gegen die Syntax, konzer-

tierte Zerstörung des Signifikanten, zum Strom erhobener Un-Sinn, alle Beziehungen heimsuchende Polyvozität. Wie unangemessen, die Literatur, ausgehend von der in ihr enthaltenen Ideologie oder ihrer Verwertbarkeit innerhalb einer herrschenden gesellschaftlichen Ordnung, problematisieren zu wollen. Verwertet werden Menschen, nicht die Werke, die immer wieder neu einen schlummernden jungen Menschen aufwecken, die nicht aufhören werden, ihr Feuer weiterzutragen. Darüber hinaus finden wir den Begriff der Ideologie konfus, weil er verhindert, daß wir das Verhältnis der literarischen Maschine zu einem Produktionsfeld erfassen, er uns damit den Augenblick verfehlen läßt, in dem das ausgesendete Zeichen diese »Form des Inhalts«, die versucht hatte, es in der Ordnung des Signifikanten zu belassen, durchbricht. Lang ist es her, daß Engels, mit Blick auf Balzac, geäußert hatte, daß ein Autor dann groß sei, wenn er nicht umhin könne, Ströme zu entwerfen und fließen zu lassen, die den katholischen und despotischen Signifikanten seines Werkes bersten lassen und notwendig einer am Horizont aufziehenden revolutionären Maschine Stoff geben. Dies ist der Stil, oder vielmehr das Fehlen des Stils, Asyntaxie, Agrammatikalität: der Augenblick, da die Sprache nicht mehr durch das sich definiert, was sie sagt, noch weniger durch das, was sie zum Signifikanten macht, sondern durch das, was sie zum Fließen, Strömen und Zerspringen bringt: den Wunsch. Denn die Literatur ist ganz wie die Schizophrenie: Prozeß und kein Ziel, Produktion und nicht Expression.

Erneut bildet die Ödipalisierung einen der wichtigsten Faktoren in der Reduktion der Literatur auf einen Konsumgegenstand, der der bestehenden Gesellschaft konform und damit außerstande ist, irgend jemanden auch nur ein Haar zu krümmen. Nicht von der persönlichen Ödipalisierung des Autors oder seiner Leser ist die Rede, sondern von der *ödipalen Form,* auf die das Werk selbst erniedrigt werden soll, um es so auf jene unmündige expressive Tätigkeit zu reduzieren, die, den herrschenden gesellschaftlichen Codes entsprechend, Ideologie abzusondern hat. So gilt das Kunstwerk als eines, das sich in die beiden Pole von Ödipus einschreibt: Problem und Lösung, Neurose und Sublimation, Wunsch und Wahrheit – regressiv der eine, unter dem es die nicht gelösten Konflikte der Kindheit ineinandermischt und neu verteilt, prospektiv der andere, vermöge dessen es neue Wege der die Zukunft der Menschen betreffenden Probleme erfindet. Diese Konversion im Innern des Kunstwerks konstituiert dieses, wie man sagt, als »Kulturgegenstand«. Unter dieser Perspektive braucht die Psychoanalyse nicht einmal mehr dem Kunstwerk appliziert zu werden, da dieses am Ende selbst eine gelungene Psychoanalyse, eine sublime »Übertragung« mit exemplarischen kollektiven Möglichkeiten darstellt. So tönt die scheinheilige Mahnung: ein wenig Neurose ist gut für das Kunstwerk, ist eine gute Materie, aber keine, ja keine Psychose; wir treffen eine Unterscheidung zwischen dem virtuell kreativen Aspekt der Neurose und dem psychotischen Aspekt, der entfremdend und zerstörerisch wirkt ... Als ob jene großen Stimmen, die die Grammatik und Syntax zu durchbrechen wußten, die die ganze Sprache in einen Wunsch verwandelten, uns nicht aus der Tiefe einer Psychose sprachen und uns nicht einen höchst psychotischen revolutionären Fluchtpunkt aufgezeigt hätten. Es ist richtig, die etablierte Literatur mit einer ödipalen Psychoanalyse zu konfrontieren: weil jene eine Form des Überichs verbreitet, die noch schädlicher ist als das nicht geschriebene Überich. In der Tat ist Ödipus literarisch, bevor er psychoanalytisch wird. Es wird immer einen Breton gegen Artaud, einen Goethe gegen Lenz, einen Schiller gegen Hölderlin geben, um die Literatur mit einem Überich zu überziehen und zu sagen: Achtung, nicht weiter! Keine Taktlosigkeit! Werther ja, Lenz nein! Die ödipale Form der Literatur macht ihre Warenform aus. Es steht uns frei zu denken, daß am Ende sogar in einer Psychoanalyse weniger Unredlichkeit besteht als in einer solchen Literatur: der Neurotiker erschafft schlicht ein einsames, unverantwortliches, unlesbares und unverkäufliches Werk, das im Gegenteil noch zahlen muß, um nicht nur gelesen, sondern auch übersetzt und übertragen zu werden. Es begeht zumindest einen ökonomischen Fehler, eine Taktlosigkeit und verbreitet seine Werte nicht. Artaud sagte sehr schön: Jedes Geschriebene ist Sauerei – das heißt jede Literatur, die sich als Ziel nimmt oder sich Ziele fixiert statt Prozeß zu sein, der »die Kacke des Seins und seiner Sprache umgräbt«, der Debile, Aphasiker, Analphabeten umpflügt. Erspare man uns wenigstens die Sublimation. Jeder Schriftsteller ist (ver)käuflich. Literatur ist einzig diejenige, die ihr Gepäck vermint, Falschgeld herstellt und aus ihrer Ausdrucksform das Überich, ihrer

Inhaltsform den Tauschwert herausbricht. Doch antworten die einen: Artaud gehört nicht zur Literatur, er steht außerhalb ihrer, weil er schizophren ist. Die anderen: er ist nicht schizophren, da er der Literatur, und zwar der größten, der textuellen, angehört. Beide Parteien haben zumindest das eine gemeinsam, von der Schizophrenie eine gleiche kindische und reaktionäre, von der Literatur eine gleiche neurotische und marktfähige Vorstellung sich zu erstellen. Ein Schlaukopf und Kritiker schreibt: man muß nichts vom Signifikanten verstanden haben, »um unwiderruflich erklären (zu können), daß die Sprache Artauds die eines Schizophrenen ist; der Psychotiker erzeugt einen unfreiwilligen, gehemmten, unterwürfigen Diskurs: *folglich* das genaue Gegenteil der textuellen Schreibart«. Aber was soll dieser unglaubliche textuelle Archaismus, dieser Signifikant, der die Literatur dem Merkzeichen der Kastration unterwirft und darin die beiden Aspekte ihrer ödipalen Form heiligt? Und wer sagt diesem Schlaukopf, daß der Diskurs des Psychotikers »unfreiwillig, gehemmt, unterwürfig« sei? Nichts weniger als das Gegenteil ist richtig, Gott sei Dank. Doch sind diese Gegensätze kaum angemessen, zu unscharf. *Artaud ist die Auflösung der Psychiatrie in ihre Bestandteile, gerade deshalb, weil er schizophren und nicht, weil er es nicht ist.* Artaud ist die Vollendung der Literatur gerade deshalb, weil er schizophren und nicht, weil er es nicht ist. Schon lange ist es her, daß er die Mauer des Signifikanten eingerissen hat: Artaud der Schizo. Aus der Tiefe seines Leidens und seines Ruhmes heraus gebührt ihm das Recht, aufzudecken, was die Gesellschaft aus dem Psychotiker macht, der im Begriff ist, die Wunschströme zu decodieren (»van Gogh le suicidé de la société«), aber auch, was sie aus der Literatur macht, wenn sie diese im Namen einer neurotischen oder perversen Recodierung der Psychose gegenüberstellt (Lewis Carrol oder der Feigling der schönen Literatur).

Wenige nur führen aus, was Laing »Durchbruch« der schizophrenen Mauer oder Grenze nennt, und doch »ganz gewöhnliche Leute«. Die Mehrzahl nähert sich der Mauer und wendet sich voll Grauen ab. Lieber wieder unter das Gesetz des Signifikanten fallen, von der Kastration gezeichnet, in Ödipus trianguliert werden. So verschieben sie denn die Grenze, versetzen sie ins Innere der Gesellschaftsformation, zwischen gesellschaftlicher

Produktion und Reproduktion, die sie besetzen, und der familialen Reproduktion, auf die sie sich umlegen und der sie alle Besetzungen applizieren. Sie versetzen die Grenze in den solchermaßen von Ödipus umschriebenen Bereich, zwischen dessen zwei Pole. Ödipus als letzter Fels, und die Kastration als Alveole: auch wenn sie auf die Couch des Analytikers reduziert wurde, so doch noch letzte Territorialität, statt decodierter Ströme des Wunsches, die fliehen, ausströmen und uns wohin auch immer führen. So ist die Neurose: Verschiebung der Grenze, um eine kleine koloniale Erde für sich zu erstellen. Andere aber wollen jungfräuliche, wirklich exotische Erden, artifiziellere Familien, noch geheimere Bünde, die sie entlang der Mauer, an Orten der Perversion entwerfen und einrichten können. Noch andere, vom Gebrauchscharakter des Ödipus wie vom perversen Schund und Ästhetizismus angewidert, erreichen die Mauer und springen, zuweilen mit äußerster Gewalt, auf sie. Nun rühren sie sich nicht mehr, werden schweigsam und ziehen sich auf den organlosen Körper zurück. Wiederum eine Territorialität, ist dieser doch leer und öde, Wüste; auf ihm kommt die ganze Wunschproduktion zum Stehen oder erweckt, festgefahren, den Eindruck: Psychose. Wie Blei sind diese katatonischen Körper in den Fluß gefallen, unermeßlich großen, bewegungslosen Nilpferden gleich, die nicht mehr vom Grund auftauchen werden. Unter Aufbietung aller ihrer Kräfte haben sie sich, um dem System von Verdrängung und Repression zu entrinnen, der Urverdrängung anheimgegeben. Doch stürzt eine weit nacktere Repression sich auf sie und macht sie dem Schizo des Hospitals gleich, dem großen Autisten, der klinischen Entität, der Ödipus »fehlt«. Weshalb nun dasselbe Wort, Schizo, um den Prozeß zu benennen, wenn er die Grenze überschreitet, und zugleich das Ergebnis des Prozesses, wenn er auf die Grenze prallt und sich auf immer an ihr stößt? Um in einem auf den etwaigen Durchbruch und den möglichen Zusammenbruch, auf deren wechselseitige Übergänge und Verwicklungen hinzuweisen? Weil das Abenteuer der Psychose in innigster Verbindung zum Prozeß steht: im Sinne von Jaspers verstanden, der zeigt, daß das gewöhnlich verdrängte und unterdrückte »Dämonische« im Schutze eines solchen Zustandes einbricht oder derartige Zustände hervorruft, die es unaufhörlich der Gefahr des Zusammenbruchs und der Auflösung aussetzen.

Man weiß nicht mehr zu sagen, ob es der Prozeß ist, der wahrhaft Wahnsinn genannt werden muß, und die Krankheit nur dessen Verstellung oder Karikatur bildet, oder ob einzig die Krankheit der Wahnsinn ist, von dem der Prozeß uns heilen soll. Allemal aber wird im umgekehrten Verhältnis die Enge der Beziehung unmittelbar sichtbar: der Schizo als Entität taucht um so mehr als spezifisches Produkt auf, als der Produktionsprozeß in seinem Lauf umgeleitet, brutal unterbrochen wird. Deshalb können wir andrerseits auch eine direkte Beziehung von Neurose und Psychose nicht herstellen. Neurose, Psychose und auch Perversion, wie deren Verhältnis zueinander, hängen von der jeweiligen Situation einer jeden gegenüber dem Prozeß und der Art und Weise ab, in der jede einen Modus der Unterbrechung, einen Rest Erde repräsentiert, an die man sich klammert, um nicht von den deterritorialisierten Strömen fortgerissen zu werden. Neurotische Territorialität von Ödipus, perverse Territorialitäten des Artefakts, psychotische Territorialität des organlosen Körpers: bald ist der Prozeß in die Falle gelockt und kreist im Triangel, bald nimmt er sich selbst als Ziel, bald setzt er sich im Leeren fort und handelt statt seiner Verwirklichung die grauenvollste Verschlimmerung ein. Jeder dieser Formen liegt die Schizophrenie zugrunde, die Schizophrenie als Prozeß ist das einzig Universelle. Die Schizophrenie ist zugleich Mauer, Durchbruch der Mauer und Scheitern des Durchbruchs. »Wie soll man durch diese Mauer dringen, denn es nützt nichts, fest an sie zu schlagen, man muß diese Mauer zermürben, man muß mit der Feile, langsam und geduldig, wie mir scheint, durch sie dringen.«[62] Der Einsatz ist nicht Kunst und Literatur allein. Denn entweder verbleiben die künstlerische, die analytische und die revolutionäre Maschine in jenen äußerlichen Verhältnissen, die sie im abgestumpften Rahmen des Systems von Repression und Verdrängung funktionieren lassen, oder aber sie werden wechselseitig Teile und Räderwerk in jenem Strom, der ein und dieselbe Wunschmaschine antreibt, beharrlich angezündete lokale Feuer für die umfassende Explosion: *schize*, Spaltung, und nicht Signifikant.

62 Van Gogh, Brief vom 8. September 1888.

III.
Wilde, Barbaren, Zivilisierte

Wenn das Universelle: organloser Körper und Wunschproduktion, unter den Bedingungen des offensichtlich siegreichen Kapitalismus am Ende steht, wie dann noch die nötige Naivität aufbringen, um universale Geschichte zu treiben? Die Wunschproduktion steht auch am Anfang: sie besteht, seit es gesellschaftliche Produktion und Reproduktion gibt. Richtig aber ist, daß die vorkapitalistischen Gesellschaftsmaschinen in einem prägnanten Sinne dem Wunsch inhärent sind: sie codieren ihn, sie codieren die Wunschströme. Den Wunsch zu codieren – und die Angst, die Furcht vor decodierten Strömen – ist Angelegenheit des Sozius. Der Kapitalismus ist die einzige Gesellschaftsmaschine, die sich, wie wir sehen werden, als solche auf decodierten Strömen aufgebaut und die intrinsischen Codes durch eine Axiomatik abstrakter Quantitäten in Form des Geldes ersetzt hat. Folglich befreit der Kapitalismus die Wunschströme, allerdings innerhalb gesellschaftlicher Bedingungen, die seine Grenze und die Möglichkeit seiner Auflösung definieren – so daß er fortwährend mit allen ihm zur Verfügung stehenden Mitteln dieser Bewegung, die ihn dieser Grenze zutreiben läßt, entgegenwirkt. An der Grenze des Kapitalismus macht der deterritorialisierte Sozius dem organlosen Körper Platz, ergießen sich die decodierten Ströme in die Wunschproduktion. Die gesamte Geschichte kann demnach legitimerweise dann im Lichte des Kapitalismus verstanden werden, wenn exakt nach den von Marx formulierten Anweisungen verfahren wird: die Universalgeschichte ist zu allem Anfang eine von Kontingenzen und keine der Notwendigkeit, von Brüchen und Grenzen und keine der Kontinuität. Es bedurfte großer Zufälle und erstaunlicher Zusammentreffen, die im übrigen woanders oder früher hätten stattfinden können, die vielleicht nie hätten stattfinden müssen, damit die Ströme der Codierung entkommen und doch darin, im Akt ihrer Flucht, nicht weniger eine neue, als kapitalistischer Sozius bestimmbare Maschine erstellen konnten: derart das Zusammentreffen zwischen Privateigentum und Warenproduktion, die sich gleichwohl als zwei unterschiedliche Decodierungsformen, Privatisierung und Abstraktion, zu erkennen geben. Oder, vom Gesichtspunkt des Privateigentums aus, das Zusammentreffen von konvertiblen Reichtumsströmen in den Händen der Kapitalisten und einem Strom der Arbeiter, die allein ihre Arbeitskraft besitzen (hier erneut zwei unterschiedliche Formen von Deterritorialisierung). In gewisser Weise hat der Kapitalismus alle Gesellschaftsformen heimgesucht, doch dies als ihr Schrecken verbreitender Alptraum, als ihre panische Angst vor Strömen, die sich ihren Codes zu entziehen vermöchten. Wenn andererseits der Kapitalismus die Bedingungen und Möglichkeiten einer Universalgeschichte determinieren soll, dann nur insofern, als er darin wesentlich mit seiner eigenen Grenze und Zerstörung konfrontiert ist; oder wie Marx sagt, insofern er imstande ist, sich eigenhändig zu kritisieren (zumal bis zu jenem bestimmten Punkt, wo die Grenze selbst in der Bewegung der entgegenwirkenden Ursachen zum Vorschein kommt).[1] Kurz, die Universalgeschichte ist kontingent, singulär, ironisch und kritisch.

Die ursprüngliche, wilde Einheit von Wunsch und Produktion bildet die Erde. Denn sie ist nicht nur der vielfältig gegliederte Gegenstand der Arbeit, sondern auch die einzige unteilbare Entität, der volle Körper, der sich auf die Produktivkräfte niederläßt und diese sich als natürliche oder göttliche Voraussetzung aneignet. Der Boden mag das produktive Element und Resultat der Aneignung sein, die Erde ist die große, ungezeugte Stasis, das über der Produktion stehende, die Aneignung und Verwendung des Bodens bedingende Element. Sie bildet die Oberfläche, auf

1 K. Marx, *Grundrisse*, Berlin 1953, Einleitung, S. 25 f. Maurice Godelier kommentiert: »Die okzidentale Entwicklungslinie, weit entfernt, universell zu sein, weil sie sich anscheinend überall auffinden läßt, erscheint universell, weil sie sich nirgendwo findet ... Sie ist typisch also deshalb, weil sie in ihrem singulären Ablauf ein universelles Resultat gezeitigt hat. Sie hat die praktische Grundlage (industrielle Ökonomie) und die theoretische Konzeption (Sozialismus) bereitgestellt, um sowohl selbst aus den ältesten und jüngsten Ausbeutungsformen des Menschen durch den Menschen zu treten wie alle Gesellschaften aus ihnen treten zu lassen ... Die wirkliche Universalität der okzidentalen Entwicklungslinie beruht demnach in ihrer Singularität und nicht außerhalb dieser, in ihrer Differenz und nicht in ihrer Ähnlichkeit mit anderen Evolutionslinien.« (*Sur le mode de production asiatique*, Ed. Sociales 1969, S. 92–96.)

der der gesamte Produktionsprozeß sich einschreibt, die Arbeitsgegenstände, -mittel und -kräfte sich aufzeichnen, die Agenten und Produkte sich verteilen. Sie tritt hier als Quasi-Ursache der Produktion und als Objekt des Wunsches in Erscheinung (auf ihr verknotet sich das Band des Wunsches mit seiner eigenen Repression). Folglich bildet die *Territorialmaschine* die primäre Form des Sozius, die ursprüngliche, primitive Einschreibungsmaschine, die »Megamaschine«, die ein gesellschaftliches Feld abdeckt. Sie ist nicht mit technischen Maschinen zu verwechseln. Schon in ihren einfachsten, sprich manuellen Formen impliziert die technische Maschine ein nicht-humanes, als Transmission oder selbst als Motor wirkendes Element, das die Kraft des Menschen weitergibt und diesen in gewissem Maße entlastet. Demgegenüber verfügt die Gesellschaftsmaschine über die Menschen als ihre Teile, sollten diese auch *mit* ihren Maschinen erfaßt und innerhalb eines auf allen Stufen des Handelns, der Transmission und Motorik vorhandenen institutionellen Modells integriert und eingeschlossen werden. Zudem konstituiert jene ein Gedächtnis, ohne das ein Zusammenwirken von Mensch und technischer Maschine nicht denkbar ist. In der Tat enthält diese die Bedingungen zur Reproduktion ihres Prozesses nicht; sie verweist auf die Gesellschaftsmaschine, die sie determiniert und organisiert, die zugleich aber auch ihre Entwicklung begrenzt und hemmt. Erst mit dem Kapitalismus ist eine semi-autonome technische Produktionsordnung gefunden, die sich das Gedächtnis und die Reproduktion anzueignen versucht und darin die Ausbeutungsformen der Menschen modifiziert. Doch setzt diese Ordnung ein Abtragen der vorhergehenden Gesellschaftsmaschinen voraus. Ein und dieselbe Maschine kann technische und Gesellschaftsmaschine sein (wenngleich nicht unter demselben Aspekt): so die Uhr als technische Maschine zur Messung der gleichförmigen Zeit, als Gesellschaftsmaschine zur beständigen Wiedergabe der kanonischen Stunden und im Sinne eines Ordnungsfaktors in der Stadt. So hat Lewis Mumford buchstäblich recht mit seiner Wortschöpfung der »Megamaschine«, die eine Gesellschaftsmaschine als kollektive Entität bezeichnen soll – obgleich er deren Anwendung den barbarisch-despotischen Institutionen vorbehält: »Wenn, mehr oder weniger in Übereinstimmung mit der klassischen Definition von Reuleaux, eine Maschine als eine Kombination fester Elemente angesehen werden kann, deren jedes, eine spezifizierte Funktion ausübend, unter menschlicher Kontrolle eine Bewegung zu übertragen und eine Arbeit zu verrichten hat, so war denn die Menschenmaschine eine wirkliche Maschine.«[2] Die Gesellschaftsmaschine ist buchstäblich, bar aller Metaphorik, eine Maschine, insofern sie einen unbeweglichen Motor darstellt und unterschiedliche Arten von Einschnitten vollzieht: Entnahme von Strömen, Abtrennung von Ketten, Verteilung von Teilen. Alle diese Operationen sind im Akt der Codierung der Ströme impliziert. Darin besteht die oberste Aufgabe der Gesellschaftsmaschine: innerhalb eines globalen Systems des Wunsches und des Schicksales, das die Produktionen der Produktion, die der Aufzeichnung und die der Konsumtion organisiert, die Produktionsentnahmen den Kettenabtrennungen entsprechen und daraus den einem jeden Mitglied zukommenden Restteil resultieren zu lassen. Frauen- und Kinderstrom, Herden- und Samenkornstrom, Spermen-, Scheiß- und Menstruationsströme: von alldem darf nichts entrinnen. Schon die primitive Territorialmaschine ist Gesellschafts- oder Megamaschine und codiert die Ströme der Produktion, der Produktionsmittel, der Produzenten und Konsumenten: der volle Körper der Göttin Erde vereinigt auf sich die anbaufähigen Arten, die Landwirtschaftsgeräte und die menschlichen Organe.

Im Vorübergehen macht Meyer Fortes eine erfreuliche und im übrigen sinnvolle Bemerkung: »Das Problem besteht nicht in der Zirkulation der Frauen ... Eine Frau zirkuliert von selbst. Über sie wird nicht verfügt, vielmehr werden die Rechtsansprüche auf die Nachkommenschaft zugunsten einer bestimmten Person festgelegt.«[3] Es besteht in der Tat kein Grund, das den Tauschkonzeptionen der Gesellschaft unterliegende Postulat anzuerkennen: primär ist die Gesellschaft kein Bereich des Tausches, worin die Zirkulation und das Zirkulieren-lassen das Wesentliche ausmachte, sondern sie ist Sozius der Einschreibung, worin der Kennzeichnung und dem Sich-kennzeichnen-lassen die primordiale Bedeutung zukommen. Zirkulation besteht nur dann, wenn die Einschreibung es fordert und erlaubt. Das Verfahren der primitiven Territorialmaschine besteht dergestalt in der kollektiven

2 Lewis Mumford, »La Première mégamachine«, *Diogène*, Juli 1966.
3 Meyer Fortes, *Recherches voltaiques*, 1967, S. 135–137.

Besetzung der Organe; nur in dem Maße nämlich findet auch die Codierung der Ströme statt, wie die zu ihrer Produktion und Abtrennung gleichermaßen fähigen Organe betroffen, das heißt als Partialobjekte eingesetzt sind und auf dem Sozius verteilt und befestigt werden. Eine Maske stellt eine solche Institution von Organen dar. Initiationsbünde stellen die Stücke eines Körpers, Sinnesorgane, anatomische Teile und Gelenke, zusammen. Verbote (nicht sehen, nicht sprechen) richten sich gegen jene, die in dieser oder jener Verfassung oder Gelegenheit nicht in den Genuß einer solchermaßen kollektiven Besetzung eines Organs geraten. Mythologien preisen die Partialobjekte und deren Verhältnis zu einem vollen Körper, der sie anzieht und abstößt. So beginnt eine Erzählung der Gurmantsche: »Als der Mund gestorben war, befragte man die anderen Teile des Körpers, um herauszufinden, welcher sich um die Beerdigung kümmern werde ...« Die Einheiten sind niemals in Personen im eigentlichen Sinne oder in dem von »Privatpersonen«, sondern in *Serien*, die die Konnexionen, Disjunktionen und Konjunktionen der Organe determinieren. Deshalb sind die Phantasien Gruppenphantasien. Die kollektive Besetzung der Organe ist es, die den Wunsch an den Sozius koppelt und auf der Erde gesellschaftliche und Wunschproduktion zu einem Ganzen vereinigt.

Unsere modernen Gesellschaften haben demgegenüber die Organe weitgehend privatisiert; ein Verfahren, das der Decodierung der abstrakt gewordenen Ströme entspricht. Das erste Organ, das privatisiert und aus dem gesellschaftlichen Feld ausgegrenzt wurde, war der After. Er gab das Modell für die Privatisierung ab, während gleichzeitig das Geld die neue Abstraktionsstufe der Ströme zum Ausdruck brachte. Hierin ist die relative Richtigkeit der psychoanalytischen Thesen über den analen Charakter der Geldwirtschaft begründet. Doch ist die »logische« Ordnung wie folgt: Substitution der codierten Ströme durch abstrakte Quantitäten; daraus sich ergebende Abziehung der kollektiven Organbesetzung vermittels des Modells des Afters; Konstitution von Privatpersonen als individuelle Zentren von Organen und aus abstrakten Quantitäten abgeleitete Funktionen. Man muß sogar sagen, daß, wenn der Phallus in unserer Gesellschaft die Stellung eines abgehobenen Objekts einnimmt, das auf die Personen beiderlei Geschlechts den Mangel verteilt und das ödipale Dreieck organisiert, es der After ist, der ihn auf diese Weise abhebt, der den Penis fortträgt und ihn gewissermaßen durch *Aufhebung* sublimiert und als Phallus konstituiert. Die Sublimation ist grundlegend an die Analität gebunden, allerdings nicht so, daß diese, mangels anderen Gebrauchs, deren Material abgeben würde. Keineswegs stellt die Analität ein Niederstes dar, das in ein Höheres umzuwandeln wäre. Der After selbst steigt in die Höhe, unter Bedingungen seiner Ausgrenzung, die zu analysieren noch aussteht, die aber nicht, wie vorausgeschickt werden kann, die Sublimation voraussetzen, da diese selbst im Gegenteil dem erst entspringt. Nicht das Anale bietet sich der Sublimation an, diese ist vielmehr gänzlich anal. So besteht die einfachste Kritik der Sublimation im Aufweis, daß sie uns überhaupt nicht aus der Scheiße kommen läßt (allein der Geist ist zu scheißen imstande). Die Analität ist desto stärker, je mehr die Besetzung vom After abgezogen wird. Wohl ist die Essenz des Wunsches die Libido; doch ist diese einmal abstrakte Quantität geworden, erschafft der erhöhte und aller Besetzung bare After jene ganzen Personen und spezifischen Iche, die eben dieser Quantität als Maßeinheiten dienen. Sehr schön spricht Artaud von jenem »von der Himmelsdecke herabhängende Arsch einer toten Ratte«, dem der Triangel Papa-Mama-Ich entspringt, »die Mutter-Vater-Gebärmutter eines wahnsinnigen Analen«, deren Kind nur ein Winkel ist, diese »Art Verkleidung, die für immer von diesem Etwas, das das Ich ist, herunterhängt«. Ödipus in seiner Gänze ist anal und impliziert, als Kompensation der fehlenden kollektiven, eine individuelle Besetzung. Daher geben selbst die überzeugtesten Anhänger der These von der Universalität des Ödipuskomplexes zu, daß in den primitiven Gesellschaften keine der ihn in unserer Gesellschaft bewirkenden Mechanismen oder Verhaltensweisen aufzuweisen sind. Kein Überich, kein Schuldgefühl, keine Identifikation eines spezifischen Ich mit ganzen Personen – stets aber Partial- und Gruppenidentifikationen entsprechend der fest verwachsenen Serie der Vorfahren und der fragmentierten Serie der Spielkameraden und Vettern. Keine Analität – obgleich oder vielmehr weil der After kollektiv besetzt wird. Was bleibt also, um Ödipus dennoch zu errichten?[4] Müssen wir annehmen, daß der universelle

4 Paul Parin et al., *Die Weißen denken zuviel. Psychoanalytische Untersuchungen in*

Ödipus alle Gesellschaften heimsucht, aber in dem Sinne gerade, wie auch der Kapitalismus sie heimsucht, nämlich als Alptraum, als furchterregende Ahnung davon, was die Decodierung der Ströme und das Abziehen der kollektiven Besetzung sein könnte, also das Abstrakt-werden der Wunschströme und das Privatwerden der Organe?

Die primitive Territorialmaschine codiert die Ströme, besetzt die Organe, kennzeichnet die Körper. Inwieweit zirkuliert und getauscht wird, bleibt zweitrangig gegenüber der Aufgabe, die alle anderen umfaßt: die Körper, die solche der Erde sind, zu kennzeichnen. Die Essenz des Sozius als Aufzeichner und Beschrifter besteht, insoweit er sich die Produktivkräfte aneignet und die Produktionsagenten aufteilt, in Folgendem: zu tätowieren, auszuschneiden, einzuschneiden, abzutrennen, zu skarifizieren, zu verstümmeln, zu umzingeln, einzuweihen. Nietzsche bestimmte als »›Sittlichkeit der Sitte‹ ... die eigentliche Arbeit des Menschen an sich selber in der längsten Zeitdauer des Menschengeschlechts, seine ganze *vorhistorische* Arbeit ...«: ein System zum Berechenbar-Machen eines jeden Mitgliedes und jeden Körperteils. Nicht nur der Gesetzesbrecher wird, einer Ordnung kollektiver Besetzung gemäß, bestimmter Organe beraubt; nicht nur wird jener, der gegessen werden soll, nach ebenso präzisen sozialen Regeln zerlegt und verteilt, wie sie auch für einen Ochsen gelten; sondern auch der seine Rechte und Pflichten voll in Anspruch nehmende Mensch besitzt innerhalb dieser Ordnung, die seine Organe und deren Ausübung auf eine Kollektivität bezieht, einen mit Zeichen versehenen Körper (die Privatisierung der Organe beginnt erst, »als die Scham des Menschen *vor dem Menschen* gewachsen ist«). Denn es ist ein Akt der Gründung, worin der Mensch aufhört biologischer Organismus zu sein und voller Körper, eine Erde wird, an der die Organe sich festsetzen und ent-

Westafrika, München o. J., S. 433: »Die präobjektalen Beziehungen zu den Müttern werden in die identifikatorischen Beziehungen zur Gruppe der gleichartigen Kameraden aufgenommen und verteilt. In der identifikatorischen Beziehung zur Gruppe der ›großen Brüder‹ ist der Konflikt mit den Vätern neutralisiert.« Ähnliche Analysen und Resultate finden sich bei M. C. und E. Ortigues, *Œdipe africain*, Plon 1966, S. 302–305. Doch welch seltsamer Gymnastik geben sich diese Autoren anheim, um, trotz aller gegenteiliger Gründe, die sie anführen, die Existenz eines Ödipusproblems und -komplexes aufrechtzuerhalten, und obwohl doch dieser Komplex, wie sie sagen, »der klinischen Behandlung nicht zugänglich« sein soll.

sprechend den Anforderungen des Sozius angezogen, abgestoßen und verwundert werden. Auf daß die Organe im Sozius zurechtgestutzt werden und die Ströme auf ihm fließen können. Nietzsche sagte: es geht darum, dem Menschen ein Gedächtnis zu machen; der Mensch, der durch ein aktives Vermögen zum Vergessen, zur Verdrängung des biologischen Gedächtnisses sich gebildet hat, muß sich ein *anderes* Gedächtnis erschaffen, das kollektiv ist – ein Gedächtnis von Worten/Reden (paroles) und keines der Sachen mehr, ein Gedächtnis von Zeichen und keines von Wirkungen mehr. Diese Organisation, die das Zeichen direkt in den Körper eingraviert, ist das System der Grausamkeit, das furchtbare Alphabet:

»... vielleicht ist sogar nichts furchtbarer und unheimlicher an der ganzen Vorgeschichte des Menschen, als seine *Mnemotechnik* ... Es ging niemals ohne Blut, Martern, Opfern ab, wenn der Mensch es nötig hielt, sich ein Gedächtnis zu machen; die schauerlichsten Opfer und Pfänder (wohin die Erstlingsopfer gehören), die widerlichsten Verstümmelungen (zum Beispiel die Kastrationen), die grausamsten Ritualformen aller religiösen Kulte ... man sehe nur unsere alten Strafordnungen an, um dahinterzukommen, was es auf Erden für Mühe hat, ein ›Volk von Denkern‹ heranzuzüchten ...«[5]

Die Grausamkeit hat nichts mit einer beliebigen oder natürlichen Gewalt zu schaffen, der nun aufgebürdet wäre, die Geschichte der Menschen zu erklären. Sie ist die Bewegung der Kultur selbst, die an den Körpern sich vollzieht, sich in sie einschreibt und sie bearbeitet. Dies bedeutet Grausamkeit. Jene Kultur ist keine Ideologie, im Gegenteil: sie führt gewaltsam den Wunsch in die Produktion ein, wie sie auch die Produktion in den Wunsch gewaltsam einführt. Denn selbst der Tod, die Bestrafung, die Martern werden gewünscht/begehrt (siehe die Geschichte des Fatalismus). Sie verwandelt die Menschen oder ihre Organe zu Bestandteilen oder zum Räderwerk der Gesellschaftsmaschine. Das Zeichen ist Wunschposition; aber die ersten Zeichen sind die territorialen Zeichen, die ihre Fahnen in die Körper pflanzen. Und wenn »Schrift« jene Einschreibung mitten ins Fleisch genannt werden soll, so heißt dies in der Tat, daß die Rede (parole) die Schrift (écriture) voraussetzt, und daß dieses grausame System eingeschriebener Zeichen es ist, das den Menschen zur

5 Nietzsche, *Die Genealogie der Moral*, Zweite Abhandlung, 2–7, *Werke* Bd. II.

Sprache (langage) befähigt und ihm ein Gedächtnis von Worten/Reden verleiht.

Der Begriff der Territorialität ist vieldeutig nur zum Schein. Wird in ihm nur ein Prinzip des Wohnsitzes oder der geographischen Verteilung verstanden, so ist einsichtig, daß die primitive Gesellschaftsmaschine keine territoriale ist. Allein der Staatsapparat wäre das, der, einer Einsicht Engels' gemäß, nicht das Volk, sondern das Territorium unterteilt, und der eine Stammesorganisation durch eine geographische ersetzt. Indessen wird es nicht schwierig sein, auch dort, wo die Verwandtschaft Vorrang gegenüber der Erde genießt, die Bedeutung lokaler Bande aufzuweisen. Dies, weil die primitive Maschine wohl die Bevölkerung unterteilt, aber auf der Grundlage einer unteilbaren Erde, auf der sich die konnektiven, disjunktiven und konjunktiven Beziehungen jedes Segments mit den anderen einschreiben (daher beispielsweise die Koexistenz oder Komplementarität des Häuptlings eines Segments mit dem Hüter der Erde). Zielt die Teilung auf die Erde selbst, zugunsten einer administrativen, residentiellen oder Bodenorganisation, so kann darin nicht eine Durchführung der Territorialität, sondern muß vielmehr die Wirkung einer ersten großen Bewegung der Deterritorialisierung auf die primitiven Gemeinschaften erblickt werden. Die immanente Einheit der Erde als unbeweglicher Motor wird von einer ganz andersartigen transzendenten Einheit verdrängt: der Einheit des Staates. Nicht mehr voller Körper der Erde, ist dieser voller Körper des Despoten, des Ungezeugten, geworden, der nun für die Fruchtbarkeit des Bodens, den Regen des Himmels ebenso Sorge trägt wie für die allseitige Aneignung der Produktivkräfte. Folglich bildete der wilde primitive Sozius die einzige Territorialmaschine im strikten Sinne des Wortes. Und die Funktionsleistung einer solchen Maschine besteht darin: bevor ein Staat existiert, die *Heiratsverbindungen und Filiationen zu deklinieren*, auf dem Körper der Erde die Abstammungslinien zu deklinieren.

Besteht die Leistung der Maschine in der Deklination, so weil es unmöglich ist, einfach die Verbindung aus der Filiation, die Heiratsverbindungen aus Filiationslinien zu deduzieren. Es wäre falsch, der Heiratsverbindung nur das Vermögen zur Individuierung der Personen einer Linie zuzubilligen. Sie bringt vielmehr eine generalisierte Unterscheidbarkeit hervor. So zitiert Leach sehr unterschiedliche Fälle matrimonialer Ordnungen, ohne daß hieraus auf eine Differenz in der Filiation der entsprechenden Gruppen zu schließen wäre. In zahlreichen Analysen

»wird der Akzent auf die internen Bande der unilinearen solidarischen Gruppe oder auf die Verbindungen zwischen verschiedenen, eine gemeinsame Filiation aufweisenden Gruppen gelegt. Die strukturellen Beziehungen, die aus der Heirat zwischen Mitgliedern unterschiedener Gruppen hervorgehen, sind in großem Umfang ignoriert oder noch ins universelle Filiationskonzept eingegliedert worden. So verschleiert Fortes, der doch zugleich den Heiratsverbindungen eine den Filitationsverbindungen vergleichbare Bedeutung zuerkennt, die Existenz der ersteren unter dem Ausdruck der *komplementären Deszendenz*. Dieses Konzept, das an die römische Unterscheidung in Agnat und Kognat erinnert, impliziert im wesentlichen, daß ein Individuum deshalb an die Verwandtschaft seines Vaters und seiner Mutter gebunden ist, weil es beider Nachkomme ist, nicht aber, weil beide verheiratet sind ... (Doch) werden die senkrechten Verbindungen, die die verschiedenen väterlichen Linien lateral vereinigen, von den Eingeborenen selbst nicht als Filiationsbande begriffen. Die zeitliche Kontinuität der vertikalen Struktur kommt in der agnatischen Weitergabe eines Namens der väterlichen Linie angemessen zum Ausdruck, nicht aber gleicherweise die Kontinuität der lateralen Struktur. Sie wird eher mittels einer Kette ökonomischer Beziehungen zwischen Schuldner und Gläubiger aufrechterhalten ... Die Existenz einer solchen offenen Schuld dokumentiert die Kontinuität der Heiratsverbindung.«[6]

Ist die Filiation administrativ und hierarchisch, so die Heiratsverbindung politisch und ökonomisch. Sie gibt die Macht wieder, die nicht mit der Hierarchie verschmilzt, noch aus dieser sich deduzieren läßt; die Ökonomie, die nicht mit der Administration verschmilzt. Filiation und Heiratsverbindung sind wie zwei Formen primitiven Kapitals, fixes Kapital oder filiativer Bestand, zirkulierendes Kapital oder bewegliche Schuldblöcke. Ihnen entsprechen zwei Formen von Gedächtnis, bio-filiativ das eine, Gedächtnis der Heiratsverbindung und der Worte das andere. Soll die Produktion im Netz der filiativen Disjunktionen auf dem Sozius aufgezeichnet werden, so müssen sich die Arbeitskon-

6 E. R. Leach, *Critique de l'anthropologie*, P.U.F. S. 206 f.

nexionen vom Produktionsprozeß abtrennen und in jenes Element der Aufzeichnung übergehen, das sich diese gewissermaßen als ihre Quasi-Ursache aneignet. Dies gelingt ihm aber nur, sofern es wiederum die konnektive Ordnung in Form einer Heiratsverbindung oder einer Konjugation von Personen übernimmt, die mit den Filiationsdisjunktionen vereinbar ist. In diesem Sinne führt die Ökonomie über die Heiratsverbindungen. Innerhalb der Produktion von Kindern wird das Kind in Hinsicht auf die getrennten Linien seines Vaters und seiner Mutter eingeschrieben. Umgekehrt schreiben diese es aber nur ein durch Vermittlung einer Vereinigung (connexion), die sich in der Heirat des Vaters und der Mutter darstellt. Folglich entspringt die Heiratsverbindung in keinem Augenblick der Filiation – beide bilden vielmehr einen wesentlich offenen Zyklus, in dem der Sozius ebenso auf die Produktion wie diese auf den Sozius reagiert.

Zu Recht erinnern die Marxisten daran, daß die Verwandtschaft in den primitiven Gesellschaften nur aus dem Grunde dominiert, weil sie von ökonomischen und politischen Faktoren determiniert wird. Wenn die Filiation zum Ausdruck bringt, was dominant und zugleich determiniert ist, so die Heiratsverbindung, was determinierend ist, oder vielmehr die Rückkehr des Determinierenden im determinierten System der Dominanz. Deshalb ist es von größter Wichtigkeit zu erkennen, wie sich die Heiratsverbindungen und Filiationen konkret auf einem gegebenen Territorium zusammenfügen. Leach hat gerade das Vorhandensein *lokaler Linien* aufgewiesen, die sich von Filiationslinien unterscheiden und auf der Ebene kleiner Segmente operieren: dabei handelt es sich um Menschengruppen, die an gleichen oder benachbarten Orten hausen, die die Heiraten in Gang setzen und in einem sehr viel präziseren Sinne als die Filiationssysteme und die abstrakten matrimonialen Klassen die konkrete Realität ausmachen. Ein Verwandtschaftssystem ist keine Struktur, sondern eine Praktik, Praxis, ein Verfahren, sogar eine Strategie. Anhand der Analyse eines Verhältnisses von Heiratsverbindung und Hierarchie zeigt Louis Berthe sehr schön, wie ein Dorf als ein von außen hinzutretender Dritter interveniert und damit Heiratsverbindungen zwischen Elementen ermöglicht, die die Trennung zweier Hälften vom strikten Gesichtspunkt der Struktur aus untersagen müßte: »der dritte Terminus muß viel eher als ein Verfahren denn als ein wirkliches strukturales Element interpretiert werden«.[7] Die Verwandtschaftsbeziehungen in primitiven Gesellschaften in Abhängigkeit von einer Struktur interpretierend, die sich im Kopf entfalten soll, fällt man stets wieder auf eine Ideologie großer Segmente zurück, die doch fortwährend durch die *Praxis* dementiert wird. »Man muß sich fragen, ob in den asymmetrischen Systemen der Heiratsverbindung eine grundlegende Tendenz zum verallgemeinerten Tausch, das heißt zur Schließung des Zyklus, vorhanden ist. Ich habe Ähnliches bei den Mru nicht finden können ... Jeder verhält sich so, als ignorierte er den Ausgleich, der sich aus der Schließung des Zyklus ergeben wird, betont die Asymmetriebeziehung und beharrt auf dem Verhalten von Schuldner und Gläubiger.«[8] Nur in dem Maße erscheint ein Verwandtschaftssystem als geschlossen, wie es von den ökonomischen und politischen Bezügen abgetrennt wird, die es im Zustand der Offenheit belassen und die aus den Heiratsverbindungen etwas anderes als nur ein Arrangement von matrimonialen Klassen und Filiationslinien machen.

Es geht um das stattliche Unternehmen der Codierung der Ströme. Wie die reziproke Anpassung, die wechselseitige Einfassung einer signifikanten Kette und der Wunschströme garantieren? Der starke nomadische Jäger folgt den Strömen, hält sie an Ort und Stelle an und setzt sich mit ihnen ab. Nach Art eines Zeitraffers reproduziert er seine gesamte Filiation und schließt sie an dem Punkt ab, der ihn in einer direkten Beziehung mit den Ahnen oder dem Gott erhält. Pierre Clastres gibt die Schilderung eines einsamen Jägers, der nur mehr eins ist mit seiner Kraft und seinem Schicksal und der seinen Gesang in einer immer rascher und verzerrter werdenden Stimme hinausstößt: Ich, Ich, Ich, »Ich bin eine mächtige Natur, eine gereizte und aggressive Natur!«[9] Derart sind die beiden hervorstechendsten Merkmale

7 Louis Berthe, »Ainés et cadets, l'alliance et la hiérarchie chez les Baduj«, *L'Homme*, Juli 1965. Vgl. die Formulierung von Luc de Heusch in Lévi-Strauss«, *l'Arc* Nr. 26: »Ein Verwandtschaftssystem ist auch und zunächst eine Praxis« (S. 11).

8 L. G. Löffler, »L'Alliance asymétrique chez les Mru«, *L'Homme*, Juli 1966, S. 78 f. Leach analysiert in *Critique de l'anthropologie* am Gegenstand der Kachin-Hochzeit die Differenz zwischen Ideologie und Praxis (S. 140 f.); daneben treibt er sehr weit die Kritik an den Konzeptionen der Verwandtschaft als geschlossenes System (S. 153 f.).

9 Pierre Clastres, »L'Arc et le panier«, *L'Homme*, April 1966, S. 20.

des Jägers, dieses großen Paranoikers des Busches oder der Wälder: reales Sich-absetzen mit den Strömen, direkte Filiation mit dem Gott. Denn im nomadischen Raum steht der volle Körper des Sozius gleichsam noch neben der Produktion, hat sich auf diese noch nicht gestürzt. Der Raum der Lagerstätte bleibt am Rande des Waldes, wird fortgesetzt im Produktionsprozeß reproduziert, hat sich aber diesen noch nicht angeeignet. Die objektiv-scheinhafte Bewegung der Einschreibung unterdrückt nicht die wirkliche Bewegung des Nomadentums. Allerdings besteht ein rein Nomadenhaftes kaum, immer ist auch ein Lager vorhanden, wo es heißt, Bestände, wie klein auch immer, anzuhäufen, einzuschreiben und zu verteilen, zu heiraten und sich zu ernähren (Clastres zeigt, wie bei den Guayaki auf die Verbindung zwischen Jäger und lebendem Tier im Lager eine Trennung zwischen totem Tier und Jäger folgt, eine Trennung, die dem Inzestverbot nahekommt, insofern der Jäger seine eigene Beute nicht mehr verzehren darf). Kurz, es gibt, wie wir bei anderer Gelegenheit sehen werden, immer einen Perversen, der auf einen Paranoiker folgt oder ihn begleitet – zuweilen ist es sogar derselbe Mensch in unterschiedlichen Situationen: der Paranoiker des Busches und der Dorfperverse. Denn sobald der Sozius auf Dauer sich niederläßt, sich auf die Produktivkräfte zum Zwecke ihrer Aneignung stürzt, ist die Frage der Codierung nicht mehr durch die Simultaneität einer Verlagerung seitens der Ströme und einer beschleunigten Reproduktion seitens der Ketten abgetan. Die Ströme müssen zum Gegenstand von *Entnahmen* werden, die ein Minimum an Lagerbeständen erstellen, die signifikante Kette muß zum Gegenstand von *Abtrennungen* werden, die ein Minimum an Vermittlungen konstituieren. Ein Strom ist dann codiert, wenn Kettenabtrennungen und Stromentnahmen in Korrespondenz operieren, sich wechselseitig umschlingen und anpassen. Darauf verweist schon die höchst perverse Tätigkeit lokaler Gruppen, die die Heiraten auf der primitiven Territorialität anzetteln: eine, wie Henry Ey für andere Fälle ausführte, normale oder nicht-pathologische Perversität, in der »eine psychische Arbeit der Selektion, des Raffinements und der Berechnung« zum Ausdruck kommt. Und dies schon von Anfang an, gibt es doch keinen reinen Nomaden, der sich damit begnügte, rittlings auf den Strömen sitzend sich von ihnen davontragen zu

lassen und die direkte Filiation zu besingen, sondern immer ist auch ein Sozius vorhanden, der auf seine Stunde wartet, um sich schadlos halten zu können, der immer schon entnimmt und abtrennt.
Die Stromentnahmen konstituieren in der signifikanten Kette einen Filiationsbestand; umgekehrt bilden die Kettenabtrennungen bewegliche Blöcke der Heiratsverbindungen, die die Ströme anleiten und führen. Auf dem familialen Bestand als Unterlage läßt man die Steine der Heiratsverbindung oder Kaurimuscheln zirkulieren. Es besteht ein ausgedehnter Zyklus von Produktionsströmen und Einschreibungsketten sowie ein engerer Zyklus zwischen den die Ströme fesselnden und einzwängenden Filiationsbeständen und den Blöcken der Heiratsverbindung, die die Ketten zum Fließen bringen. Die Deszendenz ist zugleich Produktionsstrom und Einschreibungskette, Filiationsbestand und Fluxion der Heiratsverbindungen. Es hat den Anschein, als bilde der Bestand eine überflüssige Einschreibungs- und Aufzeichnungsenergie, die potentielle Energie der scheinhaften Bewegung; doch ihre aktuelle Richtung ist die Schuld, die durch die jeweiligen Wege der Gaben und Gegen-Gaben auf dieser Oberfläche festgelegte kinetische Energie. Im Kula kommt an einer bestimmten Stelle und zu festgesetzten Anlässen die Zirkulation der Halsketten und Armbänder zum Stehen, um neuerlich einen Bestand zu konstituieren. Es gibt keine Produktionskonnexionen ohne sie sich wieder aneignende Filiationsdisjunktionen, gleichzeitig aber auch keine Filiationsdisjunktionen ohne erneute Herstellung lateraler Konnexionen über die Heiratsverbindungen und Vereinigungen von Personen. Nicht nur die Ströme und Ketten, auch die festen Bestände und beweglichen Blöcke halten sich, sofern sie wiederum wechselseitige Beziehungen zwischen Ketten und Strömen implizieren, im Zustand fortwährender Relativität; ihre Elemente, so die Frauen, die Konsumtionsgüter, die rituellen Gegenstände, die Rechte, Prestige und Status, wechseln unaufhörlich. Wollte man hier gleichsam Preisgleichgewicht postulieren, so wäre man gezwungen, das in Auge springende Ungleichgewicht der Beziehungen als pathologische Folgeerscheinung dahingehend zu erklären, daß das als geschlossen unterstellte System sich in eine Richtung entfaltet und in dem Maße öffnet, wie die Leistungen umfangreicher und komplexer werden.

Doch steht eine solche Vorstellung in Widerspruch zu den Vorgegebenheiten der »kalten Ökonomie«: keine reinen Investitionen, kein Geld, kein Markt, keine Tauschbeziehungen. Die Triebfeder einer solchen Ökonomie ist vielmehr in einem wirklichen *Mehrwert an Code* zu erblicken: jede Kettenabtrennung produziert auf der einen oder anderen Seite in den Produktionsströmen Erscheinungen wie Knappheit und Überschuß, Mangel und Akkumulation, die durch nicht-austauschbare Elemente wie erworbenes Prestige oder Verteilung von Verbrauchsgütern kompensiert werden. (»Der Häuptling setzt mittels spektakulärer Festlichkeiten die vergänglichen Werte in unvergängliches Prestige um; auf diese Weise sind die Konsumenten der Güter am Ende wieder die anfänglichen Produzenten.«)[10] Der Mehrwert an Code bildet die primitive Form des Mehrwerts, er gibt Antwort auf Mauss' berühmte Formulierung: er ist der Geist des gegebenen Dings, die Kraft der Dinge, die bewirkt, daß die Gaben reicher zurückfließen müssen, territoriales Zeichen des Wunsches und der Macht, die Prinzipien des Überflusses und des Früchtetragens der Güter. Weit entfernt, pathologische Konsequenz zu sein, ist das Ungleichgewicht vielmehr funktional und von größter Bedeutung. Weit entfernt, Erweiterung eines zunächst geschlossenen Zyklus zu sein, ist dessen Offensein vielmehr primär und in der Heterogenität von Elementen begründet, aus der die Leistungen bestehen und die das Ungleichgewicht dadurch kompensieren, daß sie es verschieben. Kurz, die der Heiratsverbindung folgenden Abtrennungen der signifikanten Kette schaffen auf der Ebene der Ströme Mehrwert an Code, woraus sich für die

10 E. R. Leach, ebd. (und die Kritik, die er an Lévi-Strauss richtet, a.a.O., S. 154 ff.: »Lévi-Strauss unterstreicht zu Recht, daß die strukturellen Implikationen einer Heirat nur dann verständlich werden können, wenn diese als ein Element innerhalb einer umfassenden Transaktionsserie zwischen Verwandtschaftsgruppen begriffen wird. Bis zu diesem Punkt stimmt noch alles. Doch in keinem der Beispiele, die sein Buch anführt, treibt er dieses Prinzip weit genug ... Im Grunde interessiert er sich nicht wirklich für die Besonderheit oder die Bedeutung der Gegenleistungen, die in dem von ihm behandelten System als Äquivalenzen für die Frauen dienen ... Wir können auf der Grundlage vorgängiger Prinzipien nicht voraussagen, wie das Gleichgewicht erreicht wird, da wir außerstande sind zu sagen, wie die unterschiedlichen Kategorien von Leistungen in einer spezifischen Gesellschaft eingeschätzt werden ... Wichtig ist, die konsumierbaren Güter von solchen zu unterscheiden, die es nicht sind; ebenso ist wichtig, sich klar zu machen, daß auch vollkommen unantastbare Elemente wie Rechte und Prestige in das umfassende Inventarium von Tauschgegenständen eingehen ...«).

Filiationslinien Statusunterschiede ergeben (beispielsweise der höhere oder niedere Rang des Gebers oder Nehmers von Frauen). Der Mehrwert an Code bewirkt jene vielfältigen Operationen der primitiven Territorialmaschine: Abtrennung von Kettensegmenten, Organisierung der Stromentnahmen, Distribution der einem jeden zukommenden Teile.

Die Vorstellung, daß die primitiven Gesellschaften geschichtslos, von Archetypen und deren Wiederholung beherrschst seien, ist ausnehmend schwach und unangemessen. Sie ist gewiß nicht den Ethnologen, wohl eher jenen Ideologen eines tragischen jüdisch-christlichen Bewußtseins zu verdanken, die diesem die »Erfindung« der Geschichte glauben zuschreiben zu müssen. Nennt man demgegenüber Geschichte die dynamische und offene Wirklichkeit der Gesellschaften, im Zustand funktionalen Ungleichgewichts oder schwankenden Gleichgewichts, instabil aber stets kompensiert, der nicht nur institutionalisierte Konflikte, sondern auch solche mit Wandlungspotential, mit Revolten, Brüchen und Spaltungen umfaßt, so stehen die primitiven Gesellschaften allerdings mitten in der Geschichte und weitab von jener Stabilität oder gar Harmonie, die man ihnen im Namen des Vorrangs der einmütigen Gruppe zuschreiben möchte. Die Präsenz der Geschichte in einer jeden Gesellschaftsmaschine tritt in den Unstimmigkeiten hervor, in denen sich, Lévi-Strauss zufolge, »der nicht zu verkennende Stempel des Geschichtlichen zeigt«.[11] Solche Unstimmigkeiten können tatsächlich auf mannigfache Weise interpretiert werden: in idealistischer Manier, indem auf das Auseinanderklaffen zwischen wirklicher Institution und dem idealiter unterstellten Modell verwiesen wird; in normativ-moralischer Manier, indem auf das strukturale Band zwischen Gesetz und Übertretung abgehoben wird; in physikalischer Manier, indem Abnutzungserscheinungen geltend gemacht werden, die die Gesellschaftsmaschine außerstande setzen, mit ihrem Material umzugehen. Hier erneut scheint aber die richtige Erklärung aktuell und funktional zu sein: *um* zu funktionieren, darf eine Gesellschaftsmaschine *nicht gut funktionieren*. Das läßt sich am segmentären System zeigen, das immer wieder aufgerufen ist, aus seinen eigenen Ruinen sich neu zu konstituieren; oder an der Organisation der politischen Funktion in diesem System, die

11 Lévi-Strauss, *Strukturale Anthropologie*, Frankfurt 1967, S. 134.

nur spürbar wird im Aufweis ihrer eigenen Ohnmacht.[12] Die Ethnologen erklären unaufhörlich, daß die Verwandtschaftsregeln auf wirkliche Heiraten weder anwendbar sind noch in ihnen angewendet werden. Nicht weil es sich um ideale Regeln handelte, sondern weil sie kritische Punkte determinieren, an denen die Einrichtung sich unter der Bedingung wieder in Gang setzt, daß sie blockiert ist, und sie sich notwendig in eine negative Beziehung zur Gruppe begibt. Darin offenbart sich die Identität von Gesellschafts- und Wunschmaschine: nicht Abnutzung macht ihre Grenze aus, sondern die Fehlzündung, sie funktioniert, wenn sie knirscht, wenn sie kaputtgeht, in kleinen Explosionen birst – die Dysfunktionen sind Teil ihres Funktionierens. Darin liegt im übrigen nicht der geringfügigste Aspekt des Systems der Grausamkeit. Noch nie bildete Unstimmigkeit oder Dysfunktionalität das Anzeichen des herannahenden Todes einer Gesellschaftsmaschine, die im Gegenteil darin Übung besitzt, sich aus alldem zu nähren: den Widersprüchen, die sie hervorbringt, den Krisen, die sie anstiftet, den Ängsten, die sie *erzeugt*, den höllischen Operationen endlich, die sie aufrichten. Der Kapitalismus hat es gelernt und mit seinem Selbstzweifel gebrochen, wohingegen selbst die Sozialisten davon nicht ablassen wollten, an die Möglichkeit seines natürlichen Todes durch Verschleiß zu glauben. Noch nie ist jemand an Widersprüchen gestorben. Und je mehr alles aus dem Leim geht, desto besser läuft es – auf amerikanische Art und Weise.

Unter diesem Gesichtspunkt – wenngleich etwas verschoben – heißt es nun aber auch schon den primitiven Sozius, die Territorialmaschine zur Deklination von Heiratsverbindungen und Filiationen zu betrachten. Die Maschine soll die segmentäre heißen, da sie vermittels ihrer doppelten Einrichtung, der des Stammes und der der Linie, Segmente unterschiedlicher Länge produziert: Filiationseinheiten größter, kleiner und kleinster Linien, einschließlich deren Rangfolge, der jeweiligen Häuptlinge, Ältesten als Hüter der Bestände und Organisatoren der Heiraten; territoriale Stammeseinheiten primärer, sekundärer und tertiärer Sektionen, ebenso mit ihren Herrschaftsbeziehungen und Heiratsverbindungen. »Der Scheidepunkt zwischen den Stammes-

12 Jeanne Favret, »La Segmentarité au Maghreb«, *L'Homme*, April 1966. Pierre Clastres, »Echange et pouvoir«, *L'Homme*, Januar 1962.

sektionen wird zum Divergenzpunkt der Clanstruktur der einer jeden der Sektionen assoziierten Linien; die Clans und ihre Linien bilden keine unterschiedenen kohärenten Gruppen, sondern sind in lokale Gemeinschaften eingebunden, innerhalb derer sie in struktureller Weise funktionieren.«[13] Die beiden Systeme sind deckungsgleich, jedes Segment ist mit den Strömen und Ketten, mit Strombeständen und Strömen, die zirkulieren, mit Stromentnahmen und Kettenabtrennungen assoziiert (einige produktive Arbeiten werden im Rahmen des Stammessystems, andere im System der Linien verrichtet). Zwischen der Beständigkeit der Filiation und dem Wechselhaften der Heiratsverbindung alle Arten von Einbrüchen, die aus der Variabilität und der Relativität der Segmente resultieren. Denn jedes Segment regelt seine Länge und existiert als solches allein in Opposition zu anderen Segmenten innerhalb einer wechselseitig zugeordneten Stufenreihe: über die Filiationsvariationen und Fluktuationen der Heiratsverbindung wirbelt die Segmentärmaschine alle Konkurrenzen, Konflikte und Brüche durcheinander. Das gesamte System entfaltet sich zwischen den beiden Polen einerseits der Fusion mit anderen Gruppen und andererseits der Spaltung durch permanente Bildung neuer, nach Unabhängigkeit strebender Linien, mit Kapitalisierung der Heiratsverbindungen und der Filiation. Von einem Pol zum anderen dieses Systems, das immer wieder aus seinen Diskordanzen neu aufersteht, ereignen sich alle möglichen Fehlzündungen und Schäden. Was will Jeanne Favret sagen, wenn sie gemeinsam mit anderen Ethnologen zeigt, daß »die Fortdauer einer segmentären Organisation paradoxerweise erfordert, daß ihre Mechanismen in ausreichendem Maße unwirksam sind, damit die Furcht weiterhin Antrieb des Gesamtgefüges bleibt«? Und Furcht wovor, welche Furcht? Man könnte sagen, daß die Gesellschaftsformationen gewissermaßen auf tödliche, melancholische Weise ahnen, was auf sie zukommt, wenngleich das, was auf sie zukommt, stets von außen kommt und durch ihre Öffnung dringt. Vielleicht gar kommt es aus diesem Grunde von außen; sie ersticken dessen interne Möglichkeit, um den Preis jener Dysfunktionalität, die infolgedessen zum integrierten Bestandteil des Funktionsablaufs ihres Systems gerät.

13 E. E. Evans-Pritchard, »Les Nouer du Soudan méridional«, in: *Systèmes politiques africains*, P.U.F. 1962, S. 248.

Die segmentäre Territorialmaschine wendet die Fusion durch Spaltung ab und verhindert die Konzentration von Macht, indem sie die Organe des Häuptlingswesens gegenüber der Gruppe in einem Verhältnis der Machtlosigkeit beläßt: als ob die Wilden selbst schon das Heraufziehen des imperialen Barbaren erahnten, der doch von außen eindringen und ihre gesamten Codes übercodieren wird. Aber die größte Gefahr bestünde in einer erneuten Zersplitterung und Spaltung, in der alle Möglichkeiten zur Codierung aufgehoben, zerstört wären: also die auf einem deterritorialisierten, stummen und blinden Sozius fließenden decodierten Ströme. Dies der Alptraum der primitiven Maschine, den sie unter Aufbietung aller Kräfte und segmentären Gliederungen abzuwenden gedenkt. Nicht ignoriert etwa die primitive Maschine den Tausch, den Handel, die Industrie; sie beschwört sie, sie lokalisiert und pfercht sie ein, sie beläßt den Händler und Schmied in untergeordneten Positionen, auf daß keine Tausch- und Produktionsströme die Codes zugunsten von deren abstrakten Quantitäten aufbrechen. Und ist nicht auch Ödipus, die Furcht vor dem Inzest, dies: Angst vor decodierten Strömen? Bildet der Kapitalismus die universelle Wahrheit, so derart, wie er das *Negativ* aller Gesellschaftsformationen ausmacht: er ist die Sache, der Namenlose, die verallgemeinerte Decodierung der Ströme, die *a contrario* das Geheimnis all dieser Formationen verstehen läßt: nämlich die Ströme zu codieren, sie sogar zu übercodieren, damit nichts der Codierung entrinnt. Nicht die primitive Gesellschaft steht außerhalb der Geschichte, vielmehr der Kapitalismus an ihrem Ende, er ist das Resultat einer langen Geschichte von Kontingenzen und Zufällen, und er läßt das Ende eintreten. Es wäre falsch, wollte man behaupten, die früheren Formationen hätten sie nicht vorhergesehen, diese Sache, die von außen nur kam, weil sie innen aufzog, aber gehindert wurde einzutreten. Aus alledem ist die Möglichkeit einer retrospektiven Lektüre der Geschichte im Lichte des Kapitalismus gegeben. Schon in den vorkapitalistischen Gesellschaften lassen sich Zeichen für Klassenbildung aufweisen. Die Ethnologen aber machen auf die Schwierigkeit aufmerksam, diese Protoklassen von Kasten, die von der imperialen Maschine organisiert, und von Rängen, die von der primitiven Segmentärmaschine verteilt werden, angemessen zu scheiden. Die Kriterien, die Klassen,

Kasten und Ränge unterscheiden, dürfen nicht auf der Seite relativer Unbeweglichkeit oder Durchlässigkeit, relativer Geschlossenheit oder Offenheit gesucht werden, allzu oft erweisen sich solche Kriterien als täuschend und trügerisch. Nicht zu trennen sind vielmehr die Ränge von der primitiven territorialen Codierung, die Kasten von der imperialen etatistischen Übercodierung; wohingegen die Klassen sich auf einen decodierten industriellen und warenproduzierenden Produktionsprozeß innerhalb der Bedingungen des Kapitalismus beziehen. Folglich kann die gesamte Geschichte unter dem Zeichen von Klassen dann gelesen werden, wenn die von Marx formulierten Regeln Beachtung finden, und nur insoweit, als die Klassen das »Negativ« der Kasten und Ränge abgeben. Denn ganz gewißt bedeutet das Regime der Decodierung nicht Fehlen von Organisation, vielmehr die düsterste Organisation, das härteste, zäheste Berechenbar-Machen, eine die Codes ersetzende und sie umfassende Axiomatik, stets *a contrario*.

Der volle Körper der Erde weist sehr wohl Unterscheidungen auf. Duldsam und gefährlich, einzig, universal, stürzt er sich auf die Produktion, auf die Agenten und Produktionskonnexionen. Wiederum klammert sich alles an ihn, schreibt sich auf ihm ein, wird angezogen und verzaubert. Er bildet das Element der disjunktiven Synthese und ihrer Reproduktion – reine Kraft der Filiation oder Genealogie – Numen. Der volle Körper ist der Ungezeugte, aber die Filiation ist das erste auf ihm gekennzeichnete Einschreibungsmerkmal. Wir wissen um diese intensive Filiation, diese inklusive Disjunktion, in der alles sich dividiert, aber in sich, und in der dasselbe Wesen, *bis auf die Intensitätsdifferenz*, überall, allseits, auf allen Ebenen vorkommt. Dasselbe Wesen überfliegt auf dem vollen Körper unteilbare Strecken, durchläuft alle Singularitäten, alle Intensitäten einer sich unbemerkt ausbreitenden und reproduzierenden Synthese. Müßig, daran zu erinnern, daß die genealogische Filiation gesellschaftlich und nicht biologisch sei – denn notwendigerweise ist sie biogesellschaftlich, insofern sie sich in das kosmische Ei des vollen Körpers der Erde einschreibt. Sie besitzt einen mythischen Ursprung, der das Eine oder vielmehr das primitive Zwei-Eine ist.

Teilt der Zwilling sich und vereinigt sich in sich, oder sind dies Zwillinge, der Nommo oder die Nommo? Die disjunktive Synthese teilt die Hauptahnen auf, aber ein jeder stellt einen ganzen vollen Körper dar, männlich und weiblich, hat alle Partialobjekte an sich kleben, mit Intensitätsabweichungen, die dem internen Zick-Zack des Dogon-Eies entsprechen. Jeder wiederholt in intensiver Weise für sich die gesamte Genealogie. Und an beiden Enden der unteilbaren Strecke steht immer dasselbe, die Litanei der Zwillinge, die intensive Filiation. Zu Beginn des *Renard pâle* entwerfen Marcel Griaule und Germaine Dieterlen eine glänzende Zeichentheorie: von Filiationszeichen, Führer-Zeichen und Herren-Zeichen, Zeichen des Wunsches, die zunächst intensiv sind, dann spiralförmig abfallen und eine Explosionskette durchlaufen, bevor sie in den Bildern, Figuren und Zeichnungen umfänglich werden.

Soll der volle Körper sich auf die produktiven Konnexionen stürzen, sie in ein Netz intensiver und inklusiver Disjunktionen einschreiben, so muß er in diesem Netz selbst laterale Konnexionen wiederfinden oder wiederbeleben, so muß er sie sich aneignen, als wäre er deren Ursache. Die zwei Aspekte des vollen Körpers sind: verzauberte Einschreibungsfläche, phantastisches Gesetz oder objektiv-scheinhafte Bewegung; aber auch magischer Agent oder Fetisch, Quasi-Ursache. Ihm genügt nicht, alles einzuschreiben, er muß außerdem so tun, als habe er es erschaffen. Die Konnexionen müssen unter einer den eingeschriebenen Disjunktionen entsprechenden Form wieder erscheinen, wenn sie auch ihrerseits selbst auf die Form dieser Disjunktionen reagieren. Das zweite Einschreibungsmerkmal, die Heiratsverbindung, ist wie folgt: sie zwingt den produktiven Konnexionen die mit den Disjunktionen der Einschreibung vergleichbare extensive Form einer Konjugation von Personen auf, reagiert umgekehrt aber auf die Einschreibung, indem sie diesen selben Disjunktionen einen exklusiven und limitativen Gebrauch vorschreibt. Die Heiratsverbindung muß demnach im Mythos zwangsläufig so dargestellt werden, als sei sie unerwartet zu einem bestimmten Zeitpunkt innerhalb der Filiationslinie eingetreten (obgleich sie in einem anderen Sinne immer schon dagewesen sein muß). Griaule berichtet, wie bei den Dogon zur Zeit und von seiten des achten Ahnen sich etwas ereignet, das gleichsam ein Entgleisen der Disjunktionen darstellt: diese hören auf, inklusiv zu sein, werden exklusiv; darauffolgend eine Aufteilung des vollen Körpers, eine Annulierung der Zweiheit, eine durch Beschneidung markierte Trennung der Geschlechter; gleichzeitig jedoch eine Neubildung des Körpers nach einem neuen Konnexions- und Konjugationsmodell, eine eigene und wechselseitige Gliederung der Körper, eine laterale Einschreibung mit artikulatorischen Steinen der Heiratsverbindung, kurz, eine umfassende *Arche* der Heiratsverbindung.[14] Die Heiratsverbindungen entspringen niemals den Filiationen, noch lassen sie sich aus diesen deduzieren. Dies anerkannt, heißt es aber zwei Gesichtspunkte zu unterscheiden: ökonomisch und politisch der eine, worin die Heiratsverbindung immer schon besteht, sich mit umfänglichen Filiationslinien verbindet oder dekliniert, die keineswegs ihnen innerhalb eines als extensiv unterstellten Systems vorhergehen; mythisch der andere Gesichtspunkt, der zeigt, wie das System Umfang gewinnt und ausgehend von intensiven und primordialen Filiationslinien beschränkt wird, die notwendig ihren inklusiven oder nicht-limitativen Gebrauch verlieren. Unter diesem Blickwinkel gerät das umfängliche System zu einem Gedächtnis von Heiratsverbindungen und Worten, das zugleich die aktive Verdrängung des intensiven Filiationsgedächtnisses impliziert. Denn in dem Maße bilden Genealogie und Filiation den Gegenstand eines stets wachen Gedächtnisses, wie sie schon einem extensiven Sinn unterliegen, den sie gewißlich nicht vor der Determination der Heiratsverbindung besaßen, den diese ihnen vielmehr erst zuwies; als intensive Filiationen demgegenüber sind sie Gegenstand eines besonderen, eines nächtlichen und bio-kosmischen Gedächtnisses, das gerade der Verdrängung anheimfallen muß, auf daß sich das umfängliche neue Gedächtnis errichtet.

Es läßt sich noch besser erklären, warum das Problem keineswegs darin besteht, von den Filiationen zu den Heiratsverbindungen überzugehen oder diese aus jenen zu deduzieren. Das Problem liegt im Übergang von einer energetischen intensiven Ordnung zu einem extensiven System, das in einem die qualitativen Heiratsverbindungen und die umfänglichen Filiationen umfaßt. Daß die primäre Energie der intensiven Ordnung – das Numen – Filiationsordnung sein soll, tut nichts zur Sache, da diese inten-

14 Marcel Griaule, *Dieu d'eau*, Fayard 1948, besonders S. 46–52.

sive Filiation noch keinen Umfang angenommen hat, noch keine Unterscheidung von Personen oder gar Geschlechtern zuläßt, sondern allein präpersonale Intensitätsvariationen, die ein und dieselbe auf unterschiedlichen Stufen erfaßte Zweiheit oder Bisexualität affizieren. Die Zeichen dieser Ordnung sind folglich grundlegend neutral oder zweideutig (einem Ausdruck von Leibniz entsprechend, der die Eigenschaft eines Zeichens, sowohl + als auch – sein zu können, bezeichnen soll). Zur Frage steht, wie ausgehend von dieser primären Intensität auf ein extensives System übergegangen werden kann, in dem 1. die Filiationen umfänglich sind in Form von Linien, die Personenunterscheidungen und parentale Bezeichnungen enthalten, 2. die Heiratsverbindungen zugleich qualitative Beziehungen sind, die die umfänglichen Filiationen voraussetzen, und umgekehrt, 3. kurz gesagt, die zweideutigen Intensitätszeichen untergehen und statt dessen positiv oder negativ werden. Das wird deutlich bei Lévi-Strauss, wenn er zur Erklärung einfacher Heiratsformen das Verbot zwischen Parallelvettern(-basen) und die Empfehlung für Kreuzvettern(-basen) in Anspruch nimmt: jede Heirat zwischen zwei Linien A und B bestimmt einen Zeichenabschnitt (+) oder (–), je nachdem, ob das Paar für A oder B eine Erwerbung oder einen Verlust darstellt. Unwesentlich dabei, ob die Filiationsordnung patrilinear oder matrilinear ist. In einem patrilinearen und patrilokalen System beispielsweise

»sind die blutsverwandten Frauen verlorene, die heiratsverwandten Frauen gewonnene Frauen. Jede aus einer derartigen Heirat hervorgehende Familie sieht sich demnach einem Zeichen zugewiesen, das, für die Initialgruppe, jeweils danach ermittelt wird, ob die Mutter der Kinder eine Tochter oder eine Schwiegertochter ist ... Das Zeichen wechselt im Übergang vom Bruder zur Schwester, da der Bruder eine Ehegattin erwirbt, während die Schwester für die eigene Familie verloren ist.«

Doch wechselt das Zeichen, wie Lévi-Strauss bemerkt, auch beim Generationswechsel:

»... je nachdem, ob vom Gesichtspunkt der Initialgruppe aus der Vater eine Gattin erhalten hat oder die Mutter nach außen transferiert wurde, haben die Söhne Anspruch auf eine Frau oder schulden sie eine Schwester. Zweifellos setzt sich diese Differenz nicht derart in die Wirklichkeit um, daß die Hälfte der Vettern zum Zölibat verdammt wäre. Doch bringt sie jedenfalls das Gesetz zum Ausdruck, daß der Mann nur von der Gruppe eine Gattin erhalten kann, von der eine Frau einklagbar ist, weil in der vorhergehenden Generation eine Tochter oder eine Schwester verlorengegangen ist; wohingegen ein Bruder der äußeren Welt eine Schwester schuldet (oder ein Vater die Tochter), da in der vorhergehenden Generation eine Frau erworben wurde. (...) das Grundlagenpaar, gebildet aus einem mit einer Frau *b* verheirateten Mann *a*, besitzt offensichtlich beide Zeichen, je nachdem, ob es von der Gruppe A oder B aus betrachtet wird, und gleiches gilt auch für dessen Kinder. Es genügt nun, die Generation der Vettern/Basen in Augenschein zu nehmen, um feststellen zu können, daß alle jene, die in der Beziehung (+ +) oder (− −) stehen, Parallelvettern(-basen), all jene, die in der Beziehung (+ −) oder (− +) stehen, Kreuzvettern(-basen) sind.«[15]

Das Problem so gestellt, handelt es sich nun aber weniger um die Übung einer das Tauschspiel regelnden logischen Kombinatorik, wie Lévi-Strauss es gern möchte, als vielmehr um die Einrichtung eines physischen Systems, das sich in natürlicher Weise in Begriffen von Schuld artikulieren wird. Es scheint uns sehr wichtig, daß Lévi-Strauss selbst die Koordinaten eines solchen physischen Systems geltend macht, wenngleich er auch darin nur eine Metapher sieht. Im extensiven physischen System *vollzieht sich etwas*, das der Ordnung eines Energiestroms angehört (+ – oder – +), *etwas vollzieht sich nicht, bleibt blockiert* (+ + oder – –), etwas blockiert oder, im Gegensatz dazu, bringt in Gang. Etwas oder jemand. Und innerhalb dieses extensiven Systems gibt es keine primäre Filiation oder erste Generation, sondern immer schon daseiende Heiratsverbindungen einschließlich umfänglicher Filiationen, die in einem wiedergeben, was innerhalb der Filiation blockiert bleiben und was innerhalb der Heiratsverbindung laufen muß.

Das Wesentliche ist nicht darin zu suchen, daß die Zeichen gemäß dem Geschlecht und den Generationen wechseln, sondern daß vom Intensiven zum Extensiven übergegangen wird, das heißt von einer Ordnung zweideutiger Zeichen zu der wechselnder, aber doch determinierter Zeichen. Hierzu ist nun der Rekurs auf den Mythos unerläßlich. Nicht weil er eine transponierte oder gar inverse Repräsentation wirklicher extensiver Beziehungen

15 Lévi-Strauss, *Les Structures élémentaires de la parenté*, 2. Aufl., Mouton 1967, S. 152.

darstellte, sondern weil allein er in Übereinstimmung mit dem Denken und der Praxis der Eingeborenen die intensiven Bedingungen des Systems (einschließlich des Produktionssystems) determiniert. Deshalb scheint uns jener Text von Griaule, der im Mythos ein Explikationsprinzip des Avunkulats sucht, von entscheidender Bedeutung zu sein und dem gewöhnlich durch solche Versuche provozierten Idealismusverdacht zu entgehen; gleiches gilt für den neuen, diese Frage wieder aufnehmenden Artikel von Adler und Cartry.[16] Zu Recht bemerken diese Autoren, daß sich das Verwandtschaftsatom von Lévi-Strauss (mit den vier Beziehungen Bruder-Schwester, Ehemann-Ehefrau, Vater-Sohn, Onkel mütterlichseits-Sohn der Schwester) als geschlossenes Gefüge darbietet, in dem die Mutter als solche eigentümlich ausgeschlossen bleibt, obgleich sie doch je nach Fall in bezug auf ihre Kinder mehr oder weniger »blutsverwandt« oder »heiratsverwandt« sein kann. Hier genau setzt sich der nicht expressive, sondern bedingende Mythos fest. Wie Griaule berichtet, ist der Yourougou, der in das Stück Plazenta, das er entwendet hat, eindringt, wie der Bruder seiner Mutter, mit der er sich in dieser Eigenschaft vereinigt:

»Die Gestalt trat in den Raum, einen Teil der Plazenta, das heißt einen Teil seiner eigenen Mutter in Händen. Er betrachtete dieses Organ als zu ihm gehörend, einen Teil seiner ausmachend, insofern er sich mit seiner Erzeugerin, im vorliegenden Fall Matrix der Welt, identifizierte, und war überzeugt, sich *unter dem Gesichtspunkt der Generation auf die gleiche Stufe wie sie gestellt zu haben* ... Unbewußt spürt er seine Zugehörigkeit zur Generation seiner Mutter und seine Ablösung von der Generation, deren wirkliches Mitglied er ist ... Da er in seinen Augen derselben Substanz und Generation wie seine Mutter angehört, geht er in einen männlichen Zwilling seiner Erzeugerin auf, und die mythische Regel der Vereinigung zweier gepaarter Mitglieder stellt ihn als idealen Ehegatten vor. Er müßte demnach in seiner Eigenschaft als Pseudo-Bruder seiner Erzeugerin sich in der Situation seines Onkels mütterlichseits, des designierten Ehegatten dieser Frau, befinden.«

Sicherlich sind schon auf diesem Niveau alle Gestalten im Spiel, Mutter, Vater, Sohn, Bruder der Mutter, Schwester des Sohnes.

16 Marcel Griaule, »Remarques sur l'oncle utérin au Soudan«, *Cahiers internationaux de sociologie*, Januar 1954. Alfred Adler und Michel Cartry, »La Transgression et sa dérision«, *L'Homme*, Juli 1971.

Aber deutlich fällt auf, daß es keine Personen sind: ihre Namen bezeichnen keine Personen, sondern die intensiven Variationen einer »vibrierenden Spiralbewegung«, inklusive Disjunktionen, notwendig bisexuelle Zwillingszustände, die das Subjekt auf dem kosmischen Ei durchläuft. Von der Intensität aus muß alles interpretiert werden. Das Ei und die von unbewußter vitaler Energie durchzogene Plazenta selbst, die »zu Aufschwüngen und Abnahmen« fähig ist. Keineswegs ist der Vater abwesend. Aber Amma, Vater und Erzeuger, ist ebenso ein intensiver Teil, der Plazenta immanent und nicht zu trennen von der Zweiheit, die ihn auf seinen weiblichen Teil bezieht. Und trägt der Sohn Yourougou ein Stück der Plazenta fort, so in intensiver Beziehung zu einem anderen Teil, der seine eigene Schwester oder seinen Zwilling enthält. Doch da er zu hoch hinaus will, macht ihn der Teil, den er fortgetragen hat, zum Bruder seiner Mutter, die im höchsten Grade seine Schwester ersetzt, mit der er sich, selbst Amma ersetzend, vereinigt. Kurz, eine umfassende Welt zweideutiger Zeichen, einschließender Disjunktionen und bisexueller Zustände. Ich bin der Sohn, und auch der Bruder meiner Mutter, und der Ehegatte meiner Schwester, und mein eigener Vater. Alles ruht auf der zur Erde gewordenen Plazenta, das Ungezeugte, ein voller Körper der Anti-Produktion, an den die Partialobjekte eines geheiligten Nommo sich festklammern werden. Denn die Plazenta bewirkt, insofern sie gemeinsame Substanz von Mutter und Sohn, gemeinsamer Teil ihrer Körper ist, daß die Körper nicht wie Ursache und Wirkung zueinander stehen, daß beide Produkte derselben Substanz entstammen, in bezug auf die der Sohn Zwilling seiner Mutter ist: um diese Achse kreist in der Tat der uns von Griaule berichtete Mythos der Dogon. Ja, ich bin meine Mutter gewesen und bin mein Sohn gewesen. Selten wird sich jene Situation ergeben haben, aus solcher Entfernung von seiten des Mythos und der Wissenschaft dasselbe zu hören: die dogonsche Erzählung entwickelt einen mythischen Weismannismus, worin das Keimplasma eine kontinuierliche und unsterbliche Linie bildet, die nicht an Körper gebunden ist, von der vielmehr die Körper der Eltern wie der Kinder abhängen. Daher die Unterscheidung zweier Linien, einer germinalen und kontinuierlichen, einer somatischen und diskontinuierlichen, die als einzige der Generationsfolge unterworfen ist. (Lysenko findet einen aus-

nehmend dogonschen Ton, um ihn im Folgenden gegen Weismann zu wenden und ihm vorzuwerfen, aus dem Sohn den genetischen oder germinalen Bruder zu machen: »Die Mendelisten-Morganisten gehen wie Weismann davon aus, daß die Eltern genetisch nicht die Eltern ihrer Kinder sind. Eltern und Kinder sind ihrer Lehre nach Brüder oder Schwestern ...«[17])
Doch der Sohn ist nicht leiblicher Bruder und Zwilling der Mutter. Deshalb kann er sie nicht heiraten (eingedenkt der Tatsache, daß wir gerade die Bedeutung dieses »deshalb« expliziert haben). Die Mutter heiraten sollte also der Onkel mütterlichseits. Erste Folgerung daraus: der Inzest mit der Schwester bildet keinen Ersatz für den Inzest mit der Mutter, sondern gibt das intensive Modell des Inzest als Manifestation der Keimlinie ab. Und dann bildet auch Hamlet nicht eine Erweiterung von Ödipus, einen Ödipus zweiter Ordnung gewissermaßen, da vielmehr ein negativer oder inverser Hamlet gegenüber Ödipus primär ist. Das Subjekt wirft dem Onkel nicht vor, das getan zu haben, was es zu tun wünschte; es wirft ihm vor, das *nicht* getan zu haben, was es selbst, der Sohn, nicht tun konnte. Und warum hat der Onkel die Mutter, seine leibliche Schwester, nicht geheiratet? Weil er es einzig im Namen jener von den zweideutigen Zeichen der Zweiheit und Bisexualität gekennzeichneten germinalen Filiation tun *sollte*, dergemäß es auch der Sohn *hätte* tun *können*, und selbst der Onkel hätte es sein können, der in intensiver Beziehung zur Zwillingsmutter steht. So schließt sich der circulus vitiosus der germinalen Filiation (der primitive *double- bind*): auch der Onkel kann seine Schwester, die Mutter, nicht heiraten; ebensowenig kann infolgedessen das Subjekt seine Schwester heiraten – der weibliche Zwilling des Yourougou wird dem Nommo als mögliche Heiratsverwandte zurückgegeben. Die Ordnung des Soma läßt die gesamte intensive Leiter wieder zusammenstürzen. Wenn aber der Sohn seine Mutter nicht heiraten kann, so nicht, weil er körperlich einer anderen Generation angehört. Lévi-Strauss hat gegen Malinowski geltend gemacht, daß die Vermischung der Generationen als solche keineswegs gefürchtet wird und auf diese Weise sich das Inzestverbot nicht erklären läßt.[18]

17 T. D. Lyssenko, »Die Situation in der biologischen Wissenschaft«, *Vortrag und Diskussion*, Berlin (Ost), Beiheft 2, S. 13.
18 Lévi-Strauss, a.a.O., S. 556–560.

Dies, weil im Fall Sohn-Mutter die Vermischung der Generationen dasselbe bewirkt wie im entsprechenden Fall die zwischen Onkel und Schwester, nämlich von ein und derselben intensiven germinalen Filiation zeugt, die in beiden Fällen *verdrängt* werden muß. Ein extensives somatisches System kann sich folglich nur in dem Maße konstituieren, wie die Filiationen in Korrelation zu sich entfaltenden lateralen Heiratsverbindungen umfänglich werden. Durch das Verbot des Inzests mit der Schwester kommt die laterale Heiratsverbindung in Gang, durch das Verbot des Inzests mit der Mutter wird die Filiation umfänglich. Da herrscht keine Verdrängung des Vaters, keine Verwerfung des Namens des Vaters. Die jeweilige Stellung des Vaters oder der Mutter als blutsverwandt oder heiratsverwandt, der patri- oder matrilineare Charakter der Filiation, der patri- oder matrilaterale Charakter der Heirat: sie alle bilden die aktiven Elemente der Verdrängung, nicht deren Objekte. Es findet sich nicht einmal das Filiationsgedächtnis allgemein vom Gedächtnis der Heiratsverbindungen verdrängt – allein dem nächtlichen großen Gedächtnis der intensiven germinalen Filiation wird solches angetan zugunsten eines extensiven somatischen Gedächtnisses, das aus umfänglich gewordenen Filiationen (patrilinear *oder* matrilinear) und darin implizierten Heiratsverbindungen sich zusammenfügt. Der ganze dogonsche Mythos ist eine patrilineare Version des Gegensatzes zweier Genealogien, zweier Filiationen: einer intensiven und extensiven, der intensiven germinalen Ordnung und des extensiven Regimes somatischer Generationen.

Das extensive System erwächst aus es ermöglichenden intensiven Bedingungen, aber es reagiert auf sie, hebt sie auf, verdrängt sie und beläßt ihnen einen nur mehr mythischen Ausdruck. Die Zeichen hören auf, zweideutig zu sein, und bestimmen sich in bezug auf die umfänglichen Filiationen und die lateralen Heiratsverbindungen; die Disjunktionen werden exklusiv, limitativ (das »entweder/oder« tritt an die Stelle des intensiven »sei es ... sei es ...«); die Namen und Benennungen bezeichnen keine Intensitätszustände mehr, sondern unterscheidbare Personen. Die Unterscheidbarkeit zielt auf die Mutter und Schwester als dem Heiratsverbot unterliegende Frauen. Darin erweist sich, daß die Personen samt den ihnen jetzt zukommenden Namen nicht vor den Verboten existieren, von denen sie als solche konstituiert werden – und gleichermaßen, daß Mutter und Schwester nicht vor dem Verbot, sie als Ehefrauen zu nehmen, existieren. Robert Jaulin sagt richtig: »Der mythische Diskurs hat den Übergang von der Gleichgültigkeit gegenüber dem Inzest zu seinem Verbot zum Thema; impliziert oder expliziert unterliegt es allen Mythen; es macht folglich eine formale Eigenschaft dieser Sprache aus.«[19] Im buchstäblichen Sinne muß gefolgert werden, daß der Inzest nicht vorhanden ist, es nicht sein kann. Man befindet sich stets jenseits des Inzests, innerhalb einer Intensitätsserie, die von unterscheidbaren Personen nichts weiß, oder aber diesseits, innerhalb einer Extension, die sie kenntlich macht, sie konstituiert, aber doch nur insoweit, als sie ihr Verhältnis sexueller Partnerschaft unmöglich macht. Den Inzest darf man nur begehen in der Folge einer Serie von Ersetzungen, die uns immer weiter von ihm entfernen, das heißt mit einer Person, die der Mutter oder Schwester nur kraft der Tatsache gleichsteht, daß sie es nicht ist: mit jener also, die als mögliche Ehegattin unterscheidbar ist. So besteht die Bedeutung der Präferenz-Heirat darin: der erste Inzest ist erlaubt; nicht zufällig aber wird er nur selten ausgeführt, als stünde er gleichsam noch zu nahe am nichtexistierenden Unmöglichen (beispielsweise bei den Dogon die Präferenzheirat mit der Tochter des Onkels, die als Tante, die wiederum als Mutter gilt). Gewiß stellt der Artikel von Griaule innerhalb der Ethnologie einen der am tiefsten von der Psychoanalyse inspirierten Texte dar. Doch verführt er zu Schlußfolgerungen, die Ödipus insgesamt zerplatzen lassen, weil er sich nicht damit begnügt, das Problem auf extensiver Ebene zu belassen, und nicht vorgibt, es darin schon gelöst zu haben. Adler und Cartry haben diese Schlußfolgerungen zu ziehen vermocht:

»Gewöhnlich werden die inzestuösen Beziehungen im Mythos beurteilt sei es als Ausdruck des Wunsches oder der Sehnsucht nach jener Welt, in der solche Beziehungen möglich oder doch gleichgültig wären, sei es als Ausdruck einer strukturalen Funktion der Inversion der sozialen Regel, als Funktion, dazu bestimmt, das Verbot und seine Übertretungen zu begründen ... Im einen wie im anderen Fall unterstellt man als konstituiert, was doch genau das Hervortreten einer Ordnung ist, die der Mythos erzählt und erklärt. Mit anderen Worten, man urteilt, als ob der Mythos schon als Vater, Mutter, Sohn und

19 Robert Jaulin, *La Mort Sara*, S. 284.

Schwester definierte Personen in Szene setzte, während doch diese parentalen Rollen einer durch das Verbot konstituierten Ordnung zugehören ...: *der Inzest existiert nicht.*«[20]

Der Inzest ist reine Grenze. Unter der Bedingung allerdings, daß zwei falsche Annahmen über ihre Bedeutung vermieden werden: eine erste, die die Grenze zu einer Matrix, einem Ursprung stilisiert, als bezeuge das Verbot, daß die Sache »anfänglich« gewünscht/begehrt wurde; eine zweite, die die Grenze in eine strukturale Funktion verwandelt, als ob in der Übertretung ein zwischen dem Wunsch und dem Gesetz als »fundamental« unterstelltes Verhältnis spürbar werde. Einmal mehr heißt es daran zu erinnern, daß das Gesetz nichts über die ursprüngliche Realität des Wunsches aussagt, da es das Begehrte wesentlich verzerrt; daß die Übertretung nichts über eine funktionale Realität aussagt, da sie, weit gefehlt, dem Gesetz Hohn zu sprechen, gegenüber dem, was das Gesetz wirklich verbietet, selbst nur lächerlich wirkt (deshalb haben Revolutionen nichts mit Gesetzesübertretungen zu tun). Kurz, die Grenze bildet weder ein Jenseits noch ein Diesseits: sie ist Grenze zwischen beiden, stets schon überschritten oder noch nicht überschritten: *ein seichtes Wässerlein · verleumdet oft · den Inzest.* Der Inzest gleicht darin der Bewegung, er ist unmöglich. Nicht in dem Sinne, wie das Reale es wäre, sondern wie das Symbolische es ist.

Doch was ist damit gemeint, daß der Inzest unmöglich sei? Ist es nicht möglich, mit seiner Schwester oder seiner Mutter zu schlafen? Wie im übrigen auch auf das alte Argument verzichten: wohl muß er möglich sein, da er doch verboten ist! Das Problem steckt aber woanders: die Möglichkeit des Inzests erforderte *sowohl die Personen wie ihre Namen*, Sohn, Tochter, Mutter, Bruder, Vater. Nun mögen wir im Akt des Inzests über Personen verfügen, doch verlieren sich ihre Namen um so mehr, als sie nicht von dem Verbot zu trennen sind, die sie als Partner untersagt; oder aber die Namen bleiben und bezeichnen nur noch präpersonale intensive Zustände, die ebensogut auch sich auf andere

20 Adler und Cartry, a.a.O. In einem Kommentar zu Rousseau schreibt J. Derrida, *De la grammatologie*, Ed. de Minuit 1967, S. 372–377: »Vor dem Fest gab es keinen Inzest, da es kein Inzestverbot gab. Nach dem Fest gibt es keinen Inzest mehr, da er verboten ist. Das Fest *selbst* wäre der Inzest *selbst*, wenn solches *selbst* stattfinden könnte.«

Personen »ausdehnen« könnten, wie wenn man Mama seine Ehefrau und Schwester seine Braut nennt. In diesem Sinne hatten wir gesagt: man steht immer jenseits oder diesseits. Unsere Mütter, unsere Schwestern lösen sich in unseren Armen auf; ihr Name gleitet über ihre Person gleich einer zu nassen Briefmarke. So kann man niemals Name und Person gleichzeitig und gemeinsam auskosten – was doch Bedingung des Inzests wäre. Gut denn, der Inzest stellt nur einen Köder dar, er ist unmöglich. Damit ist das Problem nur verschoben. Besteht nicht das Eigentümliche des Wunsches darin, das Unmögliche zu wünschen? Wenigstens in diesem Fall ist diese Platitüde nicht einmal wahr. Erinnert sei an die Unrechtmäßigkeit, vom Verbot auf die Natur des Verbotenen zu schließen; denn das Verbot verfährt so, daß es den Schuldigen entehrt, ein verzerrtes und entstelltes Bild dessen einführt, was wirklich verboten oder gewünscht wird. Auf diese Weise läßt sich die Repression mittels einer Verdrängung verlängern, dieser hat sie überhaupt zu verdanken, wenn sie sich im Wunsch festbeißen kann. Gewünscht/begehrt wird der intensive germinale oder germinative Strom, in dem man vergeblich nach Personen und selbst unterscheidbaren Funktionen wie Vater, Mutter, Sohn, Schwester usw. suchen würde, da diese Benennungen nur intensive Variationen auf dem als Keim bestimmten vollen Körper der Erde bezeichnen. Man kann, so man will, diese Ordnung ein und desselben Seins oder Stroms, die entsprechend inklusiven Desjunktionen in ihrer Intensität variiert, Inzest oder auch Gleichgültigkeit gegenüber dem Inzest heißen. Aber man darf gerade nicht diesen durch eine intensive nicht-personale Ordnung begründeten Inzest mit dem verwechseln, wie er extensiv in dem Zustand, der ihn verbietet, repräsentiert wird und worin er als Übertretung gegenüber Personen definiert ist. Jung hat demnach vollkommen recht, wenn er erklärt, daß der Ödipuskomplex etwas anderes als sich bedeute, darin die Mutter auch die Erde sei und der Inzest eine unendliche Wiedergeburt (nur glaubte er fälschlicherweise, damit die Sexualität »überwunden« zu haben). Der *somatische Komplex* verweist auf einen *germinalen Implex*. Der Inzest verweist auf ein Diesseits, das als solches im Komplex nicht repräsentiert werden kann, da dieser ein abgeleitetes Element der Verdrängung des Diesseits bildet. Der verbotene Inzest (Form der unterschiedenen Personen) dient zur Verdrängung des

Inzests, der gewünscht/begehrt wird (der Untergrund der intensiven Erde). Der intensive germinale Strom ist der Repräsentant des Wunsches, auf ihn richtet sich die Verdrängung; die extensive ödipale Figur ist dessen entstelltes, verschobenes Repräsentiertes, der von der Verdrängung hervorgerufene Köder oder das Trugbild, das den Wunsch vollkommen zudeckt. Wie unwichtig, daß dieses Bild »unmöglich« ist: es verrichtet von dem Augenblick an seinen Dienst, da der Wunsch sich darin wie im Unmöglichen selbst fassen läßt. Du siehst, das wolltest du! ... Dennoch enthält diese Folgerung, die unmittelbar von der Verdrängung zum Verdrängten, vom Verbot zum Verbotenen übergeht, in nuce schon den umfassenden Fehlschluß der Repression. Weshalb aber wird der germinale Implex oder das germinale Einwirken (influx germinal), das doch der territoriale Repräsentant des Wunsches ist, verdrängt? Weil ... worauf er als Repräsentant verweist, ein Strom ist, der nicht codierbar wäre, der sich nicht codieren ließe – genauer der Terror des primitiven Sozius. Keine Kette könnte abgetrennt, nichts könnte entnommen werden; von der Filiation ginge nichts zur Deszendenz über, diese wäre vielmehr im Akt ihrer fortlaufenden Eigenzeugung immer wieder auf die Filiation zurückgebogen, auf sie beschränkt; die signifikante Kette bildete keinen Code, würde nur zweideutige Zeichen aussenden und ständig von ihrem Energieträger zersetzt werden; was auf dem vollen Körper der Erde fließen würde, wäre ebenso entfesselt wie die nicht-codierten, auf der Wüste eines organlosen Körpers dahingleitenden Ströme. Denn zur Debatte steht weniger Überfluß oder Mangel, Entspringen oder Versiegen (selbst versiegen ist ein Strom) als das Codierbare und Nicht-Codierbare. Der germinale Strom läßt beide Aussagen, daß alles mit ihm fortfließe und daß alles blokkiert sei, als legitim erscheinen. Damit Ströme codierbar sind, muß sich ihre Energie quantifizieren und bestimmen lassen, – müssen Stromentnahmen sich in bezug auf Kettenabtrennungen vollziehen, – muß etwas laufen, aber auch blockiert sein, muß etwas blockieren oder laufen lassen. Das ist nur möglich innerhalb eines extensiven Systems, das Personen unterscheidbar macht und die Zeichen in bestimmter Weise gebraucht, von den disjunktiven Synthesen einen exklusiven, von den konnektiven Synthesen einen konjugalen Gebrauch macht. So besteht der Sinn des Inzestverbots, begriffen als Errichtung eines extensiven physischen Systems, in Folgendem: man muß, jeweil entsprechend dem patri- oder matrilateralen Charakter der Heiraten, dem patri- oder matrilinearen Charakter der Linien, dem allgemeinen System der umfänglichen Filiationen und lateralen Heiratsverbindungen in jedem einzelnen Fall prüfen, was vom Intensitätsstrom ausfließt, was nicht, was fließen läßt oder es verhindert. Kommen wir auf die Präferenz-Heirat bei den Dogon zurück, die Griaule analysiert hat: blockiert wird die Beziehung zur Tante, die, Ersatz der Mutter, dem Spott anheimgegeben wird; durchgelassen wird die Beziehung zur Tochter der Tante als Ersatz der Tante, gleichsam der mögliche oder erlaubte erste Inzest; der Onkel mütterlicherseits schließlich ist derjenige, der durchgehen läßt oder blockiert. Das was durchgeht, hat, als Kompensation für das Blockierte, einen wirklichen Mehrwert an Ccde zur Folge, der dem Onkel zugeschlagen wird, sofern er durchgehen läßt. Dieser erfährt aber gleichsam eine »Wertminderung« in dem Maße, wie er blockiert (so die von den Neffen im Hause des Onkels vorgenommenen rituellen Diebstähle, aber auch, wie Griaule berichtet, die »Vermehrung und das Früchtetragen« der Güter des Onkels, wenn der älteste Neffe zu ihm zieht). Das grundlegende Problem, wem im jeweiligen System die Heiratsleistungen zukommen, kann unabhängig von den komplexen Durchgangs- und Blockierungslinien nicht gelöst werden, wie wenn das, was blockiert oder verboten wäre, »zu den Hochzeiten, einem Gespenste gleich« in Erscheinung treten und seinen ihm zustehenden Teil einklagen würde.[21] Löffler schreibt:

»Bei den Mru obsiegt das patrilineare Modell über die matrilineare Tradition: die Beziehung Bruder-Schwester, die vom Vater auf den Sohn und von der Mutter auf die Tochter übertragen wird, kann unbestimmt lange durch die Beziehung Sohn-Vater, nicht aber durch die Mutter-Tochter erhalten bleiben, die mit der Hochzeit der Tochter ein Ende findet. Eine verheiratete Tochter überträgt ihrer eigenen Tochter eine neue Beziehung, die nämlich, die sie an ihren eigenen Bruder bindet. Gleichzeitig löst sich eine Tochter, die heiratet, nicht von der Linie ihres Bruders, sondern allein von der des Bruders ihrer Mutter. Die Bedeutung der Zahlungen an den Bruder der Mutter anläßlich

21 Lévi-Strauss, a.a.O., S. 356. (Lévi-Strauss analysiert scheinbar anormale oder widersprüchliche Fälle von Gewinnen an Heiratsleistungen.)

der Hochzeit seiner Nichte läßt sich demnach folgendermaßen verstehen: das junge Mädchen verläßt die alte Familiengruppe seiner Mutter. Es wird selbst Mutter und Anfangspunkt einer neuen Beziehung Bruder-Schwester, auf der sich eine neue Heiratsverbindung gründet.«[22]

Was sich verlängert, zu fließen aufhört, sich abtrennt, schließlich die vielfältigen Beziehungen, gemäß denen diese Aktionen und Passionen sich verteilen: alles das trägt bei zum Verständnis des Mechanismus der Bildung des Mehrwerts, dieses unerläßlichen Teils einer jeden Codierung.

Wir können nun die vielfältigen Instanzen der *territorialen Repräsentation* im primitiven Sozius entwerfen. Zum ersten: das germinale Intensitätseinwirken bedingt die gesamte Repräsentation, es ist der *Repräsentant* des Wunsches. Repräsentant heißt es, weil es für die nicht-codierbaren, nicht-codierten, die decodierten Ströme steht. Demgemäß impliziert es auf seine Weise die Grenze des Sozius, die Grenze und das Negativ eines jeden Sozius. Daher ist die Unterdrückung dieser Grenze nur soweit gegeben, als der Repräsentant selbst eine Verdrängung erleidet. Diese Verdrängung bestimmt, was vom Einwirken in das extensive System übergehen darf und was nicht, was in den umfänglichen Filiationen blockiert oder gelagert bleibt, was demgegenüber entsprechend den Heiratsverbindungen sich bewegen und fließen wird, und zwar so, daß die systematische Codierung der Ströme zustande kommt. Heiratsverbindung nennen wir die zweite Instanz, die *verdrängende Repräsentation* selbst, da die Filiationen nur in Abhängigkeit von lateralen Heiratsverbindungen, die deren variable Segmente regeln, umfänglich werden. Daher die Wichtigkeit jener »lokalen Linien«, die Leach aufgewiesen hat – die jeweils die Heiratsverbindungen paarweise anordnen und die Heiraten ankurbeln. Sprachen wir ihnen eine normal-perverse Aktivität zu, so um zu sagen, daß diese lokalen Gruppen die Agenten der Verdrängung, die großen Codierer sind. Überall dort, wo Männer zusammentreffen, um sich Frauen zu nehmen, sie zu vermitteln oder aufzuteilen, wird das perverse Band einer primären Homosexualität zwischen lokalen Gruppen, zwischen Schwagern, Mitehemännern, Kindheitspartnern usw. erkennbar. Den universellen Tatbestand unterstreichend, daß die

22 L. G. Löffler, »L'Alliance asymétrique chez les Mru«, *L'Homme*, Juli 1966, S. 80.

Heirat keine Verbindung zwischen einem Mann und einer Frau, sondern »eine Allianz zwischen zwei Familien«, »eine Transaktion zwischen Männern in bezug auf Frauen« ist, zog Georges Devereux den richtigen Schluß einer grundlegenden homosexuellen Gruppenmotivation.[23] Die Männer erstellen, vermittels der Frauen, ihre eigenen Konnexionen; vermittels der Disjunktion Mann–Frau, die in jedem Augenblick Ende der Filiation ist, bringt die Heiratsverbindung Männer unterschiedlicher Filiationen zusammen. Möglicherweise findet die Frage, warum nicht auch bei Gruppen von Amazonen, die in der Lage waren, Männer zu handeln, eine weibliche Homosexualität aufgetreten ist, ihre Antwort in der Affinität der Frauen zum germinalen Einwirken, folglich in deren geschlossener Stellung innerhalb umfänglicher Filiationen (Filiationshysterie im Gegensatz zur Paranoia der Heiratsverbindung). Demzufolge stellt die männliche Homosexualität die Repräsentation der Heiratsverbindung dar, die die zweideutigen Zeichen der bisexuellen intensiven Filiation verdrängt. Indessen scheint uns Devereux in zwei Dingen Unrecht zu haben: einmal wenn er erklärt, lange Zeit von dieser allzu ernsten Entdeckung, der homosexuellen Repräsentation also, zurückgeschreckt zu sein (darin erweist sich nur die ursprüngliche Version der Formel »Alle Männer sind Homos«, und gewiß sind sie es niemals mehr, als wenn sie Heiraten ankurbeln). Zum anderen und vornehmlich, wenn er aus dieser Homosexualität der Heiratsverbindung ein Produkt des verdrängten Ödipuskomplexes machen will. Denn niemals läßt sich vermittels Ödipus die Heiratsverbindung aus Filiationslinien deduzieren, vielmehr gliedert sie diese dank der Tätigkeit lokaler Gruppen und deren primärer, nicht-ödipaler Homosexualität. Wenn in der Tat eine ödipale oder filiative Homosexualität existiert, so gilt es darin allein die sekundäre Reaktion auf die anfänglich nicht-ödipale Gruppenhomosexualität zu sehen. Was Ödipus allgemein betrifft, so stellt er nicht das Verdrängte, das heißt den Repräsentanten des Wunsches dar, der ja diesseits ist und Papa-Mama gänzlich ignoriert. Noch weniger ist er die verdrängende Repräsentation, die jenseits steht und die Personen nur unterscheidbar werden läßt, indem sie sie den homosexuellen Regeln

23 Georges Devereux, »Considérations ethnopsychanalytiques sur la notion de parenté«, *L'Homme*, Juli 1965.

der Heiratsverbindung unterwirft. Der Inzest stellt nur die retroaktive Wirkung der verdrängenden Repräsentation *auf* den verdrängten Repräsentaten dar: sie verzerrt und entstellt/verschiebt diesen Repräsentanten, auf den sie sich richtet, sie projiziert auf ihn die Unterscheidbarkeit ermöglichenden Kategorien, die sie eigens geschaffen hat, sie appliziert ihm ihre Termini, die nicht existierten, bevor nicht die Heiratsverbindung im extensiven System das Positive und Negative organisiert hatte – sie beschränkt ihn auf das, was im System blockiert wird. So bildet Ödipus wohl die Grenze, aber die verschobene, nunmehr ins Innere des Sozius übergehende Grenze. Ödipus ist das Trugbild, von dem der Wunsch sich packen läßt (Das wolltest du! Die decodierten Ströme, das war der Inzest!). So beginnt eine lange Geschichte, die der Ödipalisierung. Genaugenommen aber fängt alles im Kopf von Laios an, dem alten Gruppenhomosexuellen, dem Perversen, der dem Wunsch eine Falle stellt. Denn auch dies ist der Wunsch – Falle. Die territoriale Repräsentation umfaßt die drei Instanzen: den *verdrängten Repräsentanten*, die *verdrängende Repräsentation*, das *verschobene/entstellte Repräsentierte*.

Zu rasch gehen wir voran, tun so, als wäre Ödipus schon in der wilden Territorialmaschine installiert. Indessen wächst, wie Nietzsche hinsichtlich des schlechten Gewissens sagte, auf diesem Boden eine solche Pflanze nicht. Offensichtlich sind hier die Bedingungen von Ödipus als »Familienkomplex«, dies im Rahmen des der Psychiatrie und der Psychoanalyse eigentümlichen Familialismus verstanden, noch nicht vorhanden. Die wilden Familien bilden eine Praxis, eine Politik, eine Strategie der Heiratsverbindungen und Filiationen; sie sind in formaler Hinsicht die Antriebselemente der gesellschaftlichen Reproduktion; sie haben nichts von einem expressiven Mikrokosmos; stets funktionieren der Vater, die Mutter, die Schwester auch als etwas anderes denn Vater, Mutter, Schwester ... Und mehr als den Vater, die Mutter, usw. stellt der Heiratsverwandte dar, der die tätige konkrete Realität ausmacht und die Beziehungen zwischen den im gesellschaftlichen Feld koexistierenden Familien zum Ausdruck bringt. Nicht einmal wäre es richtig zu sagen, daß die familialen Bestimmungen an allen Ecken dieses Feldes aufbrechen und an den eigentlichen gesellschaftlichen Bestimmungen haften bleiben, da beide ein und dasselbe Teil innerhalb der Territorialmaschine bilden. Noch ist die familiale Reproduktion nicht schlichtes Mittel oder Materie im Dienste einer ganz andersartigen gesellschaftlichen Reproduktion, noch ist die Möglichkeit nicht gegeben, diese jener überzustülpen, zwischen beiden eine bijektive Beziehung zu stiften, die einem beliebigen Familienkomplex einen expressiven Wert und eine scheinbar autonome Form zuwiese. Es ist vielmehr offenkundig, daß selbst noch das winzigste Individuum in der Familie unmittelbar ein gesellschaftliches, historisches, ökonomisch-politisches Feld besetzt, das auf eine mentale Struktur ebensowenig wie auf eine affektive Konstellation zurückführbar ist. Uns scheint es folglich gänzlich unangemessen, pathologische Fälle und Behandlungsprozesse in primitiven Gesellschaften mit dem psychoanalytischen Prozeß zu vergleichen – weil damit an jene Kriterien herangetragen werden (so der Familienkomplex, mag er auch verschieden von dem unseren sein, oder kulturspezifische Inhalte, wie immer auf ein ethnisches Unbewußtes bezogen), die ihnen fremd sein müssen: was in den Versuchen von Devereux und Lévi-Strauss, zwischen der psychoanalytischen Behandlung und derjenigen des Schamanen Parallelitäten aufzuweisen, zutage tritt. Wir definierten die Schizo-Analyse zweifach: als Destruktion expressiver Pseudo-Formen des Unbewußten, als Aufweis unbewußter Besetzungen des gesellschaftlichen Feldes durch den Wunsch. Ein Großteil primitiver Behandlungen muß unter dieser Perspektive betrachtet werden: es sind Schizo-Analysen in actu.

Victor Turner berichtet von einem bemerkenswerten Beispiel einer solchen Behandlung bei den Ndembu.[24] Das Beispiel frappiert um so mehr, als für unsere pervertierten Augen zunächst alles ödipal erscheint. Verweichlicht, unausstehbar, eitel, ein Versager auf der ganzen Linie, wird der Kranke K vom Schatten seines Großvaters mütterlicherseits heimgesucht, der ihm schwere Vorhaltungen macht. Obwohl die Ndembu matrilinear sind und bei den Verwandten der Mutter wohnen sollen, hat K eine außergewöhnlich lange Zeit in der mütterlichen Linie seines Vaters verbracht, dessen Favorit er war, er hat zudem Kusinen väter-

24 Victor W. Turner, »A Ndembu Doctor in Practice«, in: *Magic, Faith and Healing*, Collier-Macmillan 1964.

licherseits geheiratet. Nach dem Tode seines Vaters wird er aber rausgeworfen und kehrt ins Dorf der Mütter zurück. Hier bringt der Standort seines Hauses – eingekeilt zwischen zwei Sektoren, den Häusern der Mitglieder der väterlichen Gruppe und jenen seiner eigenen mütterlichen Linie – seine Situation angemessen zum Ausdruck. Wie vollzieht sich nun die Wahrsagung, die die Ursachen des Übels anzugeben hat, und die medizinische Behandlung, der die Heilung aufgegeben ist? Die Ursache liegt im Zahn, in den beiden oberen Schneidezähnen der Jäger-Vorfahren, die in einem heiligen Sack aufbewahrt sind, jedoch entwischen können, um in den Körper des Kranken einzudringen. Um nun zu diagnostizieren, um die Wirkung des Schneidezahns abzuwenden, schreiten Wahrsager und Medizinmann zu einer gesellschaftlichen Analyse, die das Territorium und seine Nachbarschaft, das Häuptlings- und Unterhäuptlingswesen, die Linien und deren Segmente, die Heiratsverbindungen und Filiationen umfaßt: beide hören nicht auf, den Wunsch in seinem Verhältnis zu ökonomischen und politischen Einheiten bloßzulegen – und genau an diesem Punkt auch versuchen die Zeugen, sie zu täuschen. »Die Wahrsagung nimmt die Form einer Gesellschaftsanalyse an, in deren Verlauf versteckte Kämpfe zwischen Individuen und Fraktionen so aufgedeckt werden, daß sie durch traditionelle rituelle Verfahren behandelt werden können (...), der vage Charakter der mystischen Überzeugungen gestattet, sie im Verhältnis zu einer großen Anzahl sozialer Situationen zu manipulieren.« Es wird offenbar, daß der pathogene Schneidezahn im besonderen wohl der des Großvaters mütterlichseits ist. Dieser war ein großer Häuptling; sein Nachfolger, der »wirkliche Häuptling«, hatte, aus Angst, verhext zu werden, verzichten müssen; der mutmaßliche Erbe, intelligent und unternehmungsfreudig, besitzt keine Macht; der augenblickliche Häuptling ist nicht der beste; was K, den Kranken, betrifft, so vermochte dieser die Vermittlerrolle, die ihn zu einem Häuptlingskandidaten hätte machen können, nicht zu übernehmen. Alles wird noch komplizierter aufgrund von Kolonialverhältnissen, die Engländer haben das Häuptlingswesen nicht anerkannt, das verarmte Dorf verfällt (die zwei Sektoren entstammen der Verschmelzung zweier vor den Engländern geflohener Gruppen, die Alten stimmen Klagen an über den herrschenden Verfall). Der

Medizinmann veranstaltet kein Soziodrama, sondern eine wirkliche, auf den Kranken zentrierte Gruppenanalyse. Indem er ihm Getränke reicht, an seinem Körper Hörner befestigt, die den Schneidezahn ansaugen sollen, die Trommeln schlagen läßt, schreitet der Medizinmann zu einer von Unterbrechungen und Neuanfängen durchsetzten Zeremonie, Ströme aller Art, Redeströme und Einschnitte: die Mitglieder des Dorfes kommen und reden, der Kranke spricht, der Schatten wird angerufen, es wird unterbrochen, der Medizinmann gibt Erklärungen, neuerlicher Anfang, Trommeln, Gesänge, Trance. Nicht nur sollen die vorbewußten Besetzungen des gesellschaftlichen Feldes durch die Interessen, sondern im weiteren auch die unbewußten Besetzungen des Wunsches derart aufgedeckt werden, wie sie in den Heiraten des Kranken, seiner Stellung innerhalb des Dorfes und aller intensiv erlebten Häuptlingspositionen innerhalb der Gruppe verlaufen.

Wir sagten, daß der Ausgangspunkt ödipal zu sein scheine. Dies galt aber nur *für uns*, die wir dazu abgerichtet sind, immer dann Ödipus zu sagen, wenn man uns von Vater, Mutter, Großvater spricht. In Wirklichkeit ist die Analyse bei den Ndembu nie ödipal gewesen; sie war unmittelbar der gesellschaftlichen Organisation und Desorganisation angeschlossen; selbst die Sexualität war, über die Frauen und die Heiraten, eine solche Wunschbesetzung; die Eltern (Verwandten) spielten darin die Rolle von Stimuli, keineswegs von Organisatoren (oder Desorganisatoren), diese Funktion kommt dem Häuptling und seinen Figuren zu. Statt daß alles auf den Namen des Vaters oder Großvaters mütterlichseits beschränkt wird, öffnet es sich allen Namen der Geschichte. Statt daß alles auf den grotesken Einschnitt der Kastration projiziert wird, schwärmt alles auf die Tausende von Strom-Einschnitten des Häuptlingswesens, der Linien, der Kolonialverhältnisse aus. Das umfassende Spiel der Ahnen, Clans, Heiratsverbindungen und Filiationen, die gesamte historische und kollektive Abtrift: also das genaue Gegenteil der ödipalen Analyse, die mit Verbissenheit jeglichen Inhalt des Deliriums plattwalzt, ihn mit aller Kraft in »die symbolische Leere des Vaters« stopft. Nun aber, wenn es stimmt, daß die Analyse nicht ödipal beginnt, außer für uns, wird sie es dann nicht doch, und wenn ja, in welcher Weise? In Teilen wird sie es unter Einwirkung der Kolonisation tatsächlich. So schafft der Kolonisator das Häuptlingswesen ab oder mißbraucht es für seine Zwecke (wie auch anderes noch, da das Häuptlingswesen nicht viel hergibt). Der Kolonisator sagt: Dein Vater ist nichts weiter als dein Vater, dein Großvater ist nichts weiter ... halte sie bloß nicht für deine Häutplinge ... du kannst dich in einer Ecke triangulieren lassen, kannst dein Haus zwischen die Häuser der mütterlichen und der väterlichen Linie plazieren, ... deine Familie ist nichts weiter als deine Familie, die gesellschaftliche Reproduktion führt nicht über sie, obgleich sie gerade gut als das dem neuen Reproduktionsregime unterliegende Material dienen könnte. Ja doch, unter diesen Umständen zeichnet sich ein entsprechender ödipaler Rahmen für die enteigneten Wilden ab: Ödipus der Barakkenviertel. Wir haben allerdings erfahren, daß die Kolonisierten ein typisches Beispiel für den Widerstand gegen die Ödipalisierung weiterhin abgeben: tatsächlich gelingt es den ödipalen Strukturen hier nicht, sich zu schließen, die Terme bleiben, sei es in Kampf oder Komplizenschaft, an den Agenten der unterdrückenden gesellschaftlichen Reproduktion haften (der Weiße, der Missionar, der Steuereintreiber, der Exporteur, der zum Administrationsbüttel gewordene Notabel des Dorfes, die Alten, die die Weißen verfluchen, die Jungen, die den politischen Kampf aufnehmen). Aber wahr ist beides: der Kolonisierte setzt der Ödipalisierung Widerstand entgegen, und diese unternimmt Anstrengungen, sich über jenen zu schließen. Soweit Ödipalisierung vorkommt, ist sie der Kolonisierung zu verdanken und muß jenen Verfahren zugerechnet werden, die Jaulin in *La Paix blanche* dargelegt hat:

»Der Kolonisiertenstatus kann zu einer Reduktion der Humanisierung des Universums führen, derart, daß jede Lösung auf der Ebene des Individuums oder der eingeschränkten Familie gesucht wird, womit auf der Ebene des Kollektivs sich konsequenterweise extreme Anarchie oder Unordnung einstellen muß: eine Anarchie, deren Opfer stets das Individuum sein wird, mit Ausnahme jener, die an den Schaltstellen eines solchen Systems sitzen, in diesem Falle die Kolonisatoren, die, während der Kolonisierte das Universum reduzieren wird, versuchen, es auszubreiten.«[25]

25 Robert Jaulin, *La Paix blanche, introduction à l'éthnocide*, Ed. du Seuil 1970, S. 309. Jaulin analysiert die Lage jener Indianer, die von den Kapuzinern »überzeugt«

Ödipus: gleichsam die Euthanasie im Völkermord. Je mehr die gesellschaftliche Reproduktion in ihrer wesentlichen wie ihrer extensiven Dimension den Mitgliedern der Gruppe entgleitet, um so mehr stürzt sie sich auf sie oder legt sie um auf eine eingeschränkte und neurotisierte familiale Reproduktion, deren Agent Ödipus ist.

Wie nun aber jene verstehen, die behaupten, einen indianischen oder afrikanischen Ödipus zu finden? Sie geben zu, *keine* der Mechanismen und Verhaltensweisen zu erkennen, die unseren – angeblich unseren – Ödipus konstituieren. Das macht nichts, sie erklären, daß die Struktur vorhanden, aber »der klinischen Erfassung nicht zugänglich« sei, oder auch, daß das Problem, der Ausgangspunkt wohl ödipal sei, die Entwicklung und Lösung aber einen gegenüber den unseren unterschiedlichen Verlauf nehme (Parin, Ortigues). Sie proklamieren, daß dies ein Ödipus sei, »der fortwährend existiert«, obgleich doch nicht einmal (außer der Kolonisation) die notwendigen Bedingungen seiner Existenz gegeben sind. Wenn das Denken in der Tat sich an der Ödipalisierung bemißt, dann allerdings denken die Weißen zuviel. Die Kompetenz, die ehrenrührigen Absichten und das Talent dieser Autoren steht außer Frage. Doch gilt für sie wie für gewisse Psychotherapeuten bei uns, daß sie nicht zu wissen scheinen, was sie tun. Wir haben Psychotherapeuten, die allen Ernstes glauben, ein fortschrittliches Werk zu verrichten, wenn sie nur neue Formen der Triangulation des Kindes entwerfen – Achtung, ein Struktur-Ödipus, kein imaginärer! So auch diese Psychoanalytiker in Afrika, die das Joch des strukturalen oder »problematischen« Ödipus im Dienste ihrer fortschrittlichen Absichten handhaben. Hier wie dort stets dasselbe: Ödipus, das ist die mit

wurden, zugunsten kleiner persönlicher Häuser auf das kollektive Haus zu verzichten (S. 391–400). Im kollektiven Haus war der Familienwohnraum und die persönliche Intimität in einem Verhältnis mit den als Heiratsverwandten bestimmten Nachbarn eingebunden, so daß die interfamilialen Beziehungen dem gesellschaftlichen Feld koextensiv waren. Die neue Situation demgegenüber führt zu einer »schädlichen Fermentation der Paar-Elemente auf sich selbst« sowie auf die Kinder, so daß die eingeschränkte Familie sich in einen expressiven Mikrokosmos schließt, worin jeder sich nur auf die eigene Linie zurückwendet und darin ihm das gesellschaftliche und produktive Werden fortschreitend entgleitet. Denn Ödipus stellt nicht nur einen ideologischen Prozeß dar, sondern das Resultat der Zerstörung der Umwelt, der Lebensbedingungen, usw.

anderen Mitteln fortgeführte Kolonisation, die innere Kolonie, und wir werden sehen, daß er selbst für uns Europäer eine intime Kolonialformation bildet. Wie jene Sätze am Ende des Buches von M. C. und E. Ortigues verstehen:

»Die Krankheit wird wie ein Zeichen der Auserwähltheit, einer besonderen Aufmerksamkeit übernatürlicher Mächte gedeutet, oder als Zeichen einer magisch ausgezeichneten Aggression: diese Vorstellung ist ohne weiteres nicht zu profanisieren. Die analytische Psychotherapie kann nun von dem Augenblick an intervenieren, in dem seitens des Subjekts ein Verlangen (demande) nach ihr formuliert werden kann. Unsere ganze Untersuchung war demnach durch die Möglichkeit der Errichtung eines psychoanalytischen Feldes bedingt. War ein Subjekt vollständig mit den traditionellen Normen verwachsen und hatte es nichts in eigenem Namen zu sagen, so ließ es sich von den traditionellen Therapeuten und der Familiengruppe oder durch die medikamentöse Medizin ins Schlepptau nehmen. Gelegentlich, wenn es wünschte, uns von den traditionellen Behandlungen zu berichten, entsprach dies einem ersten Ansatz von Psychotherapie und geriet ihm zu einem Mittel, sich persönlich innerhalb seiner eigenen Gesellschaft zu situieren ... Andere Male wieder konnte sich der analytische Dialog weiter ausbreiten, und in diesem Fall hatte das Ödipusproblem die Tendenz, seine diachronische Dimension, die den Konflikt der Generation zum Vorschein brachte, zu entfalten.«[26]

Warum annehmen, daß die übernatürlichen Mächte und die magischen Aggressionen einen weniger guten Mythos als Ödipus bildeten? Determinieren sie den Wunsch nicht viel mehr zu heftigeren und dem gesellschaftlichen Feld, seiner Organisation wie Desorganisation adäquateren Besetzungen? Meyer Fortes zumal zeigte die Stellung von Hiob an der Seite von Ödipus auf. Und was gibt uns das Recht zu dem Urteil, das Subjekt habe, soweit es mit den traditionellen Normen verwachsen sei, nichts in eigenem Namen zu sagen? Zeigt uns die Kur bei dem Ndembu nicht das Gegenteil? Bildet nicht auch Ödipus eine traditionelle Norm, die unsere? Wie kann man behaupten, daß er uns in eigenem Namen sprechen läßt, wenn andererseits klargestellt wird, daß seine Lösung »die unheilbare Insuffizienz, zu sein« und die universelle Kastration uns lehrt? Und worin besteht dieses »Verlangen«, das zur Rechtfertigung von Ödipus geltend gemacht wird? Gut, das Subjekt verlangt stets aufs Neue nach Papa-Mama: nur

26 M. C. und E. Ortigues, *Œdipe africain*, S. 305.

welches Subjekt und in welcher Verfassung? Gibt das das Mittel her, »sich persönlich in seiner eigenen Gesellschaft zu situieren«? Und in welcher Gesellschaft? Der neokolonisierten Gesellschaft, die man ihm bereitet, und die endlich erreicht, was die Kolonisation nur zu entwerfen vermochte, nämlich das effektive Umklappen der Kräfte des Wunsches auf Ödipus, auf den Namen des Vaters, in das große Triangel?

Kommen wir noch einmal auf die berühmte, nie versiegende Diskussion zwischen Kulturalisten und Psychoanalytikern zurück, die um die Frage des universellen Status von Ödipus kreisen. Stellt er das große katholisch-paternalistische Symbol dar, die Vereinigung aller Kirchen? Zwischen Malinowski und Jones begonnen, setzte sie sich fort zwischen Kardiner und Fromm einerseits, Roheim andererseits. Noch heute wird sie zwischen einigen Ethnologen und Schülern Lacans geführt (jenen, die nicht nur eine ödipalisierende Interpretation der Lehre Lacans liefern, sondern dieser Interpretation zudem eine ethnographische Dimension zuweisen). Die Universalitätsthese besitzt zwei Pole: einen ersten, der, anscheinend aus der Mode gekommen, Ödipus zu einer originären affektiven Konstellation, zu einem realen Grenzereignis macht, dessen Wirkungen philogenetischer Vererbung unterliegen; einen zweiten Pol, der Ödipus zur Struktur stilisiert, die es letztlich in der Phantasie und in bezug auf Prämaturation oder biologische Neothenie zu entdecken gilt. Zwei sehr unterschiedliche Konzeptionen der Grenze, als Urmatrix die eine, als strukturale Funktion die andere. Bei beiden Bedeutungen des Universellen sind wir aber aufgerufen, zu »interpretieren«, da die latente Präsenz von Ödipus nur durch seine offenkundige Absenz, als Wirkung der Verdrängung verstanden, aufscheint oder besser, weil das strukturale Invariante nur über imaginäre Variationen, die nach Bedarf von einer symbolischen Verwerfung Zeugnis ablegen (der Vater als leerer Ort), sich zu erkennen gibt. Die These vom universellen Charakter von Ödipus setzt derart wieder mit einer traditionellen metaphysischen Operation ein und interpretiert die Negation als Privation, Mangel: der symbolische Mangel des toten Vaters oder der große Signifikant. Interpretieren, das ist unsere moderne Art des Glaubens, der Frömmigkeit. Schon Roheim hatte vorgeschlagen, die Wilden in einer Variablenreihe zu organisieren, die gegen die neothenische strukturale Invariante strebt.[27] Vollen Ernstes hatte er erklärt, daß der Ödipuskomplex nicht gefunden, wenn er nicht gesucht würde. Und daß man ihn nur suchen würde, wenn man selbst analysiert sei. Deshalb ist eure Tochter stumm, d. h. die Stämme, Töchter der Ethnologen, sagen nicht Ödipus, der sie doch zum Sprechen bringt. Roheim fügte hinzu, daß die Annahme lächerlich sei, die die Freudsche Theorie der Zensur an das repressive System im Reiche Franz Josephs binden wolle. Er scheint nicht gesehen zu haben, daß nicht Franz Joseph einen pertinenten historischen Einschnitt darstellt, wohl aber die oralen, die der Schrift mächtigen oder sogar die »kapitalistischen« Zivilisationen solche Einschnitte darstellten, mit denen die Natur der Repression, die Bedeutung und Tragweite der Verdrängung sich veränderten.

Sie ist äußerst kompliziert, diese Geschichte der Verdrängung. Einfacher stünde es um die Sache, wäre die Libido oder der Affekt – zugleich mit der vorgeblich ödipalen Repräsentation – im weitesten Sinne des Wortes verdrängt (unterdrückt, gehemmt oder umgewandelt). Dem ist aber nicht so: die Mehrzahl der Ethnologen haben auf den sexuellen Charakter der Affekte in den öffentlichen Symbolen der primitiven Gesellschaft hingewiesen. Und obwohl die Mitglieder dieser Gesellschaften keine Psychoanalyse hinter sich haben, und trotz der Verschiebung der Repräsentation wird dieser Charakter von ihnen noch integral erlebt. Leach führt hinsichtlich der Beziehung zwischen Geschlecht und Haarwuchs aus: »Die symbolische Verschiebung des Phallus ist üblich, doch wird der phallische Ursprung keineswegs verdrängt«[28]. Ist damit gesagt, daß die Wilden die Repräsentation verdrängen, aber den Affekt unberührt lassen? Und steht das in genauem Gegensatz zu unserer patriarchalischen Gesellschaft, wo die Repräsentation erkennbar bleibt, die Affekte aber unterdrückt, gehemmt, umgewandelt werden? Nein, die Psychoanalyse gibt uns zu verstehen, daß auch wir die Repräsentation verdrängen. Und alles sagt uns, daß auch wir oft den vollen sexuellen Gehalt des Affekts bewahren; wir wissen ausgezeichnet, worum es sich handelt, auch ohne analysiert zu sein. Mit

27 Géza Roheim, *Psychanalyse et anthropologie*, Gallimard, S. 417 f.

28 E. R. Leach, »Magical Hair«, in: *Myth and Cosmos*, Natural History Press 1967, S. 92.

welchem Recht wird von einer ödipalen Repräsentation gesprochen, auf die die Verdrängung gerichtet sein soll? Die Tatsache, daß der Inzest verboten ist? Immer wieder fallen wir auf diese magere Erklärung zurück: der Inzest wird gewünscht/begehrt, da er verboten ist. Das Verbot des Inzests soll eine ödipale Repräsentation der Verdrängung und der Wiederkehr des Verdrängten implizieren, aus der jenes entspringt. Offen zutage liegt das Gegenteil: nicht nur setzt die ödipale Repräsentation das Inzestverbot voraus, man kann nicht einmal sagen, das es daraus entspringen und resultieren würde. Sich zum Anhänger der Thesen Malinowskis machend, fügt Reich tiefgründig hinzu: »Zur ökonomischen und dynamischen Überwertigkeit des Inzestwunsches wie auch aller anderen Triebregungen gehört doch eine Überbesetzung mit Interesse, die sich einzig und allein aus sonstiger, allgemeiner Triebeinschränkung ergibt. So erklärt es sich, daß dem Primitiven das Inzestverbot ganz bewußt ist und nicht verdrängt werden muß, weil sich der Inzestwunsch nicht besonders abhebt von anderen Wünschen ...«[29] Kurz, die Repression des Inzests entspringt ebensowenig einer verdrängten ödipalen Repräsentation, wie sie selbst die Verdrängung hervorruft. Vielmehr, was etwas ganz anderes ist, läßt das allgemeine System von Verdrängung und Repression ein ödipales Bild als Verzerrung des Verdrängten aufkommen. Daß dieses Bild in dem Maße, wie die Sexualunterdrückung auf *etwas anderes* als den Inzest zielt, am Ende selbst eine Verdrängung erfährt und den Ort des Verdrängten oder wirklich Gewünschten einnimmt, ist eine andere Geschichte, die unserer Gesellschaft. Zunächst aber ist das Verdrängte nicht die ödipale Repräsentation. Verdrängt wird die Wunschproduktion; dasjenige, was von dieser nicht in die gesellschaftliche Produktion oder Reproduktion übergeht; dasjenige, was Unordnung und Revolution einführte, die nichtcodierten Ströme des Wunsches. Was dagegen von der Wunschproduktion zur gesellschaftlichen übergeht, bildet eine unmittelbare sexuelle Besetzung eben dieser gesellschaftlichen Produktion, ohne Verdrängung des sexuellen Charakters des Symbolismus und der ihm entsprechenden Affekte, vor allem aber ohne Verweisung auf die als ursprünglich verdrängt oder struktural verworfen postulierte ödipale Repräsentation. Das Tier ist Ob-

29 W. Reich, *Der Einbruch der Sexualmoral*, 2. erg. Aufl., Kopenhagen 1935, S. 6.

jekt nicht nur einer unbewußten Besetzung durch das Interesse, sondern einer libidinösen Besetzung durch den Wunsch, die aus ihm nur in sekundärer Form eine Vaterimago zieht. Gleiches gilt überall dort, wo Angst vor dem Hunger oder aber Freude, keinen Hunger leiden zu müssen, sich breitmacht, für die libidinöse Besetzung von Nahrungsmitteln, die auf eine Mutterimago sich nur sekundär bezieht.[30] Wir haben im Vorhergehenden gesehen, daß das Inzestverbot nicht auf Ödipus, sondern auf die konstitutiven nicht-codierten Ströme des Wunsches und deren Repräsentanten, den intensiven präpersonalen Strom verweisen. Ödipus nun bildet noch eine Art und Weise, das Uncodierbare zu codieren, das zu codieren, was den Codes entwischt, – eine neuerliche Art, den Wunsch und sein Objekt zu verschieben, noch eine Falle, um ihn darin zu fangen.

Kulturalisten und Ethnologen haben das Primat der Institutionen gegenüber den Affekten und Strukturen aufgewiesen. Denn die Strukturen sind keine des Geistes, sie sind in den Dingen, in den gesellschaftlichen Produktions- und Reproduktionsformen. Selbst Marcuse, kaum der Schmeichelei verdächtig, erkennt an, daß die Kulturalisten von der positiven Überlegung ausgingen, den Wunsch in die Produktion einzuführen, »die Beziehung zwischen Triebstruktur und ökonomischer Struktur (zu) enthüllen und gleichzeitig die Möglichkeit eines Fortschritts über die ›vaterzentrierte‹, ›auf Erwerb eingestellte‹ Kultur hinaus aufzuweisen«.[31] Was hat also den Kulturalismus auf die falsche Bahn gebracht? Und erneut besteht kein Widerspruch darin, daß er positiv anfing und von Anfang an sich auf die falsche Bahn begab. Vielleicht steckt der Grund im gemeinsamen Postulat von ödipalem Relativismus und Absolutismus, nämlich dem beharrlichen Festhalten an einer familialistischen Perspektive, die allseits ihre Verwüstungen anrichtet. Denn wird die Institution vorgängig als familiale begriffen, so ist von minderer Bedeutung, ob sich der Familienkomplex mit den Institutionen ändert, oder ob vielmehr Ödipus eine Kernvariante ausmacht, um die die

30 In seiner Studien über die Marquesianer hat Kardiner sehr gut die Bedeutung einer kollektiven oder ökonomischen Nahrungsfurcht aufgezeigt, die selbst aus der Perspektive des Unbewußten sich auf das familiale Verhältnis zur Mutter nicht reduzieren läßt. Vgl. *The Individual and his Society*, Columbia Univ. Press 1939, S. 223 ff.

31 Herbert Marcuse, *Triebstruktur und Gesellschaft*, S. 237.

Familien und die Institutionen kreisen. Die Kulturalisten machen andere Triangel geltend, beispielsweise Onkel mütterlichseits – Tante – Neffe; doch haben die Ödipalisten wenig Mühe zu zeigen, daß dies imaginäre Varianten eines selben Invarianten, verschiedene Figuren einer selben symbolischen Triangulation sind, die weder in den Personen, die sie zur Wirkung bringen, noch in den Verhaltensweisen, die die Personen zueinander in Beziehung setzen, aufgeht. Auf der anderen Seite hilft die Anrufung eines solchen transzendenten Symbolismus auch den Strukturalisten nicht, aus der engsten familialistischen Perspektive auszuscheren. Gleiches gilt für die endlosen Diskussionen nach dem Motto: ist das Papa oder Mama? (Sie übersehen die Mutter! Nicht doch, Sie sehen vielmehr nicht den Vater, daneben, als leeren Ort!) Nicht selten hat sich die Auseinandersetzung zwischen Kulturalisten und orthodoxen Psychoanalytikern auf jene Einschätzungen der jeweiligen Rollen von Vater und Mutter, des Ödipalen und Prä-ödipalen reduziert, ohne daß damit aus der Familie oder gar aus Ödipus ausgeschert worden wäre, so daß man weiterhin zwischen den berühmten beiden Polen oszilliert, dem prä-ödipal-mütterlichen des Imaginären, dem ödipal-väterlichen des Strukturalen; beide auf derselben Achse festgemacht, sprechen sie dieselbe Sprache eines familialistischen Sozialen, die herkömmlichen Mutterdialekte der eine, das harte Gesetz der Sprache des Vaters der andere. Die Zweideutigkeit dessen, was Kardiner »Primärinstitution« nennt, ist offengelegt worden: kann es sich doch in bestimmten Fällen um die Art und Weise handeln, in der der Wunsch von Kindheit an und unter dem Einfluß von Stimuli, die von Erwachsenen stammen, das gesellschaftliche Feld besetzt. Von hier aus gesehen wären alle Bedingungen eines adäquaten (extrafamilialen) Verständnisses der Libido gegeben. Öfter aber geht es nur um die familiale Organisation, die angeblich zunächst vom Kind als ein Mikrokosmos erlebt und dann in das Erwachsenenendasein und in den gesellschaftlichen Raum projiziert wird.[32] Unter dieser Perspektive

32 Die Begriffe Kardiners analysierend, stellt Mikel Dufrenne die wesentlichen Fragen: ist die Familie »primär« und das Politische, das Ökonomische, das Gesellschaftliche nur sekundär? Ist, vom Gesichtspunkt der Libido aus, die familiale oder die gesellschaftliche Besetzung primär? Und unter methodologischer Perspektive: gilt es vom Kind zum Erwachsenen oder vom Erwachsenen zum Kind zu gehen? (*La Personalité de base,* P.U.F. 1953, S. 287 ff.).

kann die Diskussion zwischen den Anhängern der kulturalistischen und der symbolischen oder strukturalen Interpretation letztlich nur noch um dieselbe Organisation sich im Kreise drehen.
Erwähnt sei ein zweites, Kulturalisten und Symbolisten gemeinsames Postulat: daß allemal bei uns, in unserer patriarchalischen und kapitalistischen Gesellschaft, der Ödipuskomplex eine zweifelsfreie Sache sei (selbst wenn sie, wie Fromm, Elemente eines neuen Matriarchats unterstreichen). Alle unterstellen sie unsere Gesellschaft als den starken Punkt von Ödipus, als den Punkt, von dem ausgehend überall eine ödipale Struktur ausgemacht werden kann, oder auch die Terme und Beziehungen in nicht ödipalen, wenngleich nicht weniger »familialen« Komplexen variiert werden sollen. Deshalb hat unsere gesamte vorherige Kritik auf die Gestalt und die Funktionen von Ödipus gezielt, wie sie bei uns gelten: denn nicht am schwächsten Punkt (den Wilden), sondern am stärksten Punkt, auf der Ebene des stärksten Gliedes heißt es Ödipus anzugreifen und zu zeigen, welche Verzerrung der Wunschproduktion, der Synthesis des Unbewußten, der libidinösen Besetzungen er *in unserer kulturellen und gesellschaftlichen Welt* impliziert und ausführt. Nicht, daß Ödipus etwa bei uns ein Nichts sei: fortwährend haben wir erklärt, daß man immer wieder nach ihm verlangt; und daß sogar ein solch tiefgehender Versuch wie der Lacans, das ödipale Joch abzuschütteln, als ein neuerliches unerhofftes Mittel interpretiert worden ist, jenes noch zu verstärken und es gleichfalls über dem Baby und dem Schizo zu schließen. Und zweifellos ist die Forderung nicht nur legitim, sondern unerläßlich, daß die ethnologische oder historische Explikation nicht in Widerspruch zu unserer gegenwärtigen Organisation stehen darf, oder daß diese auf ihre Weise die Grundelemente der ethnologischen Explikation enthalten muß. Dies meinte Marx, als er an das Erfordernis zur Rekonstruktion der universalen Geschichte erinnerte, allerdings, wie er hinzufügte, unter der Bedingung, daß die gegenwärtige Gesellschaft in der Lage sei, sich selbst zu kritisieren. Nun ist aber die Selbstkritik von Ödipus in unserer Organisation, an der die Psychoanalyse teil hat, kaum auszumachen. In gewisser Hinsicht ist richtig, alle Gesellschaftsformationen von Ödipus ausgehend zu untersuchen. Aber nicht, weil er eine gewis-

sermaßen bei uns spezifisch aufweisbare Wahrheit des Unbewußten bilden würde, vielmehr weil er eine Mystifikation des Unbewußten ist, die nur deshalb bei uns zum Erfolg geführt hat, weil sie über die früheren Formationen hinweg seine Teile und sein Räderwerk montiert hat. Universell ist er in diesem Sinne. So muß denn die Kritik von Ödipus stets von der kapitalistischen Gesellschaft, der entwickeltsten Stufe, ausgehen und zu ihr zurückfinden.

Ödipus ist eine Grenze. Aber der Begriff Grenze besitzt viele Bedeutungen: sie kann am Anfang stehen, Inauguralereignis, dem die Rolle einer Matrix zukommt, oder in der Mitte, strukturale Funktion, der die Vermittlung der Personen und die Grundlegung ihrer Beziehung obliegt, sie kann auch am Ende stehen, als eschatologische Bestimmung. Wir haben nun gesehen, daß Ödipus eine Grenze nur im Sinne der letzten Annahme bildet. Die Wunschproduktion ebenso. Aber dieser Annahme selbst kommen unterschiedliche Bedeutungen zu. Erstens, die Wunschproduktion steht an der Grenze der gesellschaftlichen Produktion; die decodierten Ströme stehen an der Grenze der Codes und Territorialitäten; der organlose Körper steht an der Grenze des Sozius. Von *absoluter Grenze* wird immer dann gesprochen, wenn die Schizoströme die Mauer passieren, alle Codes durcheinanderwirbeln und den Sozius deterritorialisieren: der organlose Körper ist der deterritorialisierte Sozius, die Wüste, wohin die decodierten Wunschströme fließen, Ende der Welt, Apokalypse. Zweitens jedoch ist die *relative Grenze* nur die kapitalistische Gesellschaftsformation, da sie wohl effektiv decodierte Ströme ankurbelt und fließen läßt, aber die Codes durch eine noch zwanghaftere Berechnungsaxiomatik ersetzt. So daß der Kapitalismus entsprechend der Bewegung, kraft deren er seiner eigenen Tendenz entgegenwirkt, sich unaufhörlich der Mauer nähert und zugleich die Mauer zurückverlegt. Die Schizophrenie bildet die absolute, der Kapitalismus aber die relative Grenze. Drittens existiert keine einzige Gesellschaftsformation, die die reale Figur der Grenze, von der heimgesucht zu werden sie Gefahr läuft, nicht ahnen oder voraussehen würde und die sie mit allen ihren Kräften beschwört und darin abzuwenden versucht. Daraus die Hartnäckigkeit, mit der die dem Kapitalismus vorausgehenden Formationen den Händler und den Techniker einzwängen und Geld- und Produktionsströme daran hindern, eine Autonomie zu entfalten, die ihre Codes zerstören würde. Derart ist die *reale Grenze*. Und stoßen solche Gesellschaften auf diese reale Grenze, die sie in ihrem Innern bekämpfen und die sie doch von außen ereilt, so sehen sie darin mit Melancholie das Zeichen ihres kommenden Todes. Zur Illustration möge hier Bohannans Darstellung der Ökonomie der Tiv dienen, die drei Arten von Strömen codieren: Konsumgüter, Prestige, Frauen und Kinder. Als das Geld auftaucht, kann es nur als Prestigegut codiert werden, und dennoch verwenden es Händler, um sich einiger traditionell von den Frauen gehaltener Konsumgütersektoren zu bemächtigen: alle Codes geraten ins Taumeln. Zweifellos, mit dem Geld anzufangen und mit ihm zu enden, stellt eine Operation dar, die sich durch Codes begrifflich nicht fassen läßt. Die Lastwagen vor Augen, die Exportgüter abtransportieren, »beklagen die ältesten Tiv diese Situation, sie wissen, was sich ereignet, aber nicht, wohin sie ihren Vorwurf richten sollen«[33], die harte Wirklichkeit. Viertens aber war diese gehemmte Grenze im Inneren schon in einen ursprünglichen Anfang, eine mythische Matrix projiziert worden: *imaginäre Grenze*. Wie sich diesen Alptraum, die Überflutung des Sozius durch nicht-codierte Ströme, die sich wie Lava ausbreiten, vorstellen? Als unwiderstehlichen Scheißfluß wie im Mythos des Betrügers, oder aber als intensives germinales Einwirken, als Diesseits des Inzests wie im Mythos des Yourougou, der, indem er als Repräsentant des Wunsches wirkt, Unordnung in die Welt bringt? Daher, fünftens, die Bedeutsamkeit der Aufgabe, die Grenze zu verschieben: sie ins Innere des Sozius zu verlagern, zwischen dem Jenseits der Heiratsverbindungen und dem Diesseits der Filiation, zwischen der Repräsentation der Heiratsverbindung und dem Filiationsrepräsentanten, wie man auch die befürchteten Auswirkungen eines Stromes abwendet, indem man ihm ein künstliches Bett gräbt oder von ihm tausend kleine seichte Wässerlein abzweigen läßt. Ödipus ist diese *verschobene Grenze*. Jawohl, Ödipus ist universell. Aber falsch war, an folgender Alternative zu kleben:

33 Laura und Paul Bohannan, *The Tiv of Central Nigeria*, International African Institute, London 1953.

entweder ist er ein Produkt des Systems von Repression und Verdrängung, dann ist er nicht universell; oder aber er ist universell und Wunschposition. In der Tat ist er universell, weil er die Verschiebung der Grenze ist, die alle Gesellschaften heimsucht, verschobenes Repräsentiertes ist, das entstellt, was alle Gesellschaften grundlegend als ihr Negatives schlechthin, nämlich die decodierten Ströme des Wunsches erahnen.

Doch soll das nicht heißen, daß diese universelle ödipale Grenze in allen Gesellschaftsformationen in einem strategischen Sinne »besetzt« sei. Man muß der Bemerkung Kardiners ihre umfassende Bedeutung geben: ein Hindu oder ein Eskimo mögen von Ödipus träumen, ohne damit gleichermaßen dem Komplex unterworfen zu sein, ohne ihn zu »haben«.[34] Damit Ödipus besetzt wird, bedarf es einiger unerläßlicher Bedingungen: das gesellschaftliche Produktions- und Reproduktionsfeld muß sich von der familialen Reproduktion unabhängig machen, das heißt von der Territorialmaschine, die Heiratsverbindungen und Filiationen dekliniert, die ablösbaren Kettensegmente müssen im Schutze der Unabhängigkeit sich in ein abgelöstes transzendentes Objekt verwandeln, das ihre Polyvozität vernichtet; das abgelöste Objekt (der Phallus) muß gleichsam ein Umklappen, eine Faltung oder Applikation des als Anfangskomplex definierten gesellschaftlichen Feldes auf das nun als Endkomplex bestimmte familiale Feld ausführen und ein Netz bijektiver Beziehungen zwischen den beiden aufrichten. Damit Ödipus besetzt wird, genügt es nicht, daß er innerhalb des Systems der Repräsentation eine Grenze oder ein verschobenes Repräsentiertes darstellt, er muß ins Innere des Systems wandern, muß selbst den Platz des Repräsentanten des Wunsches einnehmen. Diese Bedingungen, unabtrennbar von den Paralogismen hinsichtlich des Unbewußten, sind in der kapitalistischen Formation verwirklicht – doch implizieren sie noch gewisse, von den barbarischen Reichen übernommene Archaismen, namentlich die Stellung des transzendenten Objekts. Sehr schön ist der kapitalistische Stil von Lawrence beschrieben worden: »Unsere demokratische, industrielle Ordnung der Dinge, im Stile Mein-kleines-Schnuckiputzi-Schätzchen-will-Mutti-sehen«. Nun ist zum einen evident, daß die primitiven Formationen keineswegs diese Be-

34 A. Kardiner, *The Individual and his Society*, S. 248.

dingungen erfüllen. Eben weil die Familie, allen Heiratsverbindungen offenstehend, dem historisch-gesellschaftlichen Feld koextensiv, adäquat ist, weil sie selbst die Reproduktion antreibt, weil sie die ablösbaren Fragmente mobilisiert oder in Umlauf setzt, ohne sie in ein abgelöstes/enthobenes Objekt zu verwandeln – kein Umklappen, keine Applikation, die der ödipalen Formel 3 + 1 entspricht (die 4 Ecken des Feldes wie ein Tischtuch falten, so daß 3 Ecken bleiben, einschließlich des die Operation ausführenden transzendenten Terms). »Das Reden, Tanzen und Austauschen (und Fließen-Urinieren) innerhalb der Männergesellschaft ...«, sagen selbst Parin und Koautoren, um die Beweglichkeit der primitiven Ströme und Codes kenntlich zu machen.[35] Im Rahmen der primitiven Gesellschaft verbleibt man immer bei 4 + *n*, im System der Ahnen und Heiratsverwandten. Weit entfernt, behaupten zu können, daß Ödipus hier niemals aufhöre zu existieren, gilt vielmehr, daß es ihm nie gelungen ist, zu existieren; man wird stets vor 3 + 1 unterbrochen. Wenn es einen primitiven Ödipus gibt, so als Negativ-Ödipus, im Sinne einer Negativ-Entropie. Ödipus ist schon Grenze oder verschobenes Repräsentiertes, aber eben derart, daß jedes Mitglied der Gruppe immerzu diesseits oder jenseits sich befindet, ohne je die Position zu besetzen (was Kardiner so klar in dem von uns erwähnten Zitat gesehen hat). Erst die Kolonisation bringt ihn hervor, einen Ödipus allerdings, der spürt, was er ist: reine Unterdrückung, da er voraussetzt, daß die Wilden der Kontrolle ihrer gesellschaftlichen Produktion beraubt werden, reif dafür sind, auf die einzige Sache, die ihnen verblieben ist, verwiesen zu werden, und dazu diese familiale Reproduktion, die ihnen aufgezwungen wird und die nicht minder ödipalisiert als alkoholisiert und kränklich ist.

35 Paul Parin et al., *Die Weißen denken zuviel*, S. 432. Über die Koextensivität der Heiraten mit dem gesellschaftlichen Feld der Primitiven vgl. Jaulin, *La Paix blanche*, S. 256: »Die Heiraten werden nicht von Verwandtschaftsgesetzen regiert, sondern gehorchen einer unendlich komplexeren, weniger erstarrten Dynamik, deren Erfindung in jedem Augenblick sehr viel bedeutsamere Koordination zur Anwendung bringt ... Die Heiraten bilden sehr viel leichter eine Spekulation über die Zukunft denn über die Vergangenheit, und auf jeden Fall gehen diese Heiraten und die daran gebundene Spekulation aus dem Komplexen, nicht dem Elementaren und nie aus dem Erstarrten hervor. Und dies keineswegs nur, weil angeblich der Mensch die Gesetze nur kennt, um gegen sie zu verstoßen ...«, dieser Unsinn bleibt dem Begriff der Übertretung vorbehalten.

Andererseits wird man, sind die Bedingungen in der kapitalistischen Gesellschaft einmal gegeben, deswegen nicht schon glauben wollen, daß Ödipus aufhörte, das zu sein, was er stets war, nämlich schlicht verschobenes Repräsentiertes, das den Platz des Repräsentanten des Wunsches usurpiert, das Unbewußte in die Falle seiner Trugschlüsse gesperrt und die Wunschproduktion, sie durch ein Glaubenssystem ersetzend, vernichtet hat. Niemals stellt Ödipus eine Ursache dar: denn er ist abhängig von einer spezifischen gesellschaftlichen Besetzung, die in der Lage ist, sich den Familienbestimmungen aufzutragen. Man wird einwenden, daß ein solches Prinzip vielleicht für Erwachsene, wohl kaum aber für Kinder gelte. Aber Ödipus findet gerade seinen Ursprung im Kopf des Vaters, wobei dieser Anfang jedoch kein absoluter ist: er bildet sich ausgehend von Besetzungen, die der Vater im historisch-gesellschaftlichen Feld vornimmt. Und geht jener auf den Sohn über, so nicht auf dem Wege familialer Vererbung, sondern vermittels eines viel komplexeren Verhältnisses, das an die Kommunikation des in der unbewußten Dimension Vorfindlichen (der »Unbewußtseine«) gebunden ist. So daß selbst dasjenige, was über familiale Stimuli vom Kind besetzt wird, immer noch das gesellschaftliche Feld und das umfassende System von Einschnitten und extra-familialen Strömen ist. Daß der Vater gegenüber dem Kind eine primäre Stellung einnimmt, kann analytisch nur in Abhängigkeit von jenem anderen Primat verstanden werden: dem der gesellschaftlichen Besetzungen und Gegenbesetzungen gegenüber den familialen Besetzungen (wir werden dies später, anhand der Analyse von Delirien noch sehen). Schon jetzt können wir erkennen: wird Ödipus als Effekt einsehbar, so deshalb, weil er einen Endkomplex (die zum Mikrokosmos gewordene Familie) bildet, auf den sich die kapitalistische Produktion und Reproduktion auftragen, deren Organe und Agenten keineswegs mehr die Codierung der Heiratsverbindungs- und Filiationsströme durchlaufen, sondern eine Axiomatik decodierter Ströme. Das kapitalistische Herrschaftsgebilde bedarf infolgedessen eines intimen Kolonialgebildes, das ihm entspricht, dem es sich appliziert und ohne welches es über die Produktionen des Unbewußten keine Macht besitzen würde.

Was ist unter diesen Umständen von der Beziehung zwischen Ethnologie und Psychoanalyse zu sagen? Muß man sich mit einem zweifelhaften Parallelismus zufrieden geben, in dem beide, ratlos sich gegenüberstehend, zwei unreduzierbare Bereiche des Symbolismus kontrastieren: einen gesellschaftlichen Bereich von Symbolen und einen sexuellen Bereich, der gewissermaßen ein Privat-Universelles, ein Individual-Universelles zu konstituieren hätte? (Zwischen beiden Querverbindungen, da der gesellschaftliche Symbolismus Sexualmaterie, die Sexualität gesellschaftlicher Aufnahmeritus werden kann.) Doch ist derart das Problem zu theoretisch gestellt. Praktisch wird die Psychoanalyse nicht selten von der ehrgeizigen Absicht geleitet, dem Ethnologen die Bedeutung des Symbols zu erklären: daß es nämlich den Phallus, die Kastration, den Ödipuskomplex bedeutet. Aber der Ethnologe verlangt anderes und fragt sich ernsthaft, *wozu ihm* die psychoanalytischen Interpretationen *dienen sollen.* Also Verschiebung des Dualismus; nicht mehr zwischen zwei Bereichen, sondern zwischen zwei Arten des Fragens kommt er zum Tragen: »Was bedeutet das?« und »Wozu dient das?« Nicht allein wozu es dem Ethnologen dient, sondern auch wozu es in der Formation selbst, die vom Symbol Gebrauch macht, dient und wie es dort funktioniert.[36] Und wozu sollte der Phallus, nicht zu trennen von der Kastration, die uns doch seinen Gebrauch vorenthält, auch dienen? Selbstverständlich erklärt man, daß es nicht Signifikant und Signifikat zu verwechseln gelte. Aber läßt uns der Signifikant aus der Frage »Was bedeutet das?« ausbrechen, ist er etwas anderes als diese eine Schranke aufrichtende Frage? Noch befinden wir uns damit im Bereich der Repräsentation. Die wirklichen, praktischen Mißverständnisse zwischen Ethnologen (oder Hellenisten) und Psychoanalytikern resultieren nicht aus einem Verkennen oder einem Wiedererkennen/Anerkennen des Unbewußten, der Sexualität, der phallischen Natur des Symbolismus. Diesbezüglich könnte alle Welt im Prinzip einig sein: alles ist von einem Ende zum anderen sexuell und geschlechtlich. Alle Welt weiß es, nicht zuletzt die Benutzer. Die praktischen Mißverständnisse entspringen eher der tiefge-

36 Roger Bastide hat systematisch die Theorie der beiden symbolischen Bereiche entwickelt in: *Sociologie et psychanalyse,* P.U.F. 1950. Leach, der zunächst von einem analogen Ansatz ausgeht, wird dann aber dazu geführt, den Gegensatz zu verschieben und ihn zwischen »Sinn/Bedeutung« und »Gebrauch« zu formulieren, was dergestalt die Tragweite des Problems verändert.

henden Differenz zwischen den zwei Arten von Fragen. Ohne es immer klar zu formulieren, meinen die Ethnologen und Hellenisten, daß nicht das, was es bedeuten soll, ein Symbol definiere, sondern das, was es macht oder was mit ihm gemacht wird. Es bedeutet stets den Phallus oder etwas Ähnliches, aber damit, was etwas bedeutet, ist nicht gesagt, wozu es dient. Kurz, es gibt keine ethnologische Interpretation, aus dem einfachen Grunde, weil es kein ethnographisches Material hierzu gibt: es gibt nur Anwendungen und Funktionsleistungen. In dieser Hinsicht könnte die Ethnologie die Psychoanalytiker noch vieles lehren, nicht zuletzt über die Unwichtigkeit des »Was bedeutet es?«. Widersetzen sich die Hellenisten dem Freudschen Ödipus, so nicht, um damit der psychoanalytischen Interpretation andere Interpretationen entgegenzuhalten. Es könnte sein, daß die Ethnologen und Hellenisten die Psychoanalytiker dazu bringen, ihrerseits endlich eine gleichartige Entdeckung zu machen: daß es nämlich unbewußtes Material ebensowenig gibt wie die psychoanalytische Interpretation, sondern nur Anwendungen, analytische Anwendungen der Synthesen des Unbewußten, die sich durch Benennung eines Signifikanten wie durch Bestimmung von Signifikaten gleichermaßen nicht mehr definieren lassen. Allein auf die Frage, wie es läuft, kommt es an. Die Schizo-Analyse verzichtet auf alle Interpretation, da sie bewußt davon absieht, ein unbewußtes Material zu sichten: das Unbewußte will nichts sagen. Vielmehr richtet es Maschinen, solche des Wunsches auf, deren Gebrauch und Funktionieren in der Immanenz gesellschaftlicher Maschinen die Schizo-Analyse aufdeckt. Das Unbewußte sagt nichts, es läuft. Nicht expressiv noch repräsentativ ist es, sondern produktiv. Ein Symbol ist allein eine als Wunschmaschine funktionierende gesellschaftliche Maschine, eine in der gesellschaftlichen Maschine funktionierende Wunschmaschine, eine durch den Wunsch ausgeführte Besetzung der gesellschaftlichen Maschine.

Oft wurde darauf verwiesen und gesagt, daß eine Institution wie auch ein Organ sich nicht durch ihren Gebrauch erklären ließen. Eine biologische, eine gesellschaftliche Formation entsteht nicht auf nämliche Weise, wie sie funktioniert. Daher ist auf der Ebene großer spezifischer Einheiten ein biologischer, soziologischer, linguistischer usw. Funktionalismus nicht vorhanden. Aber Gleiches gilt nicht von den Wunschmaschinen als molekularen Elementen: hier sind der Gebrauch, das Funktionieren, die Produktion und die Formation eins. Und diese Wunschsynthese ist es, die unter jeweils bestimmten Bedingungen die molaren Einheiten *mit* ihrem spezifischen Gebrauch innerhalb eines biologischen, gesellschaftlichen oder linguistischen Feldes expliziert. Denn die großen molaren Maschinen setzen vorgängige Beziehungen voraus, die ihr Funktionieren nicht zu erklären vermag, da es selbst allererst aus ihnen hervorgeht. Allein Wunschmaschinen schaffen Verbindungen, gemäß denen sie funktionieren und die sie zugleich in ihrem Funktionieren improvisieren, erfinden, bilden. Ein molarer Funktionalismus ist folglich dadurch ausgezeichnet, nicht weit genug gegangen zu sein, nicht jene Regionen erreicht zu haben, wo der Wunsch ankurbelt, und zwar unabhängig von der Natur dessen, was angekurbelt wird: organische, soziale, linquistische Elemente, sie alle sind in einen selben Topf geworfen, um zu kochen. Der Funktionalismus sollte nicht andere Vielheiten/Einheiten kennen als die Wunschmaschinen selbst und die Konfigurationen, die sie in allen Sektoren eines Produktionsfeldes erstellen (die »Totalphänomene«). Eine magische Kette vereinigt Pflanzen, Teile von Organen, ein Kleidungsstück, ein Bild von Papa, Formulierungen und Worte: frage man nicht, was das bedeutet, vielmehr welche Maschinen damit montiert, welche Ströme und Einschnitte im Verhältnis zu anderen Einschnitten und Strömen sich eingestellt haben. Den Symbolismus der Astgabel bei den Ndembu analysierend, zeigt Victor Turner, daß die ihr zugewiesenen Namen Teil einer Kette sind, die ebenso die Qualitäten und Eigenschaften der Baumart, von der sie genommen wurde, die Namen der Qualitäten und technischen Verfahren, mittels deren man sie behandelt, mobilisiert. Man entnimmt nicht weniger aus den signifikanten Ketten wie von den materiellen Strömen. Der exegetische Sinn (was von einem Ding ausgesagt wird) bildet nur ein Element unter anderen und ist weniger bedeutsam als der operationelle Gebrauch (was mit ihm gemacht wird) oder das positionelle Funktionieren (die Beziehungen zu anderen Dingen innerhalb desselben Komplexes), denen gemäß das Symbol niemals in einer bijektiven Beziehung zu dem steht, was es bedeutet, sondern immer eine Vielheit an Bezügen aufweist, »stets multivokal und polyvok«.[37] In seiner Analyse des magischen Gegenstands *buti* bei den Kukuya im Kongo legt Pierre Bonnafé dar, wie wenig dieses von den praktischen Synthesen, die es produzieren, aufzeichnen und konsumieren, zu trennen ist: der partiellen und nichtspezifischen Konnexion, die Fragmente des Körpers des Subjekts mit solchen eines Tieres zusammenfügt; der inklusiven Disjunktion, die den Gegenstand in den Körper des Subjekts einzeichnet und ihn derart zum Tier-Mann verwandelt; der residualen Konjunktion, die dem »Überrest« eine lange Reise auferlegt, bevor sie es vergräbt oder versenkt.[38] Wenn die Ethnologen heute wieder ein lebhaftes Interesse für die hypothetische Kategorie des Fetischs entwickeln, so gewiß unter dem Einfluß der Psychoanalyse. Doch könnte man sagen, daß die Psychoanalyse ihnen gleichermaßen Grund dafür liefert, an diesem Begriff zu zweifeln, wie ihm Aufmerksamkeit zu widmen. Denn nie hat die Psychoanalyse mehr Phallus-Ödipus-Kastration gesagt als in bezug auf den Fetisch. Demgegenüber schwant dem Ethnologen, daß mit dem Fetisch, sollte dessen Gebrauch auch individuell und privat sein, ein davon nicht zu abstrahierendes Problem politischer Macht, ökonomischer Stärke und religiöser Herrschaft einhergeht. Zum Beispiel die Haare, die Riten des Schneidens und der Haartracht: ist es wichtig, diese Riten auf die phallische Entität, das »abgetrennte Ding« bedeutend, zu beziehen und allerorten den Vater als symbolischen Repräsen-

37 Victor W. Turner, »Themes in the Symbolism of Ndembu Hunting Ritual«, in: *Myth and Cosmos*, Natural History Press 1967, S. 249–269.

38 Pierre Bonnafé, »Magisches Objekt, Zauberei und Fetischismus?«, in: J.-B. Pontalis (Hrsg.), *Objekte des Fetischismus*, Frankfurt 1972, S. 239: »Wir machen uns also die allgemeine Haltung der Kukuya zu eigen, die versichern, daß die Natur des Gegenstandes unwichtig sei: ›Hauptsache ist, er wirkt.‹«. Vgl. auch im selben Band Alfred Adler, »Der Ethnologe und die Fetische«. Von Interesse ist dieser den »Objekten des Fetischimus« gewidmete Band deshalb, weil darin die Ethnologen nicht eine Theorie einer anderen gegenüberstellen, sondern auf der Basis ihrer eigenen ethnologischen Praxis und der von ihnen untersuchten gesellschaftlichen Praktiken nach der Tragweite der psychoanalytischen Interpretationen fragen. Die diesbezüglichen methodologischen Probleme hat Eric Laurant in seinem Aufsatz *Die Interpretationen von Turner* (Fakultät Nanterre) grundlegend formuliert: die Notwendigkeit, eine Serie von Umkehrungen vorzunehmen und den Gebrauch über die Exegese oder die Rechtfertigung zu stellen, die Produktion über die Expressivität, die vorherrschende Verfassung des gesellschaftlichen Feldes über die kosmologischen Mythen, den präzisen Ritus über die strukturalen Modelle, das »Gesellschaftsdrama«, die politische Taktik und Strategie über die Verwandtschaftsdiagramme.

tanten der Trennung wiederzufinden? Heißt das nicht, auf der Ebene des »Was bedeutet es?« zu verbleiben? Der Ethnologe ist konfrontiert mit dem Haarstrom, den Einschnitten des Stromes, dem, was vermittels des Einschnitts von einem Zustand zum anderen übergeht. Wie Leach sagt, repräsentieren die Haare in ihrer Eigenschaft als Partialobjekt oder abtrennbarer Teil des Körpers nicht einen aggressiven und abgelösten Phallus; sie bilden ein Ding für sich, einen materiellen Teil innerhalb einer Aggressionsmaschine, einer Trennmaschine.

Noch einmal, es geht nicht darum, ob die Grundlage des Ritus sexuell sei oder ob nicht politische, ökonomische und religiöse Dimensionen berücksichtigt werden müßten, die die Sexualität übersteigen. Einmal das Problem so gestellt, einmal die Alternative zwischen Libido und Numen gesetzt, kann sich das Mißverständnis zwischen Ethnologen und Psychoanalytikern eigentlich nur noch vergrößern – wie es auch zwischen Hellenisten und Psychoanalytikern, Ödipus betreffend, fortschreitend wächst. Ödipus, der Despot mit dem Klumpfuß, das ist in der Tat eine ganze politische Geschichte, die die despotische Maschine mit der alten primitiven Territorialmaschine in Kontakt treten läßt (daraus die Negation und zugleich Persistenz der Autochtonie, sehr gut von Lévi-Strauss dargelegt). Aber das reicht nicht aus, um das Drama zu desexualisieren. Im Gegenteil. In Wahrheit geht es darum zu erkennen, wie die Sexualität und die libidinöse Besetzung begriffen werden. Gilt es, beide auf ein Ereignis oder »Gespür« zu beziehen, das trotz allem familial und intim bleibt, intimes ödipales Gespür, auch wenn es struktural, im Namen des reinen Signifikanten interpretiert wird? Oder aber gilt es, sie auf die Bestimmungen eines historisch-gesellschaftlichen Feldes hin zu öffnen, in dem das Ökonomische, das Politische und Religiöse als solche von der Libido besetzte Phänomene und nicht Abkömmlinge von Papa-Mama darstellen? Im ersten Fall betrachtet man große molare Einheiten, große gesellschaftliche Maschinen – das Ökonomische, das Politische usw. –, bereit, danach zu suchen, *was sie bedeuten,* indem sie einer abstrakten familialen Einheit appliziert werden, die das Geheimnis der Libido enthalten soll: derart verbleibt man jedoch im Rahmen der Repräsentation. Im zweiten Fall überschreitet man diese großen Einheiten einschließlich der Familie in Richtung der molekularen

Elemente hin, die die Bestandteile und das Räderwerk der Wunschmaschinen ausmachen. Man sucht herauszufinden, wie diese *funktionieren*, wie sie die Gesellschaftsmaschinen, die sie in großem Maßstab konstituieren, besetzen und subdeterminieren. Man gelangt so in Bereiche eines produktiven, molekularen, mikrologischen oder mikropsychischen Unbewußten, das nichts mehr bedeutet und nichts mehr repräsentiert. Die Sexualität wird nicht mehr als eine spezifische Energie angesehen, die aus großen Einheiten abgeleitete Personen vereinigt, sondern als die Molekularenergie, die die Partialobjekt-Moleküle in Verbindung setzt (Libido), inklusive Disjunktionen auf dem Riesenmolekül organloser Körper organisiert (Numen) und die Zustände entsprechend Präsenzbereichen oder Intensitätszonen verteilt (Voluptas). Das genau sind nämlich die Wunschmaschinen: die Mikrophysik des Unbewußten, die Elemente des Mikro-Unbewußten. Doch als solche existieren sie niemals unabhängig von historischen, molaren Einheiten, makroskopischen Gesellschaftsformationen, die sie auf statistischer Ebene konstituieren. In diesem Sinne gibt es nur den Wunsch und das Gesellschaftliche. Unterhalb der bewußten Besetzungen der ökonomischen, politischen, religiösen usw. Gebilde bestehen unbewußte sexuelle Besetzungen, Mikro-Besetzungen, die von der Art und Weise zeugen, in der der Wunsch in einem gesellschaftlichen Feld präsent ist, und in der er sich diesem Feld, dem statistisch zugewiesenen Bereich, mit dem er verbunden ist, assoziiert. Die Wunschmaschinen funktionieren in den gesellschaftlichen Maschinen, als bewahrten sie die ihnen eigene Ordnung in dem molaren Gebilde, das sie andererseits auf der Ebene der großen Zahlen formen. Ein Symbol, ein Fetisch sind Manifestationen der Wunschmaschine. Die Sexualität ist keineswegs eine in einer familialen Einheit repräsentierbare molare Determination, sondern die molekulare Subdetermination, die in den nur sekundär familialen gesellschaftlichen Einheiten funktioniert und die das Feld der Präsenz und Produktion des Wunsches absteckt: ein nicht-ödipales Unbewußtes, das Ödipus allein am Ende einer Geschichte, die das Werden der gesellschaftlichen Maschine, ihre mit der Wunschmaschine zu vergleichende Ordnung ins Spiel setzt, als eine seiner statistisch sekundären Formationen (»Komplexe«) erschaffen wird.

Ist die Repräsentation stets Verdrängung/Repression der Wunschproduktion, so doch nicht immer auf identische Weise, sondern entsprechend der jeweiligen Gesellschaftsformation. Das System der Repräsentation besitzt drei Tiefenelemente: den verdrängten Repräsentanten, die verdrängende Repräsentation und das verschobene Repräsentierte. Doch sind, da im System Migration herrscht, die sie bewirkenden Instanzen gleichermaßen variabel. Es ist demnach kein Grund gegeben, an die Universalität eines einzigen sozio-kulturellen Verdrängungsapparates zu glauben. Man kann von einem mehr oder weniger starken Affinitätskoeffizienten zwischen Gesellschafts- und Wunschmaschinen sprechen, je nachdem, ob ihre jeweiligen Ordnungen mehr oder weniger nah sind, den zweiten mehr oder weniger Möglichkeiten gegeben sind, ihre Konnexionen und Interaktionen in die statistische Ordnung der ersteren überzuführen, die ersten mehr oder weniger eine Ablösungsbewegung gegenüber der zweiten ausführen, die tödlichen Elemente im Mechanismus des Wunsches eingefügt, in der gesellschaftlichen Maschine eingemauert bleiben oder sich vielmehr in einem die gesamte Wunschmaschine einnehmenden Todestrieb vereinigen, der den Wunsch vernichtet. Den wesentlichen Faktor in allen diesen Problembereichen spielt der Typ oder die Art der sozialen Einschreibung, ihr Alphabet, ihre Eigenschaften: die Einschreibung auf dem Sozius ist in der Tat Agent einer sekundären oder eigentlichen Verdrängung, die notwendig mit der Wunscheinschreibung des organlosen Körpers und mit der primären Verdrängung, den jener schon im Bereich des Wunsches ausübt, in Beziehung steht; nun ist diese Beziehung wesentlich variabel. Es besteht immer gesellschaftliche Verdrängung, doch variiert der Verdrängungsapparat je nachdem, wer die Rolle des Repräsentanten, auf den er gerichtet ist, spielt. Es ist demzufolge möglich, daß die primitiven Codes in dem Augenblick, wo sie sich mit äußerster Wachsamkeit und größtem Umfang auf die Ströme richten, sie derart an ein *System der Grausamkeit* ketten, unendlich mehr Affinität zu den Wunschmaschinen bewahren als die kapitalistische Axiomatik, die doch decodierte Ströme freisetzt. Dies, weil der Wunsch noch nicht gefangen, noch nicht in ein Gefüge von Sackgassen eingeführt ist, die Ströme noch nicht ihre Polyvozität verloren haben und das einfache Repräsentierte noch keineswegs den Ort des

Repräsentanten in der Repräsentation eingenommen hat. So müssen denn, um in jedem gegebenen Fall die Natur des Verdrängungsapparates und dessen Effekte auf die Wunschproduktion einschätzen zu können, nicht nur die Tiefenelemente der Repräsentation, sondern auch die Art und Weise berücksichtigt werden, in der die Reproduktion auf der Oberfläche, auf der Einschreibefläche des Sozius sich organisiert.
Die Gesellschaft ist keine des Tausches, der Sozius ist vielmehr Beschrifter: nicht tauschen, sondern die Körper, die solche der Erde sind, markieren, kennzeichnen. Wir konnten sehen, daß das System der Schuld sich unmittelbar aus den Erfordernissen dieser wilden Einschreibung ergibt. Denn die Schuld bildet die Einheit der Heiratsverbindung und diese die Repräsentation selbst. Jene ist es, die die Ströme des Wunsches codiert und die, kraft der Schuld, den Menschen ein Gedächtnis der Worte erstellt. Sie ist es, die das große, intensive und schweigende Filiationsgedächtnis, das germinale Einwirken als Repräsentant der nicht-codierten Ströme, die alles überschwemmen würden, verdrängt. Es ist die Schuld, die die Heiratsverbindung mit den weitläufig gewordenen Filiationen zusammenfügt, um auf der Verdrängung der nächtlichen Intensitäten ein extensives System (Repräsentation) zu gestalten und zu schmieden. Die Schuld der Heiratsverbindung kommt dem gleich, was Nietzsche als die vorhistorische Arbeit der Menschen beschrieb: sich der grausamsten Mnemotechnik – tief ins Fleisch – zu bedienen, um auf der Grundlage der Verdrängung des alten bio-kosmischen Gedächtnisses ein Gedächtnis der Worte aufzurichten. Daher ist es so bedeutsam, in der Schuld eine direkte Folge der primitiven Einschreibung zu sehen, statt sie (und die Einschreibungen selbst) zu einem indirekten Mittel des universellen Tausches zu deklarieren. Die Frage, die Mauss zumindest offengelassen hatte: ob die Schuld gegenüber dem Tausch primär sei oder nur ein Tauschmodus, ein Mittel im Dienste des Tausches darstelle, scheint Lévi-Strauss nunmehr in einer kategorischen Antwort abschließen zu wollen: die Schuld ist nur Superstruktur, eine bewußte Form, in der die unbewußte Realität des Tausches sich einprägt.[39] Hier wird keine

39 Lévi-Strauss, »Introduction à l'œuvre de Marcel Mauss«, in: Mauss, *Sociologie et anthropologie*, P.U.F., S. 38 f. Und derselbe, *Les Structures élémentaires de la parenté*, S. 209: »... zu erklären, warum das verallgemeinerte Tauschsystem dem wei-

bloß theoretische Grundlagenfrage verhandelt; die gesamte Konzeption gesellschaftlicher Praxis und der von ihr getragenen Prämissen steht zur Entscheidung – und nicht zuletzt das umfassende Problem des Unbewußten. Denn wenn der Tausch Grundlage aller Dinge ist, warum darf es dann, dies vor allem, nach einem Tausch nicht aussehen? Warum muß es eine Gabe oder eine Gegengabe sein, aber kein Tausch? Und warum muß der Geber, um zu zeigen, daß er keinen Tausch, auch keinen verzögerten, erwartet, auch die Position desjenigen einnehmen, der bestohlen wird? Dieser Diebstahl ist es, der verhindert, daß Gabe und Gegengabe in eine Tauschrelation treten. Der Wunsch ignoriert den Tausch, *er kennt nur den Diebstahl und die Gabe*, zuweilen, unter der Einwirkung einer primären Homosexualität, das eine im anderen. So die amouröse Anti-Tauschmaschine, die Joyce in den *Verbannten*, Klossowski in *Roberte* wiederfinden wird. »Alles hat den Anschein, als könne in der Ideologie der Gourmantche eine Frau nur weitergegeben werden (und wir haben Lityuatieli) oder weggenommen, entführt, also in gewisser Weise gestohlen werden (und wir haben Lipwotali); jegliche Vereinigung, die allzusehr als Resultat eines direkten Tausches zwischen zwei Linien oder Segmenten davon erscheint, wird in dieser Gesellschaft wenn nicht untersagt, so doch weitgehend mißbilligt.«[40] Heißt das, der Wunsch ignoriere den Tausch, weil der Tausch das Unbewußte des Wunsches sei? Weil der verallgemeinerte Tausch es erforderte? Aber mit welchem Recht erklären, daß die Schuldeinschnitte gegenüber einer »viel realeren« Totalität sekundär seien? Dennoch, der Tausch ist bekannt, sehr sogar – aber als jenes, das beschworen und abgewendet, einkassiert, streng eingepfercht werden muß, damit kein dem Tauschwert korrespondierender Wert sich entwickelt, der den Alptraum einer warenproduzierenden Ökonomie nach sich ziehen müßte.

terhin zugrundeliegt und welchen Gründen die Tatsache geschuldet ist, daß das explizite System in völlig anderen Termen formuliert ist.« Dafür, wie Lévi-Strauss ausgehend von dieser Prämisse zur Konzeption des Unbewußten als leerer Form gelangt, die indifferent gegenüber den Triebregungen des Wunsches ist, vgl. *Strukturale Anthropologie*, Frankfurt 1967, S. 223. In der Tat erarbeitet die Serie der *Mythologica* eine Theorie primitiver Codes, der Strom- und Organcodierungen, die eine solche Tauschkonzeption allseits hinter sich läßt.

40 Michel Cartry, »Clans, Lignages et groupements familiaux chez les Gourmantché«, *L'Homme*, April 1966, S. 74.

Der primitive Markt vollzieht sich eher durch Feilschen als durch Fixierung eines Äquivalents, das die Decodierung der Ströme und den Zusammenbruch des Einschreibemodus auf dem Sozius auslösen würde. Wir sind auf den Ausgangspunkt zurückgeworfen: daß der Tausch gehemmt und abgewehrt wird, zeugt keineswegs von seinem Primat, beweist im Gegenteil, daß das Wesentliche nicht im Tauschen, sondern im Beschriften, Kennzeichnen liegt. Zudem, stilisiert man den Tausch zur unbewußten Realität, so mag man wohl auf das Recht der Struktur pochen, auf die unumgängliche Inadäquation der Verhaltensweisen und Ideologien im Verhältnis zu jener hinweisen, das Ergebnis bleibt eine Hypostasierung der Prinzipien einer Tauschpsychologie, die zur Erklärung auch jener Institutionen herangezogen werden muß, von denen man andererseits doch weiß, daß sie keine des Tausches sind. Und was wird im besonderen aus dem Unbewußten selbst gemacht, wenn nicht, es explizit auf eine *leere Form,* in der der Wunsch abwesend, aus ihr verbannt ist, zu reduzieren? Eine solche Form mag ein Vorbewußtes, gewiß aber nicht das Unbewußte definieren. Denn wenn das Unbewußte in der Tat kein Material oder keinen Inhalt besitzt, so nicht, weil es leere Form, sondern weil es stets funktionierende Maschine ist, Wunschmaschine und nicht appetitlose Struktur.

Die Differenz zwischen Maschine und Struktur wird in den Postulaten erkennbar, die implizit die strukturale Tauschkonzeption des Sozius leiten, einschließlich der noch vorzunehmenden Korrektive, damit die Struktur funktionieren kann. Zum ersten wird innerhalb der Verwandtschaftsstruktur mühsam nur der Eindruck vermieden, als würden die Heiratsverbindungen den Filiationslinien und deren Verhältnissen entstammen, obgleich die lateralen Heiratsverbindungen und die Schuldblöcke die umfänglichen Filiationen im extensiven System bedingen und nicht umgekehrt. Zum zweiten wird versucht, aus diesem eine logische Kombinatorik zu machen, statt es als das zu nehmen, was es ist: nämlich ein physisches System, in dem Intensitäten sich verteilen, wovon einige zugrunde gehen und einen Strom blockieren, andere ihn fließen lassen, usw. Der Einwand, wonach die im System entwickelten Qualitäten nicht nur physische Gegenstände seien, »sondern auch Ehrenämter, Verantwortung, Privilegien«, scheint ein Verkennen der Rolle der Unstimmigkeiten und Ungleichheiten in der konstitutiven Dimension des Systems anzuzeigen. Genauer, die strukturale Tauschkonzeption tendiert dazu, eine Art Preisgleichgewicht, eine Art primäre Äquivalenz oder Gleichheit in den Prinzipien zu postulieren, auf die Gefahr hin, die Ungleichheiten notwendig in den Folgen einführen zu müssen. Nichts ist in diesem Rahmen signifikanter als die Polemik zwischen Lévi-Strauss und Leach, die Heirat bei den Kachin betreffend. Indem er einen »Konflikt zwischen den egalitären Bedingungen des verallgemeinerten Tausches und seinen aristokratischen Konsequenzen« geltend macht, erzeugt Lévi-Strauss den Eindruck, als habe Leach einen Gleichgewichtszustand des Systems vorausgesetzt. Das Problem steckt aber woanders, darin nämlich, ob das Ungleichgewicht pathologisch und eine Folgeerscheinung ist, wie Lévi-Strauss meint, oder ob es funktional und schon in den Prämissen angelegt ist, wovon Leach ausgeht.[41] Ist die Instabilität in bezug auf ein Tauschideal abgeleitet oder schon in den Voraussetzungen gegeben, in der Heterogenität der Terme, die den Leistungen und Gegenleistungen Rechnung tragen, einbezogen? Je mehr die ökonomischen und politischen Transaktionen, die von den Heiratsverbindungen getragen werden, die Natur der Gegenleistungen, die die Leistungen in Form der Frauen kompensieren, und allgemein die originäre Einschätzung in einer je spezifischen Gesellschaft berücksichtigt werden, desto eindringlicher erscheint der notwendig offene Charakter des extensiven Systems wie der primitive Mechanismus des Mehrwerts als Mehrwert an Code. Doch wenn – und dies der vierte Punkt – die Tauschkonzeption des Postulats eines statistisch geschlossenen Systems bedarf, muß sie die Struktur durch eine psychologische Überzeugung abstützen (»das Vertrauen, daß der Zyklus sich schließen wird«). Derart findet sich nicht nur die wesentliche Offenheit der Schuldblöcke, entsprechend lateralen Heiratsverbindungen und aufeinanderfolgenden Generationen, sondern vor allem das Verhältnis der statistischen Formationen zu ihren molekularen Elementen auf den simplen Status einer gegenüber dem strukturalen Modell inadäquaten empirischen Realität ver-

41 Lévi-Strauss, *Les Structures élémentaires de la parenté,* S. 306–308, und wie er die These von Leach referiert, vgl. S. 276 ff. Zu dieser These selbst vgl. Leach, *Critique de l'anthropologie,* S. 152 ff., S. 172 ff.

wiesen.[42] Dies alles nun hängt – letztlich – von einer Prämisse ab, welche die dem Tauschbegriff verhaftete Ethnologie nicht minder belastet als ehemals schon die bürgerliche politische Ökonomie: die Reduktion der gesellschaftlichen Reproduktion auf die Zirkulationssphäre. Man hält sich an die objektiv-scheinhafte Bewegung, die auf dem Sozius eingeschrieben ist, ohne die reale Instanz, die sie einschreibt, und die ökonomischen und politischen Kräfte zu berücksichtigen, kraft derer sie eingeschrieben wird; man übersieht, daß die Heiratsverbindung die Form ausmacht, unter der sich der Sozius die Arbeitskonnexionen in der disjunktiven Ordnung seiner Einschreibungen aneignet. »Vom Gesichtspunkt der Produktionsverhältnisse aus tritt die Zirkulation der Frauen tatsächlich als eine Verteilung der Arbeitskraft zutage, doch in der ideologischen Vorstellung, die sich die Gesellschaft von ihrer ökonomischen Basis macht, verschwindet dieser Effekt zugunsten der Tauschverhältnisse, die doch nur die Form darstellen, die diese Verteilung in der Zirkulationssphäre annimmt: das Moment der Zirkulation im Reproduktionsprozeß isolierend, ratifiziert die Ethnologie diese Vorstellung ...« und verhilft der bürgerlichen Ökonomie zu ihrer kolonialen Verbreitung.[43] In diesem Sinne schien das Wesentliche uns nicht der Tausch und die Zirkulation, die auf das engste mit den Erfordernissen der Einschreibungen zusammenhängen, sondern die Einschreibung selbst zu sein, mit ihren Feuerlinien, ihrem Alphabet in den Körpern und ihren Schuldblöcken. Niemals würde die schlaffe Struktur funktionieren und zirkulieren lassen können ohne das harte Maschinenelement, das die Einschreibung anleitet.

Die primitiven Formationen sind oral und vokal eben nicht, weil ihnen ein graphisches System fehlte: ein Tanz auf dem Boden, ein Zeichen auf dem Körper, eine Zeichnung an der Wand bilden ein graphisches System, einen Geo-graphismus, eine Geo-graphie. Oral sind diese Formationen deshalb, weil sie ein von der Stimme unabhängiges graphisches System besitzen, das sich an dieser nicht ausrichtet und sich ihr unterwirft, das ihr aber angeschlossen, mit ihr in einer gleichsam strahlenförmigen, zudem mehr-

42 Lévi-Strauss, a.a.O., S. 222 f. (vgl. den statistischen Vergleich mit den »Zyklen«).
43 Emmanuel Terray, *Le Marxisme devant les sociétés primitives*, Maspero 1969, S. 164.

dimensionalen Organisaton koordiniert ist. (Und das Gegenteil muß von der linearen Schrift behauptet werden: die Zivilisation hört nur auf, oral zu sein, wenn die Unabhängigkeit des graphischen Systems und die ihm eigenen Dimensionen verlorengehen; indem der Graphismus sich an der Stimme ausrichtet, verdrängt er sie und führt eine fiktive Stimme ein.) In bewundernswerter Weise hat Leroi-Gourhan die zwei heterogenen Pole der primitiven Einschreibung oder der territorialen Repräsentation beschrieben: das Paar Stimme-Hören sowie das Paar Hand-Schrift (voix-audition; main-graphie).[44] Wie funktioniert eine solche Maschine – denn das tut sie –? Die Stimme ist wie die Stimme der Heiratsverbindung, der sich von seiten der umfänglichen Filiation und ohne daß sie Ähnlichkeit mit jener aufwiese, eine Schrift zuordnet. An den Körper des jungen Mädchens wird die Kalebasse der Ausschneidung gehalten. Diese, von der Linie des Ehegatten gestellt, dient der Anleitung der Stimme der Heiratsverbindung; der Graphismus aber muß von einem Mitglied des Clans des jungen Mädchens gezogen werden. Die Artikulation der beiden Elemente vollzieht sich auf dem Körper selbst und konstituiert derart das Zeichen, das weder Ähnlichkeit oder Imitation noch Effekt des Signifikanten, sondern Position und Produktion des Wunsches ist:

»Damit die Verwandlung des jungen Mädchens zu ihrer vollen Wirkung gerät, muß sich ein direkter Kontakt zwischen deren Körper einerseits, der Kalebasse und der in diesen eingeschriebenen Zeichen andererseits herstellen. Das junge Mädchen muß die Zeichen der Zeugung physisch in sich aufnehmen, sie sich einverleiben. Niemals zuvor während der Initiation wurde den jungen Mädchen die Bedeutung der Zeichen gelehrt. Das Zeichen wirkt durch seine Einschreibung in den Körper ... Die Einschreibung eines Zeichens in den Körper besitzt hier nicht allein den Wert einer Botschaft, sondern ist ein Aktionsinstrument, das auf den Körper selbst einwirkt. Die Zeichen gebieten über die Dinge, die sie bedeuten, und der Schöpfer der Zeichen, weit entfernt, einfacher Imitator zu sein, vollzieht ein Werk, das an das göttliche Werk gemahnt.«[45]

44 André Leroi-Gourhan, *Le Geste et la parole, technique et langange,* Albin Michel 1964, S. 270 ff., S. 290 ff.

45 Michel Cartry, »La Calebasse de l'excision en pays gourmantché«, *Journal de la Société des africanistes,* 1968, 2, S. 223–225.

Wie aber die von Leroi-Gourhan aufgewiesene Rolle des Sehens, sowohl in der Betrachtung des Gesichts, das spricht, wie im Lesen des manuellen Graphismus erklären? Oder genauer: wodurch ist das Auge in der Lage, die schreckliche Äquivalenz herzustellen zwischen der Stimme der Heiratsverbindung, die auffordert und nötigt, und dem von einem Zeichen heimgesuchten Körper, das eine Hand ihm einritzt? Muß nicht ein Drittes hinzugefügt werden, ein drittes Element des Zeichens: neben Stimme-Hören und Hand-Schrift auch Auge-Schmerz? Der den Schmerzensritualen Ausgesetzte spricht nicht, aber er erhält das Wort. Er agiert nicht, leidet unter der graphischen Handlung, erhält den Stempel des Zeichens. Und was ist sein Schmerz anderes als Freude für das ihn betrachtende Auge, das kollektive oder göttliche Auge, das, von keinem Rachegedanken beseelt, nur imstande ist, den subtilen Bezug zwischen den in den Körper geritzten Zeichen und der von einem Gesicht sich lösenden Stimme herzustellen – zwischen der Kennzeichnung und der Maske. Zwischen diesen beiden Elementen des Code gleicht der Schmerz einem Mehrwert, den das Auge entnimmt, indem es die Wirkung des tätigen Wortes auf den Körper, aber auch die Reaktion des der Aktion unterworfenen Körpers festhält. Das genau ist es, was System der Schuld oder territoriale Repräsentation genannt werden muß: Stimme, die spricht oder leiert, tief ins Fleisch eingeritztes Zeichen, Auge, das aus dem Schmerz Genuß zieht: dies die drei Seiten des ein Resonanz- und Einbehaltungsterritorium bildenden wilden Dreiecks, eines *Theaters der Grausamkeit*, das die dreifache Unabhängigkeit der artikulierten Stimme, der Schreibhand und des abschätzenden Auges impliziert. Auf diese Weise also organisiert sich die territoriale Repräsentation auf der Oberfläche, ist ganz nah noch einer Wunschmaschine Auge–Hand–Stimme. Magisches Dreieck. Alles in diesem System ist aktiv, der Aktion unterworfen und reaktiv: die Aktion der Stimme der Heiratsverbindung, das Leiden des Filiationskörpers, die Reaktion des Auges, das die Deklination der beiden abschätzt. Das Messer wählen, das den jungen Guayaki unter *ziemlichen* Schmerzen zum Manne macht, indem es ihm den Rücken aufschlitzt: »Es muß eine sehr scharfe Seite haben«, sagt Clastres in einem wunderbaren Text, »aber nicht wie ein Bambussplitter, der allzu schnell schneidet. Ein dementsprechendes Messer zu wählen erfordert somit *Überblick*. Die gesamte Ausrüstung dieser neuen Zeremonie reduziert sich folglich auf: einen kleinen Stein ... Bearbeitete Haut, skarifizierte Erde, ein und dasselbe Kennzeichen.«[46]

Das große Buch der modernen Ethnologie ist weniger Mauss' *Essai sur le don* als Nietzsches *Genealogie der Moral*. Zumindest sollte es das sein. Denn die zweite Abhandlung der *Genealogie* stellt den äußerst erfolgreichen Versuch einer Interpretation der primitiven Ökonomie in Begriffen von Schuld dar, unter dem Gesichtspunkt des Verhältnisses von Schuldner und Gläubiger und unter Elimination aller den Tausch oder Interessen »englischer Art« betreffender Überlegungen. Und wenn sie von Psychologie gereinigt werden, so nicht, um sie in die Struktur zu verlegen. Nietzsche besitzt nur kärgliches Material über altes germanisches Recht, ein wenig über das Recht der Hindu. Aber er zögert nicht wie Mauss zwischen Tausch und Schuld (ebensowenig wird Bataille unter Nietzsches Inspiration zögern). Niemals wurde eindringlicher das grundlegende Problem des primitiven Sozius, das ein solches der Einschreibung, des Code, der Kennzeichnung ist, behandelt. Der Mensch konstituiert sich vermittels der Verdrängung des intensiven germinalen Einwirkens, des umfassenden bio-kosmischen Gedächtnisses, das bei jedem Versuch einer Kollektivität gleich einer Sintflut hereinbrechen würde. Wie aber zugleich ihm ein neues, ein kollektives Gedächtnis machen, das ein solches der Worte, Versprechungen und Heiratsverbindungen ist, das die Heiratsverbindungen mit den umfänglichen Filiationen dekliniert, ihn mit dem Vermögen von Resonanz und Einbehaltung, von Entnahme und Abtrennung ausstattet, und das somit die Codierung der Ströme als konstitutive Bedingung des Sozius ausführt? Die Antwort ist einfach, es ist die Schuld, es sind die offenen, beweglichen und endlichen Schuldblöcke, diese außergewöhnliche Zusammensetzung aus sprechender Stimme, markiertem Körper und genießendem Auge. Alles das, die Stumpfsinnigkeit und Beliebigkeit der Gesetze, der Schmerz der Initiationen, der perverse Apparat der Repression und Erziehung, die harten Maßnahmen und qualvollen Verfahren, hat nur den einen Sinn, den Menschen zu *dressieren*, ihn tief ins Fleisch zu kennzeichnen, ihn zur Allianz, zur

46 Pierre Clastres, *Chroniques des Indiens Guayaki*, Plon 1972.

Heiratsverbindung zu befähigen, ihn in der Beziehung Gläubiger-Schuldner auszubilden, die auf beiden Seiten eine Angelegenheit des Gedächtnisses ist (eines in die Zukunft gerichteten Gedächtnisses). Weit entfernt, Schein wie der des Tausches zu sein, stellt die Schuld die unmittelbare Wirkung oder das direkte Mittel der territorialen und körperlichen Einschreibung dar. Die Schuld entspringt geradewegs der Einschreibung. Noch einmal, hier wird keine Rache, kein Ressentiment geltend gemacht (diese, wie auch Ödipus, blühen nicht auf einem solchen Boden). Daß die Unschuldigen alle Kennzeichnungen auf ihrem Körper ertragen müssen, findet seinen Grund in der wechselseitigen Autonomie von Stimme und Schrift (graphie), und ebenso im autonomen Auge, das daraus Vergnügen zieht. Also nicht deshalb, weil man einen jeden im voraus verdächtigte, zukünftig ein schlechter Schuldner zu sein; eher im Gegenteil. Den schlechten Schuldner gilt es so zu begreifen, als habe die Kennzeichnung auf ihm nicht ausreichend »gefaßt«, als habe er sich oder ein anderer ihm das Zeichen entfernt. Er hat den Abstand, der die Stimme der Heiratsverbindung und den Körper der Filiation schied, über die erlaubten Grenzen hinaus vergrößert, so daß das Gleichgewicht durch ein Mehr an Schmerzen wieder hergestellt werden muß. Das sagt Nietzsche nicht, aber ist das so wichtig? Denn in diesem Kontext stößt er auf die furchtbare Gleichung der Schuld, verursachter Schaden = Schmerzen ertragen. Wie, so fragt er, erklären, daß der Schmerz des Verbrechers als »Äquivalent« für den von ihm verursachten Schaden dienen kann? Wie kann man mit Zeichen »sich abfinden«? Man muß ein Auge geltend machen, das Wohlgefühl daraus zieht (nicht zu vergleichen mit Rache): das, was Nietzsche selbst abschätzendes Auge nennt oder das Auge der Götter als Freunde grausamer Schauspiele: »auch an der Strafe ist so viel Festliches!« So sehr ist der Schmerz Teil eines tätigen Lebens und eines gefälligen Blicks. Die Gleichung Schaden = Schmerz hat nichts von einem Tausch an sich und zeigt in diesem Grenzfall, daß die Schuld selbst nichts mit einem Tausch zu tun hat. Das Auge zieht schlicht aus dem Schmerz, den es beobachtet, einen Mehrwert an Code, der das gebrochene Verhältnis zwischen der Stimme der Heiratsverbindung, gegen die der Verbrecher verstoßen hat, und der Kennzeichnung, die nicht ausreichend in seinen Körper gedrungen war, kompensiert. Das

Verbrechen, Bruch der phono-graphischen Heiratsverbindung – wiederhergestellt durch das Schauspiel der Bestrafung: primitive Justiz, die territoriale Repräsentation hat alles *vorausgesehen.* Sie hat, indem sie den Schmerz und den Tod codierte, alles vorausgesehen – außer der Art und Weise, *in der ihr eigener Tod* sie von außen ereilen würde.

»Mit solchen Wesen rechnet man nicht, sie kommen wie das Schicksal, ohne Grund, Vernunft, Rücksicht, Vorwand, sie sind da, wie der Blitz da ist, zu furchtbar, zu plötzlich, zu überzeugend, zu ›anders‹, um selbst auch nur gehaßt zu werden. Ihr Werk ist ein instinktives Formen-schaffen, Formen-aufdrücken, es sind die unfreiwilligsten, die unbewußtesten Künstler, die es gibt – in Kürze steht etwas Neues da, wo sie erscheinen, ein Herrschafts-Gebilde, das lebt, in dem Teile und Funktionen abgegrenzt und bezüglich gemacht sind, in dem nichts überhaupt Platz findet, dem nicht erst ein ›Sinn‹ in Hinsicht auf das Ganze eingelegt ist. Sie wissen nicht, was Schuld, was Verantwortlichkeit, was Rücksicht ist, diese geborenen Organisatoren; in ihnen waltet jener furchtbare Künstler-Egoismus, der wie Erz blickt und sich im ›Werke‹, wie die Mutter in ihrem Kinde, in alle Ewigkeit voraus gerechtfertigt weiß. Sie sind es nicht, bei denen das ›schlechte Gewissen‹ gewachsen ist, das versteht sich von vornherein – aber es würde nicht ohne sie gewachsen sein, dieses häßliche Gewächs, es würde fehlen, wenn nicht unter dem Druck ihrer Hammerschläge, ihrer Künstler-Gewaltsamkeit ein ungeheures Quantum Freiheit aus der Welt, mindestens aus der Sichtbarkeit geschafft und gleichsam latent gemacht worden wäre.«[47]

Nietzsche spricht hier von Bruch, von Sturz. Wer sind *jene,* die wie das Verhängnis kommen? (»irgendein Rudel blonder Raubtiere, eine Eroberer- und Herren-Rasse, welche, kriegerisch organisiert, und mit der Kraft zu organisieren, unbedenklich ihre furchtbaren Tatzen auf eine der Zahl nach vielleicht ungeheuer überlegene, aber noch gestaltlose, noch schweifende Bevölkerung legt«). Noch die ältesten afrikanischen Mythen erzählen uns von diesen blonden Männern. Dies sind die *Staatsgründer.* Es kommt Nietzsche das Verdienst zu, weitere Einschnitte vorgenommen zu haben: der griechische Stadtstaat, das Christentum, der demokratische und bürgerliche Humanismus, die industrielle Gesellschaft, Kapitalismus und Sozialismus. Aber es könnte sein, daß sie alle unter verschiedensten Bezeichnungen diesen ersten großen

47 Nietzsche, *Genealogie der Moral,* Zweite Abhandlung, 17.

Bruch voraussetzen, obgleich sie auch angetreten sind, ihn abzuwehren und aufzufüllen. Es mag sein, daß, ob geistig oder weltlich, tyrannisch oder demokratisch, kapitalistisch oder sozialistisch, *es stets nur einen Staat gegeben hat*, den Heuchelhund Staat, der mit Rauch und Gebrülle redet. Nietzsche spricht aus, wie dieser neue Sozius verfährt: kraft eines beispiellosen Terrors, demgegenüber das alte System der Grausamkeit, die primitiven Formen der Dressur und der Erziehung ein Kinderspiel darstellten; durch eine konzertierte Destruktion aller primitiven Codierungen oder, schlimmer noch, ihrer lächerlichen Konservierung, ihrer Reduzierung auf den Status sekundärer Teile der neuen Maschinerie und des neuen Verdrängungsapparates. Was das Wesentlichste der primitiven Einschreibungsmaschine ausmachte, die beweglichen, offenen und endlichen Schuldblöcke, die Zukunftsparzellen, findet sich nun in ein ungeheures Räderwerk eingefügt, *das die Schuld zur unendlichen umwandelt* und nur mehr ein und dasselbe niederwalzende Verhängnis bildet: »jetzt soll gerade die Aussicht auf eine endgültige Ablösung ein für allemal sich pessimistisch zuschließen, jetzt soll der Blick trostlos vor einer ehernen Unmöglichkeit abprallen, zurückprallen ...« Die Erde wird am Ende ein Irrenhaus.

Die Errichtung der despotischen Maschine oder des barbarischen Sozius kann folgendermaßen skizziert werden: Neuer Bund und direkte Filiation. Der Despot verwirft die lateralen Heiratsverbindungen und die ausgedehnten Filiationen der alten Gemeinschaft. Er zwingt einen Neuen Bund auf und setzt sich in direkte Filiation zu Gott: das Volk hat zu folgen. In einen Neuen Bund springen, mit der alten Filiation brechen: das äußert sich in einer fremdartigen Maschine, vielmehr in einer Maschine des Fremden/Fremdartigen, deren Ort die Wüste ist, die die härtesten, die trockensten Prüfungen auferlegt und die solchermaßen vom Widerstand einer alten Ordnung ebenso zeugt wie von der Authentifizierung der neuen Ordnung. Die Maschine des Fremden/Fremdartigen ist in einem große, paranoische Maschine, da sie den Kampf mit dem alten System zum Ausdruck bringt, und schon, insofern sie den Triumph des Neuen Bundes anschlägt, ruhmreiche zölibatäre Maschine. Der Despot ist der Paranoiker (gegen solche Kategorien ist nichts einzuwenden, soweit man sich des Familialismus, wie er in der Konzeption der Paranoia innerhalb der Psychoanalyse und der Psychiatrie zum Tragen kommt, entledigt und in ihr einen Besetzungstypus gesellschaftlicher Formationen sieht). Neue perverse Gruppen verkünden die Erfindung des Despoten, verbreiten seinen Ruhm und errichten seine Herrschaft in den Städten, die sie gründen und erobern. Überall, wo ein Despot mit seiner Armee vorbeizieht, sind Ärzte, Priester, Schreiber, Funktionäre Teil seines Gefolges. Man könnte sagen, daß die alte Komplementarität sich verlagert habe, um so einen neuen Sozius zu bilden: nicht mehr der Paranoiker des Busches und die Dorf- oder Lagerperversen, sondern der Paranoiker der Wüste und die Stadtperversen.

Im Prinzip sollte die barbarische despotische Formation im Gegensatz zur primitiven Territorialmaschine, auf deren Ruinen jene sich aufrichtet, gesehen werden: Geburt eines Reiches. Aber in Wirklichkeit kann eine solche Entwicklung ebenso in dem Augenblick erfaßt werden, wo ein Reich sich von einem früheren abtrennt, oder sogar, wo der Traum eines geistigen Reiches auftaucht, da die irdischen Reiche in Verfall geraten. Das Unternehmen mag allererst militärisch, ein Eroberungsunternehmen sein, es mag allererst religiös sein, wobei die militärische Disziplin in Asketismus und internen Zusammenhalt umgesetzt wurde. Der Paranoiker selbst mag ein zartes Geschöpf oder ein ungebändigtes wildes Tier sein. Stets aber finden wir die Gestalt dieses Paranoikers und seiner Perversen wieder, den Eroberer und seine Elitetruppen, den Despoten und seine Bürokraten, den Heiligen und seine Schüler, den Anachoreten und seine Mönche, Christus und seinen heiligen Paulus. Moses flieht vor der ägyptischen Maschinerie in die Wüste, richtet hier seine neue Maschine auf, heilige Arche und tragbarer Tempel, und vermacht seinem Volk eine religiös-militärische Organisation. Das Unternehmen Johannes des Täufers zusammenfassend heißt es: »Johannes greift an der Wurzel die grundlegende Lehre des Judaismus an, die des Bundes mit Gott durch eine bis zu Abraham führende Abstammung«.[48] Darin besteht das Wesentliche: immer dann sprechen wir von barbarischer imperialer Formation oder Des-

48 Jean Steinmann, *Saint Jean-Baptiste et la spiritualité du désert*, Ed. du Seuil 1959, S. 69.

poten-Maschine, wenn die Kategorien des Neuen Bundes und der direkten Filiation mobilisiert werden. Und zwar wie auch immer der Kontext dieser Mobilisierung aussehen mag – ob in Beziehung zu vorhergehenden Reichen oder nicht –, da über die plötzlichen Umschwünge hinweg die imperiale Formation sich immer durch einen bestimmten Code- und Einschreibungstyp definiert, der geradewegs der territorialen primitiven Codierung kontrastiert. Wenig interessiert die Größe der Heiratsverbindung, Neuer Bund und direkte Filiation sind spezifische Kategorien, die von einem neuen Sozius künden, der auf laterale Heiratsverbindungen und ausgedehnte Filiationen, wie sie die primitive Maschine dekliniert, nicht zurückzuführen ist. Was die Paranoia definiert, ist dieses Vermögen zur Projektion, diese Kraft, von Null an zu beginnen, eine vollständige Umwandlung zu verwirklichen: das Subjekt springt aus der Schnittstelle von Heiratsverbindung und Filiation heraus, richtet sich an der Grenze, am Horizont, in der Wüste ein – Subjekt eines deterritorialisierten Wissens, das es unmittelbar auf den Gott bezieht und es mit dem Volke verbindet. Zum ersten Mal ist vom Leben und von der Erde etwas einbehalten worden, das erlauben wird, das Leben zu richten und die Erde zu überfliegen: das Prinzip paranoischen Erkennens. Das ganze Wechselspiel von Heiratsverbindung und Filiation ist innerhalb dieses Neuen Bundes und dieser direkten Filiation ins Absolute getrieben.

Bleibt, daß die Barbarenformation, um verstanden zu werden, nicht auf andere gleichzeitige Formationen, mit denen sie irdisch oder geistig konkurriert, und entsprechend Beziehungen, die das Wesentliche verdunkeln, bezogen werden darf, sondern auf die primitive wilde Formation, deren Stelle sie einnimmt und die fortfährt, sie heimzusuchen. Solchermaßen bestimmte Marx die asiatische Produktionsweise: die höhere Einheit des Staates gründet sich auf der Basis ursprünglicher Dorfgemeinschaften, die weiterhin den Boden besitzen, während der Staat aber der wahre Eigentümer ist gemäß der objektiv-scheinhaften Bewegung, die ihm das Mehrprodukt zueignet, in den großen gemeinsamen Arbeiten auf ihn die Produktivkräfte bezieht und ihn selbst als Ursache der gemeinschaftlichen Bedingungen der Aneignung erscheinen läßt.[49] Der volle Körper als Sozius hat aufgehört, die

49 K. Marx, *Grundrisse*, Berlin 1953, S. 376 ff.

Erde zu sein, ist der Körper des Despoten, der Despot in eigener Person oder sein Gott geworden. Die Vorschriften und Verbote, die ihn zuweilen außerstande setzen zu handeln, machen ihn zum organlosen Körper. Er, einzige Quasi-Ursache, ist Anfang wie Ende der scheinhaften Bewegung. Statt beweglicher Abtrennungen von der signifikanten Kette – ein abgehobenes/abgetrenntes Objekt hat sich von der Kette abgesetzt; statt Stromentnahmen – alle Ströme vereinigen sich in einem großen Fluß, der die Konsumtion der Herrscher ausmacht: radikaler Wechsel in der Ordnung von Fetisch und Symbol. Was zählt, ist nicht die Person des Herrschers noch selbst seine Funktion, die beschränkt sein mag. Grundlegend gewandelt hat sich die Gesellschaftsmaschine: statt der territorialen die »Megamaschine« des Staats, funktionale Pyramide mit dem Despoten an der Spitze, stillstehender Motor, der bürokratische Apparat als Seitenfläche und Transmissionsorgan, die Dorfbewohner als Arbeitsteile an der Basis. Die Bestände werden akkumuliert, die Schuldblöcke werden in Form des Tributs unendliche Verhältnisse. Der gesamte Mehrwert an Code ist Gegenstand der Aneignung. Diese Verwandlung durchzieht alle Synthesen, die der Produktion mit der hydraulischen, mit der Bergwerksmaschine, die der Einschreibung mit der Rechen-, der Schrift-, der Monumentalmaschine, die der Konsumtion mit der Unterhaltung des Despoten, seines Hofes und der bürokratischen Kaste. Statt im Staat das Prinzip einer Territorialisierung zu sehen, die die Menschen gemäß ihrem Wohnsitz einschreibt, müssen wir in jenem Prinzip den Effekt einer Deterritorialisierungsbewegung sehen, die die Erde wie einen Gegenstand zerlegt und die Menschen der neuen imperialen Einschreibung unterwirft, dem neuen Körper, dem neuen Sozius.
»... sie kommen wie das Schicksal ... sie sind da, wie der Blitz da ist, zu furchtbar, zu plötzlich ...« Weil der Tod das primitive System immer von außen ereilt, ist die Geschichte eine von Kontingenzen und Zusammenstößen. Die Eroberer sind da gleich einer aus der Wüste kommenden Wolke: »Auf eine ... unbegreifliche Weise sind sie bis in die Hauptstadt gedrungen«, unbegreiflich, wie sie es geschafft haben, denn »wüste Hochländer sind zu durchqueren, aber auch weite fruchtbare Länder ... Jedenfalls sind sie also da; es scheint, daß es jeden Morgen mehr werden.«[50]

50 Franz Kafka, *Sämtliche Erzählungen*, Frankfurt 1973, S. 130, 309, 130.

Doch der Tod, der von außen kommt, ist auch jener, der innen aufzieht: die allgemeine Nichtzurückführbarkeit der Heiratsverbindungen auf die Filiation, die Unabhängigkeit der Gruppen der Heiratsverwandten, die Art, wie sie als Führungselemente für ökonomische und politische Beziehungen dienten, das primitive Ständesystem, der Mechanismus des Mehrwerts – alles das deutete schon despotische Formationen und Kastensysteme an. Und wie die Art, in der die primitive Gemeinschaft ihren eigenen Institutionen des Häuptlingswesens mißtraut, das Bild des möglichen Despoten, das sie in ihrem Inneren geheimhält, abwendet oder knebelt, von jener Art unterscheiden, in der sie das lächerlich gewordene Symbol eines altgewordenen Despoten bindet, der sich einst, von außen kommend, aufgezwungen hatte? Es ist nicht immer einfach, auszumachen, ob es sich um eine primitive Gemeinschaft handelt, die eine endogene Tendenz unterdrückt, oder um eine, die mehr oder weniger gut ein ihr von außen aufgezwungenes Abenteuer ausgestanden hat. Das Spiel der Allianz ist zwiespältig: sind wir noch diesseits des Neuen Bundes oder schon jenseits, und gleichsam in ein residuales und umgewandeltes Diesseits zurückgefallen? (Damit im Zusammenhang: was ist der Feudalismus?) Wir können den genauen Zeitpunkt der imperialen Formation nur dann ansetzen, wenn der exogame Neue Bund nicht allein die Stelle der alten Heiratsverbindungen einnimmt, sondern sich in *Beziehung zu ihnen* setzt. Der Neue Bund ist etwas vollkommen anderes als ein Abkommen oder ein Vertrag. Unterdrückt wird nicht die alte Ordnung der lateralen Heiratsverbindungen und ausgedehnten Filiationen, sondern nur ihr determinierender Charakter. Sie existieren weiter, vom großen Paranoiker mehr oder weniger modifiziert und hergerichtet, liefern sie doch die Materie des Mehrwerts. Das macht den spezifischen Charakter der asiatischen Produktionsweise aus: die autochthonen Dorfgemeinschaften bestehen weiter und setzen die Produktion, die Einschreibung, die Konsumtion fort; der Staat hat sogar nur mit ihnen zu tun. Das Räderwerk der territorialen Linien-Maschine besteht fort, aber nur mehr als Arbeitsteile der Staatsmaschinerie. Die Gegenstände, Organe, Personen und Gruppen bewahren zumal in Teilen ihren intrinsischen Code, aber diese codierten Ströme des alten Regimes werden durch die transzendente Einheit, die sich den Mehrwert aneignet, übercodiert. Die alte Einschreibung bleibt, aber eingemauert in und durch die Einschreibung des Staates. Die Blöcke bestehen noch, aber sind gleichsam eingesetzte, eingezwängte Bauelemente geworden, die nur auf Befehl sich bewegen können. Die territorialen Heiratsverbindungen sind nicht ersetzt, nur dem Neuen Bund angegliedert; die territorialen Filiationen sind nicht ersetzt, nur der direkten Filiation angeschlossen. Dies kommt einem grenzenlosen Recht des Erstgeborenen über die Filiation, einem grenzenlosen Recht der Erstnacht über die Heiratsverbindung gleich. Der filiative Bestand wird in der anderen Filiation Gegenstand von Akkumulation, die Schuld der Heiratsverbindung im anderen Bund unendliche Beziehung. Das gesamte primitive System findet sich mobilisiert, von einer höheren Macht in Beschlag genommen, durch neue externe Kräfte unterjocht, in den Dienst anderer Zwecke gestellt; so sehr ist wahr, wie Nietzsche ausführte, daß das, was Entwicklung einer Sache genannt wird, »die Aufeinanderfolge von mehr oder minder tiefgehenden, mehr oder minder voneinander unabgängigen, an ihm sich abspielenden Überwältigungsprozessen (ist), hinzugerechnet die jedes Mal dagegen aufgewendeten Widerstände, die versuchten Form-Verwandlungen zum Zwecke der Verteidigung und Reaktion, auch die Resultate gelungener Gegenaktionen«.

Der Beginn (oder Wiederbeginn) des Staates wird nicht selten anhand zweier fundamentaler Akte festgemacht: dem sogenannten territorialen Akt durch Fixierung des Wohnsitzes, dem sogenannten Befreiungsakt durch Abschaffung der kleinen Schulden. Aber das ist reiner Euphemismus. Die Pseudo-Territorialität ist das Produkt einer wirksamen Deterritorialisierung, die die Zeichen der Erde durch abstrakte Zeichen ersetzt und das Land selbst zum Besitzobjekt des Staates oder seiner reichsten Diener und Funktionäre degradiert (und *diesbezüglich* stellt es keine wesentliche Veränderung dar, wenn der Staat nur noch das Privateigentum einer herrschenden Klasse, die sich von ihm unterscheidet, sicherstellt). Die Abschaffung der Schuld, sofern sie stattfindet, ist ein Mittel, die Verteilung von Grund und Boden aufrechtzuerhalten und das Auftreten einer neuen territorialen Maschine zu verhindern, die möglicherweise revolutionär und imstande wäre, das Agrarproblem in seiner ganzen Schärfe zu stellen. In den Fällen, wo eine Neuverteilung stattfindet, wird der Zyklus der Schuldforderungen unter der neuen, vom Staat eingeführten Form, dem Geld, weiterhin aufrechterhalten. Denn ganz gewiß dient das Geld anfänglich nicht für den Handel, oder ihm kommt zumindest kein autonomes Modell zu, das am Handel sich ausrichtete. Die despotische Maschine hat mit der primitiven dies eine gemeinsam (worin sie diese gewissermaßen bestätigt): den Schrecken vor decodierten Strömen, vor dem Produktionsstrom, aber ebenso vor den Warentausch- und Handelsströmen, die dem Monopol des Staates, seiner Einzäunung, seinem Stempel entrinnen könnten. Auf die Frage Etienne Balazs', warum nicht im China des 13. Jahrhunderts der Kapitalismus entstanden sei, da doch alle wissenschaftlichen und technischen Bedingungen gegeben zu sein schienen, heißt die Antwort: weil der Staat sofort die Minen schließen ließ, wenn die Reserven an Metall als ausreichend angesehen wurden, und weil er das Monopol oder die strengste Kontrolle über den Handel bewahrt hatte (der Händler als Funktionär).[51] Die Rolle des Geldes innerhalb des Handels ist weniger diesem selbst geschuldet als seiner Kontrolle durch den Staat. Die Beziehung des Handels ist synthetisch, nicht analytisch. Das Geld ist grundlegend an die Steuern, die Unterhaltsmittel des Staatsapparates, nicht an den Handel gebunden. Selbst dort, wo herrschende Klassen sich von diesem Apparat absondern und sich seiner zugunsten des Privateigentums bedienen, bleibt das despotische Band von Geld und Steuern offenkundig. Auf die Untersuchung von Will sich stützend, zeigt Michel Foucault, wie in einigen griechischen tyrannischen Stadtstaaten die Besteuerung der Aristokraten und die Verteilung von Geld an die Armen Mittel sind, das Geld wieder an die Reichen zu bringen, das Schuldsystem beträchtlich zu erweitern, es noch härter zu gestalten, indem jeder Reterritorialisierung, die sich über die ökonomischen Gegebenheiten des Agrarproblems ergeben könnte, zuvorgekommen und sie unterdrückt wird.[52] (Als hätten die Griechen auf ihre Weise entdeckt, was die Ameri-

51 Etienne Balazs, *La Bureaucratie céleste*, Gallimard 1968, Kap. XIII, »La Naissance du capitalisme en Chine« (besonders über den Staat und das Geld, sowie die Unmöglichkeit für die Händler, autonom zu werden, S. 229–300). Zu imperialen Formationen, die weniger auf große Arbeiten als auf die Kontrolle des Handels gegründet sind, so etwa in Schwarzafrika, vgl. Godelier und Suret-Canale, *Sur le mode de production asiatique*, Ed. Sociale 1969, S. 87 f., S. 120 ff.

52 Michel Foucault, *La Volonté de savoir*, cours au Collège de France, 1971.

kaner nach dem *New-Deal* wiederfanden: daß harte Besteuerung durch den Staat den Geschäften gut tut.) Kurz, das Geld, dessen Zirkulation, *stellt das Mittel dar, die Schuld zu einer unendlichen zu verlängern.* Zudem verdecken beide Maßnahmen des Staates dies: die Staatsresidenz oder Staatsterritorialität leitet die große Deterritorialisierungsbewegung ein, die alle primitiven Filiationen der despotischen Maschine unterordnet (Agrarproblem); die Abschaffung der Schuld oder ihre Umwandlung in ein Berechnungsproblem setzt die Aufgabe endloser Dienstleistungen des Staates frei, die sich alle primitiven Heiratsverbindungen unterordnet (Schuldproblem). Der unendliche Gläubiger, die unendliche Schuldforderung haben die beweglichen und endlichen Schuldblöcke verdrängt. Am Horizont des Despotismus lauert stets ein Monotheismus: die Schuld wird *Existenz-Schuld*, Schuld der Existenz der Subjekte selbst. Kommt die Zeit, da der Gläubiger noch nicht verliehen hat, während der Schuldner nicht aufhört, zurückzuzahlen, denn zurückzahlen ist Pflicht, leihen aber Belieben – wie im Lied von Lewis Carroll, dem langdauernden Lied der unendlichen Schuld:

»A man may surely claim his dues:
But, when there's money to be lent,
A man must be allowed to choose
Such times as are convenient!«[53]

Der despotische Staat, wie er am reinsten in der sogenannten asiatischen Produktionsweise hervortritt, weist zwei miteinander verbundene Aspekte auf: zum einen ersetzt er die territoriale Maschine, bildet einen neuen deterritorialisierten vollen Körper; andererseits erhält er die alten Territorialitäten, integriert sie als Produktionsteile oder -organe in die neue Maschine. Seine Perfektion liegt infolgedessen darin, daß er auf der Grundlage verstreuter Dorfgemeinschaften funktioniert, die vom Gesichtspunkt der Produktion aus autonomen oder semi-autonomen vorherbestehenden Maschinen gleichen; unter demselben Gesichtspunkt aber reagiert er wiederum auf sie, indem er die Bedingungen der großen allgemeinen Arbeiten schafft, die die Macht der distinkten Gemeinschaften übersteigen. Was auf dem

53 Lewis Carroll, *Sylvie and Bruno*, in: *The Complete Works of Lewis Carroll*, The Modern Library, New York, S. 397.

Körper des Despoten sich ereignet, ist eine konnektive Synthese der alten Heiratsverbindung mit dem Neuen Bund, eine disjunktive Synthese, die bewirkt, daß die alten Filiationen sich über die direkte Filiation ergießen, und die derart alle Subjekte in der neuen Maschine vereinigt. Das Wesentlichste des Staates liegt demnach in der Erschaffung einer zweiten Einschreibung, kraft deren sich der unbewegliche, monumentale und unveränderliche neue volle Körper die Produktivkräfte und Produktionsagenten in ihrer Gesamtheit aneignet. Doch läßt diese Einschreibung des Staates die alten territorialen Einschreibungen als »Bausteine« auf der neuen Oberfläche bestehen. Daraus ergibt sich schließlich der Modus, in der die Konjunktion der zwei Teile, der jeweiligen Anteile vonstatten geht, die der höheren Eigentumseinheit und den besitzenden Gemeinschaften, der Übercodierung und den intrinsischen Codes, dem angeeigneten Mehrwert und der aufgewendeten Nutzung, der Staatsmaschine und den territorialen Maschinen jeweils zukommen. Wie in *Beim Bau der Chinesischen Mauer* bildet der Staat die höhere transzendente Einheit, die relativ isolierte, getrennt funktionierende Untereinheiten integriert, ihnen eine Entwicklung als Bausteine und eine Konstruktionsarbeit mittels Fragmenten zuweist. Verstreut auf dem organlosen Körper befestigte Partialobjekte. Niemand hat eindrucksvoller als Kafka dargestellt, daß dem Gesetz nichts von einer immanenten, natürlich-harmonischen Totalität anhaftet, daß es vielmehr als enthobene formale Einheit wirkt, *derart über Fragmente und Stücke herrscht* (die Mauer und der Turm). Daher ist der Staat kein primitiver, sondern Ursprung oder Abstraktion, das abstrakte originäre Wesen, das nicht mit dem Anfang verschmilzt.

»... unser Denken (gilt) nur dem Kaiser. Aber nicht dem gegenwärtigen; oder vielmehr es hätte dem gegenwärtigen gegolten, wenn wir ihn gekannt oder bestimmtes von ihm gewußt hätten ... Unser Volk ... weiß nicht, welcher Kaiser regiert, und selbst über den Namen der Dynastie bestehen Zweifel ... Längst verstorbene Kaiser werden in unseren Dörfern auf den Thron gesetzt, und der nur noch im Liede lebt, hat vor kurzem eine Bekanntmachung erlassen, die der Priester vor dem Altar verliest.«

Was die Untereinheiten selbst, die primitiven Territorialmaschinen betrifft, so bilden sie wohl das Konkrete, konkrete Basis und Anfang, doch gehen ihre Fragmente hier der Essenz entsprechende Verhältnisse ein, sie nehmen genau jene Form von Bausteinen an, die ihre Integration in die höhere Einheit und ihr distributives, dem gemeinschaftlichen Vorhaben dieser Einheit angepaßtes Funktionieren garantiert (gemeinschaftliche große Arbeiten, Auspressen des Mehrwerts, Tribut, verallgemeinerte Sklaverei). Zwei Einschreibungen koexistieren in der imperialen Formation und geraten in dem Maße in Übereinstimmung, wie die eine in die andere eingemauert ist, die andere demgegenüber das Gesamtgefüge festigt und Produzenten wie Produkte auf sich bezieht (sie bedürfen nicht derselben Sprache). Die imperiale Einschreibung kontrolliert alle Heiratsverbindungen und Filiationen, verlängert sie, läßt sie in die direkte Filiation des Despoten mit dem Gott, in den Neuen Bund des Despoten mit dem Volke konvergieren. Alle codierten Ströme der primitiven Maschine werden bis zu jener Öffnung geleitet, wo die despotische Maschine sie übercodiert. Die Übercodierung ist jene die Essenz des Staates ausmachende Operation, die in einem seine Kontinuität und seinen Bruch mit den alten Formationen regelt: der Schrecken vor Wunschströmen, die nicht codiert sind, aber auch die Einrichtung einer neuen übercodierenden Einschreibung, die den Wunsch – sei er auch Todestrieb – zur Sache des Herrschers gerinnen läßt. Die Kasten, nicht zu trennen von der Übercodierung, implizieren herrschende »Klassen«, die als solche noch nicht sichtbar werden, sondern mit dem Staat verschmelzen. Wer darf den vollen Körper des Herrschers berühren? ist ein Kastenproblem. Die Übercodierung erwirkt die Absetzung der Erde zugunsten des deterritorialisierten vollen Körpers und die Bewegung der unendlichen Schuld auf ihm. Nietzsches Stärke ist es, die Bedeutsamkeit eines solchen Momentes verzeichnet zu haben, das mit den Staatsgründern beginnt, jenen wie Erz blickenden Artisten, die ein mörderisches und unbarmherziges Gebilde schmieden, die vor jeder Perspektive einer Befreiung die eherne Unmöglichkeit aufrichten. Nicht daß dieses Unendlich-Werden genauso zu verstehen wäre, wie Nietzsche meint, als eine Konsequenz des Spiels der Ahnen, der tiefreichenden Genealogien und ausgedehnten Filiationen – vielmehr so: wenn diese sich von dem Neuen Bund und der direkten Filiation zum Stillstand gebracht und geraubt finden, ist auch der Ahne, dieser Meister der beweglichen und endlichen Blöcke von dem Gott, dem unerschütterlichen Organisator der Bausteine und ihres unendlichen Kreislaufs, abgesetzt.

Der Inzest mit der Schwester und der mit der Mutter sind zwei sehr verschiedene Dinge. Die Schwester ist kein Substitut der Mutter: die eine gehört der konnektiven Kategorie der Heiratsverbindung, die andere der disjunktiven Kategorie der Filiation an. Ist die eine untersagt, so in dem Maße, wie die Bedingung territorialer Codierung es erfordert, daß die Heiratsverbindung nicht mit den Filiationen verschmilzt; und die andere, daß in der Filiation die Deszendenz sich nicht auf die Aszendenz beschränkt. Deshalb ist, dank des Neuen Bundes und der direkten Filiation, der Inzest des Despoten zweifach. Er beginnt, die Schwester zu heiraten. Aber diese verbotene, endogame Heirat begeht er außerhalb des Stammes, insofern er selbst außerhalb des Stammes, außerhalb des Territoriums oder an dessen Grenze steht. Pierre Gordon zeigte dies in seinem eigentümlichen Buch: dieselbe Regel, die den Inzest ächtet, muß ihn einigen vorschreiben. Die Exogamie muß dazu kommen, Männer außerhalb des Stammes zu setzen, die ermächtigt sind, eine endogame Heirat zu vollziehen, und die durch die furchterregende Eigenschaft dieser Heirat als Initiatoren für die exogamen Subjekte beiderlei Geschlechts dienen (der »heilige Entjungferer«, der »rituelle Initiator« auf dem Berge oder am anderen Ufer jenseits des Wassers).[54] Wüste, Land der Verlöbnisse. Alle Ströme führen zu diesem Manne hin, alle Heiratsverbindungen finden sich durch den Neuen Bund, der sie übercodiert, kontrolliert. Die endogame Heirat außerhalb des Stammes ermöglicht dem Helden alle exogamen Heiraten innerhalb des Stammes zu übercodieren. Es ist klar, daß dem Inzest mit *der* Mutter eine andere Bedeutung zu-

54 Pierre Gordon, *L'Initiation sexuelle et l'évolution religieuse,* P.U.F. 1946, S. 164: »Die heilige Person ... lebte nicht im kleinen landwirtschaftlichen Dorf, sondern in den Wäldern wie Eukidu im chaldäischen Epos, oder auf dem Berge, im heiligen Gürtel. Seine Beschäftigung war die eines Hirten oder Jägers, nie die eines Bauern. Die Obligation, ihn wegen der heiligen Heirat aufzusuchen, da nur er die Frau erhöhen konnte, zog demnach ipso facto die *Exogamie* nach sich. Unter diesen Umständen konnten nur jene jungen Mädchen *endogam* sein, die derselben Gruppe wie der rituelle Deflorator angehörten.«

kommt: es handelt sich in diesem Falle um die Mutter des Stammes, so wie sie im Stamme existiert, wie der Held sie findet, wenn er in den Stamm eindringt, oder wie er sie nach der ersten Hochzeit wiederfindet. Er überschneidet die umfänglichen Filiationen mittels direkter Filiation. Der Held, initiiert oder initiierend, wird König. Die zweite Heirat entfaltet die Folgen der ersten. Der Held heiratet zunächst seine Schwester, dann seine Mutter. Daß beide Akte, auf unterschiedlichen Stufen verwachsen, sich gleich sein mögen, hindert nicht, daß darin zwei Sequenzen aufweisbar werden: die Vereinigung mit der Prinzessin-Schwester, die Vereinigung mit der Königin-Mutter. Der Inzest verläuft zweifach. Der Held sitzt immer zwischen zwei Gruppen, der einen, in die er sich begibt, um seine Schwester zu finden, der anderen, zu der er zurückkehrt, um seine Mutter wiederzufinden. Nie hat dieser doppelte Inzest zum Ziel, einen selbst magischen Strom zu erzeugen, vielmehr alle existierenden Ströme zu übercodieren und zu erreichen, daß kein einziger intrinsischer Code, kein zugrundeliegender Strom der Übercodierung der despotischen Maschine entrinnt; daher garantiert der Inzest vermöge seiner Sterilität die allgemeine Fruchtbarkeit.[55] Die Heirat mit der Schwester geschieht außerhalb, ist Heimsuchung der Wüste, bringt die räumliche Differenz zur primitiven Maschine zum Ausdruck, beendet die alten Heiratsverbindungen, begründet in der allgemeinen Aneignung aller Schulden der Heiratsverbindung den Neuen Bund. Die Heirat mit der Mutter ist Rückkehr zum Stamm; sie bringt die zeitliche Differenz zur primitiven Maschine zum Ausdruck (Generationsunterschied); konstituiert durch verallgemeinerte Akkumulation des filiativen Bestandes die direkte Filiation, die aus dem Neuen Bund entsteht. Beide sind, gleich den zwei Enden eines Bandes für den despotischen Knoten, für die Übercodierung unabdingbar.

Halten wir hier ein; wie ist eine solche Sache möglich? Wie ist der Inzest »möglich« geworden, als manifeste Eigenart oder Siegel des Despoten? Wer sind sie, diese Schwester, diese Mutter – die des Despoten selbst? Oder stellt sich die Frage auf andere Weise? Denn sie betrifft das System der Repräsentation insgesamt, wenn diese aufhört, territorial zu sein, und imperial wird. Als

55 Luc de Heusch, *Essais sur le symbolisme de l'inceste royal en Afrique*, Brüssel 1958, S. 72 ff.

erstes spüren wir, daß die Tiefenelemente der Repräsentation begonnen haben, sich zu rühren: Beginn der Zellmigration, die die ödipale Zelle von einem Ort der Repräsentation zu einem anderen tragen wird. Innerhalb der imperialen Formation *bildet der Inzest nicht mehr das verschobene Repräsentierte des Wunsches, ist die verdrängende Repräsentation selbst geworden.* Zweifellos wird in der Form, in der der Despot den Inzest begeht und ermöglicht, keineswegs der Apparat von Verdrängung und Repression außer Kraft gesetzt. Vielmehr ist sie daran beteiligt, wechselt nur die Teile, und selbst jetzt besetzt der Inzest die Stellung der verdrängenden Repräsentation immer noch als verschobenes Repräsentiertes. Kurz und gut, ein Gewinn mehr, eine neue Ökonomie im repressiven Verdrängungsapparat, eine neue Kennzeichnung, neue Härte. Leicht, zu leicht, genügte es, den Inzest möglich zu machen, ihn souverän auszuführen, damit Verdrängung und Repression aufhörten. Der barbarische Königsinzest ist allein Mittel, die Wunschströme zu übercodieren, gewiß nicht, sie zu befreien. O Caligula, Heliogabal, o verrücktes Gedächtnis der entschwundenen Kaiser. Niemals ist der Inzest der Wunsch, immer das verschobene Repräsentierte gewesen, wie es sich aus der Verdrängung ergibt – und die Repression hat nur dann etwas davon, wenn es sich an die Stelle der Verdrängung selbst setzt und derart die Verdrängungsfunktion übernimmt (das war zu erkennen schon bei der Psychose, wo das Eindringen des Komplexes, gemäß dem traditionellen Kriterium, sicherlich nicht die Verdrängung des Wunsches erleichterte). Mit der neuen Stellung des Inzests in der imperialen Formation sprechen wir folglich nur die Migration der Tiefenelemente der Repräsentation an, die diese gegenüber der Wunschproduktion noch fremder, unbarmherziger, bestimmter oder »unendlicher« macht. Niemals aber wäre die Migration möglich, ereignete sich nicht gleichermaßen bei den anderen Elementen der Repräsentation, die an der Oberfläche des Sozius-als-Beschrifter spielen, eine beträchtliche Veränderung.

In der Oberflächenorganisation der Repräsentation ändert sich im besonderen das Verhältnis von Stimme und Graphismus. Die ältesten Autoren haben angemerkt, daß es der Despot ist, der die Schrift erschafft, und daß es die imperiale Formation ist, die aus dem Graphismus eine eigentliche Schrift macht. Alles schreibt sich in das Gefolge des Despoten ein: Gesetzgebung, Bürokratie, Rechenbarkeit, Steuererhebung, Staatsmonopol, imperiale Justiz, Funktionärsaktivität, Historiographie. Kommen wir auf den Widerspruch zurück, der sich aus Leroi-Gourhans Analysen ergibt: die primitiven Gesellschaften sind oral nicht deshalb, weil ihnen der Graphismus fehlte, sondern weil dieser hier unabhängig von der Stimme ist und auf dem Körper Zeichen gestaltet, die der Stimme antworten, auf sie reagieren, aber autonom sind und sich an ihr ausrichten; demgegenüber sind die barbarischen Zivilisationen solche mit Schrift nicht deshalb, weil sie die Stimme verloren haben, *sondern* weil das graphische System seine Unabhängigkeit und seine ihm eigenen Dimensionen verloren, sich an der Stimme ausgerichtet, sich ihr unterworfen hat, bereit, ihr einen abstrakten deterritorialen Strom zu entnehmen, ihn einzubehalten und im linearen Code der Sprache klingen zu lassen. Kurz, in ein und derselben Bewegung beginnt der Graphismus von der Stimme abhängig zu werden und induziert er eine lautlose Stimme der Höhen oder des Jenseits, die vom Graphismus abhängig wird. Nur vermöge ihrer Unterordnung unter die Stimme tritt die Schrift an deren Stelle. Zu Recht sagt Jacques Derrida, daß jede Sprache eine Urschrift voraussetzte, wenn er darunter die Existenz und die Konnexion eines beliebigen Graphismus (Schrift im weitesten Sinne) versteht. Gleichermaßen zu Recht führt er aus, daß innerhalb der Schrift im engeren Sinne kaum zwischen piktographischen, ideogrammatischen und phonetischen Verfahren getrennt werden könne: es besteht immer schon Ausrichtung an der Stimme und zugleich deren Ersetzung (Supplementarität); zudem »ist der Phonetismus niemals allgewaltig, vielmehr hat immer auch schon der stumme Signifikant zu arbeiten begonnen«. Er hat weiter recht, die Schrift auf rätselvolle Weise an den Inzest zu binden. Aber wir sehen darin kein Motiv, auf die Konstanz eines Verdrängungsapparates nach Art einer graphischen Maschine zu schließen, die mittels Hieroglyphen wie Phonemen gleichermaßen verfahren soll.[56] Denn es gibt wohl einen Einschnitt, der im Raum der Repräsentation alles verändert, zwischen der Schrift im engeren und der im weiteren Sinne, daß heißt zwischen zwei völlig unterschiedlichen

56 Jacques Derrida, *De la Grammatologie*, Ed. de Miniut 1967; und *Die Schrift und die Differenz*, Frankfurt 1972, »Freud und der Schauplatz der Schrift«.

Einschreibeordnungen, Graphismus, der die Stimme in ihrer beherrschenden Rolle beläßt, um darin von ihr unabhängig und zugleich mit ihr verbunden zu sein, Graphismus, der die Stimme beherrscht oder sie verdrängt, um über vielfältige Verfahren von ihr abzuhängen und sich ihr unterzuordnen. Das primitive territoriale Zeichen gilt nie für sich, ist vielfach angeschlossene Position des Wunsches, ist nicht Zeichen eines Zeichens oder Wunsch eines Wunsches und ignoriert die lineare Unterordnung wie ihre Reziprozität: weder Piktogramm noch Ideogramm, ist es Rhythmus und nicht Form, Zick-Zack und nicht gerade Linie, Artefakt und nicht Idee, Produktion und nicht Ausdruck. Versuchen wir, die Unterschiede zwischen den beiden Repräsentationsformen, der territorialen und der imperialen, kurz zusammenzufassen.

Die territoriale Repräsentation ist zunächst aus zwei heterogenen Elementen, Stimme und Graphismus, zusammengesetzt: das eine als die in der lateralen Heiratsverbindung konstituierte Wortrepräsentation; das andere als die in der umfänglichen Filiation begründete (Körper-)Sachrepräsentation. Wechselseitig wirken und reagieren sie aufeinander, ein jedes kraft seines ihm eigenen Vermögens, das sich mit dem des anderen verknüpft, um derart die große Aufgabe der intensiven germinalen Verdrängung auszuführen. Verdrängt wird in der Tat der volle Körper als Grundlage der intensiven Erde, der dem extensiven Sozius Platz machen muß, durch den die in Frage stehenden Intensitäten gehen (oder nicht). Der volle Körper muß im und als Sozius Umfang annehmen. Auf diese Weise bedeckt sich der primitive Sozius mit einem Netz, in dem man je nach den extensiven Erfordernissen des Längen- und Breitensystems von Worten auf Dinge, von Körpern auf Benennungen überspringt. Was wir Konnotationsordnung nennen, zeichnet sich dadurch aus, daß in ihr das Wort als vokales Zeichen etwas bezeichnet, das bezeichnete Ding aber nicht weniger Zeichen ist, da es sich selbst mit einem an die Stimme konnotierten Graphismus einritzt. Die Heterogenität, Beseitigung der Kontinuität, das Ungleichgewicht der beiden Elemente, des vokalen und des graphischen, wird durch ein drittes Element, das visuelle, nachreguliert – das Auge, von dem man sagen könnte, *daß es das Wort sieht* (es sieht, es nicht liest), insofern es den Schmerz des Graphismus abschätzt. J. F. Lyotard hat in einem anderen Zusammenhang ein solches System zu beschreiben versucht, in dem das Wort nur Bezeichnungsfunktion besitzt, aber nicht allein für sich das Zeichen ausmacht; Zeichen wird vielmehr das Ding oder der als solcher bezeichnete Körper, sofern er eine ihn definierende Seite zum Vorschein bringt, die der dem Wort entsprechende Graphismus aufgezeichnet hat. Der Abstand zwischen den beiden wird durch das Auge, welches das Wort »sieht«, ohne es zu lesen, in der Weise überbrückt, daß es den Schmerz, der von dem im Körper eingeritzten Graphismus ausgeht, abschätzt: das Auge springt.[57] So schien uns das magische Dreieck mit den Seiten Stimme-Hören, Graphismus-Körper, Auge-Schmerz Konnotationsordnung, System der Grausamkeit zu sein, worin das Wort wesentlich bezeichnet ist, der Graphismus aber selbst mit dem bezeichneten Ding ein Zeichen ausmacht und – von einem zum anderen übergehend – die Lesbarkeit des einen am Schmerz des anderen fördert und abmißt. Alles ist aktiv, bewirkt und reagiert im System, alles wird gebraucht und funktioniert. So daß, wird die territoriale Repräsentation in ihrer Gesamtheit betrachtet, die Komplexität der Netze, mit denen sie den Sozius überspannt, beeindruckt: unaufhörlich springt die Kette der Zeichen von einem Element zum anderen, erstreckt sich in alle Richtungen, trennt überall dort ab, wo Ströme zu entnehmen sind, schließt Disjunktionen ein, konsumiert Reste, zieht Mehrwert heraus, koppelt Worte, Körper und Schmerzen, Formulierungen, Dinge und Affekte – konnotiert Stimmen, Schriften (graphies), Augen in einem immer polyvoken Gebrauch. Art zu springen, die in keinem Sagen-wollen, noch weniger in einem Signifikanten aufgeht. Wenn unter diesem Gesichtspunkt der Inzest uns unmöglich schien, so weil er

57 J.-F. Lyotard führt erneut die allzu vernachlässigten Rechte einer Theorie reiner Bezeichnung ein. Er zeigt den unaufhebbaren Abstand von Wort und Sache innerhalb des sie konnotierenden Bezeichnungsverhältnisses. Die bezeichnete Sache wird – mittels dieses Abstands – Zeichen, indem sie eine unbekannte Seite wie einen verborgenen Inhalt enthüllt (nicht sind die Worte Zeichen durch sich selbst, vielmehr verwandeln sie die Sachen oder Körper, die sie bezeichnen, zu Zeichen). Zugleich ist es das bezeichnende Wort, das, indem es die eigentümliche Macht enthüllt, gesehen (nicht gelesen) zu werden, unabhängig von jeder Lektüre-Schrift *sichtbar* wird. Vgl. *Discours, figure*, éd. Klincksieck 1971, S. 41–82 – ». . . die Worte sind keine Zeichen, vielmehr wird von dem Augenblick an, da es das Wort gibt, das bezeichnete Objekt Zeichen: daß ein Objekt Zeichen wird, heißt gerade, daß es in seiner offenkundigen Identität einen verborgenen Inhalt trägt, daß es einem anderen Blick eine andere Stelle vorbehält . . . die vielleicht niemals erfaßt werden mag«, aber die sich dafür vom Wort selbst abhebt.

notwendig ein verfehlter Sprung ist, einer, der von Benennungen auf Personen, von Namen auf Körper führt: auf der einen Seite das verdrängte Diesseits der Benennungen, die noch keine Personen, sondern nur intensive germinale Zustände bezeichnen; auf der anderen Seite das verdrängende Jenseits, das nur die Benennungen auf die Personen appliziert, indem es jene Personen untersagt, die auf die Namen Schwester, Mutter, Vater antworten ... Zwischen den beiden das seichte Wässerlein, *wo nichts passiert,* wo die Benennungen nicht an den Personen haften bleiben, wo diese sich der Schrift entziehen und das Auge nichts mehr zu sehen und abzuschätzen hat: der Inzest, einfache verschobene Grenze, weder verdrängt noch verdrängend, sondern nur verschobenes Repräsentiertes des Wunsches. Tatsächlich wird von diesem Zeitpunkt an erkennbar, daß die beiden Dimensionen der Repräsentation, ihre Oberflächenorganisation mit den Elementen Stimme-Schrift-Auge und ihre Tiefenorganisation mit den Instanzen Repräsentant des Wunsches – verdrängende Repräsentation – verschobenes Repräsentiertes ein gemeinsames Los tragen als komplexes System von Beziehungen innerhalb einer gegebenen Gesellschaftsmaschine.

Dies alles wird erschüttert und erfährt ein neues Schicksal mit der despotischen Maschine, der imperialen Repräsentation. Zum ersten, der Graphismus richtet sich aus an der, beschränkt sich auf die Stimme und wird Schrift. Gleichzeitig induziert er die Stimme nicht mehr als die der Heiratsverbindung, sondern des *Neuen Bundes,* als fiktive Stimme des Jenseits, die sich im Strom der Schrift als *direkte Filiation* zum Ausdruck bringt. Diese beiden fundamentalen despotischen Kategorien bilden ebensosehr die Bewegung des Graphismus, der in einem sich der Stimme unterordnet, um sich die Stimme unterzuordnen, an deren Stelle zu treten. So vollzieht sich denn die Vernichtung des magischen Dreiecks: die Stimme singt nicht mehr, vielmehr diktiert, verordnet sie; die Schrift (graphie) tanzt nicht mehr und hört auf, die Körper zu beseelen, sie schreibt sich nun ein und gerinnt in Tafeln, Steinen und Büchern; das Auge beginnt zu lesen (die Schrift hat nicht eine Art von Blindheit zur Folge, aber impliziert sie, gewissermaßen ein Verlust von Sehvermögen und Einschätzung, nun geht es dem Auge schlecht, wenngleich es auch andere Funktionen erwirbt). Andererseits können wir nicht sagen, daß das magische Dreieck vollkommen zerstört wird: es überlebt als Grundlage, Baustein in dem Maße, wie das territoriale System weiterhin im Rahmen der neuen Maschine funktioniert. Das Dreieck ist Basis einer Pyramide geworden, deren Seiten das Vokale, Graphische und Visuelle in der ausgezeichneten Einheit des Despoten konvergieren lassen. Nennen wir Konsistenzanordnung die Ordnung der Repräsentation in einer Gesellschaftsmaschine, so ist offenkundig, daß diese Konsistenzanordnung – gegenüber der früheren Konnotation – zur Unterordnung geworden ist. Und nun zum zweiten, dem Wesentlichen: das Auftragen der Schrift auf die Stimme hat aus der Kette ein transzendentes Objekt springen lassen, die lautlose Stimme, von der nun die gesamte Kette abzuhängen scheint und in bezug auf die sie sich linearisiert. Die Unterordnung des Graphismus unter die Stimme bringt eine fiktive Stimme der Höhen hervor, die sich umgekehrt nicht anders mehr äußert als durch Schriftzeichen, die sie ausschickt (Offenbarung). Vielleicht werden hier zum ersten Mal formale Operationen eingerichtet, die zu Ödipus führen (Paralogismus der Extrapolation): das Auftragen oder die Gesamtheit bijektiver Relationen, das die Ausschöpfung eines abgetrennten Objekts und die Linearisierung der Kette, die aus diesem Objekt hervorgeht, zur Folge hat. Vielleicht ist hier der Beginn anzusetzen zum einen der Frage »Was bedeutet das?« und zum anderen dafür, daß die Probleme der Exegese über jene des Gebrauchs und der Wirksamkeit den Sieg davontragen. Was wollte er, der Kaiser, der Gott, sagen? Statt immer abtrennbarer Kettensegmente: ein abgehobenes Objekt, von dem die gesamte Kette abhängt; statt eines polyvoken Graphismus am Realen selbst: ein das Transzendente schaffendes Bijektiv-werden, aus dem die Linearität hervorgeht; statt nicht-signifikanter, das Geflecht der territorialen Kette erstellender Zeichen: ein despotischer Signifikant, dem auf einförmige Weise in einem deterritorialisierten Schriftstrom alle Zeichen entspringen. Man hat selbst Menschen diesen Strom trinken sehen. Zempléni zeigt, wie in bestimmten Gebieten des Senegal der Islam die alte Konnotationsordnung der animistischen Werte durch eine Subordinationsanordnung überlagerte: »Die göttliche oder prophetische Rede, geschrieben oder gesprochen, bildet die Grundlage dieses Universums; die Transparenz des animistischen Gebetes weicht der Opakheit des rigiden arabischen Verses, das Verb erstarrt in Formen, deren Macht durch die Wahrheit der Offenbarung, und nicht durch eine symbolische und beschwörende Wirksamkeit bekräftigt wird ... Die Wissenschaft des Marabut verweist in der Tat auf eine Hierarchie von Namen, Versen, Chiffren und entsprechenden Wesen« – und wenn es sein muß, wird man den Vers in eine mit reinem Wasser gefüllte Flasche geben und *das Verswasser trinken,* wird man den Körper damit einreiben und sich mit diesem die Hände waschen.[58] Die Schrift, erster deterritorialisierter Strom und in dieser Eigenschaft trinkbar, entspringt dem despotischen Signifikanten. Denn was ist der Signifikant letztlich? Was ist er in bezug auf die nicht-signifikanten territorialen Zeichen, wenn er aus ihrer Kette springt und ihre immanente Konnotationsordnung mit einer Subordinationsordnung überlappt, sie aufzwingt? Der Signifikant – das ist das zum Zeichen des Zeichens gewordene Zeichen, das despotische Zeichen, welches das territoriale ersetzt und die Schwelle der Deterritorialisierung überschritten hat; *der Signifikant ist nur das deterritorialisierte Zeichen* selbst, das zur *Letter* gewordene Zeichen. Der Wunsch wagt nicht mehr zu wünschen, ist Wunsch des Wunsches geworden, Wunsch des Wunsches des Despoten. Der Mund spricht nicht mehr, er trinkt die Lettern. Das Auge sieht nicht mehr, es liest. Der Körper läßt sich nicht mehr wie die Erde ritzen, aber wirft sich den Gravuren des Despoten, der jenseitigen Erde, dem neuen vollen Körper zu Füßen.

Kein Wasser wird jemals den Signifikanten von seinem imperialen Ursprung reinwaschen können: der Herren-Signifikant oder »der Signifikant als Herr«. Vergeblich wird man den Signifikant in das immanente System der Sprache tauchen, sich seiner bedienen, um die Probleme von Sinn und Bedeutung auszugrenzen, ihn in der Koexistenz phonematischer Elemente aufgehen lassen, in der das Signifikat nichts anderes mehr ist als die Zusammenfassung der jeweiligen differentiellen Werte dieser Elemente zueinander; vergeblich wird man den Vergleich zwischen Sprache und Tausch/Geld so weit wie möglich treiben und sie den Paradigmen eines betriebsamen Kapitalismus unterwerfen – man wird doch niemals verhindern können, daß der Si-

58 Andras Zempléni, *L'Interprétation et la thérapie traditionelles du désordre mental chez les Wolof et les Lebou,* Université de Paris, 1968, II, S. 380, 506.

gnifikant wieder seine Transzendenz einführt und für einen entschwundenen Despoten zeugt, der stets noch im modernen Imperialismus funktioniert. Selbst wo sie schweizerfranzösisch oder amerikanisch spricht, schwenkt die Linguistik den Schatten des orientalischen Despotismus. Nicht nur insistiert Saussure darauf, daß die Arbitrarität der Sprache ihre Herrschaft begründe, gleich einer Knechtschaft oder allgemeinen Sklaverei, die die »Masse« zu ertragen hat. Es ist zudem nachgewiesen worden, daß in Saussures Theorie zwei Dimensionen vorliegen, eine horizontale, worin das Signifikat auf den Wert koexistierender minimaler Terme, in die der Signifikant sich auflöst, reduziert wird; eine vertikale, worin aber das Signifikat sich bis zu der Vorstellung (concept) erhebt, die einem Lautbild entspricht, das heißt der in ihrem größten Umfang genommenen Stimme, die der Signifikant neu setzt (der »Wert« als Gegenstück zu den koexistierenden Termen, aber auch die »Vorstellung« als Gegenstück zum Lautbild). Kurz, der Signifikant taucht zweifach auf, zum einen in der Kette der Elemente, in bezug auf die das Signifikat immer Signifikant für einen anderen Signifikanten ist, zum zweiten im abgelösten Objekt, von dem die gesamte Kette abhängt, und das auf sie die Effekte der Signifikation verteilt. Es gibt keinen phonologischen noch selbst phonetischen Code, der auf den Signifikanten in der ersten Bedeutung wirkte, ohne daß der Signifikant in der zweiten Bedeutung selbst eine Übercodierung herbeiführte. Es besteht kein linguistisches Feld ohne bijektive Relationen zwischen ideographischen und phonetischen Werten, oder auch zwischen Gliederungen unterschiedlicher Ebenen, so Monemen und Phonemen, die letztlich die Unabhängigkeit und Linearität der deterritorialisierten Zeichen garantieren; aber dieses Feld bleibt von einer Transzendenz bestimmt, selbst wenn diese als Absenz oder leerer Ort begriffen wird, die das Umfalten, Umklappen und die notwendigen Unterordnungen besorgt und aus der im ganzen System der ungegliederte materielle Strom entspringt, in dem sie zurechtstutzt, entgegensetzt, auswählt und kombiniert: diese Transzendenz ist der Signifikant. Erstaunlich ist demnach, daß man so gut die Knechtschaft der Masse gegenüber den minimalen Elementen des Zeichens in der Immanenz der Sprache aufzeigt, aber nicht, wie die Beherrschung sich über die und in der Transzendenz des Signifikanten entfaltet.[59] Und doch dokumentiert sich hier wie anderswo die unaufhebbare Exteriorität der Eroberung. Denn wenn auch die Sprache selbst nicht die Eroberung voraussetzt, so setzen die Operationen des Umklappens, die die geschriebene Sprache konstituieren, sehr wohl zwei Einschreibungen voraus, die nicht dieselbe Sprache (langue) sprechen, zwei Sprachen (langages), deren eine die der Herren, deren andere die der Sklaven ist. Nougayrol gibt eine solche Situation wieder:

»Für die Sumerer ist (jenes Zeichen) Wasser; die Sumerer lesen dieses Zeichen als *a*, das auf sumerisch Wasser bedeutet. Ein Akkadier kommt und fragt seinen sumerischen Herrn: Was ist das für ein Zeichen? Der Sumerer antwortet ihm: das ist *a*. Der Akkadier nimmt dieses Zeichen für *a*, an diesem Punkt besteht keine Beziehung mehr zwischen Zeichen und dem Wasser, das auf akkadisch sich *mû* ausspricht ... Ich glaube, daß die Anwesenheit der Akkadier die Phonetisierung der Schrift bestimmt hat ... und daß der Kontakt zweier Völker fast notwendig ist, damit die Flamme einer neuen Schrift emporschlägt.«[60]

Besser kann nicht dargestellt werden, wie eine Operation des Bijektivmachens sich um einen despotischen Signifikanten organisiert, so daß dem eine alphabetische phonemische Kette entspringt. Nicht für die Analphabeten, sondern durch sie ist die alphabetische Schrift. Sie führt über die Analphabeten, diese unbewußten Arbeiter. Der Signifikant impliziert eine Sprache, die eine andere, die vollständig in phonetischen Elementen codiert ist, übercodiert. Und besteht das Unbewußte aus der topischen Ordnung einer doppelten Einschreibung, so ist es doch nicht wie eine Sprache strukturiert, sondern wie zwei. Der Signifikant scheint demzufolge sein Versprechen, uns ein modernes und funktionales Verständnis der Sprache zu ermöglichen, nicht zu

59 Ausgehend von den Problemen von Herrschaft und Knechtschaft möchte Bernard Pautrat die Annäherung Nietzsche-Saussure leisten (*Versions du Soleil, Figures et système de Nietzsche*, Ed. du Seuil 1971, S. 207 ff.). Er bemerkt richtig, daß Nietzsche, im Gegensatz zu Hegel, das Verhältnis von Herr und Knecht über die Sprache und nicht über die Arbeit laufen läßt. Doch wo er den Vergleich mit Saussure aufnimmt, hält er an der Sprache als System fest, dem die Masse unterworfen ist, und verwirft Nietzsches Idee einer Herrensprache, mittels derer diese Unterjochung sich vollzieht, als Fiktion.

60 Jean Nougayrol, in *L'Ecriture et la psychologie des Peuples*, Armand-Colin 1963, S. 90.

halten. Der Imperialismus des Signifikanten entläßt uns nicht aus der Frage »Was bedeutet das?«, er begnügt sich damit, sie uns im vorhinein zu versperren und alle Antworten dadurch als unbefriedigend zu erklären, daß er sie in den Rang eines einfachen Signifikats verweist. Die Exegese verwirft er im Namen der Rezitation, der reinen Textualität, der höheren Wissenschaftlichkeit. Solchermaßen die jungen Hunde des Palastes, die, allzu bereit, das Verswasser zu trinken, nicht einhalten zu schreien: der Signifikant, ihr seid nicht bis zum Signifikanten gelangt, ihr seid bei den Signifikaten hängengeblieben! Nur noch beim Signifikanten finden sie Lust. Aber dieser Herren-Signifikant bleibt, was er allzeit war, transzendenter Bestand, der den Mangel auf alle Elemente der Kette verteilt, etwas Gemeinsames für eine gemeinsame Abwesenheit, Begründer aller Strom-Einschnitte in ein und demselben Ort ein und desselben Einschnitts: abgelöstes Objekt, Phallus-und-Kastration, entzweiende Schranke, die die depressiven Subjekte dem großen paranoischen König unterwirft. O Signifikant, du furchtbarer Archaismus des Despoten, in dem man noch die leere Grabstätte, den toten Vater und das Mysterium des Namens sucht. Und vielleicht ist es das, was heutzutage die Wut einiger Linguisten auf Lacan und nicht weniger den Enthusiasmus seiner Schüler beseelt: die Kraft und Ernsthaftigkeit, mit der Lacan den Signifikanten auf seine Quelle, seinen wahren Ursprung, die despotische Epoche zurückführt und eine Höllenmaschine montiert, die den Wunsch an das Gesetz schmiedet, da, wie Lacan sich wohl denkt, in dieser Form der Signifikant dem Unbewußten am angemessensten ist und hier Signifikateffekte erzeugt.[61] Der Signifikant als verdrängende Repräsentation und das neue verschobene Repräsentierte, das er induziert, das berühmte Paar Metapher und Metonymie, alldas macht die deterritorialisierte übercodierende despotische Maschine aus.

Der Despot-Signifikant bewirkt die Übercodierung der territo-

61 Vgl. den ausgezeichneten Artikel von Elisabeth Roudinesco über Lacan, »L'Action d'une métaphore«, *La Pensée* Nr. 162, April 1972, worin sie die zwei Aspekte der analytischen signifikanten Kette und des transzendenten Signifikanten, von dem diese Kette abhängt, analysiert. Sie zeigt auf, daß Lacans Theorie weniger als ein linguistisches Konzept des Unbewußten denn als Kritik der Linguistik im Namen des Unbewußten zu interpretieren ist.

rialen Kette. Das Signifikat ist der Effekt des Signifikanten (weder das, was er repräsentiert, noch was er bezeichnet). Das Signifikat, das ist die Schwester der Grenze und die Mutter des Inneren. Schwester und Mutter sind jene Vorstellungen/Begriffe, die dem großen Lautbild entsprechen, der Stimme des Neuen Bundes und der direkten Filiation. Der Inzest ist die Operation der Übercodierung beider Enden der Kette innerhalb des ganzen, von den Grenzen bis zum Zentrum des vom Despoten beherrschten Territoriums: alle Schulden der Heiratsverbindung und die unendliche Schuld des Neuen Bundes verwandelnd, alle ausgedehnten Filiationen unter die direkte Filiation subsumierend. Der Inzest oder die königliche Dreieinigkeit bildet folglich die Einheit der verdrängenden Repräsentation im Verfahren der Übercodierung. Das System der Konnotation ist ersetzt durch das der Subordination oder Signifikation. In dem Maße, wie der Graphismus sich der Stimme aufträgt (jener Graphismus, der unlängst noch sich direkt in den Körper einschrieb), unterwirft sich die Repräsentation des Körpers der des Wortes: Schwester und Mutter bilden die Signifikate der Stimme. Doch insofern dieses Auftragen eine fiktive Stimme der Höhen induziert, die sich nur mehr im linearen Strom ausdrückt, ist der Despot selbst der Signifikant der Stimme, der gemeinsam mit seinen beiden Signifikaten die Übercodierung der gesamten Kette vornimmt. Was den Inzest unmöglich gemacht hatte – nämlich, daß wir einmal die Benennungen (Mutter/Schwester) hatten, nicht aber die Personen oder Körper, daß wir ein andermal die Körper hatten, sich aber die Benennungen von dem Augenblick an entzogen, da wir die Verbote, die sie trugen, verletzt hatten –, existiert nicht mehr. In den Trauungen der Verwandtschaftskörper und der parentalen Benennungen, in der Vereinigung des Signifikanten mit seinen Signifikaten ist der Inzest möglich geworden. Folglich ist die Frage keineswegs, ob der Despot sich mit der »wirklichen« Schwester und der wirklichen Mutter vereinigt. Denn allemal ist seine Schwester die Schwester der Wüste, und seine Mutter allemal die Mutter des Stammes. Sobald der Inzest *möglich* ist, ist minder wichtig, ob er simuliert wird oder nicht, denn auf jeden Fall wird über den Inzest noch anderes simuliert. Und wenn, entsprechend der Komplementarität von Simulierung und Identifizierung, auf die wir gestoßen waren, die

Identifizierung die des Objekts der Höhen ist, so ist die Simulierung wohl die ihm entsprechende Schrift, der aus diesem Objekt fließende Strom, der graphische Strom, der der Stimme entspringt. Die Simulierung ersetzt nicht die Realität, sie gilt nicht für sich, aber sie eignet sich diese im Zuge des Übercodierens an, sie erschafft sie auf dem neuen vollen Körper, der an die Stelle der Erde tritt. Sie bringt die Aneignung und die Produktion des Realen durch eine Quasi-Ursache zum Ausdruck. Im Inzest vögelt der Signifikant mit seinen Signifikaten. System der Simulierung: dies der andere Name für Signifikation und Unterordnung. Was über den selbst simulierten – folglich produzierten – Inzest (um so realer, als er simuliert wird, und *umgekehrt*) simuliert – folglich produziert – wird, sind die extremen Zustände einer rekonstituierten Intensität. Mit seiner Schwester simuliert der Despot »einen Nullzustand, aus dem die phallische Macht sich erheben soll« gleich einem Versprechen, »dessen verborgene Präsenz inmitten des Körpers bis zum Äußersten ermittelt werden muß«; mit der Mutter simuliert er eine Übermacht, in der beide Geschlechter auf den Höhepunkt ihrer eigenen exteriorisierten Charaktere gelangen sollen: der B-A Ba des Phallus als Stimme.[62] Also geht es im königlichen Inzest immer um anderes: um Bisexualität, Homosexualität, Kastration, Transvestismus als ebenso viele Gradienten und Übergänge im Zyklus der Intensitäten. Denn der despotische Signifikant setzt sich zum Ziel, das, was die primitive Maschine verdrängt hatte, den vollen Körper der intensiven Erde, neu zu erschaffen, allerdings auf der neuen Grundlage oder unter den neuen im deterritorialisierten vollen Körper des Despoten selbst gegebenen Bedingungen. Deshalb ändert sich die Bedeutung oder die Stellung des Inzests, wird er verdrängende Repräsentation. Bei der Übercodierung vermittels des Inzests geht es darum: daß alle Organe aller Subjekte, alle Augen, Münder, Penisse, alle Vaginen, Ohren, Ärsche sich an dem vollen Körper des Despoten wie an dem Pfauenschweif einer Königsschleppe festmachen und darin ihre intensiven Repräsentanten finden. Der Königsinzest ist nicht zu trennen von der intensiven Vermehrung der Organe und ihrer Einschreibung auf dem neuen vollen Körper (Sade hat diese stets königliche Rolle des Inzests sehr wohl gesehen). Jetzt

62 Guy Rosolato, *Essais sur le symbolique*, Gallimard 1969, S. 25–28.

wird der Apparat von Verdrängung und Repression, die verdrängende Repräsentation in Abhängigkeit von einer höchsten Gefahr bestimmt, die den Repräsentanten, auf den jene sich richtet, zum Ausdruck bringt: sollte auch nur ein einziges Organ aus dem despotischen Körper fließen, sich von ihm abkoppeln oder ihm entrinnen wollen, baut sich der Despot vor ihm auf, stellt sich ihm entgegen, Feind, durch den ihn der Tod ereilen wird – ein zu starrer Blick, ein zu seltenes Lächeln auf den Lippen, jedes Organ stellt einen möglichen Protest dar. In einem beklagt der halbtaube Cäsar sich über ein Ohr, das nicht mehr hört, und sieht den Blick von Cassius »mager und ausgehungert« auf sich ruhen und sieht das Lächeln von Cassius, »das über sein eigenes Lächeln zu lächeln schien«. Lange Geschichte, die den Körper des Despoten, ermordet, aufgelöst, zerstückelt, bearbeitet, in die Latrinen der Stadt führen wird. Hatte nicht schon der After das Objekt der Höhen abgetrennt und die ausgezeichnete Stimme geschaffen? War die Transzendenz des Phallus nicht abhängig vom After? Doch offenbart sich dieser erst am Ende, als letzte Erbschaft des verschwundenen Despoten, als Unterteil seiner Stimme: der Despot ist nur mehr jener »von der Himmelsdecke herabhängende Arsch einer toten Ratte«. Die Organe, gegen den Tyrannen gerichtete Organe des Citoyen, haben begonnen, sich vom Körper des Despoten zu lösen. Schließlich werden sie zu solchen des Privatmenschen, werden sich privatisieren entsprechend dem Modell und in Erinnerung des abgesetzten Afters, außerhalb des gesellschaftlichen Feldes, aus Angst zu stinken. Die gesamte Geschichte der primitiven Codierung, der despotischen Übercodierung, der Decodierung des Privatmenschen verläuft in diesen Strombewegungen: intensives germinales Einwirken (influx), Mehrstrom (surflux) des Königsinzests, Exkrementenrückstrom (reflux), der den toten Despoten in die Latrinen und uns alle zum »Privatmenschen« von heute führt – Artaud hat sie in seinem Hauptwerk *Heliogabal* gezeichnet. Die ganze Geschichte des graphischen Stroms führt von der Samenflut zur Wiege des Tyrannen, bis zur Scheißflut in seiner Kloakengruft – »alles Geschriebene ist Sauerei«, alles Schreiben bildet eine solche Simulierung, Sperma und Exkrement.

Man sollte meinen, daß das System der imperialen Repräsentation trotz allem sanfter sei als das der territorialen. Nicht mehr schreiben sich die Zeichen tief ins Fleisch ein, sondern auf Steine, Pergamenturkunden, Münzen, Listen. Entsprechend der Annahme Wittfogels von der »abnehmenden administrativen Rentabilität« verbleiben umfangreiche Sektoren, sofern sie die Staatsmacht nicht gefährden, semi-autonom. Das Auge zieht keinen Mehrwert mehr aus dem Schauspiel des Schmerzes; statt länger abzuschätzen, beginnt es jetzt eher »vorauszusehen« und zu überwachen, zu verhindern, daß irgendein Mehrwert sich der Übercodierung der despotischen Maschine entzieht. Alle Organe und ihre Funktionen erfahren eine Ausschöpfung, die sie auf den vollen Körper des Despoten konvergieren läßt. In Wahrheit ist diese Ordnung nicht sanfter, das System des Terrors hat jenes der Grausamkeit verdrängt. Diese bleibt, überwiegend in den autonomen oder quasi-autonomen Sektoren, bestehen, aber so, daß sie in den Staatsapparat eingebaut ist, der, um sie seinen Zwecken verfügbar zu machen und der höheren und aufgezwungenen Einheit eines schrecklicheren Gesetzes zu subsumieren, sie bald organisiert, bald toleriert oder beschränkt. Tatsächlich spät erst widersetzt sich das Gesetz dem Despotismus – oder erzeugt doch den Anschein (dann, wenn der Staat selbst sich als scheinbarer Schlichter zwischen von ihm unterschiedenen Klassen zur Darstellung bringt und damit notwendig die Form seiner Herrschaft verändern muß).[63] Nicht zu Anfang schon ist das Gesetz, was es einmal wird oder vorgibt zu sein: eine Sicherung gegen den Despotismus, ein immanentes Prinzip, das die Teile in einem Ganzen vereinigt, dieses zum Objekt der Erkenntnis und eines allgemeinen Willens macht, dessen Sanktionen allein per Urteil und Anwendung auf rebellierende Teile zum Tragen kommen. Das imperiale barbarische Gesetz besitzt vielmehr zwei Eigenschaften, die jenen eben erwähnten entgegenstehen – Kafka hat sie in aller Deutlichkeit entfaltet: zum einen der schizoid-paranoische Zug des Gesetzes (Metonymie), kraft dessen es nicht-totalisierbare und nicht-totalisierte Teile regiert, sie einschließt, sie als Bausteine organisiert, ihre Abstände regelt und ihre Kom-

63 Zum Übergang einer auf das magisch-religiöse Wort gegründeten königlichen Justiz zu einer auf das Dialog-Wort gegründeten Justiz der Stadt und dem damit einhergehenden »Herrschaftswechsel«, vgl. L. Gernet, »Droit et prédroit en Grèce ancienne«, *L'Année sociologique* 1948–1949, M. Détienne, *Les Maitres de vérité dans la Grèce archaique*, Maspero 1967, Michel Foucault, *La Volonté de savoir*.

munikation unterbindet, infolgedessen im Sinne einer kolossalen, aber formalen und leeren, einer erhöhten, distributiven und nicht kollektiven Einheit wirkt; zum anderen der manisch-depressive Zug (Metapher), demgemäß das Gesetz nichts bekanntgibt, kein erkennbares Objekt aufweist, das Urteil nicht der Sanktion, der Wortlaut des Gesetzes nicht dem Urteilsspruch vorausgeht. In ausgezeichneter Weise führt das Gottesurteil uns diese beiden Merkmale vor. Wie in der Maschine der *Strafkolonie* ist es die Strafe, die das Urteil und die Vorschrift schreibt. Wohl mag der Körper sich vom Graphismus befreit haben, der ihm im System der Konnotation eigen war, er wird nun Stein und Papier, Tafel und Münze, in die die neue Schrift ihre Figuren, ihren Phonetismus und ihr Alphabet zeichnen kann. Übercodieren, dies das Wesen des Gesetzes und Ursprung der neuen Leiden des Körpers. Schluß mit der Strafe als Fest, aus der das Auge im magischen Dreieck von Heiratsverbindung und Filiation Mehrwert zog – *die Strafe wird Rache,* Rache der jetzt im Despoten vereinigten Stimme, der Hand und des Auges, Rache des Neuen Bundes, dessen öffentlicher Charakter nichts am *Geheimnis* ändern wird: »ich werde gegen euch das Racheschwert der Bundesrache kommen lassen ...« Noch einmal, bevor das Gesetz eine Scheingarantie gegen den Despotismus wird, ist es Erfindung des Despoten selbst: *es bildet die juristische Form, die die unendliche Schuld annimmt.* Bis hin zu den späten römischen Kaisern wird man den Juristen im Gefolge des Despoten und die juristische Form im Bunde mit der imperialen Formation beobachten können: den Gesetzgeber mit dem Monstrum, Gajus und Commodus, Papinian und Caracalla, Ulpian und Heliogabal, »der Wahn, zwölf Cäsaren und das goldene Zeitalter des römischen Rechts« (je nach Bedarf die Partei des Schuldners gegen den Gläubiger ergreifend, um die unendliche Schuld sicherzustellen).

Da es Rache ist, Rache, die sich vorgängig geltend macht, vernichtet das imperiale barbarische Gesetz das primitive Spiel von Aktion, Wirken und Reaktion. Tugend der am despotischen Körper befestigten Subjekte muß jetzt die Passivität werden. Nietzsche nennt die Bedingung, unter der innerhalb der imperialen Formationen Strafe zur Rache wird, indem »unter dem Druck ihrer Hammerschläge, ihrer Künstler-Gewaltsamkeit ein ungeheures Quantum Freiheit aus der Welt, mindestens aus der Sichtbarkeit geschafft und gleichsam latent gemacht worden (ist)«. Es kommt derart zu einer Ausschöpfung des Todestriebes, der nicht mehr im primitiven Spiel von Aktion und Reaktion, worin die Fatalität noch etwas Beeinflußtes war, codiert, sondern düsterer Agent der Übercodierung, enthobenes Objekt wird, das über jedem schwebt, gleichsam als habe sich die Gesellschaftsmaschine von den Wunschmaschinen gelöst: Tod, Wunsch des Wunsches, Wunsch des Wunsches des Despoten, tief in den Staatsapparat eingeschriebene Latenz. Diesem Apparat, dem despotischen Körper würde wohl eher ein Überlebender entkommen als ein Organ entgleiten können. Denn es besteht keine andere Notwendigkeit (kein anderes Fatum) mehr als nur die des Signifikanten im Verhältnis zu seinen Signifikaten: derart das Regime des Terrors. Die dem Gesetz zugewiesene Bedeutung wird später erst erkannt, dann wenn es sich entwickelt und jene neue Gestalt angenommen hat, die es im Widerspruch zum Despotismus zu setzen scheint. Von Beginn an aber bringt es den Imperialismus des Signifikanten zum Ausdruck, der seine Signifikate als um so wirksamere und notwendigere Effekte schafft, insoweit sie sich der Erkenntnis entziehen und alles ihrer erhabenen Ursache schulden. Es kommt noch vor, daß die jungen Hunde die Rückkehr zum despotischen Signifikanten fordern, ohne Exegese noch Interpretation, während doch das Gesetz verlautbaren will, was es bedeutet, und die Unabhängigkeit seines Signifikats ins Licht stellt (gegen den Despotismus, wie es erklärt). Denn den Beobachtungen Kafkas folgend mögen die Hunde es, wenn der Wunsch in der reinen Ausschöpfung des Todestriebs sich mit dem Gesetz vermählt, statt wahrlich heuchlerische Doktoren anhören zu müssen, die erklären, was das alles bedeutet. Aber das alles, die Entwicklung des demokratischen Signifikats wie das Aufrollen des despotischen Signifikanten, hat weiterhin Teil an derselben bald offenen, bald versperrten Frage, an der fortgeführten Abstraktion, dieser Verdrängungsmaschinerie, die uns stets von den Wunschmaschinen entfernt. Denn es existiert immer nur ein Staat. »Wozu dient es?« verschwimmt fortschreitend mehr, entschwindet im Nebel des Pessismismus, des Nihilismus, Nada, Nada! Und tatsächlich besteht zwischen der Ordnung des Gesetzes, wie sie innerhalb der imperialen Formation zum Tragen kommt, und jener später sich entwickelnden das Gemeinsame: die Indifferenz gegenüber der Bezeichnung. Das Eigentümliche des Gesetzes, zu bedeuten, ohne zu bezeichnen, auch keine Person (die demokratische Konzeption des Gesetzes wird das zu einer ihrer Prämissen erheben). Das komplexe Verhältnis der Bezeichnung, wie es sich im primitiven Konnotationssystem als Spiel von Stimme, Graphismus und Auge entfaltet hatte, verschwindet hier im neuen Verhältnis barbarischer Unterordnung. Wie sollte die Bezeichnung auch bestehen bleiben, wenn das Zeichen aufhört, Wunschposition zu sein, um dieses universelle Zeichen, universelle Kastration zu werden, die den Wunsch an das Gesetz schmiedet? Die Zerstörung des alten Codes, das neue Signifikationsverhältnis, die *Notwendigkeit* dieses in der Übercodierung begründeten Verhältnisses verweisen die Bezeichnungen auf das *Beliebige* (oder aber sie lassen diese als fortdauernde Bausteine des alten Systems bestehen). Warum hören die Linguisten in ihrer Suche nach den Wahrheiten des despotischen Zeitalters nicht auf? Ist es möglich, daß diese Beliebigkeit der Bezeichnung als Gegenstück zur Notwendigkeit der Signifikation weder nur auf die dem Despoten Unterworfenen noch seine Knechte zielt, vielmehr auf ihn selbst, seine Dynastie und seinen Namen (»das Volk weiß nicht, welcher Kaiser regiert, und selbst über den Namen der Dynastie bestehen Zweifel«)? Das würde heißen, daß der Todestrieb noch tiefer im Staat steckte, als man angenommen hatte, und daß die Latenz nicht nur bei den Unterworfenen, sondern in den höchsten Rängen arbeitete. Die Rache wird die der unterworfenen Subjekte gegen den Despoten. Im Latenzsystem des Terrors wird, was nicht mehr aktiv bewirkt oder reagierend ist, »(dieses) gewaltsam latent gemachte ... (dieses) zurückgedrängte, zurückgetretene, ins Innere eingekerkerte« nun zum Ressentiment: auf die ewige Rache des Despoten antwortet das ewige Ressentiment der Unterworfenen. Die Einschreibung wird, ist sie einmal nicht mehr bewirkt, durch Reaktion hervorgerufen, »mit Ressentiment empfunden«. Macht sich das deterritorialisierte Zeichen zum Signifikanten, geht eine beträchtliche Reaktionsquantität in den latenten Zustand über, dann wechselt die gesamte Resonanz, die gesamte Einbehaltung an Umfang und Zeit (»das Nachträglich«). Rache und Ressentiment, gewiß bilden sie nicht den Anfang aller Justiz, aber deren

Werden und Bestimmung innerhalb der von Nietzsche analysierten imperialen Formation. Und wäre der Staat entsprechend seiner Prophezeihung selbst der Hund, der sterben wollte? Aber der ebenso aus seiner Asche aufersteht. Denn dieses ganze Gefüge des Neuen Bundes oder der unendlichen Schuld – der Imperialismus des Signifikanten, die metaphorische oder metonymische Notwendigkeit der Signifikate, *einschließlich* der Beliebigkeit der Bezeichnungen – garantiert den Fortbestand des Systems, erwirkt, daß ein Name dem anderen, eine Dynastie der anderen folgt, ohne daß die Signifikate sich ändern, noch die Mauer des Signifikanten aufgebrochen würde. Deshalb wurde die Ordnung der Latenz in den afrikanischen, chinesischen, ägyptischen usw. Reichen von fortwährenden Rebellionen und Sezessionen, nicht aber von Revolutionen heimgesucht. Auch da gilt noch, daß der Tod innen gespürt werden, aber von außen kommen muß.

Die Staatsgründer haben alles in den Zustand der Latenz versetzt: sie haben die Rache erfunden und das Ressentiment, diese Gegen-Rache, hervorgerufen. Dennoch sagt Nietzsche noch von ihnen, was er schon vom primitiven System gesagt hatte: daß nicht bei ihnen das »schlechte Gewissen« – hören wir Ödipus –, diese furchtbare Pflanze Wurzel gefaßt habe und aufgeblüht sei. Bloß wurde ein Schritt in diese Richtung getan: Ödipus, das schlechte Gewissen, die Verinnerlichung haben sie möglich gemacht ...[64] Was will Nietzsche sagen, er, der Cäsar als despotischen Signifikanten mit sich herumschleppte, und seine beiden Signifikate, seine Mutter und Schwester, die er, je näher er dem Wahne war, immer drückender empfand? In der Tat hat Ödipus seine Eizellen-Migration in der imperialen Repräsentation aufgenommen: einst verschobenes Repräsentiertes des Wunsches, ist er verdrängende Repräsentation geworden. Das Unmögliche ist möglich geworden; die unbesetzte Grenze findet sich jetzt vom Despoten besetzt. Ödipus hat seinen Namen erhalten, der Despot mit dem Klumpfuß, und führt den zweifachen Inzest durch Übercodierung aus, mit seiner Schwester und seiner Mutter als der verbalen Repräsentation unterworfenen Körperrepräsentationen. Zudem ist Ödipus im Begriff, jede der formalen Operationen, die ihn möglich machen werden, einzurichten: die Extrapolation eines abgehobenen Objekts; den *double-bind* der Über-

64 Nietzsche, *Genealogie der Moral*, Zweite Abhandlung, 17.

codierung oder des Königsinzests; das Bijektivmachen; die Applikation und Linearisierung der Kette zwischen Herren und Sklaven; die Einführung des Gesetzes in den Wunsch und dessen Unterordnung unter das Gesetz; die furchtbare Latenz mit ihrem Nachträglich oder Nachhinein. Alle Stücke der fünf Paralogismen scheinen derart vorbereitet. Aber noch trennt uns vieles vom psychoanalytischen Ödipus, und mit Recht behalten die Hellenisten nicht übermäßig lange jene Geschichte im Ohr, die ihnen die Psychoanalytiker auf Teufel komm 'raus erzählen. Wohl stellt es die Geschichte des Wunsches, seine Sexualgeschichte dar (es gibt keine andere), aber alle Teile werden als Räderwerk des Staates eingesetzt. Der Wunsch spielt gewiß nicht zwischen einem Sohn, einer Mutter und einem Vater. Der Wunsch besetzt libidinös eine Staatsmaschine, die die territoriale Maschine übercodiert und im Zuge einer zusätzlichen Schraubendrehung die Wunschmaschinen verdrängt. Aus dieser Besetzung geht der Inzest hervor, nicht umgekehrt, und setzt zunächst nur den Despoten, die Schwester und die Mutter ein: er ist die übercodierende und verdrängende Repräsentation. Während der Vater hier nur als Repräsentant der alten Territorialmaschine eingeht, bildet die Schwester den Repräsentanten des Neuen Bundes, die Mutter den Repräsentanten der direkten Filiation. Vater und Sohn sind noch nicht geboren. Die ganze Sexualität läuft zwischen Maschinen, in deren Kampf, Überlagerung, Aufbau ab. Lassen wir uns nochmals von der Version Freuds verblüffen. Wohl spürt er in *Der Mann Moses und die monotheistische Religion*, daß die Latenz eine Angelegenheit des Staates ist. Aber dann darf sie nicht auf den »Ödipuskomplex« folgen, nicht die Verdrängung oder gar seine Unterdrückung kennzeichnen. Sie muß sich aus der verdrängenden Aktion der Inzestrepräsentation ergeben, die noch keineswegs Komplex als verdrängter Wunsch ist, da vielmehr sie selbst die Verdrängungsaktion gegen den Wunsch ausübt. Der Ödipuskomplex, wie ihn die Psychoanalyse bezeichnet, wird von und aus der Latenz geboren werden und bedeutet die Rückkehr des Verdrängten unter Bedingungen, die den Wunsch verzerren, entstellen und selbst decodieren. Der Ödipuskomplex tritt erst nach der Latenz in Erscheinung, und wenn Freud zwei von jener geschiedene Stadien wiedererkennt, so verdient nur das zweite die Bezeichnung eines Komplexes, während das erste allein Teile und Räder zum Ausdruck bringt und unter gänzlich anderen Gesichtspunkten und innerhalb einer ganz anderen Organisation funktioniert. Darin beruht die Manie der Psychoanalyse samt allen ihren Paralogismen: etwas als Lösung oder Versuch zur Lösung des Komplexes vorzustellen, was dessen definitive Einführung, dessen Aufrichtung im Innern ist, als Komplex vorzustellen, was noch dessen Gegenteil ist. Denn was war nötig, damit Ödipus *der* Ödipus, der Ödipuskomplex wurde? In Wahrheit vieles – das was Nietzsche in der Entwicklung der unendlichen Schuld zum Teil geahnt hat.

Es war nötig, daß die ödipale Zelle ihre Migration beendet, daß sie sich nicht damit begnügt, aus dem Status des verschobenen Repräsentierten in den der verdrängenden Repräsentation überzugehen, sondern daß sie, aus verdrängender Repräsentation, endlich der Repräsentant des Wunsches selbst wird. Und daß sie es in der Eigenschaft des Repräsentierten wird. Es war nötig, daß die Schuld nicht nur unendlich, sondern verinnerlicht und vergeistigt wurde (das Christentum und seine Folgen). Es war nötig, daß Vater und Sohn sich ausbildeten, das heißt, daß die königliche Triade sich »vermännlichte«, und zwar in direkter Folge der jetzt verinnerlichten unendlichen Schuld.[65] Es war nötig, daß der Despoten-Ödipus durch den Ödipus der Unterworfenen, durch Väter-Ödipus und Söhne-Ödipus ersetzt wurde. Alle formalen Operationen mußten in einem decodierten gesellschaftlichen Feld wieder aufgenommen werden und im reinen und privaten Element der Verinnerlichung der inneren Reproduktion klingen. Es war nötig, daß der Apparat von Repression und Verdrängung eine vollständige Reorganisation erfuhr. Also mußte der Wunsch, nach Beendigung der Migration, jenes höchste Elend kennenlernen: gegen sich gewendet zu werden, das schlechte Gewissen, die Schuld, die ihn an das decodierteste ge-

65 Die Religionshistoriker und Psychoanalytiker wissen um dieses Problem der Vermännlichung der imperialen Triade in Abhängigkeit vom Vater-Sohn-Verhältnis, das darin eingeführt wird. Zu Recht sieht Nietzsche darin ein wesentliches Moment der Entwicklung der unendlichen Schuld: »... zeitweilig Erleichterung ... Geniestreich des *Christentums:* Gott selbst sich für die Schuld des Menschen opfernd, Gott selbst sich an sich selbst bezahlt machend, Gott als der einzige, der vom Menschen ablösen kann, was für den Menschen selbst unablösbar geworden ist – der Gläubiger sich für seinen Schuldner opfernd, aus *Liebe* (sollte man's glauben? –), aus Liebe zu seinem Schuldner! . . .« (*Genealogie der Moral,* Zweite Abhandlung, 21).

sellschaftliche Feld ebenso bindet wie an die kränklichste Innerlichkeit, Falle des Wunsches, seine Giftpflanze. Solange die Geschichte des Wunsches noch nicht zu diesem Ende geraten ist, sucht Ödipus alle Gesellschaften heim, aber wie ein Alptraum dessen, was sie noch nicht ereilt hat – seine Stunde ist noch nicht gekommen. (Und liegt nicht erneut die Stärke Lacans darin, die Psychoanalyse vor der fanatischen Ödipalisierung, in die jene ihr Schicksal bettete, bewahrt, errettet zu haben, und war es auch zum Preis einer Regression, zum Preis dessen, das Unbewußte weiterhin der Last des despotischen Apparates auszusetzen, es von ihm ausgehend neu zu interpretieren: Gesetz, Signifikant, Phallus und Kastration Ja, Ödipus Nein! Das despotische Zeitalter des Unbewußten.)

Die Stadt Ur, Ausgangspunkt von Abraham oder des Neuen Bundes. Der Staat hat sich nicht nach und nach entwickelt, sondern taucht vollbewaffnet auf: Meisterstück, originärer *Urstaat*, ewiges Vorbild dessen, was jeder Staat sein will und begehrt. Die sogenannte asiatische Produktionsweise, einschließlich des Staates, der sie zum Ausdruck bringt oder deren objektive Bewegung er konstituiert, bildet keine distinkte Formation; sie ist vielmehr die Basisformation, die den Horizont der gesamten Entwicklung absteckt. Allseits stoßen wir auf imperiale Maschinen, die den traditionellen historischen Formen vorausgehen und sich durch die Besonderheit des Staates, durch isolierten Gemeinbesitz und kollektive Abhängigkeit definieren. Jede höher»entwickelte« Form gleicht einem Palimpsest, sie überdeckt eine despotische Einschreibung, ein mykenisches Manuskript. Unter jedem Schwarzen und Juden ein Ägypter, ein Mykener unter den Griechen, ein Etrusker unter den Römern. Und wie fällt doch der Ursprung dem Vergessen anheim – Latenz, die den Staat selbst angreift und in deren Verlauf nicht selten die Schrift verschwindet. Seinen Untergang erfährt der Staat unter den Schlägen des Privateigentums, dann der Warenproduktion. Die Erde tritt in die Sphäre des Privateigentums, in jene der Waren. *Klassen* treten in dem Maße hervor, wie die Herrschenden nicht mehr mit dem Staat verwachsen sind, sondern davon unterschiedene Bestimmungen bilden, die den umgewandelten Apparat in ihren

Dienst nehmen. Das Privateigentum, zunächst neben dem Gemeinbesitz stehend, dann einen Bestandteil ausmachend oder es bedingend, schließlich fortschreitend determinierender, hat die Internalisierung der Beziehung Gläubiger-Schuldner in antagonistischen Klassenverhältnissen zur Folge.[66] Wie aber zugleich die Latenz, in die der despotische Staat eintritt, und die Mächtigkeit erklären, kraft deren er sich auf modifizierten Grundlagen reformiert und noch »lügnerischer«, »kälter«, »heuchlerischer« als zuvor wieder aufersteht? Vergessen und Rückkehr. Einerseits setzen der griechische Stadtstaat, die germanische Gemeinschaft, der Feudalismus die großen Reiche voraus, können ohne Rekurs auf den Urstaat, der ihren Horizont ausmacht, nicht verstanden werden. Andererseits ist das Problem dieser Gesellschaftsformen, den Urstaat, soweit es möglich ist und unter Wahrung der Erfordernisse der neuen distinkten Bestimmung, zu rekonstituieren. Denn was bedeutet das Privateigentum, der Reichtum, der Warenhandel, die Klassen anderes als – den Zusammenbruch der Codes? Das Auftauchen, Erscheinen nunmehr decodierter Ströme, die auf dem Sozius fließen und ihn gänzlich durchqueren. Der Staat kann sich nicht mehr damit bescheiden, schon codierte territoriale Elemente zu übercodieren, er muß für immer deterritorialisiertere Ströme spezifische Codes erfinden: den Despotismus in den Dienst des neuen Klassenverhältnisses stellen; das Handels- mit dem Steuergeld in Übereinstimmung bringen; überall der neuen Verfassung den Urstaat einflößen. Und allerorten das latente Vorbild, das man nicht mehr erreichen wird, aber das zu imitieren man gleichwohl sich nicht enthalten kann. Ertönt der melancholische Ruf der Ägypter zu den Griechen hinüber: »Ihr Griechen werdet auch immer Kinder bleiben!«

Diese besondere Gegebenheit des Staates als Kategorie, Vergessen und Wiederkehr gilt es zu erklären. Der originäre despotische Staat bildet keinen Einschnitt gleich den anderen. Von allen In-

66 Über das Regime des Privateigentums selbst schon im despotischen Staat vgl. Karl Wittfogel, *Die Orientalische Despotie. Eine vergleichende Untersuchung totaler Macht*, Köln/Berlin 1962, S. 115 ff., 292 ff. Zum chinesischen Reich vgl. Etienne Balazs, *La Bureaucratie céleste*, Kap. VII–IX. Über die beiden Möglichkeiten des Übergangs vom despotischen Staat zum Feudalsystem, je nachdem, ob sich die Warenproduktion mit dem Privateigentum vereinigt oder nicht, vgl. Maurice Godelier, *Sur le mode de production asiatique*, S. 90–92.

stitutionen ist er wahrscheinlich der einzige der voll entwickelt in den Gehirnen derer auftauchte, die ihn begründeten, »die Künstler, die wie Erz blicken«. Deshalb vermochte man im Marxismus so wenig mit ihm anzufangen; er fügt sich nicht den berühmten fünf Stadien ein, Urkommunismus, antiker Stadtstaat, Feudalismus, Kapitalismus, Sozialismus.[67] *Er stellt weder eine Formation unter den anderen dar noch den Übergang einer Formation in die andere.* Man könnte sagen, daß er gegenüber dem, was er trennt, und dem, was er absteckt, gewissermaßen zurücktritt, als zeuge er von einer anderen Dimension, einer geistigen Idealität, die sich der materiellen Evolution der Gesellschaft hinzufügt, regulative Idee oder Reflexionsprinzip (Terror), das die Teile und Ströme zu einem Ganzen vereinigt. Der despotische Staat trennt, überschneidet und übercodiert das Vorhergehende, die Territorialmaschine, die er auf den Status von Bausteinen, der geistigen Idee unterworfene Arbeitsteile reduziert. In diesem Sinne ist der despotische Staat sehr wohl Ursprung, aber Ursprung als Abstraktion, der seine Differenz zum konkreten Anfang zu begreifen hat. Wir wissen, daß der Mythos stets einen Übergang und Abstand zum Ausdruck bringt. Aber der primitive territoriale Mythos vom Anfang gab den Abstand wieder zwischen der eigentlich intensiven Energie (was Griaule »den metaphysischen Teil der Mythologie«, die Vibrationsspirale nannte) und dem extensiven gesellschaftlichen System, das sie bedingte, sowie dem, was vom einen zum anderen verlief – Heiratsverbindung und Filiation. Der imperiale Mythos des Ursprungs drückt etwas anderes aus: den Abstand des Anfangs zum Ursprung selbst, der Extension zur Idee, der Genese zur Ordnung und Macht (Neuer Bund) und dem, was von der zweiten zur ersten zurückgeht, dem, was die zweite wieder aufnimmt. So zeigt J.-P. Vernant, daß die imperialen Mythen sich kein dem

67 Über die mögliche oder unmögliche Vereinbarkeit der sogenannten asiatischen Produktionsweise mit den fünf Stadien, über die Gründe, die Engels in *Der Ursprung der Familie . . .* dazu führen, diese Kategorie abzuweisen, die Widerstände der russischen und chinesischen Marxisten gegenüber dieser Kategorie, vgl. *Sur le mode de production asiatique.* Erinnert sei an die gegen Wittfogel gerichteten Beschimpfungen, weil er es gewagt hatte, eine solch simple Frage zu stellen: ist die Kategorie des orientalischen despotischen Staates nicht Gründen wegen verworfen worden, die an seinem spezifisch paradigmatischen Status als Horizont selbst noch der modernen sozialistischen Staaten hängen?

Universum immanentes Organisationsprinzip vorstellen können, daß sie die Differenz zwischen dem Ursprung und dem Anfang der Herrschaft und der Genese der Welt postulieren und internalisieren müssen; »der Mythos erschafft sich in dieser Distanz, macht sie noch zum Gegenstand seiner Erzählung, zeichnet über die Abfolge der göttlichen Generation hinweg die Verwandlungen der Souveränität nach bis zu dem Zeitpunkt, wo eine jetzt entschiedene Obergewalt der dramatischen Bearbeitung der *dynasteia* ein Ende setzt«.[68] So daß letztlich nicht mehr klar ist, wem der Primat gebührt und ob die territoriale Linien-Maschine nicht eine despotische Maschine voraussetzt, der sie Bausteine entnimmt oder die sie ihrerseits segmentarisiert. In gewisser Weise läßt Ähnliches sich von dem sagen, was nach dem Urstaat eintritt, von dem, was dieser Staat absteckt. Er überschneidet, was vorher kommt, aber schneidet die späteren Formationen zurecht. Auch da gleicht er einer Abstraktion, die einer anderen Dimension angehört, stets zurückgenommen und in Latenz versetzt, die aber in den späteren Formationen, die ihr konkrete Existenz verleihen, um so besser wiederauflebt und sich erholt. Wandelbarer Staat, und doch hat es immer nur einen Staat gegeben. Daher alle diese Variationen des Neuen Bundes und doch stets auf der Grundlage derselben Kategorie. So setzt beispielsweise der Feudalismus nicht nur einen abstrakten despotischen Staat voraus, den er gemäß seiner Ordnung des Privateigentums und des Aufschwungs der Warenproduktion segmentarisiert, diese induzieren vielmehr gleichermaßen die konkrete Existenz eines *eigentlich feudalen Staates*, in dem der Despot als absoluter Monarch wieder aufersteht. Denn zweifach falsch zu glauben, daß die Entfaltung der Warenproduktion genüge, den Feudalismus zum Bersten zu bringen (in vielen Punkten verstärkt sie ihn gerade, liefert ihm neue Existenz- und Überlebensbedingungen), und daß das Feudalsystem durch sich selbst zum Staat in Widerspruch treten würde. Dieser als feudaler Staat ist demgegenüber gerade in der Lage, die Ware an der Einführung der Decodierung der Ströme, die allein den Ruin des Systems herbeiführen könnte, zu hindern.[69] Und für neuere Beispiele kön-

68 Jean-Pierre Vernant, *Les Origines de la pensée grecque*, P.U.F. 1962, S. 112 f.

69 Maurice Dobb hat dargelegt, welche unterschiedlichen Wirkungen die Entwicklung des Handels, des Marktes und des Geldes auf das Feudalwesen gezeitigt hat, die

nen wir Wittfogel folgen, der aufgewiesen hat, bis zu welchem Punkt die modernen kapitalistischen und sozialistischen Staaten noch am despotischen Urstaat partizipieren. Wie auch nicht in Demokratien den Despoten erkennen, heuchlerischer noch und kälter, noch berechnender, da er selbst rechnen und codieren muß, statt nur mehr die Rechnung zu übercodieren? Zwecklos, nach Art gewissenhafter Historiker eine Liste der Differenzen aufstellen zu wollen: Dorfgemeinschaften hier, Industriegesellschaften dort usw. Den Differenzen käme bestimmende Kraft nur zu, wäre der despotische Staat eine konkrete Formation unter anderen und damit vergleichend zu behandeln. Er aber ist Abstraktion, die gewiß innerhalb der imperialen Formation, aber gerade als Abstraktion sich realisiert (erhabene Übercodierungseinheit). Konkrete immanente Existenz erwirbt er erst in den späteren Formationen, die ihn unter anderen Gestalten und anderen Bedingungen auferstehen lassen. Gemeinsamer Horizont der Vorhergehenden wie des später Auftretenden, bedingt er die universale Geschichte nur soweit, als er stets an ihrer Seite steht und nie außerhalb ihrer: kaltes Monster, das die Art wiedergibt, in der die Geschichte »im Kopf«, im »Gehirn« ist – der Urstaat.

Marx erkannte an, daß die Geschichte in bestimmter Weise vom Abstrakten zum Konkreten schreitet: »daß die einfachen Kategorien Ausdrücke von Verhältnissen sind, in denen das unentwickeltere Konkrete sich realisiert haben mag, ohne noch die vielseitigere Beziehung oder Verhältnis, das in der konkreteren Kategorie geistig ausgedrückt ist, gesetzt zu haben; während das entwickeltere Konkrete dieselbe Kategorie als ein untergeordnetes Verhältnis beibehält«.[70] Der Staat war zunächst diese abstrakte Einheit, die isoliert funktionierende Untereinheiten integrierte; er ist heute einem Kräftefeld untergeordnet, dessen Ströme er koordiniert und dessen Herrschaftsverhältnisse er ausdrückt. Er begnügt sich nicht mehr damit, aufrechterhaltene und

zuweilen sogar die Leibeigenschaft und das Gesamtgefüge der Feudalstrukturen verstärkte. Vgl. *Entwicklung des Kapitalismus,* Köln-Berlin 1970, S. 44 ff. Mit Hilfe des Begriffs »Staatsfeudalismus« versucht François Hincker zu zeigen, wie im besonderen die französische absolute Monarchie die Produktivkräfte und die Warenproduktion im Rahmen eines Feudalsystems beläßt, das erst im 18. Jahrhundert aufhört zu existieren; vgl. *Sur le féodalisme,* Ed. Sociales 1971, S. 61–66.

70 K. Marx, *Grundrisse,* Einleitung, S. 23.

semi-autonome Territorien zu übercodieren, er muß für die deterritorialisierten Ströme des Geldes, der Ware und des Privateigentums Codes erfinden und einrichten. Nicht mehr stellt er die herrschende Klasse oder die herrschenden Klassen schlechthin dar, vielmehr wird er durch diese unabhängig gewordene Klasse selbst geformt, die ihn in den Dienst ihrer Macht und ihrer Widersprüche, ihrer Kämpfe und Kompromisse mit den beherrschten Klassen stellt. Er ist nicht mehr transzendentes Gesetz, das Fragmente regiert; mehr recht als schlecht muß er ein Ganzes entwerfen, dem er ein immanentes Gesetz vorgibt. Er ist nicht mehr der reine Signifikant, der seinen Signifikaten befiehlt, er taucht jetzt hinter ihnen auf und ist von dem bedingt, was er bedeutet. Er erschafft keine übercodierende Einheit mehr, er wird selbst im Feld decodierter Ströme geschaffen. Als Maschine bestimmt er kein soziales System mehr, er ist von diesem, dem er sich im Spiel seiner Funktionen eingliedert, bestimmt. Nicht daß er aufhörte, künstlich zu sein, aber er wird konkret, er strebt, während er sich zugleich den herrschenden Kräften unterordnet, zu seiner Konkretisierung. Eine analoge Entwicklung ist für die technische Maschine nachgewiesen worden, insofern diese keine abstrakte Einheit oder kein intellektuelles System mehr darstellt, das über isolierte Untereinheiten gebietet, sondern nun Verhältnis geworden ist, das einem als konkretes physisches System sich geltend machenden Kräftefeld untergeordnet ist.[71] Aber ist diese Tendenz zur Konkretisierung in der technischen oder gesellschaftlichen Maschine nicht Bewegung des Wunsches selbst? Wir geraten immer wieder in den ungeheuerlichen Widerspruch: der Staat ist Wunsch, der vom Kopf des Despoten in die Herzen der unterworfenen Subjekte übergeht, und vom Verstandesgesetz in das gesamte physische System, das sich von ihm ablöst oder befreit. Wunsch des Staates, diese phantastischste Repressionsmaschine, ist immer noch Wunsch, Subjekt, das wünscht, und Wunschobjekt. Wunsch ist jene Operation, die darin besteht, immer wieder in die neue Verfassung der Dinge den Urstaat einzuflößen, ihn soweit wie möglich dem neuen System immanent zu gestalten. Und für den Rest auf Null zurückgehen: dort und unter den Formen ein geistiges Reich errichten, wo der Staat als

71 Gilbert Simondon, *Du mode d'existence des objets techniques,* Aubier 1969, S. 25 bis 49.

solcher im physischen System nicht mehr funktionieren kann. Als die Christen sich des Reiches bemächtigten, gewann dieser komplementäre Dualismus Gestalt in jenen, die den Urstaat soweit wie möglich mit den Elementen wieder aufbauen wollten, die sie innerhalb der römischen Welt vorfanden, und jenen, den Reinen, die wieder in die Wüste ziehen, einen Neuen Bund gründen und die ägyptische und syrische Inspiration eines transzendenten Urstaates wiedergewinnen wollten. Welch erstaunliche Maschinen traten da auf den Säulen und in den Bäumen zutage! Das Christentum hat in diesem Sinne ein umfassendes Spiel zölibatärer und paranoischer Maschinen und einen ganzen Zug voller Paranoiker und Perverser entwickelt, die am Horizont auch unserer Geschichte ihren Platz haben und unsere Kalender bevölkern.[72] Dies sind die beiden Aspekte des Werdens des Staates: seine Interiorisierung in ein Feld immer stärker decodierter gesellschaftlicher Kräfte, das ein physisches System bildet; seine Spiritualisierung in einem fortschreitend mehr übercodierenden überirdischen Feld, das ein metaphysisches System abgibt. Die unendliche Schuld muß in einem sich interiorisieren und sich spiritualisieren, die Stunde des schlechten Gewissens naht, es wird auch die Stunde des größten Zynismus sein: »jene zurückgetretene Grausamkeit des innerlich gemachten, in sich selbst zurückgescheuchten Tiermenschen, des zum Zweck der Zähmung in den ›Staat‹ Eingesperrten«.

72 Jacques Lacarrière hat in *Les Hommes ivres de Dieu,* Arthaud 1961, die Figuren und Momente des christlichen Asketismus in Ägypten, Palästina und Syrien nachgezeichnet: zunächst jene der zwölf Paranoiker, die sich in der Nachbarschaft eines Dorfes niederlassen, dann in die Wüste ziehen, wo sie erstaunliche asketische Maschinen erfinden, die ihren Kampf gegen die alten Bünde und Filiationen zum Ausdruck bringen (Stadium Hl. Antonius); in der Folgezeit entstehen Schülergemeinschaften, Klöster, deren eine wesentliche Aufgabe darin besteht, das Leben der heiligen Gründer zu *schreiben* – zölibatäre Maschinen auf der Grundlage militärischer Disziplin, worin der Mönch »um sich herum in Form asketischer und kollektiver Zwänge das aggressive Universum der alten Verfolgungen wiedererstellt« (Stadium Hl. Pachomius); schließlich die Rückkehr in die Stadt oder ins Dorf, bewaffnete Gruppen von Perversen, die sich den Kampf gegen das untergehende Heidentum zur Aufgabe setzen (Stadium Schnoudi). Zum Verhältnis von Kloster und Stadt allgemein, vgl. Lewis Mumford, *La Cité à travers l'histoire,* Ed. du Seuil, S. 315 ff., 330 ff., wo er von der »Ausarbeitung einer neuen Form urbaner Strukturierung« in Abhängigkeit von den Klöstern spricht.

Die erste große Deterritorialisierungsbewegung tritt auf mit der Übercodierung des despotischen Staates. Aber sie ist noch nichts gegen jene Bewegung, die sich durch Decodierung der Ströme vollzieht. Doch genügen nicht schon decodierte Ströme, damit der neue Einschnitt den Sozius durchläuft und ihn umwandelt, das heißt, damit der Kapitalismus entsteht. Decodierte Ströme schlagen den despotischen Staat in Latenz, überfluten den Tyrannen, lassen ihn aber auch unter unerwarteten Formen wieder auftauchen – demokratisieren, oligarchisieren, segmentarisieren, monarchisieren ihn, aber immer interiorisieren und spiritualisieren sie ihn, mit dem latenten Urstaat am Horizont, über dessen Verlust man nicht hinwegkommt. Aufgabe des Staates nun ist es, das Produkt der decodierten Ströme so gut es geht durch reguläre oder außergewöhnliche Maßnahmen wieder zu decodieren. Nehmen wir das Beispiel Rom: die Decodierung von Grund- und Bodenströmen durch Privatisierung der Landgüter, die Decodierung von Geldströmen durch Bildung von großen Vermögen, die Decodierung von Handelsströmen durch die Entfaltung der Warenproduktion, die Decodierung von Produzenten durch Enteignung und Proletarisierung, alles ist vorhanden, ohne daß der Kapitalismus im strengen Sinne des Wortes entsteht, wohl aber ein auf Sklavenarbeit beruhendes System.[73] Oder auch das Beispiel Feudalismus: hier erzeugen das Privateigentum, die Warenproduktion, die Geldanhäufung, die Erweiterung des Marktes, die Entwicklung der Städte, das Auftreten der Grundrente in Geld oder das kontraktuelle Mieten von Arbeitskraft keineswegs eine kapitalistische Ökonomie, sondern führen nur zu verstärkten feudalen Stellungen und Verhältnissen, zuweilen zum Rückgang auf primitivere Stadien des Feudalsystems, in einigen Fällen selbst zur Wiedererrichtung einer Form der Sklavenhalterschaft. Zudem ist wohlbekannt, daß die monopolistische Tätigkeit zugunsten der Gilden und Handelsgesellschaften nicht den Aufschwung der kapitalistischen Produktion, vielmehr die Einfügung der Bourgeoisie in einen Stadt- und Staatsfeudalismus begünstigt, der sich dadurch auszeichnet, daß er, wie Marx sagt, in den Poren des alten vollen Körpers der Gesellschaftsmaschine neue Codes für die solchermaßen decodierten Ströme erstellt und

73 K. Marx, Antwort an Michailowski, November 1877, Marx/Engels, *Ausgewählte Briefe*, Berlin (Ost) 1953, S. 368 ff.

den Kaufmann am Leben erhält. Nicht der Kapitalismus löst demnach die Zersetzung des Feudalsystems aus, vielmehr umgekehrt. Aus diesem Grunde brauchte es zwischen den beiden Zeit. Diesbezüglich besteht eine große Differenz zwischen dem despotischen und dem kapitalistischen Zeitalter. Denn die Staatsgründer erscheinen wie der Blitz; die despotische Maschine ist synchronisch, gegenüber der Zeit der kapitalistischen Maschine, die diachronisch verläuft; die Kapitalisten tauchen nach und nach im Verlauf einer Serie auf, die gleichsam die Kreativität einer Geschichte begründet, eine eigentümliche Menagerie: schizoide Zeit des neuen kreativen Einschnitts.

Die Zersetzungen bestimmen sich durch die einfache Decodierung von Strömen, werden immer wieder durch das Überleben und die Umwandlungen des Staates kompensiert. Man spürt, daß der Tod innen aufzieht, daß der Wunsch selbst Todestrieb, Latenz ist, aber auch, daß er von diesen Strömen herkommt, die virtuell neues Leben mit sich führen. Decodierte Ströme, wer mag den Namen dieses neuen Wunsches nennen? Ströme von Besitzungen, die sich verkaufen, Geldströme, die fließen, Produktions- und Produktionsmittelströme, die sich im Schatten vorbereiten, Arbeiterströme, die sich deterritorialisieren: es bedurfte des Zusammentreffens aller dieser decodierten Ströme, ihrer Konjunktion, ihrer wechselseitigen Reaktion, der Kontingenz dieses Zusammentreffens, dieser Konjunktion, dieser Reaktion, daß dies alles sich einmal einstellte, damit aus ihnen der Kapitalismus hervorging und das alte System dies eine Mal der Tod von außen ereilte, während zugleich das neue Leben geboren wurde und der Wunsch seinen neuen Namen empfing. Es gibt universale Geschichte nur als solche von Kontingenz. Kommen wir zurück auf diese höchst kontingente Frage, die die modernen Historiker zu stellen vermögen: warum Europa, warum nicht China? Die Seeschiffahrt betreffend, fragte Braudel: warum nicht die chinesischen oder japanischen oder selbst muselmanischen Schiffe? Warum nicht Sindbad der Seefahrer? Nicht die Technik, die technische Maschine fehlte. Ist nicht vielmehr der Wunsch noch in den Netzen des despotischen Staates gefangen, hat er nicht vollkommen die Maschine des Despoten besetzt? »Sollte es das Verdienst des auf seinem schmalen Cap von Asien blockierten Okzidents gewesen sein, die Welt gebraucht zu haben, notwendig aus sich herausgehen zu müssen?«[74] Reisen gibt es nur als schizophrene (späterhin die amerikanische Bedeutung von Grenze: etwas überschreiten, Grenzen durchbrechen, Ströme vorbeiziehen lassen, nicht-codierte Räume besetzen). Es gab sie immer, die decodierten Wünsche, die Wünsche zur Decodierung, die Geschichte ist voll davon. Nun aber bilden die decodierten Ströme einen Wunsch nur – einen Wunsch, der produziert, statt zu träumen oder zu ermangeln, Wunschmaschine, gesellschaftliche und technische in einem – durch ihr Zusammentreffen an einem Ort, ihre Vereinigung in einem Raum, die Zeit braucht. Deshalb bestimmen sich der Kapitalismus und sein Einschnitt nicht schlicht durch decodierte Ströme, sondern durch die generalisierte Decodierung der Ströme, die neue durchschlagende Deterritorialisierung, die Konjunktion der deterritorialisierten Ströme. Die Einmaligkeit dieser Konjunktion konstituierte die Universalität des Kapitalismus. Grob vereinfacht gilt, daß die wilde territoriale Maschine von Produktionskonnexionen ausging, sich die barbarische Despotenmaschine, ausgehend von der erhabenen Einheit, auf die Aufzeichnungsdisjunktionen gründete. Der Kapitalismus, die zivilisierte Maschine aber wird sich als erste auf der Konjunktion etablieren. Nun bezeichnet die Konjunktion nicht nur Reste, die der Decodierung entgingen, nicht Verzehr und Verbrauch wie in den primitiven Festen, noch gar »Höchstmaß an Konsumtion« im Luxus des Despoten und seiner Agenten. Nimmt die Konjunktion einmal den ersten Rang innerhalb der Gesellschaftsmaschine ein, so wird im Gegenteil deutlich, daß sie sich vom Genuß und der konsumtiven Ausschweifung einer Klasse entbindet, daß sie den Luxus gerade zum Investitionsmittel macht und alle decodierten Ströme auf die Produktion aufträgt, innerhalb eines »Produzierens um des Produzierens willen«, das die primitiven Arbeitskonnexionen allein unter der Bedingung wiederfindet, daß es sie am Kapital als neuem deterritorialisierten Körper festmacht, dem wahren Verbraucher, dessen Emanationen sie zu sein scheinen (wie in dem von Marx beschriebenen Teufelspakt der »Industrieeunuchen«: lieber Freund, ich gebe dir, was dir nötig ist; aber ...[75]

74 Fernand Braudel, *Civilisation matérielle et capitalisme*, I, Armand-Colin 1967, S. 313.

75 K. Marx, *Ökonomisch-philosophische Manuskripte*, MEW Erg.-Bd. 1, S. 347.

Marx enthüllt im *Kapital* das Zusammentreffen zweier wesentlicher Elemente: auf der einen Seite der deterritorialisierte Arbeiter, der frei und bloß geworden ist, nur seine Arbeitskraft zu verkaufen hat, auf der anderen Seite das decodierte Geld, das Kapital geworden und instand gesetzt ist, jene zu kaufen. Daß diese beiden Elemente aus der Segmentarisierung des despotischen Staates im Feudalismus und aus der Auflösung des Feudalsystems selbst und seines Staates hervorgehen, erschafft noch nicht die äußerliche Konjunktion dieser beiden Ströme, des Produzenten- und des Geldstroms. Das Aufeinandertreffen hätte auch *nicht* stattfinden, die freien Arbeiter und das Geldkapital hätten beiderseits »virtuell« existieren können. Das eine Element ist auf eine Transformation konstitutiver Agrarstrukturen des alten Gesellschaftskörpers zurückzuführen, das zweite auf eine ganz andere Serie, die über den Händler und den Wucherer, wie sie marginal in den Poren dieses alten Körpers bestanden, führt.[76] Mehr noch, jedes dieser Elemente bringt mehrere Prozesse der Decodierung und Deterritorialisierung verschiedensten Ursprungs ins Spiel: für den freien Arbeiter Deterritorialisierung von Grund und Boden durch Privatisierung; Decodierung der Produktionsinstrumente durch Enteignung; Privation der Konsumtionsmittel durch Auflösung der Familie und der Zünfte; schließlich Decodierung des Arbeiters zugunsten der Arbeit selbst oder der Maschine – und für das Kapital Deterritorialisierung des Reichtums durch Geldabstraktion; Decodierung der Produktionsströme durch Handelskapital; Decodierung der Staaten durch Finanzkapital und öffentliche Schulden, Decodierung der Produktionsmittel durch Bildung des Industriekapitals, usw. Sehen wir uns noch etwas eingehender an, wie die Elemente zusam-

76 Vgl. den Kommentar von Balibar in Althusser/Balibar, *Das Kapital lesen* II, Reinbek bei Hamburg 1972, S. 378: »So findet sich die Einheit, die für die einmal entstandene kapitalistische Struktur charakteristisch ist, vorher nicht ... Es genügt daher, daß ein Zusammentreffen zwischen den Elementen, die vom Resultat ihrer Verbindung her identifiziert wurden, und dem historischen Feld, auf dem ihre spezifische Geschichte zu denken ist, stattgefunden hat und rigoros gedacht worden ist, wobei diese spezifische Geschichte *in ihrem Begriff* nichts mit dem Resultat zu tun hat, weil sie von der Struktur einer *anderen* Produktionsweise bestimmt wird. Auf diesem, durch die frühere Produktionsweise konstituierten historischen Feld nehmen die Elemente, aus denen man die Genealogie konstruiert, nur ›marginale‹, d. h. *nicht determinierende* Position ein.«

mentreffen, wie alle ihre Prozesse sich vereinigen. Das ist nicht mehr die Epoche der Grausamkeit oder des Terrors, aber des Zynismus, der von fremdartigem Mitleid begleitet ist (beide konstituieren den Humanismus: der Zynismus ist die physische Immanenz des gesellschaftlichen Feldes, und das Mitleid ist die Wahrung eines spiritualisierten Urstaates; der Zynismus ist das Kapital als Mittel, Mehrarbeit herauszupressen, und das Mitleid ist dieses nämliche Kapital als Gott-Kapital, aus dem alle Produktivkräfte hervorzugehen scheinen). Dieses Zeitalter des Zynismus ist das der Kapitalakkumulation, sie impliziert Zeit, gerade für die Vereinigung aller decodierten und deterritorialisierten Ströme. Wie Maurice Dobb gezeigt hat, bedarf es in einer ersten Phase der Akkumulation von Vermögensansprüchen, Land etwa, während einer günstigen Konjunkturlage, in der diese Güter billig zu kaufen sind (Auflösung des Feudalsystems); in einer zweiten Phase werden diese Güter, wenn ihr Marktwert hoch ist, verkauft, und zwar unter Bedingungen, die die industrielle Investition äußerst interessant werden lassen (»Preisrevolution«, reiches Reservoir an Arbeitskräften, Bildung eines Proletariats, leichter Zugang zu den Rohstoffquellen, günstige Bedingungen zur Herstellung von Werkzeugen und Maschinen).[77] Kontingente Faktoren aller Art begünstigen die Vereinigungen. Welche Zusammentreffen für die Bildung der einen Sache, der Namenlosen! Doch die Wirkung der Konjunktion ist die wachsende Kontrolle des Produkts durch das Kapital: der Kapitalismus sowie dessen Einschnitt, die Konjunktion aller decodierten und deterritorialisierten Ströme bestimmen sich nicht durch das Handels- oder Finanzkapital, die nur Ströme, Elemente unter anderen sind, sondern durch das Industriekapital. Zweifellos gewann auch der Händler schnell Einfluß auf die Produktion, sei es, daß er in auf den Handel gegründeten Berufen selbst zum Industriellen avancierte, sei es, daß er die Handwerker zu seinen eigenen Zwischenhändlern oder Angestellten machte (Kampf gegen die Gilden und Monopole). Erst dann aber beginnt der Kapitalismus, wird die kapitalistische Maschine errichtet, wenn sich das Kapital unmittelbar die Produktion aneignet, das Handels- und Finanzkapital nur mehr spezifische Funktionen darstellen, die einer bestimmten Arbeitsteilung innerhalb der kapi-

77 M. Dobb, *Entwicklung des Kapitalismus*, S. 181–189.

talistischen Produktionsweise im allgemeinen entsprechen. Also lassen sich auch hier die Produktion von Produktionen, die Produktion von Aufzeichnungen, die Produktion von Konsumtionen wiederfinden – aber eben innerhalb dieser Konjunktion decodierter Ströme, die das Kapital zum neuen vollen Gesellschaftskörper macht, während der Handels- und Finanzkapitalismus in seinen einfachen Formen sich allein in den Poren des alten Sozius installierte, dessen ältere Produktionsweise er nicht veränderte.

Bevor die kapitalistische Produktionsmaschine errichtet wird, führen Ware und Geld durch Abstraktion eine Decodierung der Ströme aus. Aber nicht auf identische Weise. Zunächst schreibt der einfache Tausch die Warenprodukte als bestimmte *Quanten* einer abstrakten Arbeitseinheit ein. Die in der Tauschbeziehung postulierte abstrakte Arbeit bringt, da sie sich in die qualitativen Arbeiten, denen ein je bestimmtes Quantum entspricht, zerlegt, die disjunktive Synthese der scheinhaften Bewegung der Ware hervor. Aber erst mit dem Auftreten eines »allgemeinen Äquivalents« in Form des Geldes etabliert sich die Herrschaft der *Quantitas*, die für alle Arten besonderer Werte gelten kann. Diese abstrakte Quantität muß nicht weniger einen beliebigen besonderen Wert besitzen, so daß sie zunächst noch als Größenverhältnis zwischen Quanten erscheint. In diesem Sinne formal, vereinigt die Tauschbeziehung unabhängig von ihr produzierte und eingeschriebene Partialobjekte. Weiterhin übercodiert, selbst unterdrückt, bleibt die Handels- und Geldeinschreibung durch die Eigenschaften und vorgängigen Einschreibeweisen eines unter seiner spezifischen Produktionsweise betrachteten Sozius, der abstrakte Arbeit nicht kennt, noch anerkannt. Dies bildet, wie Marx sagt, das einfachste und früheste Verhältnis produktiver Tätigkeit, tritt aber als solches erst in der modernen kapitalistischen Maschine in Erscheinung und wird derart praktisch wahr.[78] Deshalb verfügt die monetäre Handelseinschreibung über keinen eigenen Körper und fügt sich allenfalls in den bestehenden Gesellschaftskörper ein. Der Händler hält die fortbestehenden Territorialitäten weiterhin zum Narren und kauft dort ein, wo es billig, verkauft, wo es teuer ist. Vor der kapitalistischen Maschine steht das Handels- und Finanzkapital gleichsam nur in

78 K. Marx, *Grundrisse*, S. 25.

einem Bündnisverhältnis zur nichtkapitalistischen Produktion, sie tritt in dieses die vorkapitalistischen Staaten charakterisierende neue Bündnis ein (von daher die Allianz der Handels- und Bankbourgeoisie mit dem Feudalsystem). Kurz, die kapitalistische Maschine beginnt, wenn das Kapital aufhört, Bündniskapital zu sein, und filiatives Kapital wird. Dies wird es, sobald das Geld Geld erzeugt oder der Wert einen Mehrwert:

»der Wert wird also prozessierender Wert, prozessierendes Geld und als solches Kapital ... so stellt er sich hier plötzlich dar als eine prozessierende, sich selbst bewegende Substanz, für welche Ware und Geld beide bloße Formen ... er unterscheidet sich als ursprünglicher Wert von sich selbst als Mehrwert, als Gott Vater von sich selbst als Gott Sohn, und beide sind vom selben Alter und bilden in der Tat nur eine Person, denn nur durch den Mehrwert von 10 Pf. St. werden die vorgeschossenen 100 Pf. St. Kapital ...«[79]

Nur unter diesen Bedingungen wird das Kapital der volle Körper, neuer Sozius oder Quasi-Ursache, die sich alle Produktivkräfte aneignet. Nicht mehr im Bereich des Quantums oder der Quantitas, sondern in dem des Differentialverhältnisses als Konjunktion befinden wir uns, der das dem Kapitalismus eigene Feld definiert und der Abstraktion als solcher ihren effektiv konkreten Wert, ihre Tendenz zur Konkretisierung erwirkt. Die Abstraktion bleibt, was sie schon immer war, erscheint aber nicht mehr in der einfachen Quantität als variables Verhältnis zwischen unabhängigen Termen, sie hat die Unabhängigkeit, die Qualität der Terme und die Quantität der Verhältnisse auf sich genommen. Das Abstrakte setzt selbst das komplexere Verhältnis, in dem es »wie« etwas Konkretes sich entwickeln wird. Dies der Differentialquotient $\frac{Dy}{Dx}$, worin Dy sich aus der Arbeitskraft ableitet und die Fluktuation des konstanten Kapitals ausmacht, Dy aus dem Kapital sich ableitet und die Fluktuation des konstanten Kapitels konstituiert. (»Der Begriff des konstanten Kapitals schließt eine Wertrevolution seiner Bestandteile in keiner Weise aus.«) Aus der Fluxion der decodierten Ströme, ihrer Konjunktion, geht die filiative Form des Kapitals $x + dx$ hervor. Im Differentialquotienten ist die grundlegende kapitalistische Erscheinung zum Ausdruck gebracht: *die Transformation des Mehr-*

79 K. Marx, *Das Kapital I*, MEW Bd. 23, S. 170, S. 169.

werts an Code in Mehrwert an Strömen. Daß hier eine mathematische Formel die alten Codes ersetzt hat, bedeutet schlicht, daß die bisher bestehenden Codes und Territorialitäten zugunsten einer ganz andersartigen, ganz anders funktionierenden Maschine zusammenbrechen. Das ist nicht mehr die Grausamkeit des Lebens noch der Terror eines Lebens gegen ein anderes, sondern ein Despotismus *post mortem*, ein zu Arsch und Vampir gewordener Despot: »Das Kapital ist verstorbne Arbeit, die sich nur vampyrmäßig belebt durch Einsaugung lebendiger Arbeit und um so mehr lebt, je mehr sie davon einsaugt.« Das Industriekapital repräsentiert so eine der kapitalistischen Maschine konstitutive neue-neue Filiation, der gegenüber das Handels- und Finanzkapital die Form eines neuen Neuen Bundes an- und spezifische Funktionen übernehmen wird.

Das berühmte Problem des tendenziellen Falls der Profitrate, das heißt des Mehrwerts im Verhältnis zum Gesamtkapital, läßt sich nur verstehen aus dem immanenten Gesamtkomplex des Kapitalismus und vermittels der Bedingung, die eine Transformation des Mehrwerts an Code in Mehrwert an Strömen bewirkt. Zunächst wird offenkundig, daß (entsprechend den Ausführungen von Balibar) der tendenzielle Fall zu keinem Ende kommt, vielmehr, indem er die Faktoren reproduziert, die ihm entgegenwirken, sich selbst reproduziert. Aber warum kommt er zu keinem Ende? Unzweifelhaft aus den gleichen Gründen, die Kapitalisten wie deren Ökonomen auflachen lassen, wenn sie bemerken, daß der Mehrwert mathematisch nicht zu bestimmen ist. Doch haben sie dabei so viel wahrlich nicht zu lachen. Sie sollten vielmehr daraus schließen, was sie doch zu verbergen suchen: daß es nicht dasselbe Geld ist, das in die Tasche des Lohnempfängers wandert und das sich in der Unternehmensbilanz niederschlägt. Im einen Fall ohnmächtige Zeichen des Tauschwertes, ein Strom von Zahlungsmitteln relativ zu Konsumgütern und Gebrauchswerten, eine bijektive Beziehung zwischen dem Geld und einer vorgesetzten Auswahl an Produkten (»worauf ich Anspruch habe, was mir zukommt, das ist demnach mir ...«); im anderen Fall Zeichen der Macht des Kapitals, Finanzierungsströme, ein Differentialquotientensystem der Produktion, das von prospektiver Stärke oder Langzeitberechnung – nicht von hic-et-nunc-Realisierung – zeugt und gleich einer Axiomatik abstrakter

Quantitäten funktioniert. Im einen Fall stellt das Geld einen möglichen Entnahme-Einschnitt auf einem Konsumstrom dar; im anderen die Möglichkeit eines Abtrennungs-Einschnitts und einer Neugliederung ökonomischer Ketten gemäß der Anpassungslinie der Produktionsströme an die Disjunktionen des Kapitals. Es wurde auf die Bedeutung hingewiesen, die innerhalb des kapitalistischen Systems der Dualität zwischen Bildung von Zahlungsmitteln und Finanzierungsstruktur, Geldverwaltung und Finanzierung der kapitalistischen Akkumulation, Tauschgeld und Kreditgeld zukommt.[80] Daß die Bank an beiden Sphären, Finanzierung und Zahlung, partizipiert, als beider Scharnier dient, macht nur ihre vielfältigen Interaktionen deutlich. So findet im Rahmen des Kreditgeldes, das alle Außenstände des Handels oder der Banken umfaßt, der reine Handelskredit seine Grundlage in der einfachen Warenzirkulation, in der sich das Geld als Zahlungsmittel entwickelt (der Dato-Wechsel, der eine monetäre Form der unendlichen Schuld darstellt). Umgekehrt ruft der Bankkredit die Demonetisierung oder Entmaterialisierung des Geldes hervor; er beruht auf der Zirkulation von Wechseln statt von Geld, durchläuft einen besonderen Zyklus, in dem er einen Wert als Tauschmittel zunächst erhält, dann verliert, und worin die Bedingungen des Stroms jene des Rückstroms implizieren, derart der unendlichen Schuld die kapitalistische Form verleihend; doch garantiert der Staat als Regulator die prinzipielle Konvertibilität dieses Kreditgeldes, sei es unmittelbar durch Goldbindung, sei es mittelbar durch einen spezifischen Konzentrationsmodus, der aus einem Kreditbürgen, einheitlichen Zinsfuß, der Einheit der Kapitalmärkte usw. besteht. Zu Recht wird demzufolge auf die krasse *Verschleierung* der beiden Formen des Geldes, Zahlung und Finanzierung, der beiden Momente der Bankpraxis, abgehoben. Doch hängt diese Verschleierung weniger von einem Verleugnen ab, als daß sie das kapitalistische Immanenzfeld, die objektiv-scheinhafte Bewegung zum Ausdruck bringt, in der die niedere und untergeordnete Form nicht weniger unerläßlich ist als die andere (das Geld muß notwendig auf beiden Hochzeiten tanzen), und in der die Integration

80 Suzanne de Brunhoff, *L'Offre de monnaie, critique d'un concept,* Maspero 1971. Und *La Monnaie chez Marx*, Ed. Sociales 1967 (vgl. die Kritik der Thesen von Hilferding S. 16 ff.).

der beherrschten Klassen ohne die Andeutung dieses nicht angewandten Konvertibilitätsprinzips nicht gelingen würde, die doch ausreicht, damit der Wunsch der benachteiligtsten Kreatur unter Einsatz aller Kräfte und unabhängig von jeglicher ökonomischer Kenntnis oder Unkennntis das kapitalistische gesellschaftliche Feld als ganzes besetzt. Ströme, die nur Ströme wünschen und Verhältnisse zwischen den Strömen und Strom-Einschnitte? – die der Kapitalismus vermocht hat, unter bisher unbekannten monetären Bedingungen fließen zu lassen und zu trennen. Wenn der Kapitalismus auch seinem Wesen oder seiner Produktionsweise zufolge industriell ist, so funktioniert er doch nur als Warenkapitalismus; wenn er auch wesentlich filiatives Industriekapital ist, so funktioniert er doch nur mittels seines Bündnisses mit dem Handels- und Finanzkapital. In gewisser Weise ist es die Bank, die das gesamte System sowie die Wunschbesetzung erhält.[81] Einer der Beiträge Keynes' bestand darin, den Wunsch in die Problematik des Geldes wieder eingebracht zu haben; dies gilt es, den Erfordernissen der marxistischen Analyse zu unterwerfen. Wie unglückselig deshalb, daß die marxistischen Ökonomen allzuoft bei Betrachtung über die Produktionsweise, über die Theorie des Geldes als allgemeines Äquivalent, wie sie im ersten Abschnitt des *Kapitals* erscheint, stehenbleiben, statt ausreichend den Bankpraktiken, den Finanzoperationen und der spezifischen Zirkulation des Kreditgeldes Rechnung zu tragen (darin bestünde der Sinn einer Rückwendung zu Marx, zur marxistischen Theorie des Geldes).

Kommen wir auf die Doppelheit des Geldes, seine beiden Listen und Einschreibungen zurück, deren eine sich in der Abrechnung des Lohnabhängigen, deren andere sich in der Bilanz des Unternehmens niederschlägt. Beide Größenordnungen an derselben analytischen Einheit zu messen, wäre eine Fiktion, ein Schwindel

81 Suzanne de Brunhoff, *L'Offre de monnaie*, S. 124: »Der Begriff der monetären Masse kann nur Sinn haben innerhalb des Spiels eines Kreditsystems, worin die verschiedenen Geldformen sich kombinieren. Ohne ein solches System verfügte man nur über einen Bestand an Zahlungsmitteln, die den gesellschaftlichen Charakter eines allgemeinen Äquivalents nicht erlangen und nur in lokalen privaten Zyklen eingesetzt werden könnten. Es existierte keine allgemeine Geldzirkulation. Nur im zentralisierten System können die Geldformen homogen werden und als Bestandteile eines gegliederten Ganzen in Erscheinung treten.« (Über die objektive *Verschleierung* im System vgl. S. 110 ff.)

kosmischen Ausmaßes, so wie wenn man intergalaktische oder intraatomische Größen in Metern und Zentimetern messen wollte. Zwischen dem Wert der Unternehmen und dem der Arbeitskraft der Lohnabhängigen besteht unzweideutig kein gemeinsames Maß. Deshalb kommt der tendenzielle Fall zu keinem Ende. Berechenbar ist wohl jener Differentialquotient, in dem es sich unter dem Gesichtspunkt vollen Nutzens um die Variationsgrenze von Produktionsströmen handelt, nicht aber, wo der Produktionsstrom und der Arbeitsstrom, von denen der Mehrwert abhängig ist, anstehen. Die Differenz annulliert sich folglich nicht im Quotienten, der sie als Wesensdifferenz konstituiert, die »Tendenz« hat kein Ende, keine äußerliche Grenze, die sie erreichen oder der sie sich auch nur nähern könnte. Die Tendenz besitzt einzig eine interne Grenze, die sie überschreitet, allerdings indem sie sie verschiebt, das heißt sie rekonstituiert, sie als interne Grenze, die erneut mittels Verschiebung überschritten werden muß, wiederfindet: so erzeugt sich die Kontinuität des kapitalistischen Prozesses in diesem stets verschobenen Einschnitt des Einschnitts (coupure de coupure), anders gesagt in der Einheit von Spaltung (schize) und Strom. Unter diesem Aspekt schon erweitert sich unaufhörlich der gesellschaftliche Immanenzzusammenhang, wie er sich im Zurückweichen und der Transformation des Urstaates enthüllt, und nimmt derart eine ihm eigentümliche Konsistenz an, die offenbart, daß der Kapitalismus für sich selbst das allgemeine Prinzip, wonach die Dinge nur dann gut gehen, wenn sie fortwährend in Unordnung geraten, gestört werden, zu interpretieren vermochte: die Krise als »immanentes Mittel der kapitalistischen Produktionsweise«. Bildet der Kapitalismus die äußerliche Grenze einer jeden Gesellschaft, so weil er selbst zwar nicht eine derartige Grenze, wohl aber eine innere besitzt, das Kapital selbst, auf die er nicht trifft, sondern die er nur reproduziert, indem er sie fortwährend verschiebt.[82] Jean-Joseph Goux unternimmt die Analyse des mathematischen Phänomens der tangentenlosen Kurve und verweist

82 K. Marx, *Das Kapital* III, MEW Bd. 25, S. 260: »Die kapitalistische Produktion strebt beständig, diese ihr immanenten Schranken zu überwinden, aber sie überwindet sie nur durch Mittel, die ihr diese Schranken aufs neue und auf gewaltigerm Maßstab entgegenstellen. Die *wahre Schranke* der kapitalistischen Produktion ist *das Kapital* selbst.«

auf deren Bedeutung innerhalb der Ökonomie und Linguistik gleichermaßen:

»Wenn die Bewegung auf kein Ende zutreibt, der Differentialquotient nicht berechenbar ist, besitzt das Gegenwärtige keine Bedeutung ... Der Differentialquotient löst sich nicht, die Differenzen heben sich in ihrem Verhältnis nicht mehr auf. Dem Bruch, dem Bruch des Bruchs setzt sich keine Grenze entgegen. Die Tendenz findet kein Ende, das Bewegliche erschöpft niemals, was die unmittelbare Zukunft ihm aufbewahrt; es wird endlos durch Zwischenfälle, Umleitungen aufgehalten ... Komplexer Begriff einer Kontinuität im absoluten Bruch.«[83]

In der erweiterten Immanenz des Systems sucht die Grenze durch ihre Verschiebung zu rekonstitutieren, was in ihrer primitiven Stellung sie versucht hatte niederzuhalten.

Diese Bewegung der Verschiebung gehört essentiell zur Deterritorialisierung des Kapitalismus. Deren Prozeß führt, wie Samir Amin darlegt, vom Zentrum zur Peripherie, das heißt von den entwickelten zu den unterentwickelten Ländern, die keine abgesonderte Welt, vielmehr einen wesentlichen Teil der weltumspannenden kapitalistischen Maschine bilden. Hinzugefügt sei, daß das Zentrum selbst seine organisierten Enklaven der Unterentwicklung, seine Reservate und Elendsquartiere als innere Peripherie besitzt (Pierre Moussa definierte die USA als erfolgreichen Teil der Dritten Welt, der ungeheure Zonen von Unterentwicklung bewahrt habe). Und wenn tatsächlich zumindest partiell im Zentrum der tendenzielle Fall der Profitrate oder deren Egalisierung spürbar wird, was die Ökonomie auf die fortgeschrittensten und automatisiertesten Sektoren sich verlagern läßt, so sichert eine wahrhaftige »Entwicklung der Unterentwicklung« an der Peripherie die verstärkte Ausbeutung des hier ansässigen Proletariats gegenüber dem des Zentrums, wie ein Ansteigen der Mehrwertrate. Denn grundlegend falsch zu glauben, daß die Exporte der Peripherie vor allem aus traditionellen Sektoren oder von archaischen Territorialitäten stammen: sie gehen vielmehr aus modernen und reichen Mehrwert erzeugenden Industrien und Plantagen hervor, woraus zu schließen ist, daß nicht etwa die entwickelten Länder Kapitalien an die unterentwickelten liefern, sondern umgekehrt. So sehr ist wahr, daß nicht nur ein einziges Mal, an der Wiege des Kapitalismus, die ursprüngliche Akkumulation stattge-

83 Jean-Joseph Goux, »Dérivable et indérivable«, *Critique*, Januar 1970, S. 48 f.

funden hat, sondern permanent ist und sich unaufhörlich reproduziert. Der Kapitalismus exportiert filiatives Kapital. Während die kapitalistische Deterritorialisierung sich vom Zentrum zur Peripherie streckt, vollzieht sich die Decodierung der Ströme an der Peripherie durch »Exartikulation«, die den Untergang der traditionellen Sektoren und die Entwicklung extravertierter ökonomischer Kreisläufe, eine spezifische Hypertrophie des tertiären Sektors und extreme Ungleichheit in der Verteilung von Erträgen und Einkommen sicherstellt.[84] Denn jedes Fließen des Stroms ist Deterritorialisierung, jede verschobene Grenze Decodierung. Der Kapitalismus schizophrenisiert unaufhaltsam an der Peripherie. Dazu ist nicht mehr nötig, als daß im Zentrum der tendenzielle Fall seine beschränkte Bedeutung bewahrt, das heißt die durch Entfaltung der Produktivkräfte, der Automation, des konstanten Kapitals garantierte relative Abnahme des Mehrwerts im Verhältnis zum Gesamtkapital.

Diese Problematik ist letzthin von Maurice Clavel in einer Reihe entscheidender und bewußt inkompetenter Fragen erneut gestellt worden. Das heißt Fragen an die marxistischen Ökonomen von einem, der nicht recht versteht, wie man den von Menschen erzeugten Mehrwert weiterhin als Basis der kapitalistischen Produktion unterstellen kann, obgleich man doch anerkennt, daß auch die Maschinen »arbeiten« oder Wert schaffen, immer gearbeitet haben und gegenüber dem Menschen immer mehr arbeiten werden, dieser somit aufhört, konstitutiver Teil des Produktionsprozesses zu sein, und fortschreitend mehr dessen Anhängsel wird.[85] Es besteht demnach ein vom konstanten Kapital geschaffener Maschinen-Mehrwert, der, mit der Automation und Produktivität sich entwickelnd, durch die dem tendenziellen Fall der Profitrate entgegenwirkenden Faktoren (»erhöhter Exploitationsgrad der menschlichen Arbeitskraft«, »Verbilligung der Elemente des konstanten Kapitals«, usw.) nicht zu erklären ist, da vielmehr diese Faktoren selbst davon abhängen. Es scheint uns, und das sagen wir mit ebensolcher unumgänglicher Inkompetenz, daß diese Probleme nur unter der Perspektive der Transformation des Mehrwerts an Code in Mehrwert an Strömen

84 Samir Amin, *L'Accumulation à l'échelle mondiale*, Anthropos 1970, S. 373 ff.

85 Maurice Clavel, *Qui est aliéné?*, S. 110–124, S. 320–327. (Vgl. das große Kapitel von Marx über die Automation, *Grundrisse*, S. 882 ff.)

angegangen werden können. Denn solange wir die vorkapitalistischen Ordnungen durch Mehrwert an Code, den Kapitalismus durch generalisierte Decodierung, die jenen in Mehrwert an Strömen verwandelt, definierten, war unsere Darstellung noch zu summarisch, haben wir so getan, als ob sich beim Aufbruch des Kapitalismus ein für allemal die Sache geregelt und dieser jeden Codewert verloren hätte. Dem ist aber nicht so. Einerseits bleiben Codes, als Archaismen, bestehen, übernehmen allerdings eine vollkommen aktuelle, der Lage angepaßte Funktion im personifizierten Kapital (der Kapitalist, der Arbeiter, der Händler, der Bankier ...); andererseits aber – und dies ist wesentlicher – setzt jede technische Maschine Ströme bestimmten Typs voraus: den Maschinen sowohl innerliche wie äußerliche *Codeströme*, die die Elemente einer Technologie und selbst einer Wissenschaft ausmachen. Es sind die Codeströme, die auch in den vorkapitalistischen Gesellschaften derart einkastiert, codiert oder übercodiert werden, daß sie niemals zur Unabhängigkeit geraten (der Schmied, der Astronom ...). Die generalisierte Decodierung der Ströme im Kapitalismus hat die Codeströme nicht minder als die anderen auch befreit, deterritorialisiert, decodiert – so daß die automatische Maschine sie immer mehr in ihren Körper oder in ihre Struktur als Kräftefeld interiorisiert hat, während sie im gleichen Akt immer mehr von Wissenschaft und Technologie, von einer sogenannten geistigen Arbeit gegenüber der körperlichen des Arbeiters abhängig wurde (Entwicklung des technischen Objekts). Nicht daß in diesem Sinne die Maschinen den Kapitalismus geschaffen hätten – vielmehr hat dieser sie geschaffen, wie er auch fortfährt, neue Einschnitte vorzunehmen, dank deren er seine technischen Produktionsweisen revolutioniert.

Indes bedarf es hierzu noch einiger zusätzlicher Bemerkungen. Die Einschnitte brauchen Zeit und erstrecken sich über eine weiträumige Fläche. Keineswegs läßt eine diachronische kapitalistische Maschine sich schon durch eine oder mehrere technische Maschinen revolutionieren, keineswegs gewährt sie ihren Wissenschaftlern und Technikern eine in den früheren Systemen nicht zu erahnende Autonomie. Ohne Zweifel mag sie Wissenschaftler, Mathematiker zum Beispiel, in ihrer Ecke »schizophrenisieren« lassen und gesellschaftlich decodierte Codeströme in Umlauf setzen, die jene Gelehrten in Axiomatiken sogenannter

Grundlagenforschungen organisieren. Aber nicht dort liegt die *wirkliche Axiomatik* vor (man läßt die Wissenschaftler bis zu einem bestimmten Punkt in Frieden denken, läßt sie ihre eigenen Axiomatiken erstellen, doch kommt der Zeitpunkt, wo die Sache ernst wird, dann muß zum Beispiel eben die nichtdeterministische Physik mit ihren Korpuskularströmen sich wieder mit dem »Determinismus« versöhnen). Die wirkliche Axiomatik ist die der Gesellschaftsmaschine selbst, die sich an die Stelle der alten Codierungen und zugunsten des kapitalistischen Systems und im Dienste seiner Zwecke alle decodierten Ströme einschließlich der wissenschaftlichen und technischen Codeströme organisiert. So wurde oft vermerkt, daß die industrielle Revolution Erscheinungen wie die Erhöhung der Rate des technischen Fortschritts mit der Aufrechterhaltung umfangreichen »obsoleszenten« Materials, mit großem Mißtrauen gegenüber Maschinen und Wissenschaften in sich vereinige. Eine Innovation wird nur in Hinblick auf die Profitrate, die ihre Einführung durch Senken der Produktionskosten abwirft, übernommen – andernfalls behält der Kapitalist seine vorhandene Ausstattung und kann so parallel in einem anderen Sektor investieren.[86] Der durch Menschen erzeugte Mehrwert bleibt demzufolge auch im Zentrum und innerhalb hoch industrialisierter Sektoren von entscheidender Wichtigkeit. Nicht die Innovation selbst, deren Wert nicht meßbarer ist als der durch Menschen geschaffene Mehrwert, bestimmt über den Maschinen-Mehrwert das Senken der Kosten und die Steigerung der Profitrate. Dies leistet nicht die Rentabilität der isoliert betrachteten neuen Technik, vielmehr deren Wirkung auf die Gesamtrentabilität des Unternehmens gegenüber dem Markt und dem Handels- und Finanzkapital. Dies impliziert diachronische Zusammentreffen und Überschneidungen, wie etwa seit dem 19. Jahrhundert zu beobachten, zwischen der Dampfmaschine und der Textilmaschine oder den eisenproduzierenden Techniken. Im allgemeinen wird die Einführung der Innovation über die wissenschaftlich notwendige Zeit hinaus aufgeschoben, bis zu dem Zeitpunkt, wo die Marktprognosen deren Exploitation auf höherer Stufe rechtfertigen. Doch selbst da noch übt das Bündnis-Kapital erheblichen selektiven Druck auf die maschinellen Innovationen im Industriekapital aus. Kurz, wo die Ströme

86 Paul Baran und Paul M. Sweezy, *Monopolkapital*, Frankfurt 1967, S. 94 ff.

decodiert sind, werden die besonderen Codeströme, die eine technologische und wissenschaftliche Form angenommen haben, einer eigentlich gesellschaftlichen Axiomatik unterworfen, die viel strenger nicht nur als alle wissenschaftlichen Axiomatiken, sondern als alle verschwundenen alten Codierungen und Übercodierungen ist: der Axiomatik des kapitalistischen Weltmarktes. Mit anderen Worten, die durch die kapitalistische Ordnung »befreiten« Codeströme (Wissenschaft und Technik) erzeugen einen maschinellen Mehrwert, der nicht unmittelbar von Wissenschaft und Technik selbst, vielmehr vom Kapital abhängt und der zum »menschlichen« Mehrwert, dessen relatives Sinken er kompensiert, hinzukommt, so daß *beide gemeinsam die das System charakterisierende Einheit des Mehrwerts an Strömen konstituieren.* Wissen, Information und qualifizierte Ausbildung sind nicht minder Teile des Kapitals (»Wissenschaft als Produktivkraft«) als die elementarste produktive Tätigkeit des Arbeiters. Und wie wir auf seiten des menschlichen Mehrwerts, der aus decodierten Strömen hervorgeht, eine fundamentale Inkommensurabilität und Asymmetrie (keine bestimmbare äußere Grenze) zwischen körperlicher Arbeit und Kapital oder auch zwischen zwei Geldformen konstatieren können, so finden wir auch auf seiten des Maschinen-Mehrwerts, der aus wissenschaftlichen und technischen Codeströmen resultiert, weder Kommensurabilität noch äußere Grenzwerte zwischen der wie hoch auch immer vergüteten wissenschaftlichen oder technischen Arbeit und dem Profit des Kapitals, der in anderer Schreibart sich einträgt. In dieser Hinsicht finden sich der Wissens- und der Arbeitsstrom in der gleichen von der kapitalistischen Decodierung oder Deterritorialisierung bestimmten Situation wieder.

Wenn es aber stimmt, daß die Innovation nur in dem Maße aufgenommen wird, wie sie eine Profitsteigerung durch Senken der Produktionskosten erwirkt und ein ausreichend gestiegenes Produktionsvolumen existiert, das sie rechtfertigen läßt, so ist daraus zu schließen, daß die Investition von Innovation nie ausreichen wird, den von der einen oder anderen Seite erzeugten Mehrwert an Strömen zu realisieren oder zu absorbieren.[87] Marx hat die Bedeutsamkeit des Problems formuliert: der sich

87 Zur Konzeption der Amortisierung, die diese Aussage impliziert, vgl. Baran/Sweezy, a.a.O. S. 100 ff.

ständig erweiternde kapitalistische Zirkel, der auf immer höherer Stufenleiter seine immanenten Grenzen reproduziert, schließt sich nur, wenn der Mehrwert nicht nur geschaffen und ausgepreßt, sondern wenn er absorbiert, realisiert wird.[88] Definiert sich der Kapitalist keineswegs durch den Genuß, so nicht deshalb, weil sein Ziel das mehrwerterzeugende »Produzieren um des Produzierens willen« allein wäre, sondern die Realisierung des Mehrwerts: ein nicht realisierter Mehrwert an Strömen gleicht einem nicht-produzierten und muß sich in Arbeitslosigkeit und Stagnation niederschlagen. Die Liste der wichtigsten Absorptionsformen unabhängig von Konsumtion und Investition ist leicht erstellt: Werbung, Zivilverwaltung, Militär, Imperialismus. In dieser Hinsicht wird die Rolle des Staates innerhalb der kapitalistischen Axiomatik um so offenkundiger, als das, was er absorbiert, nicht vom Mehrwert des Unternehmens abgezogen wird, sondern diesen vermehrt, indem es der kapitalistischen Wirtschaft innerhalb gegebener Grenzen seinen ganzen Nutzen zukommen läßt und seinerseits – speziell im Rahmen militärischer Leistungen, die dem Privatunternehmen keineswegs Konkurrenz machen – diese Grenze erweitert (nur der Krieg hat erreicht, was der *New-Deal* verfehlt hat). Der politisch-militärisch-ökonomische Komplex ist bedeutsam, weil er das Aussaugen des menschlichen Mehrwerts an der Peripherie und den vom Zentrum angeeigneten Zonen garantiert, mehr aber noch, weil er selbst einen ungeheuren maschinellen Mehrwert erzeugt, indem er die Ressourcen an Wissen- und Informationskapital mobilisiert und schließlich den größten Teil des erzeugten Mehrwerts absorbiert. Der Staat, seine Polizei und seine Armee bilden ein gigantisches Anti-Produktionsunternehmen, doch innerhalb der Produktion selbst und sie bedingend. Wir stoßen hier auf eine neue Bestimmung des im eigentlichen Sinne kapitalistischen Immanenzfeldes: nicht allein auf das Spiel der Verhältnisse und Differentialquotienten der decodierten Ströme, die Natur der Grenzen, die der Kapitalismus auf stets erweiterter Stufenleiter als innere Grenzen reproduziert, sondern auch auf die Existenz der Anti-Produktion innerhalb der Produktion selbst. Der Anti-Produktionsapparat ist keine transzendente Instanz mehr, die sich der Produktion entgegenstellt, als Grenze oder Bremse; er

88 K. Marx, *Das Kapital* III, MEW Bd. 25, S. 257 f.

dringt im Gegenteil überall in die Produktionsmaschine ein, vereinigt sich aufs engste mit ihr, um so deren Produktivität zu regeln und den Mehrwert zu realisieren (daher beispielsweise der Unterschied der despotischen und der kapitalistischen Bürokratie). Die Effusion des Anti-Produktionsapparates charakterisiert das gesamte kapitalistische System, die kapitalistische Effusion ist jene der Anti-Produktion in die Produktion auf allen Stufen des Prozesses. Einerseits ist allein sie in der Lage, das oberste Ziel des Kapitalismus zu verwirklichen, nämlich den Mangel in großen Einheiten zu produzieren, ihn durch Absorption überreicher Ressourcen dort einzuführen, wo immer reichlich vorhanden ist. Andererseits verdoppelt allein sie Kapital und Ströme an Wissen durch entsprechendes Kapital und entsprechende Ströme an *Dummheit*, die auch absorbieren oder realisieren und die die Integration der Gruppen und Individuen in das System sicherstellen. Nicht nur Mangel inmitten des Überflusses, sondern auch Dummheit inmitten des Wissens und der Wissenschaft: wir werden sehen, wie namentlich auf der Ebene des Staates und der Armee die fortgeschrittensten Sektoren des wissenschaftlichen oder technologischen Wissens und die debilen, am besten mit aktuellen Funktionen überladenen Archaismen sich paaren.

So gewinnt das Doppelportrait seinen umfassenden Sinn, das André Gorz vom »wissenschaftlich-technischen Arbeiter« erstellt, diesem Meister des Stroms an Wissen, Information und Ausbildung, der aber so im Kapital absorbiert ist, daß mit ihm ein Rückstrom an organisierter, axiomatisierter Dummheit koinzidiert, der bewirkt, daß er, des Abends nach Hause gekommen, seine kleinen Wunschmaschinen anwirft und am Fernseher bastelt, o Verzweiflung![89] Gewiß, der Wissenschaftler besitzt als solcher noch keine revolutionäre Wirksamkeit, er ist der erste integrierte Agent der Integration, Refugium des schlechten Gewissens, gezwungenermaßen Zerstörer seiner eigenen Kreativität. Beispielhaft dafür, was uns hier vorschwebt, mag die eindrucksvolle amerikanische »Karriere« von Gregory Bateson mit ihren abrupten Wechseln stehen: er flieht anfangs aus der zivilisierten Welt und wird Ethnologe, folgt den primitiven Codes

89 A. Gorz, *Zur Strategie der Arbeiterbewegung im Spätkapitalismus*, Frankfurt 1968, S. 92.

und den wilden Strömen; dann wendet er sich immer decodierteren Strömen, jenen der Schizophrenie zu und entnimmt ihnen eine interessante psychiatrische Theorie; dann, immer noch auf der Suche nach einem Jenseits, einer Mauer, die es zu durchstoßen gilt, wendet er sich den Delphinen, ihrer Sprache, zu, fremdartigeren Strömen noch und deterritorialisierteren. Aber harrt am Ende des Delphinstroms nicht schon die Grundlagenforschung der amerikanischen Armee, die uns auf die Vorbereitung für den Krieg und die Absorption des Mehrwerts verweist? Gegenüber den kapitalistischen Staaten sind die sozialistischen Staaten Kinder (und überdies Kinder, die ihren Vätern noch etwas beibringen, so über die axiomatisierende Rolle des Staates). Doch haben sie größere Mühe, die unerwarteten Lecks abzudichten, aus denen die Ströme entweichen (es sei denn, sie wenden direkte Gewalt an). Was demgegenüber als die Erneuerungskraft des Kapitalismus gepriesen wird, beruht indessen nicht auf einer geschmeidigeren, aber doch wesentlich breiteren, umfassenderen Axiomatik. In einem solchen System kommt keiner darum herum, der Tätigkeit der Anti-Produktion, die das gesamte produktive System beseelt, angeschlossen zu werden.

»Doch sind nicht nur jene, die die Militärmaschinerie mit Menschen und Material versorgen, mit einem gegenmenschlichen Unternehmen beschäftigt. Das gleiche kann in unterschiedlichem Maße von Millionen anderer Arbeiter gesagt werden, die Güter und Dienstleistungen, die niemand braucht, produzieren sowie Bedürfnisse danach wecken. Und so stark greifen die verschiedenen Sektoren und Zweige der Wirtschaft ineinander, daß ein jeder auf die eine oder andere Weise an diesen gegenmenschlichen Betätigungen beteiligt ist. Der Bauer, der die gegen das Volk von Vietnam kämpfenden Truppen mit Nahrungsmitteln versorgt, die Werkzeugmacher und Stanzer, die an der komplizierten Maschinerie eines neuen Automodells arbeiten, die Hersteller von Papier und Tinte, Fernsehgeräten, deren Produkte zur Kontrolle und Vergiftung der Gehirne benutzt werden, und so weiter und so fort.«[90]

So finden sich denn die drei Segmente der sich fortwährend erweiternden kapitalistischen Produktion, die ebenso deren drei Aspekte der Immanenz definieren, zusammengefügt: 1. jenes, das ausgehend vom differentiellen Verhältnis zwischen decodierten

90 Baran/Sweezy, *Monopolkapital,* S. 327 f.

Arbeits- und Produktionströmen den menschlichen Mehrwert entnimmt und das sich vom Zentrum zur Peripherie verschiebt, aber gleichzeitig im Zentrum ausgedehnte Restzonen aufspart; 2. jenes, das ausgehend von einer Axiomatik wissenschaftlicher und technischer Codeströme und zudem an den fortgeschrittensten Punkten des Zentrums den maschinellem Mehrwert entnimmt; 3. jenes, das diese beiden Formen des Mehrwerts an Strömen absorbiert oder realisiert, indem es beider Ausströmen sicherstellt und fortlaufend dem Produktionsapparat Anti-Produktion injiziert. Man schizophrenisiert an der Peripherie, aber nicht minder auch im Zentrum und in seinem Umkreis.

Die Bestimmung des Mehrwerts muß abhängig vom maschinellen Mehrwert des konstanten Kapitals, der sich vom menschlichen Mehrwert des variablen Kapitals unterscheidet, sowie der nichtberechenbaren Natur dieser Einheit von Mehrwert an Strömen neu formuliert werden. Er kann nicht durch Differenz zwischen dem Wert der Arbeitskraft und dem von dieser erzeugten Wert bestimmt werden, sondern durch die Inkommensurabilität zweier und dennoch jeweilig immanenter Ströme, durch die Disparität zweier Aspekte des Geldes, die jene zum Ausdruck bringen, und durch das Fehlen jeweils auf sie bezogener äußerer Grenzen, wobei der eine die wirkliche ökonomische Stärke, der andere eine als »Einkommen« definierte Kaufkraft messen soll. Der erste bildet den ungeheuren deterritorialisierten Strom, der den vollen Körper des Kapitals konstituiert. Seltsam lyrische Worte findet ein Wirtschaftswissenschaftler wie Bernard Schmitt, um diesen Strom der unendlichen Schuld darzustellen: instantaner schöpferischer Strom, den die Banken spontan und gleichsam wie eine Schuld gegen sich selbst erzeugen, Schöpfung *ex nihilo*, die, statt vorfindliches Geld als Zahlungsmittel zu übermitteln, an einem Endpunkt des vollen Körpers negatives Geld eingräbt (die in die Passivseite der Banken eingeschriebene Schuld), und auf dem anderen Endpunkt positives Geld projiziert (Erzeugung der produktiven Ökonomie über die Banken), »Strom mit der Macht zur Mutation«, der in das Einkommen nicht eingeht und zum Kauf nicht bestimmt ist, reine Disponibilität, Nicht-Besitz, Nicht-Reichtum.[91] Der andere Aspekt des Geldes stellt den Rückstrom dar, das heißt das Verhältnis, das jenes mit den

91 Bernard Schmitt, *Monnaie, salaires et profits*, P.U.F. 1966, S. 234–236.

Gütern von dem Augenblick an eingeht, in dem es durch Distribution an die Werktätigen/Lohnabhängigen oder Produktionsfaktoren, durch seine Verteilung auf Einkommen seine Kaufkraft erwirbt, und die es sofort verliert, wenn diese Einkommen in reale Güter verwandelt sind (dann beginnt wieder alles von vorne durch neuerliche Produktion, die zunächst unter dem ersten Aspekt entsteht ...). Die Inkommensurabilität der beiden Aspekte, des Stromes und des Rückstromes, bringt nun zutage, daß die Nominallöhne wohl das gesamte Nationaleinkommen umfassen mögen, die Lohnabhängigen aber einen großen Einkommensteil, der von den Unternehmen abgekappt wurde, sich entgehen lassen, einen Teil, der seinerseits durch Konjunktion eine Ansammlung (afflux) bildet, einen nunmehr fortdauernden Strom reinen *Profits,* der »auf einen Wurf« eine unzerlegte, auf dem vollen Körper fließende Menge konstituiert, dessen unterschiedliche Verwendung im übrigen nicht ausschlaggebend ist (Gewinne, Dividenden, Gehälter für obere Führungskräfte, Kauf von Produktionsgütern usw).[92] Der inkompetente Beobachter gewinnt den Eindruck, daß dieses ganze ökonomische Schema, diese ganze Geschichte von Grund auf schizo ist. Man bemerkt das Ziel der Theorie, wenngleich diese jeglichen moralischen Bezug leugnet. Wer wird bestohlen? lautet die stillschweigend formulierte erste Frage und spielt damit Echo auf die ironische Frage von Clavel: »Wer ist/wird entfremdet?« Bestohlen aber wird keiner, wird es nie sein (wie auch Clavel meinte, daß man überhaupt nicht mehr wisse, wer entfremdet sei, noch wer was entfremde). Wer stiehlt? Sicherlich nicht der Finanzkapitalist als Repräsentant des instantanen Schöpfungsstroms, der nicht einmal Besitz ist, dem Kaufkraft nicht zukommt. Wer wird bestohlen? Sicherlich nicht der Arbeiter, der nicht gekauft wird, da es der Rückstrom oder die Distribution der Einkommen ist, was die Kaufkraft erzeugt statt sie vorauszusetzen. Wer könnte stehlen? Sicherlich nicht der Industriekapitalist als Repräsentant der Profitansammlung, da »die Profite nicht im Rückstrom fließen, sondern Seite an Seite, abweichend und nicht als Folge des Erzeugungsstroms der Einkommen«. Welche Geschmeidigkeit in der Axiomatik des Kapitalismus, immer bereit, seine eigenen Grenzen zu erweitern, um ein neues Axiom dem eben noch satu-

92 B. Schmitt, a.a.O., S. 292.

rierten System anzufügen! Sie möchten ein Axiom für die Lohnabhängigen, die Arbeiterklasse und die Gewerkschaften, wird gemacht, und von nun an wird der Profit auf die Seite des Lohns fließen, beide, Rückstrom und Ansammlung, Seite an Seite. Selbst für die Sprache der Delphine werden wir ein Axiom finden. Zuweilen spielt Marx auf die goldene Zeit des Kapitalisten an, in der dieser seinen eigenen Zynismus noch nicht verbarg: am Anfang zumal konnte er nicht ignorieren, was er tat, nämlich den Mehrwert auszupressen. Aber wie ist dieser Zynismus gestiegen, wenn er nun feststellt: Nein, niemand wird bestohlen. Denn alles beruht jetzt auf der Disparität zweier Arten von Strömen, wo Profit und Mehrwert wie in einem unergründlichen Schlund sich erzeugen: der Strom der ökonomischen Macht des Warenkapitals und der so höhnisch mit der Bezeichnung »Kaufkraft« bedachte Strom, der wahrhaft ohnmächtig, *impotent gemachte* Strom, der die absolute Ohnmacht des Lohnabhängigen wie die relative Abhängigkeit des Industriekapitalisten offenkundig werden läßt. Geld und Markt sind die wirklichen Polizisten des Kapitalismus.

In gewisser Weise haben die kapitalistischen Ökonomen nicht unrecht, die Wirtschaft so darzustellen, als müsse sie fortwährend »monetarisiert«, als müsse ihr von außen immer gemäß Angebot und Nachfrage Geld eingeflößt werden. Denn genau dadurch hält sich das System aufrecht und läuft, füllt unablässig seine eigene Immanenz aus. Genau dadurch ist es globales Objekt einer Wunschbesetzung. Wunsch des Lohnabhängigen, Wunsch des Kapitalisten, alles kreist um denselben Wunsch, *der auf dem ohne äußere Grenzen bestimmbaren Differentialverhältnis beruht, in dem der Kapitalismus auf stets erweiterter Stufenleiter in immer umgreifenderer Weise seine immanenten Grenzen reproduziert.* Demnach läßt sich auf der Ebene einer generalisierten Theorie der Ströme Antwort geben auf die Frage: wie kommt man dazu, die Macht, aber auch seine eigene Ohnmacht zu wünschen? Wie konnte ein derartiges gesellschaftliches Feld vom Wunsch besetzt werden? Und wie sehr übersteigt der Wunsch das sogenannte objektive Interesse, wenn es darum geht, Ströme fließen zu lassen und abzutrennen? Gewiß erinnern die Marxisten daran, daß die Herausbildung des Geldes als spezifisches Verhältnis im Kapitalismus von der Produktionsweise abhängt, die aus der Wirtschaft eine monetäre macht. Bleibt, daß die objektiv-scheinhafte Bewegung des Kapitals, die keineswegs ein Verkennen oder eine Illusion des Bewußtseins darstellt, aufweist, daß das produktive Wesen des Kapitalismus selbst nur unter dieser notwendigerweise monetären oder Warenform, die es bestimmt, funktionieren kann, deren Ströme und Verhältnisse zwischen Strömen zudem das Geheimnis der Wunschbesetzung enthalten. Auf dem Niveau der Ströme und der monetären Ströme, nicht auf dem der Ideologie, vollzieht sich die Integration des Wunsches. Nun denn, welche Lösung, welcher revolutionäre Weg? Sicherlich von minderem Nutzen ist hierbei die Psychoanalyse angesichts ihrer intimen Beziehung zum Geld, sie, die ein ganzes System ökonomisch-monetärer Abhängigkeiten mitten in dem *Wunsch* eines jeden Subjekts, das sie behandelt, aufzeichnet – dabei sich hütet, dies anzuerkennen –, sie, die ihrerseits ein gigantisches Unternehmen zur Absorption von Mehrwert darstellt. Aber welcher revolutionäre Weg, ist überhaupt einer vorhanden? – Sich, wie Samir Amin es den Ländern der Dritten Welt rät, vom Weltmarkt zurückziehen, in einer eigentümlichen Wiederaufnahme der faschistischen »ökonomischen Lösung«? Oder den umgekehrten Weg einschlagen? Das heißt mit noch mehr Verve sich in die Bewegung des Marktes, der Decodierung und der Deterritorialisierung stürzen? Denn vielleicht sind die Ströme aus der Perspektive einer Theorie und Praxis der zutiefst schizophrenen Ströme noch zuwenig decodiert und deterritorialisiert? Nicht vom Prozeß sich abwenden, sondern unaufhaltsam weitergehen, »den Prozeß beschleunigen«, wie Nietzsche sagte: wahrlich, in dieser Sache haben wir noch zuwenig gesehen.

Noch nie war die Schrift Sache des Kapitalismus. Dieser ist von Grund auf Analphabet. Der Tod der Schrift, das ist wie mit dem Tode Gottes oder des Vaters, schon lange zuvor hat das Ereignis stattgefunden, und doch braucht es Zeit, bis es zu uns dringt, lange überdauert in uns die Erinnerung an untergegangene Zeichen, mit denen wir gleichwohl noch schreiben. Der Grund ist ein einfacher: die Schrift impliziert einen allgemeinen Sprachgebrauch, der dadurch sich auszeichnet, daß sich der Graphismus an der Stimme ausrichtet, sie aber gleichzeitig übercodiert und eine als Signifikant funktionierende fiktive Stimme der Höhen einführt. Das Beliebige des Bezeichneten, die Unterordnung des Signifikats, die Transzendenz des despotischen Signifikanten, und endlich seine nachfolgende Dekomposition in kleinste Elemente innerhalb eines durch das Zurückweichen des Signifikanten aufgedeckten Immanenzfeldes: alles das markiert die Zugehörigkeit der Schrift zur imperialen despotischen Repräsentation. Indessen, wenn man das Ende der »Gutenberg-Galaxis« annonciert, was mag man letztlich damit sagen wollen? Der Kapitalismus hat sich gewiß der Schrift umfassend bedient und bedient sich ihrer weiterhin; die Schrift entspricht nicht nur dem Geld als allgemeines Äquivalent, vielmehr laufen die spezifischen Funktionen des Geldes im Kapitalismus über die Schrift und den Buchdruck – auch jetzt noch. Es braucht weiter nichts, als daß die Schrift die Rolle eines Archaismus im Kapitalismus spielt, die Gutenberg-Buchdruckerei jenes Element ist, das dem Archaismus eine *aktuelle* Funktion verleiht. Doch der kapitalistische Gebrauch der Sprache ist in Wahrheit von anderer Natur, er realisiert sich oder wird konkret in dem spezifisch kapitalistischen Immanenzzusammenhang dann, wenn die technischen Ausdrucksmittel auftauchen, die der verallgemeinerten Decodierung der Ströme entsprechen statt wie bisher in mittel- oder unmittelbarer Form auf die despotische Übercodierung zu verweisen. Derart sehen wir die Bedeutung der Analysen von MacLuhan: gezeigt zu haben, was eine Sprache der decodierten Ströme im Gegensatz zu einem Signifikanten ist, der die Ströme knebelt und übercodiert. Zunächst läuft für diese signifikantenlose Sprache alles prächtig, kein phonischer, graphischer, gestischer usw. Strom wird in ihr privilegiert, die indifferent bleibt gegenüber ihrer Substanz oder ihrem Träger als amorphes Kontinuum: der elektrische Strom kann als Realisierung eines solchen beliebigen Stromes betrachtet werden. Doch gilt eine Substanz dann als geschaffen, wenn ein Strom sich mit einem anderen vereinigt und der erste den Inhalt, der zweite den Ausdruck definiert.[93]

93 Marshall McLuhan, *Die magischen Kanäle*, Frankfurt 1970, S. 17: »Elektrisches Licht ist reine Information. Es ist gewissermaßen ein Medium ohne Botschaft, wenn es nicht gerade dazu verwendet wird, einen Werbetext Buchstabe um Buchstabe auszustrahlen. Diese für alle Medien charakteristische Tatsache bedeutet, daß der ›Inhalt‹

Die deterritorialisierten Inhalts- und Ausdrücksströme sind vereinigt oder stehen in einem Verhältnis wechselseitiger Voraussetzung, das als jeweilige Einheiten beider spezifische Figuren konstituiert. Diese Figuren sind keineswegs solche des Signifikanten noch Zeichen als kleinste Elemente desselben; es sind Nicht-Zeichen oder vielmehr nicht-signifikante Zeichen, Zeichen-Punkte, die vielfältige Dimensionen einnehmen, Strom-Einschnitte, Spaltungen (schize), die vermittels ihrer Verbindung in einem Ensemble Bilder erstellen, die wiederum jedoch innerhalb der sich wechselnden Ensembles ihre Identität nicht bewahren. Die Figuren, das heißt Spaltungen oder Strom-Einschnitte sind demnach auf keinen Fall »figurativ«; sie werden es nur innerhalb einer ausgezeichneten Konstellation, die sich aber jeweils selbst auflöst. Etwa drei Millionen vom Fernsehen übermittelte Punkte pro Sekunde, wovon nur einige zurückbehalten werden. Die Sprache der Elektrik läuft weder über die Stimme noch über die Schrift; gleichermaßen auf beide verzichtet die Informatik, oder jene ihren Namen »Fluidik« zu Recht tragende Disziplin, die mittels strömender Flüssigkeit operiert; der Ordinator stellt eine Maschine zur instantanen und allgemeinen Decodierung dar. In diesem Sinne definiert Michel Serres die Korrelation von Einschnitt und Strom in den Zeichen der neuen technischen Sprachmaschinen, in denen die Produktion auf das äußerste durch die Information determiniert wird:

»Gegeben sei ein Verteilerring ... Er bildet einen Quasi-Punkt, der durch vielfältige Überlagerung die Länge einer normalen Dimension in den Raum des Netzes, die Linien des Stroms, deren Empfänger er ist, zerlegt. Auf ihm kann von einer beliebigen Richtung in eine andere beliebige gegangen werden, ohne jemals auf eine der anderen Richtungen treffen zu müssen ... Wenn ich will, *werde ich niemals wieder an denselben Punkt*, obgleich es doch derselbe ist, *zurückkommen* ... Topologisches Netz, worin alles verbunden ist, ohne doch verworren zu sein, dem alles zuströmt und auf dem es sich verteilt ... Weil das Netz, wenn man so will, ein Punkt ist, allerdings ein mehrdimensionaler, der die Ströme einschließt und sie fließen läßt, ohne sie zu vernichten.«[94]

jedes Mediums immer ein anderes Medium ist. Der Inhalt der Schrift ist Sprache, genauso wie das geschriebene Wort Inhalt des Buchdrucks ist und der Druck wieder Inhalt des Telegrafen ist.«

94 Michel Serres, »Le Messager«, *Bulletin de la Société française de philosophie*, Nov. 1967.

Diese durch die Information vorgenommene Aufgliederung der Produktion dokumentiert einmal mehr, daß das produktive Wesen des Kapitalismus nur funktioniert oder »spricht« mittels Zeichen, die ihm das Warenkapital oder die Axiomatik des Marktes aufgezwungen haben.

Zwischen einer solchen Linguistik von Strömen und der des Signifikanten bestehen große Unterschiede. So legt die Saussuresche Linguistik wohl ein vom »Wert«, das heißt vom System der Beziehung zwischen letzten Elementen des Signifikanten konstituiertes Immanenzfeld frei; doch außer daß dieser Immanenzzusammenhang noch die Transzendenz des Signifikanten voraussetzt, der ihn – und sei es in seinem Zurückweichen – nur bloßlegt, besitzen die das Feld einnehmenden Elemente eine minimale Identität als Unterscheidungskriterium, die sie ihren Oppositionsbeziehungen verdanken und über alle möglichen sie determinierenden Variationen hinweg bewahren. Die Elemente des Signifikanten als distinkte Einheiten werden von »codierten Abständen«, die der Signifikant seinerseits übercodiert, geregelt. Daraus ergeben sich unterschiedliche, aber stets konvergierende Schlußfolgerungen: der Vergleich der Sprache mit einem Spiel; die Beziehung Signifikant – Signifikat, worin das Signifikat naturgemäß dem Signifikanten untergeordnet ist; die als Effekte des Signifikanten definierten Figuren; die in bezug auf eine phonetische Substanz, der die Schrift zudem ein geheimes Privileg verleiht, determinierten formalen Elemente des Signifikanten. Wir glauben nun, daß unter allen diesen Gesichtspunkten und trotz gewisser verwandter Züge die Linguistik von Hjelmslev sich grundlegend vom saussureschen und post-saussureschen Unternehmen absetzt. Weil sie jeden privilegierten Bezug aufgibt. Weil sie ein neues algebraisches Immanenzfeld beschreibt, das sich von keiner transzendenten und sei's auch zurückgewichenen Instanz mehr überfliegen läßt. Weil sie in diesem Feld ihre Ströme der Form und Substanz, des Inhalts und Ausdrucks fließen läßt. Weil sie das Unterordnungsverhältnis von Signifikant und Signifikat durch ein Verhältnis wechselseitiger Voraussetzung von Ausdruck und Inhalt ersetzt. Weil die doppelte Gliederung nicht mehr zwischen zwei hierarchischen Ebenen der Sprache, sondern zwischen deterritorialisierten umkehrbaren Anordnungen auftritt, die durch die Beziehung zwischen Form des

Inhalts und Form des Ausdrucks konstituiert sind. Weil man in dieser Beziehung auf Figuren stößt, die keine Effekte des Signifikanten mehr wiedergeben, sondern Spaltungen, Zeichen-Punkte oder Strom-Einschnitte sind, die die Mauer des Signifikanten aufbrechen, sie überschreiten und jenseits ihrer davonziehen. Weil diese Zeichen eine neue Schwelle der Deterritorialisierung überschritten haben. Weil diese Figuren die Bedingung minimaler Identität, die noch die Elemente des Signifikanten bestimmt hatten, definitiv verloren haben. Weil hier die Ordnung der Elemente zweitrangig ist gegenüber der Axiomatik von Strömen und Figuren. Weil im Zeichen-Punkt oder in der von Identität entblößten Einschnitt-Figur, die nur mehr schwankende Identität besitzt, das Modell des Geldes das des Spieles zu ersetzen angetreten ist. Kurz, die einzigartige Situation von Hjelmslev innerhalb der Linguistik und die Reaktionen, die er ausgelöst hat, scheinen uns sich folgendermaßen erklären zu lassen: er hat versucht, eine rein immanente Theorie der Sprache zu entwerfen, die das Doppelspiel der Beherrschung von Stimme und Graphismus zerstört, die Wunschströme gemäß Form und Substanz, Inhalt und Ausdruck fließen läßt und jene Ströme gemäß Zeichen-Punkten oder Spaltungs-Figuren abtrennt.[95] Weit entfernt, eine Überdeterminierung des Strukturalismus und dessen Festhalten am Signifikanten wiederzugeben, verweist die Linguistik von Hjelmslev vielmehr auf dessen konzertierte Zerstörung und stellt eine decodierte Theorie der Sprache dar, der – ein zwiespältiges Lob allerdings – nachgesagt werden kann, daß sie die einzige ist, die an die Natur der kapitalistischen und schizophrenen Ströme gleichermaßen angepaßt ist: die bisher einzige moderne (und nicht archaische) Theorie der Sprache.

Das Buch von J. F. Lyotard, *Discours, figures*, gewinnt seine außerordentliche Bedeutung aus der Tatsache, daß es die erste generalisierte Kritik des Signifikanten vorstellt. Seine allgemeinste These verweist darauf, daß der Signifikant ebenso nach außen

95 Nicolas Ruwet etwa wirft Hjelmslev die Erarbeitung einer Theorie vor, deren Anwendungen sich nur auf seiten des *Jabberwocky* oder des *Finnigans wake* finden ließen (*Introduction à la grammaire générative,* Plon 1967, S. 54; zur Indifferenz in der »Ordnung der Elemente«, vgl. S. 345). André Martinet legt den Nachdruck auf den Verlust der Identitätsbedingungen in der Theorie von Hjelmslev (*Au sujet des fondements de la théorie linguistique de Louis Hjelmslev,* 1946, Neuaufl. Paulat).

durch die figurativen Bilder, wie nach innen durch reine Figuren, die ihn bilden, überschritten wird, oder besser durch das »Figurale«, das die codierten Abstände des Signifikanten in Unordnung bringt, sich in sie einfügt und unterhalb der Identitätsbedingungen der Elemente arbeitet. Innerhalb der Sprache oder der Schrift konstituieren bald die Buchstaben als Einschnitte, abgetrennte geborstene Partialobjekte, bald die Worte als unteilbare Ströme, unzerlegbare Blöcke oder volle Körper tonischen Werts, jene Zeichen ohne Signifikanten, die der Ordnung des Wunsches Folge leisten: Atemzüge und Schreie. (Namentlich die formalen Untersuchungen der handgeschriebenen oder gedruckten Schrift ändern ihre Bedeutung, je nachdem, ob die Eigenschaften der Buchstaben oder die Qualitäten der Worte im Dienste eines Signifikanten stehen, dessen Effekte sie entsprechend exegetischen Regeln zum Ausdruck bringen, oder ob sie vielmehr diese Mauer überschreiten und Ströme fließen lassen, Einschnitte vornehmen, die die Identitätsbedingungen des Zeichens übersteigen oder zerstören, die ebenso viele Bücher »im Buch« fließen und zum Durchbruch kommen lassen, die – wie schon die topographischen Übungen von Mallarmé beweisen – vielfältige Konfigurationen annehmen können, die stets unterhalb des Signifikanten passieren und die Mauer bearbeiten: was erneut anschaulich macht, daß der Tod der Schrift, sofern er innen aufzieht, endlos sich hinzieht.) Gleiches in den bildenden Künsten: das von der aktiven Linie und dem mehrdimensionalen Punkt erstellte reine Figurale auf der einen und die mannigfaltigen Konfigurationen auf der anderen Seite, die, durch die passive Linie und die Fläche, die sie erzeugt, gebildet, dazu ausersehen sind, wie bei Paul Klee diese »Zwischenwelten, die vielleicht nur für Kinder, Verrückte, Primitive sichtbar sind«, zur Darstellung zu bringen. Oder auch im Traum: Lyotard zeigt sehr schön, daß dasjenige, das arbeitet, nicht der Signifikant ist, sondern ein darunterliegendes Figurales, das Bilderkonfigurationen auftauchen läßt, die sich der Worte bedienen, sie fließen lassen und abtrennen entsprechend Strömen und Punkten, die keine linguistischen sind und weder vom Signifikanten noch von dessen geregelten Elementen abhängen. Lyotard stürzt also allenthalben die Ordnung des Signifikanten und der Figur um, nicht die Figuren hängen vom Signifikanten und dessen Effekten ab, die signifikante Kette hängt vielmehr von den figuralen Effekten ab, die, selbst aus nicht-signifikanten Zeichen gebildet, die Signifikate nicht minder wie den Signifikanten vernichten, die Worte wie Dinge behandeln, neue Einheiten hervorbringen und mittels nicht figurativer Figuren Bilderkonfigurationen erstellen, die unablässig entstehen und wieder vergehen. Und diese Konstellationen gleichen Strömen, die auf Einschnitte von Punkten verweisen, wie diese auf die Fluxion dessen, was sie fließen oder durchsickern lassen: die einzige identitätslose Einheit ist jene des Spaltungs-Stroms oder des Strom-Einschnitts. Das Element des reinen Figuralen – »Matrix-Figur«: Lyotard nennt sie zu Recht Wunsch –, das uns an die Pforten der Schizophrenie als Prozeß trägt.[96] Doch worin ist gleichwohl der Eindruck des Lesers begründet, daß Lyotard nicht aufhört, den Prozeß zu unterbrechen, die Spaltung wieder an Küstenstriche festzumachen, die er gerade verlassen hatte, an codierte oder übercodierte Territorien, Räume und Strukturen, wo jene trotz allem nur zweitrangige »Überschreitungen«, Störungen und Deformationen nach sich ziehen, statt Wunschmaschinen, die sich Strukturen, und Intensitäten, die sich Räumen widersetzen, zu erstellen und weiterzutragen? Darin, daß Lyotard trotz seines Versuchs, den Wunsch an ein grundlegendes Ja zu binden, in diesen wieder den Mangel und die Abwesenheit einführt, ihn weiterhin unter dem Gesetz der Kastration beläßt, auf die Gefahr hin, damit erneut den Signifikanten einzubringen, daß er die Matrix der Figur in der Phantasie, der einfachen Phantasie aufdeckt, die nun die Wunschproduktion, den Wunsch als effektive Produktion verdunkelt. Doch zumal für einen Augenblick war die Hypothek des Signifikanten aufgehoben: dieser enorme despotische Archaismus, der so viele unter uns stöhnen und sich ihm fügen läßt, dessen sich andere bedienen, um einen neuen Terrorismus aufzurichten, indem sie den imperialen Diskurs von Lacan in einen Seminardiskurs reiner Wissenschaftlichkeit verzerren, diese »Wissenschaftlichkeit«, die gerade zur rechten Zeit erscheint, um unsere Neurosen neu zu nähren, einmal mehr den Prozeß zu knebeln, Ödipus durch die Kastration zu übercodieren und uns in die aktuellen strukturalen Funktionen eines entschwundenen archaischen Despoten einzubinden. Denn ohne Zweifel führt weder der Kapitalismus, noch die Re-

96 J. F. Lyotard, *Discours, figures*, S. 326.

volution, noch die Schizophrenie eben und gerade in ihren äußersten Gewaltformen über die Pfade des Signifikanten.
Die Zivilisation definiert sich durch die Decodierung und Deterritorialisierung der Ströme innerhalb kapitalistischer Produktion. Um diese universelle Decodierung sicherzustellen, sind alle Verfahren recht: die auf die Güter, die Produktionsmittel, aber auch die auf die Organe des »Privatmenschen« gerichtete Privatisierung; die Abstraktion der monetären Quantitäten, aber auch der Arbeitsquantitäten; die Aufhebung der Beschränkung des Verhältnisses zwischen Kapital und Arbeitskraft, aber auch zwischen den Finanzströmen und den Einkommens- oder Zahlungsmittelströmen; die von den Codeströmen angenommene wissenschaftliche und technische Form; die Bildung wechselhafter Konfigurationen ausgehend von Linien und Punkten ohne zurechenbare Identität. Die jüngste monetäre Entwicklung, die Rolle des Dollars, die kurzfristig wandernden Kapitalien, das Floaten der Währungen, die neuen Finanzierungs- und Kreditmaßnahmen, die speziellen Trassierungen, die neue Form der Krisen und Spekulationen: das alles markiert den Weg der decodierten Ströme. Unsere Gesellschaften zeigen einen lebhaften Geschmack für alle fremdartigen oder exotischen Codes, nur ist dieser Geschmack destruktiv, tödlich. Wenn Decodieren einen Code verstehen und ihn übersetzen heißt, so mehr noch, ihn als Code vernichten, ihm eine archaische, folkloristische oder residuale Funktion zuweisen, die aus der Psychoanalyse und Ethnologie im übrigen zwei in unseren Gesellschaften hochgeachtete Disziplinen werden läßt. Wie falsch aber wäre es, *kapitalistische* und *schizophrene* Ströme unter dem allgemeinen Begriff einer Decodierung der Wunschströme identifizieren zu wollen. Sicherlich ist ihre Affinität groß: allerorten läßt der Kapitalismus Schizo-Ströme ziehen, die »unsere« Künste, »unsere« Wissenschaften ebenso beseelen, wie sie in der Erschaffung »unserer« ureigensten Kranken, der Schizophrenen gerinnen. Wir haben gesehen, daß das Verhältnis von Kapitalismus und Schizophrenie bei weitem über die Probleme der Lebensweise, der Umwelt, der Ideologie usw. hinausgeht, und auf der grundlegenden Ebene ein und derselben Ökonomie, ein und desselben Produktionsprozesses gesehen werden muß. Unsere Gesellschaft produziert Schizos wie Haarwaschmittel oder wie VWs mit dem einzigen Unterschied, daß jene nicht ver-

käuflich sind. Wie jetzt aber erklären, daß die kapitalistische Produktion nicht aufhört, den schizophrenen Prozeß zu unterbrechen, und darin das Subjekt in eine abgeschlossen klinische Entität verwandelt, gleichsam als würde sie in diesem Prozeß das Bild ihres eigenen von innen aufziehenden Tods erblicken? Warum macht sie aus dem Schizophrenen einen Kranken, und nicht nur in Worten, sondern in Wirklichkeit? Warum sperrt sie ihre Verrückten ein, statt in ihnen ihre eigenen Helden, ihre eigene Vollendung und Verwirklichung zu erkennen? Und warum überwacht sie dann, wenn sie nicht mehr die Form einer einfachen Krankheit diagnostizieren kann, ihre Künstler und Gelehrten, als würden diese, sobald sie nicht durch die Gesetze des Marktes verwertet oder absorbiert sind, für sie gefährliche, potentiell revolutionäre Ströme fließen lassen können? Warum errichtet sie gegenüber dem, was doch ihre eigene Realität ausmacht, den decodierten Strömen, eine gigantische Maschine aus Repression und Verdrängung? Weil der Kapitalismus, wie wir gesehen haben, wohl die Grenze einer jeden Gesellschaft ist, insofern er die Ströme decodiert, die die anderen Gesellschaftsformationen codierten und übercodierten. Indessen bildet er nur eine *relative* Grenze oder einen relativen Einschnitt, da er den Codes eine äußerst rigorose Axiomatik substituiert, die die Energie der Ströme auf dem Körper des Kapitals als deterritorialisierten Sozius, der aber ebenso unbarmherzig wie jeder andere Sozius, wenn nicht unbarmherziger ist, in gebundenem Zustand beläßt. Die Schizophrenie demgegenüber bildet die *absolute* Grenze, die die Ströme in freiem Zustand über den desozialisierten organlosen Körper fließen läßt. Man kann demnach sagen, daß die Schizophrenie die *äußere* Grenze des Kapitalismus oder den Endpunkt seiner innersten Tendenz darstellt, der Kapitalismus aber nur unter den Bedingungen funktioniert, daß er diese Tendenz hemmt oder diese Grenze zurückversetzt oder verschiebt und sie durch seine eigenen relativen, immanenten Grenzen ersetzt, die er fortschreitend auf erweiterter Stufenleiter reproduziert. Was er mit der einen Hand decodiert, axiomatisiert er mit der anderen. Derart gilt es die marxistischen Annahmen über die Tendenz und ihre entgegenwirkenden Ursachen neu zu interpretieren. So daß die Schizophrenie das kapitalistische Feld von einem Ende zum anderen durchsetzt. Für dieses aber geht es darum, die Ladungen und Energien in eine weltumspannende Axiomatik zu binden, die stets wieder neue innerliche Grenzen der revolutionären Macht der decodierten Ströme entgegensetzt. In einem solchen System ist es unmöglich, Decodierung und Axiomatisierung, die an die Stelle der aufgelösten Codes treten, zu unterscheiden – und sei es nur als Phasen. Die Ströme werden vom Kapitalismus zugleich decodiert und axiomatisiert. Folglich bildet die Schizophrenie nicht die Identität des Kapitalismus, sondern seine Differenz, seinen Abstand und seinen Tod. Die monetären Ströme sind perfekte schizophrene Realitäten, aber sie existieren und funktionieren nur in der immanenten Axiomatik, die diese Realität beschwört und abweist. Die Sprache eines Bankiers, eines Generals, eines Industriellen, einer mittleren oder oberen Führungskraft, eines Ministers ist eine vollendet schizophrene Sprache und funktioniert doch nur statistisch innerhalb der erniedrigenden Vereinigungsaxiomatik, die sie in den Dienst der kapitalistischen Ordnung stellt.[97] (Auf der höheren Ebene einer wissenschaftlichen Linguistik vermag Hjelmslev die umfangreiche Decodierung der Sprachen nur soweit durchzuführen, als er von Beginn an eine axiomatische Maschine in Gang setzt, die auf einer als endlich unterstellten Zahl der in Betracht gezogenen Figuren beruht.) Was geschieht nun mit der »wirklich« schizophrenen Sprache und den »wirklich« decodierten, entbundenen Strömen, denen es gelingt, die Mauer oder die absolute Grenze zu überqueren? Die kapitalistische Axiomatik ist so umfangreich, man fügt eben ein Axiom hinzu, sei's für die Bücher eines großen Schriftstellers, deren berechenbare Eigenschaften des Vokabulars oder Stils man immer durch elektronische Maschinen wird studieren können, sei's für den Diskurs des Verrückten, den man immer wieder im Rahmen einer klinischen, administrativen und psychiatrischen Axiomatik wird hören können. Kurz gesagt, der Begriff des Spaltungs-Stroms oder Strom-Einschnitts schien uns den Kapitalismus wie die Schizophrenie gleichermaßen zu bestimmen. Aber nicht auf identische Weise, und es ist keineswegs das gleiche, ob die Deco-

97 Vgl. Herbert Marcuses Analyse der funktionalen Sprache der »totalen Verwaltung«, im besonderen in den Abkürzungen, den durch die Figuren-Lettern gebildeten veränderlichen Konfigurationen, in: *Der eindimensionale Mensch*, Neuwied und Berlin 1967, S. 104 ff.

dierungen wieder in eine Axiomatik geraten, bei großen statistisch funktionierenden Einheiten verbleiben oder die Schranke übersteigen wird, die sie von ungebundenen molekularen Positionen scheidet, ob die Wunschströme diese Grenze erreichen oder sich damit begnügen, eine relative immanente Grenze zu verschieben, die sich weiter entfernt rekonstituieren wird, ob die Prozesse der Deterritorialisierung sich in Reterritorialisierungen verdoppeln, die sie kontrollieren oder nicht, ob das Geld verbrennt oder nur aufflammt.

Warum nicht einfach nur sagen, daß der Kapitalismus einen Code durch einen anderen ersetzt, daß er einen neuen Typ von Codierung bewirkt? Aus zwei Gründen, deren einer eine Art moralische, deren anderer eine logische Unmöglichkeit wiedergibt. In den vorkapitalistischen Formationen finden sich alle Grausamkeiten, findet sich jeder Terror, Fragmente der signifikanten Kette werden zum Geheimnis gemacht, Geheimbünde, Initiationsgruppen entstehen – doch besteht im eigentlichen Sinne des Wortes nichts, zu dem sich nicht bekannt würde. Erst mit der Sache, dem Kapitalismus, beginnt die Epoche des Uneingestehbaren: keine einzige ökonomische oder finanzielle Operation, die, unterstellt, sie sei in Codeterme übersetzt, nicht ihren uneingestehbaren Charakter offenkundig werden ließe, das heißt ihre innerliche Perversion oder ihren wesentlichen Zynismus (das Zeitalter des schlechten Gewissens ist auch das des reinen Zynismus). Doch ist es gerade unmöglich, solche Operationen zu codieren: in erster Linie bestimmt ein Code die wechselseitige Qualität der Ströme, die durch den Sozius laufen (beispielsweise die drei Zyklen der Konsumgüter, des Prestiges, der Frauen und Kinder); die dem Code eigene Leistung besteht folglich darin, notwendig indirekte Beziehungen zwischen diesen qualitativen und als solche inkommensurablen Strömen herzustellen. Solche Beziehungen implizieren wohl qualitative Entnahmen von den verschiedensten Strömen, doch treten diese Qualitäten nicht in Äquivalenzen, die »etwas« Unbeschränktes voraussetzen würden, sondern sie bilden selbst nur qualitative, wesentlich bewegliche und beschränkte Zusammensetzungen, wobei die Differenz der Elemente die Ungleichheit kompensiert (so im endlichen Schuldblock die Beziehung von Prestige und Konsumtion). Alle diese Eigenschaften der Codebeziehung, indirekt, qualitativ und beschränkt zu sein, machen ausreichend deutlich, daß ein Code niemals ökonomisch ist, es nicht sein kann: er bringt im Gegenteil die objektiv-scheinhafte Bewegung zum Ausdruck, der entsprechend die ökonomischen Kräfte und produktiven Konnexionen einer extra-ökonomischen Instanz, die als Träger und Agent der Einschreibung wirkt, zugeschrieben werden, als wären sie gleichsam deren Emanationen. Das zeigen Althusser und Balibar so vortrefflich: daß juristische und politische Verhältnisse *determiniert sind, dominant zu sein*, so im Feudalsystem, wo die Mehrarbeit als Form des Mehrwerts einen gegenüber dem der Arbeit zeitlich und qualitativ unterschiedenen Strom konstituiert und infolgedessen eine selbst qualitative Verbindung, die nicht-ökonomische Faktoren impliziert, eingehen muß.[98] Gleichermaßen sind die Heiratsverbindungen und Filiationen in primitiven Gesellschaften determiniert, dominant zu sein – hier schreiben sich die ökonomischen Kräfte und Ströme in den vollen Körper der Erde ein und weisen sich ihm derart zu. Kurz, Code besteht nur dort, wo ein voller Körper als Anti-Produktionsinstanz sich auf die Ökonomie niederläßt und sie sich aneignet. Deshalb verdoppelt sich das Wunschzeichen in seiner Eigenschaft als ökonomisches Zeichen, das die Ströme in Gang setzen und abzutrennen hat, in einem notwendig extra-ökonomischen Machtzeichen, das gleichwohl innerhalb der Ökonomie seine Ursachen und Wirkungen vorfindet (zum Beispiel die Heiratsverbindung im Verhältnis zur Macht des Gläubigers). Oder, was auf dasselbe hinausläuft, der Mehrwert wird hier als Mehrwert an Code bestimmt. Die Beziehung des Codes ist demnach nicht nur indirekt, qualitativ, beschränkt, sie ist dadurch auch extra-ökonomisch und führt in dieser Eigenschaft die Verdoppelung der qualitativen Ströme aus. Sie impliziert somit – als Existenz- und Überlebensbedingung der jeweiligen Gesellschaft – ein System kollektiver Einschätzung und Musterung, ein Ensemble von Wahrnehmungs- oder besser Glaubensorganen: derart die kollektive Besetzung von Organen, die eine unmittelbare Codierung der Menschen bewirkt, sowie das einschätzende Auge, wie wir es im primitiven System analysiert haben. Man wird bemerken, daß diese all-

98 Vgl. Marx, *Das Kapital* III, S. 799: »Unter diesen Bedingungen kann ihnen die Mehrarbeit für den nominellen Grundeigentümer nur durch außerökonomischen Zwang abgepreßt werden, welche Form dieser auch immer annehme.«

gemein einen Code charakterisierenden Züge sich genau in dem wiederfinden lassen, was heutzutage genetischer Code genannt wird; nicht weil er von einem Effekt des Signifikanten abhinge, vielmehr weil die Kette, die er bildet, signifikant nur in zweiter Linie ist, in dem Maße, wie sie Kopplungen zwischen qualifizierten Strömen, ausschließlich indirekte Interaktionen, wesentlich beschränkte qualitative Zusammensetzungen, Wahrnehmungsorgane und *extra-chemische* Faktoren, die die Zellkonnexionen auswählen und sich aneignen, ins Spiel bringt.

So viele Gründe, den Kapitalismus durch eine gesellschaftliche Axiomatik zu definieren, die sich allenthalben dem Code widersetzt. So stellt erstens das Geld als allgemeines Äquivalent eine abstrakte, gegenüber der qualitativen Natur der Ströme indifferente Quantität dar. Doch verweist die Äquivalenz selbst auf die Position eines Unbeschränkten: in der Formel G-W-G (Geld – Ware – Geld) ist »die Zirkulation des Geldes als Kapital ... dagegen Selbstzweck, denn die Verwertung des Werts existiert nur innerhalb dieser stets erneuerten Bewegung. Die Bewegung des Kapitals ist daher maßlos.«[99] Die Studien Bohannans über die Tiv im Niger oder die Salisburys über die Siane in Neu-Guinea haben gezeigt, wie die Einführung des Geldes als allgemeines Äquivalent, das ermöglicht, mit dem Geld anzufangen und mit ihm zu enden, folglich niemals zu enden, ausreicht, um die qualifizierten Stromzyklen zu stören, die endlichen Schuldblöcke zu zersetzen und die Grundlagen selbst der Codes zu zerstören. Bleibt zweitens, daß das Geld als schrankenlose abstrakte Quantität nicht von einem Konkret-werden zu trennen ist, ohne das es nicht Kapital werden und sich die Produktion aneignen könnte. Wir sahen, daß dieses Konkret-werden im differentiellen Verhältnis in Erscheinung tritt; doch bildet der Differentialquotient gerade kein indirektes Verhältnis zwischen qualifizierten oder codierten Strömen, vielmehr ein direktes Verhältnis zwischen decodierten Strömen, deren jeweilige Qualitäten vor ihm nicht existieren. Die Qualität der Ströme geht allein aus ihrer Konjunktion als decodierte Ströme hervor; sie verbleiben außerhalb dieser rein virtuell; diese Konjunktion ist zugleich die Disjunktion der abstrakten Quantität, worin diese etwas Konkretes wird. Dx und Dy stellen nichts dar unabhängig von ihrem Ver-

99 K. Marx, *Das Kapital,* I, MEW Bd. 23, S. 167.

hältnis, worin das eine als reine Qualität des Arbeitsstroms, das andere als reine Quantität des Kapitalstroms determiniert wird. Es ist folglich der gegenüber dem Code umgekehrte Gang, der die kapitalistische Transformation des Mehrwerts an Code in Mehrwert an Strömen zum Ausdruck bringt. Von daher der fundamentale Wechsel im Regime der Macht. Wenn der eine der Ströme dem anderen untergeordnet, vom anderen unterjocht wird, so weil sie nicht von gleicher Potenz sind (x und y^2 zum Beispiel) und das Verhältnis sich zwischen einer Potenz und einer gegebenen Größe herstellt. Das war es, was uns während der Fortsetzung der Analyse von Kapital und Arbeit auf der Ebene des Differentialquotienten zwischen Finanzierungsstrom und Strom der Zahlungsmittel oder Einkommen aufging; eine solche Erweiterung bedeutet nur, daß keine industrielle Essenz des Kapitalismus besteht, die nicht als Waren-, Finanz- und Handelskapital funktioniert, worin das Geld keine anderen Funktionen als die seiner Äquivalenzform übernimmt. Aber auf diese Weise hören die Zeichen der Macht gänzlich auf zu sein, was sie einst unter dem Gesichtspunkt des Codes waren: sie werden unmittelbar ökonomische Koeffizienten, statt die ökonomischen Zeichen des Wunsches zu verdoppeln und in sich nicht-ökonomische Faktoren auszudrücken, die determiniert sind, dominant zu sein. Daß der Finanzierungsstrom eine ganz andere Macht als der Zahlungsmittelstrom wiedergibt, bedeutet, daß die Macht unmittelbar zur ökonomischen geworden ist. Von der anderen Seite her, der der Lohnarbeit, ist es einsichtig, daß es eines Codes, der die Mehrarbeit sicherstellt, dann nicht mehr bedarf, wenn diese qualitativ und zeitlich mit der Arbeit selbst in ein und dieselbe einfache Größe eingeht (Bedingung des Mehrwerts an Strömen).

Das Kapital als Sozius oder voller Körper unterscheidet sich demnach von jedem anderen, insofern es für sich selbst als eine unmittelbar ökonomische Instanz steht und sich auf die Produktion niederläßt, ohne extra-ökonomische Faktoren, die sich in einen Code einschreiben, intervenieren zu lassen. Mit dem Kapitalismus wird der volle Körper wahrhaft nackt, gleich dem Arbeiter selbst, der sich an diesen Körper klammert. In diesem Sinne hört der Anti-Produktionsapparat auf, transzendent zu sein, dringt in die gesamte Produktion ein und wird dieser koextensiv. Drittens erwirken diese entwickelten Bedingungen der Zerstörung jedes Codes im Konkret-werden einen Bedeutungswandel der Absenz der Grenze. Sie bezeichnet nicht mehr die unbeschränkte abstrakte Quantität, sondern die effektive Absenz der Grenze oder des Endpunktes für das differentielle Verhältnis, worin das Abstrakte etwas Konkretes wird. Wir sagen in einem, daß es eine äußere Grenze des Kapitalismus nicht gibt und daß es sie doch gibt: nämlich die Schizophrenie, das heißt die absolute Decodierung der Ströme, wenngleich der Kapitalismus allein dadurch funktioniert, daß er diese Grenze zurückdrängt und abzuwenden versucht. Gleichermaßen weist er innere Grenzen auf und doch wieder keine: er besitzt solche in den spezifischen Bedingungen der kapitalistischen Produktion und Zirkulation, das heißt im Kapital selbst, wenngleich der Kapitalismus dadurch nur funktioniert, daß er diese Grenzen auf ständig sich erweiternder Stufenleiter ausdehnt und reproduziert. Es macht die Potenz des Kapitals aus, daß seine Axiomatik nie saturiert und immer imstande ist, den bestehenden Axiomen ein weiteres anzufügen. Der Kapitalismus definiert ein Immanenzfeld und füllt es fortwährend aus. Doch wird dieses deterritorialisierte Feld durch eine Axiomatik determiniert, im Gegensatz zum territorialen Feld, das sich durch primitive Codes bestimmt. Die drei Aspekte der immanenten Axiomatik des Kapitalismus bestehen in Folgendem: den differentiellen Verhältnissen, die durch den Mehrwert ausgefüllt werden, der Absenz äußerer Grenzen, die vermittels der Erweiterung der inneren Grenzen »ausgefüllt« wird, der Effusion der Anti-Produktion in die Produktion, die durch die Absorption des Mehrwerts ausgefüllt wird. Und allenthalben wird die Monetarisierung den Schlund der kapitalistischen Immanenz stopfen, indem sie in diesen eine »Deformation, eine Konvulsion, eine Bewegung äußerster Gewaltsamkeit« einführt. Dem entspringt ein viertes Merkmal, das die Axiomatik von den Codes absetzt. Es ist darin gegeben, daß jene weder tief ins Fleisch zu schreiben, die Körper und Organe zu markieren noch dem Menschen ein Gedächtnis zu erstellen braucht. Sie findet vielmehr, im Gegensatz zu den Codes, ihre eigenen Exekutions-, Wahrnehmungs- und Gedächtnisorgane in ihren unterschiedlichen Aspekten selbst vor. Gedächtnis ist zu einer schlechten Sache geworden. Vor allem bedarf es keines Glaubens mehr, und wenn sich der Kapitalist darüber grämt, daß man heutzutage an nichts mehr glaube, so ist das bloßes Lippenbekenntnis. »Denn so sprecht ihr: ›Wirkliche sind wir ganz, und ohne Glauben und Aberglauben‹ – also brüstet ihr euch – ach, auch noch ohne Brüste!« Die Sprache bedeutet nicht mehr, was geglaubt werden muß, sondern zeigt an, was gemacht werden wird und was die Schlauköpfe oder die Kompetenten zu decodieren wissen, halb verstehen. Überdies braucht der Kapitalismus trotz der Unmasse an Personalausweisen, Karteikarten und Kontrollmitteln nicht einmal mehr in Büchern zu schreiben, um solchermaßen die verlorengegangenen Zeichen der Körper zu ersetzen. Das sind einzig noch Überbleibsel, einer aktuellen Funktion überantwortete Archaismen. Das Individuum ist, sofern es aus abstrakten Quantitäten hervorgeht und im Konkret-werden dieser Quantitäten selbst konkret wird, wirkliche »Privatperson«. Nur diese Quantitäten werden gekennzeichnet, nicht mehr die Individuen selbst: *dein Kapital oder deine Arbeitskraft,* alles andere ist unwichtig, man wird dich stets innerhalb der erweiterten Grenzen des Systems wiederfinden, selbst wenn ganz allein für dich ein neues Axiom gebildet werden müßte. Es braucht nicht mehr der kollektiven Besetzung der Organe, sie werden ausreichend von den wechselnden Bildern, die der Kapitalismus unaufhörlich produziert, ersetzt. Einer Bemerkung Henri Lefebvres zufolge vollziehen diese Bilder weniger ein Öffentlichwerden des Privaten als eine Privatisierung des Öffentlichen: das gesamte Weltgeschehen rollt innerhalb der Familie ab und ohne daß man seinen Platz am Fernseher verlassen müßte. Dies weist, wie wir sehen werden, den Privatpersonen eine im System partikulare Rolle zu: die der *Applikation* und nicht mehr der Implikation in einem Code. Ödipus' Stunde naht.

Wenn der Kapitalismus derart auf der Grundlage einer Axiomatik und nicht von Codes verfährt, so heißt es nicht, daß er den Sozius, die Gesellschaftsmaschine, durch einen Komplex technischer Maschinen ersetzt habe. Beider wesentliche Differenz bleibt bestehen, wenn sie auch Maschinen im wahrsten Sinne des Wortes bar aller Metaphorik sind. Die Originalität des Kapitalismus ist eher darin begründet, daß die Gesellschaftsmaschine technische Maschinen als ihre Bestandteile integriert hat, als konstantes Kapital, das sich am Körper des Sozius festmacht, statt wie bisher die Menschen, die nur mehr deren Anhängsel sind (daher richtet sich oder vielmehr müßte sich die Einschreibung im Prinzip nicht mehr unmittelbar auf die Menschen richten). Eine Axiomatik aber bildet keineswegs für sich schon eine einfache technische oder selbst automatische oder kybernetische Maschine. Bourbaki zeigt dies anhand wissenschaftlicher Axiomatiken: sie stellen kein Taylor-System noch ein mechanisches Spiel isolierter Formeln dar, sondern implizieren an Resonanzen und Konjunktionen von Strukturen gebundene »Intuitionen«, denen durch die »Hebelwirkung« der Technik allenfalls nachgeholfen wird. Viel mehr noch gelten diese Bemerkungen für die gesellschaftliche Axiomatik: der Art und Weise, wie sie ihre eigene Immanenz ausfüllt, ihre Grenzen zurückstößt oder erweitert, neue Axiome einführt und das System daran hindert, saturiert zu sein, wie sie nur adäquat funktioniert, wenn sie knirscht, gestört wird, sich neu reguliert: dies alles impliziert gesellschaftliche Entscheidungs-, Führungs-, Reaktions-, Einschreibungsorgane, eine Technologie und Bürokratie, die sich auf die Funktionsleistung technischer Maschinen nicht zurückführen lassen. Mit anderen Worten, die Konjunktion decodierter Ströme, ihre differentiellen Verhältnisse und ihre vielfältigen Spaltungen und Brüche erfordern eine umfassende Regulierung, deren Organ der Staat ist. Der kapitalistische Staat stellt den Regulator der als solche decodierten und in die Axiomatik eingelassenen Ströme dar. In diesem Sinne vollendet er das Konkret-werden, das uns die Evolution des abstrakten despotischen Urstaates zu leiten schien: zunächst transzendente Einheit, wird er dem Feld gesellschaftlicher Kräfte immanent, geht in deren Dienste über und dient als Regulator der decodierten und axiomatisierten Ströme. Er vollzieht diese Entwicklung so angemessen, daß er, in einem anderen Sinne, gleichsam selbst einen Bruch, einen Einschnitt zu jenem darstellt, gegenüber den vorhergehenden Formen, die sich auf den Trümmern des Urstaates errichten. Denn der Urstaat bestimmte sich durch Übercodierung, und seine Derivate, vom griechischen Stadtstaat bis zum Staat der Monarchie, waren schon decodierten oder sich gerade decodierenden Strömen konfrontiert, die zweifellos den Staat immer weiter dem Feld effektiver Kräfte immanent werden, ihn sich diesen fotschreitend unterordnen ließen; doch da die Umstände für eine Konjunktion der

Ströme noch nicht gegeben waren, konnte der Staat sich damit begnügen, Fragmente an Übercodierung und Codes zu retten, andere zu erfinden und unter Aufbietung aller Kräfte selbst die Konjunktion zu verhindern (und für den Rest soweit wie möglich den Urstaat wiederauferstehen zu lassen). Der kapitalistische Staat steckt in einer anderen Situation: er ist durch die Konjunktion der decodierten oder deterritorialisierten Ströme geschaffen, und hat sich in ihm das Immanent-werden am stärksten ausgeprägt, so in dem Maße, wie er den allgemeinen Zusammenbruch der Codes und Übercodierungen billigt und sich vollkommen innerhalb der neuen Axiomatik der Konjunktion, deren Natur bislang unbekannt war, entfaltet. Noch einmal, nicht er erfindet diese Axiomatik, da sie mit dem Kapital selbst verschwimmt. Im Gegenteil entsteht er aus ihr, sichert nur ihre Regulierung, regelt oder organisiert selbst die Fehlzündungen als Bedingung des Funktionierens; überwacht oder leitet die Saturierungsvorgänge und die entsprechenden Erweiterungen der Grenzen. Niemals zuvor hat ein Staat in solchem Ausmaß an Macht und Stärke verloren und sich mit ebensolcher Gewalt in den Dienst des Zeichens der ökonomischen Macht gestellt. Und diese Rolle hat der kapitalistische Staat im übrigen sehr früh schon, nämlich seit den Anfängen gespielt, seit den Tagen also, als noch halb feudale und monarchistische Formen mit ihm schwanger gingen: dies wird unter der Perspektive der Ströme des »freien« Arbeiters in der Kontrolle der Arbeitskräfte und Löhne, unter der Perspektive der industriellen und Warenproduktion in der Bewilligung von Monopolen, in den günstigen Bedingungen für Akkumulation, im Kampf gegen Überproduktion offenkundig. Einen liberalen Staat hat es nie gegeben: das Vorgehen gegen Monopole verweist auf einen Zeitpunkt, da das Handels- und Finanzkapital noch im Bündnis mit dem alten Produktionssystem stand und der entstehende Industriekapitalismus sich nur Produktion und Markt sichern konnte, indem er die Abschaffung der Privilegien erwirkte. Und daß gegen das Prinzip einer etatistischen Kontrolle nicht zu Felde gezogen wurde, sofern nur der Staat paßte, wird erkennbar im Merkantilismus, der die neuen kommerziellen Funktionen eines Kapitals manifestiert, das sich direkte Interessen innerhalb der Produktionen sichergestellt hat. Im allgemeinen neigen die etatistischen Kontrollen nur dann dazu, sich aufzuheben oder zu verwischen, wenn ein Überangebot an Arbeitskräften besteht oder die Märkte ungewöhnlich expandieren.[100] Das heißt, *wenn der Kapitalismus mit Hilfe einer minimalen Anzahl von Axiomen innerhalb relativer, ausreichend weiter Grenzen funktioniert.* Diese Lage hat lange schon ihr Ende gefunden, und als entscheidenden Faktor dieser Veränderung muß die Organisierung einer starken Arbeiterklasse angeführt werden, die ein stabiles und gehobenes Beschäftigungsniveau fordert und auf diese Weise den Kapitalismus zwingt, seine Axiome zu vermehren und zugleich auf stets erweiterter Stufenleiter seine Grenzen zu reproduzieren (Axiom der Verschiebung vom Zentrum auf die Peripherie). Der Kapitalismus vermochte die Russische Revolution nur zu verdauen, indem er den alten Axiomen unaufhörlich neue hinzufügte, ein Axiom für die Arbeiterklasse, eins für die Gewerkschaft ... Und Axiome anzufügen, dazu ist er schließlich immer bereit, noch für die winzigsten, die lächerlichsten Sachen stellt er welche zur Verfügung – das ist nun einmal die ihm eigene Leidenschaft, die doch am Wesentlichen nichts ändert. Der Staat ist ausersehen, eine immer wichtigere Rolle in der Regulierung der axiomatisierten Ströme zu spielen, hinsichtlich der Produktion und ihrer Planung ebenso wie hinsichtlich der Wirtschaft und ihrer »Monetarisierung«, des Mehrwerts und seiner Absorption (durch den Staatsapparat eigenhändig).

Die regulativen Funktionen des Staates implizieren keineswegs eine Art Schlichtung zwischen den Klassen. Daß der Staat im umfassenden Dienst der herrschenden Klasse steht, ist wohl eine praktische Evidenz, aber damit sind die theoretischen Gründe noch nicht vorgegeben. Sie sind gleichwohl einfach: weil nämlich aus der Perspektive der kapitalistischen Axiomatik nur eine einzige Klasse dazu befugt ist, einen universellen Anspruch geltend zu machen: die Bourgeoisie. Plechanow merkt an, daß die Aufdeckung des Klassenkampfes und seiner Rolle in der Geschichte den unter den Einfluß von St. Simon stehenden Theoretikern zukommt; jenen also, die den Klassenkampf der Bourgeoisie gegen Adel und Feudalsystem preisen, vor dem Proletariat aber haltmachen und bestehende Klassenunterschiede zwischen dem

100 Zu allen diesen Punkten: M. Dobb, *Entwicklung des Kapitalismus,* S. 34 ff., 181 ff., 213 ff.

Industriellen oder dem Bankier und dem Arbeiter leugnen, vielmehr auf die Verschmelzung von Profit und Lohn in einem gemeinsamen Strom verweisen.[101] Darin offenbart sich etwas anderes als ideologische Verblendung oder Verleugnung. Die Klassen sind *das* Negativ der Kasten und Stände, Klassen sind decodierte Ordnungen, Kasten und Stände gleichermaßen. Die gesamte Geschichte als eine von Klassenkämpfen lesen heißt, sie in Abhängigkeit von der Bourgeoisie als decodierender und decodierter Klasse lesen. Sie bildet, insofern sie den Kampf gegen die Codes führt und mit der generalisierten Decodierung der Ströme verschmilzt, als solche die *einzige* Klasse. Damit ist sie der Aufgabe, das kapitalistische Immanenzfeld auszufüllen, gewachsen. In der Tat vollzieht sich in ihrer Folge etwas Neues: der Genuß als Selbstzweck verschwindet, eine neue Konzeption der Konjunktion bildet sich heraus, wonach als einziges Ziel der abstrakte Reichtum und dessen Realisierung in anderen Formen als denen der Konsumtionen zu gelten hat. Die allgemeine Sklaverei des despotischen Staates implizierte wenigstens noch Herren und einen von der Produktionssphäre geschiedenen Anti-Produktionsapparat. Der bürgerliche Immanenzzusammenhang, bestimmt durch die Konjunktion decodierter Ströme, die Negation jeglicher Transzendenz oder äußerer Grenze, der Effusion der Anti-Produktion in die Produktion, errichtet eine Sklaverei, die unvergleichbar, und führt eine Unterjochung ein, die ohne Beispiel ist: nicht einmal Herren gibt es mehr, sondern nur noch Sklaven, die anderen Sklaven Befehle erteilen – nicht mehr muß jemand das Tier beladen, es beläd sich nun selbst. Nicht daß der Mensch Sklave der technischen Maschine sei; er ist Sklave der Gesellschaftsmaschine, der Bourgeois zeugt davon, wenn er den Mehrwert zu Zwecken absorbiert, die absolut nichts mehr mit seinem eigenen Genuß zu tun haben: mehr Sklave als der letzte der Sklaven, erster Diener der gierigen Maschine, Reproduktionsvieh des Kapitals, Verinnerlichung der unendlichen Schuld. Auch ich bin Sklave, werden die neuen Worte des Herrn sein: »Nur als Personifikation des Kapitals ist der Kapitalist respektabel. Als solcher teilt er mit dem Schatzbildner den absoluten Bereicherungstrieb. Was aber bei diesem als individuelle Manie

101 G. Plechanow, »Augustin Thierry et la conception matérialiste de l'histoire«, *Les Questions fondamentales du marxisme*, Ed. Sociales.

erscheint, ist beim Kapitalisten Wirkung des gesellschaftlichen Mechanismus, worin er nur ein Triebrad ist.«[102] Man wird einwenden, daß nichtsdestoweniger eine herrschende und eine beherrschte Klasse existieren, die durch den Mehrwert, die Trennung des Kapitals- und des Arbeitsstroms, des Finanzierungs- und des Lohneinkommensstroms sich weiterhin bestimmen lassen. Dies ist nur in Teilen richtig, da der Kapitalismus aus der Konjunktion beider in differentiellen Verhältnissen hervorgeht und beide in der unaufhörlich erweiterten Reproduktion seiner Grenzen integriert. So daß der Bourgeois mit Recht – dies nicht nur im ideologischen Sinne gefaßt, sondern aus der Organisation seiner Axiomatik abgeleitet – sagen kann: ex existiert nur eine Maschine, die des großen mutierenden decodierten und von Gütern abgeschnittenen Stroms, und eine Klasse von Dienern, die decodierende Bourgeoisie, jene, die die Kasten und Stände decodiert und aus der Maschine einen unteilbaren Strom an Einkommen zieht, der in Konsum- oder Produktionsgütern sich verwandelt und in dem Löhne und Profite ihre Ursachen finden. Kurz, der theoretische Gegensatz besteht nicht zwischen zwei Klassen, weil der Begriff der Klasse, da doch das Negativ der Codes bezeichnend, selbst noch impliziert, daß nur eine Klasse existiert. Der theoretische Gegensatz liegt woanders: zwischen den decodierten Strömen, die in eine Klassenaxiomatik auf dem vollen Körper des Kapitals eingehen, und jenen decodierten Strömen, die sich von dieser Axiomatik nicht weniger befreien als vom despotischen Signifikanten, die diese Mauer *und* diese Mauer der Mauer durchbrechen und auf dem organlosen vollen Körper zu fließen beginnen. Er liegt zwischen der Klasse und jenen außerhalb der Klasse, den Klassenlosen. Zwischen den Dienern der Maschine und jenen, die sie oder das Getriebe in die Luft sprengen. Zwischen der Ordnung der Gesellschaftsmaschine und der der Wunschmaschinen. Zwischen der relativen inneren Grenze und der absoluten äußeren Grenze. Wenn man will: zwischen Kapitalisten und Schizos, in ihrer fundamentalen Verbundenheit auf der Ebene der Decodierung und ihrer fundamentalen Feindschaft auf der Ebene der Axiomatik (daher die Ähnlichkeit des Portraits, das die Sozialisten des 19. Jahrhunderts vom Proletariat zeichnen, mit einem vollkommenen Schizo).

102 K. Marx, *Das Kapital* I, MEW Bd. 23, S. 618.

Deshalb ist das Problem einer proletarischen Klasse ein primär praktisches. Aufgabe der revolutionären sozialistischen Bewegung war die Herstellung der Polarisierung des gesellschaftlichen Feldes, die Klassenpolarität. Sicherlich kann eine theoretische Bestimmung einer proletarischen Klasse auf der Ebene der Produktion (die, denen der Mehrwert ausgepreßt wird) und auf der des Geldes (Lohneinkommen) vorgenommen werden. Doch sind diese Bestimmungen nicht nur bald zu eng, bald zu umfassend. Das objektive Phänomen, das sie als *Klasseninteresse* definieren, bleibt, solange es sich nicht in einem Bewußtsein niederschlägt, verkörpert, rein virtuell. Gewiß erzeugt dieses Bewußtsein das Klasseninteresse, aber es aktualisiert es in einer Parteiorganisation, die in der Lage ist, sich die Eroberung des Staatsapparates zum Ziel zu setzen. Wenn die Bewegung des Kapitalismus im Spiel seiner differentiellen Verhältnisse darin besteht, jeder klar bestimmbaren Grenze geschickt auszuweichen, seine inneren Grenzen zu überschreiten und zu verschieben, Einschnitte der Einschnitte auszuführen, so scheint die sozialistische Bewegung notwendig dahin zu führen, eine Grenze festzulegen, die das Proletariat von der Bourgeoisie trennt, ein großer Einschnitt demnach, der einen nicht nur ökonomischen, sondern auch politischen Kampf antreiben wird. Doch was eine solche Eroberung des Staatsapparates bedeutet, war stets schon und ist heute noch problematisch. Ein als sozialistisch vorausgesetzter Staat impliziert die Transformation der Produktion, der Produktionseinheiten und der ökonomischen Kalkulationen. Eine solche Transformation kann sich aber nur auf der Basis eines schon eroberten Staate vollziehen, der vor nämlichen axiomatischen Problemen der Extraktion von Surplus oder Mehrwert, der Akkumulation, der Absorption, des Marktes und monetärer Kalkulationen steht. Folglich, entweder siegt das Proletariat gemäß seinen objektiven Interessen – doch vollziehen sich diese Operationen unter der Herrschaft einer Bewußtseins- oder Parteiavantgarde, das heißt zugunsten einer Bürokratie und Technokratie, die für die Bourgeoisie als »große Unbekannte« gilt –, oder aber die Bourgeoisie behält die Kontrolle über den Staat, bereit, ihre eigene Technokratie abzusondern und vor allem einige Axiome mehr für die Anerkennung und die Integration des Proletariats als zweite Klasse anzufügen. Zu Recht wird darauf aufmerksam gemacht, daß die Alternative nicht zwischen freiem Markt und Planung verläuft, da zunehmend mehr die Planung notwendig Eingang in den kapitalistischen Staat findet und der Markt weiterhin im sozialistischen Staat, und sei es als monopolistischer Staatsmarkt, überlebt. Wie aber jetzt die wirkliche Alternative formulieren, ohne zu unterstellen, daß alle Probleme gelöst wären? Das gewaltige Werk Lenins und der Russischen Revolution beruhte darin, ein dem objektiven Sein oder Interesse angemessenes Klassenbewußtsein geschmiedet und in dessen Folge den kapitalistischen Ländern die Klassenpolarität aufgezwungen zu haben. Doch verhinderte dieser große leninistische Einschnitt nicht die Resurrektion eines Staatskapitalismus im Sozialismus selbst, wie er gleichermaßen auch nicht den klassischen Kapitalismus daran hinderte, ihn zu wenden, in seiner Wühlarbeit fortzufahren, immer wieder Einschnitte der Einschnitte, die es ihm erlaubten, in seine Axiomatik Bereiche der anerkannten Klasse zu integrieren, während er zugleich die nicht-kontrollierbaren und nicht-kontrollierten Elemente (nicht weniger vom offiziellen Sozialismus als vom Kapitalismus unter Kontrolle gehalten) an die Peripherie oder in Enklaven verstieß. Unter diesen Umständen stellt sich die Wahl einzig noch zwischen der terroristischen und rigiden, schnell saturierten neuen Axiomatik des sozialistischen Staates und der gefährlicheren wie auch geschmeidigeren, niemals saturierten alten Axiomatik des kapitalistischen Staates. Doch in Wahrheit ist die unmittelbare Frage nicht die, ob eine Industriegesellschaft auf den Surplus, die Absorption, auf einen planenden und handeltreibenden Staat, ja sogar auf ein Äquivalent für die Bourgeoisie verzichten kann. Es ist offenkundig, daß sie solches nicht kann, und im übrigen ist eine so gestellte Frage falsch gestellt. Ebensowenig geht es darum, ob das in einer Partei oder einem Staat inkarnierte Klassenbewußtsein, das objektive Klasseninteresse, dem virtuelle Spontaneität zugeschrieben wird, die durch die es repräsentierenden Instanzen gleichsam erstickt sein soll, verrät oder nicht. Die Analyse von Sartre in der *Kritik der dialektischen Vernunft* scheint uns absolut richtig, wonach eine Spontaneität der Klasse nicht, wohl aber eine der »Gruppe« existiert: von daher die Notwendigkeit, zwischen den »fusionierenden Gruppen« und der »seriell« bleibenden Klasse, die durch die Partei oder den Staat repräsentiert wird, zu unterscheiden.

Zudem stehen beide nicht auf derselben Stufe. Das Klasseninteresse findet sich vor in der Ordnung großer molarer Einheiten; es definiert nur ein kollektives Vorbewußtes, das sich notwendig in einem klaren Bewußtsein niederschlägt, demgegenüber es, zumal auf dieser Ebene, unangemessen wäre, die Frage von Verrat, Entfremdung, Verzerrung usw. zu stellen. Das wirklich Unbewußte demgegenüber liegt im Gruppenwunsch, der die molekulare Ordnung der Wunschmaschinen einbringt. Hier, zwischen den unbewußten Gruppenwünschen und den vorbewußten Klasseninteressen gestaltet sich das Problem. Nur von hier aus ist es möglich, wie wir sehen werden, die daraus indirekt sich ergebenden Fragen zu stellen, so über das Klassenvorbewußte und die repräsentativen Formen des Klassenbewußtseins, über die Natur der Interessen und den Prozeß ihrer Verwirklichung. Stets taucht Reich wieder auf, mit seiner unschuldig-naiven Forderung, die die Rechte einer vorgängigen Unterscheidung von Wunsch und Interesse geltend machen: »Die Führung hat keine dringendere Aufgabe, neben der genauen Kenntnis des objektiven historischen Prozesses, als die, zu verstehen, a) was die verschiedenen Schichten, Berufe, Altersstufen, Geschlechter an vorwärtstreibenden Wünschen, Ideen, Gedanken in sich tragen; b) was sie an derartigen Wünschen, Ängsten, Gedanken und Ideen in sich tragen, die das Vorwärtstreibende an der Entfaltung verhindert (›traditionelle Bindungen‹).«[103] (Die Führung neigt eher zur Antwort: Wenn ich das Wort Wunsch höre, ziehe ich den Revolver.)

Der Wunsch wird niemals getäuscht. Getäuscht, verkannt oder verraten werden kann das Interesse, nicht jener. Deshalb der Ruf von Reich: Nein, die Massen sind nicht getäuscht worden, sie haben den Faschismus gewünscht – und das heißt es zu erklären ... Es kommt vor, daß man gegen sein Interesse wünscht: der Kapitalismus profitiert davon, aber nicht minder der Sozialismus, die Partei und deren Führung. Wie erklären, daß der Wunsch sich Operationen anheimgibt, die kein Verkennen, keine Mißverständnisse sind, sondern vollkommen reaktionäre unbewußte Besetzungen? Was meint Reich im übrigen, wenn er von »traditionellen Bindungen« spricht? Auch sie bilden Teile des

103 W. Reich, *Was ist Klassenbewußtsein?*, Amsterdam 1968 (Schwarze Reihe Nr. 4), S. 13.

historischen Prozesses und verweisen auf die modernen Funktionen des Staates. Die zivilisierten modernen Staaten definieren sich durch Prozesse der Decodierung und Deterritorialisierung. *Doch was sie auf der einen Seite deterritorialisieren, reterritorialisieren sie auf der anderen.* Diese Neo-Territorialitäten sind zumeist artifiziell, residual, archaisch; nur sind es Archaismen mit aktueller Funktion, unsere moderne Art, mit Bauelementen zu hantieren, Muster zu erstellen, Codefragmente erneut einzufügen, alte wiederauferstehen zu lassen, Pseudo-Codes oder Jargons zu erfinden. Neo-Archaismen, nach Edgar Morin. Äußerst komplex und unterschieden sind sie, diese modernen Territorialitäten. Die einen sind eher folkloristisch, repräsentieren aber deshalb nicht weniger gesellschaftliche und unter Umständen politische Kräfte (die ethnischen Minoritäten, das Basken-Problem, die Katholiken Nord-Irlands, die Indianerreservate). Einige bilden sich spontan, im Sog der Deterritorialisierungsbewegung (Territorialitäten der Wohnbezirke, der großen Einheiten, die »Banden«). Andere werden, selbst wenn sie sich am Ende gegen ihn wenden und ernsthafte Probleme aufkommen lassen, vom Staat organisiert oder begünstigt (Regionalismus, Nationalismus). Innerhalb des Kapitalismus stellt zweifellos der faschistische Staat den phantastischsten Versuch ökonomischer und politischer Reterritorialisierung dar. Doch auch der sozialistische Staat besitzt seine Minoritäten, seine Territorialitäten, die sich neu gegen ihn bilden, oder die er hervorruft und organisiert (Russischer Nationalismus, Parteiterritorialität: das Proletariat vermochte sich nur auf der Grundlage künstlicher Neo-Territorialitäten als Klasse zu konstituieren; parallel dazu reterritorialisiert sich die Bourgeoisie unter zuweilen archaischsten Formen). Die berühmte Personalisierung der Macht ist zugleich eine die Territorialisierung der Maschine verdoppelnde Territorialität. Wenn die Funktion des modernen Staates tatsächlich die Regulierung der decodierten, deterritorialisierten Ströme ist, so besteht einer ihrer Hauptaspekte darin, zu reterritorialisieren, also zu verhindern, daß die decodierten Ströme aus allen Öffnungen der gesellschaftlichen Axiomatik fliehen. Man hat zuweilen den Eindruck, daß die Kapitalströme nicht ungern sich auf den Mond schießen ließen, wäre nicht der kapitalistische Staat da, der sie auf die Erde verwiese. Zum Beispiel: Deterritorialisierung der Finanzierungsströme, aber Reterritorialisierung durch die Kaufkraft und die Zahlungsmittel (Rolle der Zentralbanken). Oder jene vom Zentrum zur Peripherie führende Deterritorialisierungsbewegung, die mit einer Reterritorialisierung an der Peripherie, einer Art ökonomischer und politischer Autozentrierung derselben, sei es unter den modernen Formen eines Staatssozialismus oder Staatskapitalismus, sei es unter der archaischen Form lokaler Despoten, einhergeht. Letztlich ist es unmöglich, Deterritorialisierung und Reterritorialisierung zu unterscheiden, da sie sich wechselseitig enthalten oder die beiden Seiten ein und desselben Prozesses ausmachen.

Dieser wesentliche Aspekt der Regulierung durch den Staat wird klarer, wenn wir sehen, daß er unmittelbar in der ökonomischen und gesellschaftlichen Axiomatik des Kapitalismus als solcher begründet ist. Gerade die Konjunktion der deterritorialisierten Ströme gibt solche archaischen oder artifiziellen Neo-Territorialitäten vor. Marx hat das Fundament der politischen Ökonomie bloßgelegt: die Aufdeckung eines abstrakten subjektiven Wesens des Reichtums in der Arbeit oder der Produktion – man könnte gleichermaßen auch sagen: im Wunsch – (»Es war ein ungeheurer Fortschritt von Adam Smith, jede Bestimmtheit der reichtumzeugenden Tätigkeit fortzuwerfen – Arbeit schlechthin, weder Manufaktur-, noch kommerzielle, noch Agrikulturarbeit, aber sowohl die eine wie die andere ... abstrakte Allgemeinheit der reichtumschaffenden Tätigkeit ...«).[104] Hier für die große Bewegung der Decodierung oder Deterritorialisierung: die Natur wird nicht auf der Seite des Gegenstandes, in äußeren Bedingungen gesucht, der Territorial- oder Despotenmaschine. Aber Marx fügt sogleich hinzu, daß diese wesentlich »zynische« Entdeckung sich durch eine neue Territorialität, gleich einem neuen Fetischismus oder einer neuen »Heuchelei«, korrigiert findet. Die Produktion als abstraktes subjektives Wesen wird nur in den Formen des Eigentums aufgedeckt, das sie erneut vergegenständlicht, sie entfremdet, indem es sie reterritorialisiert. Nicht nur die Merkantilisten, obgleich die subjektive Natur des Reichtums ahnend, hatten sie als eine besondere, noch an eine despotische »geldmachende« Maschine gebundene Tätigkeit bestimmt; nicht nur

104 K. Marx, *Grundrisse*, Einleitung, S. 24, und *Ökonomisch-philosophische Manuskripte*, S. 530 ff.

die Physiokraten, diese Ahnung weitertreibend, hatten die subjektive Tätigkeit an eine territorialisierte oder reterritorialisierte Maschine in Form der Landwirtschaft oder des Grundeigentums gebunden – vielmehr vermochte selbst Adam Smith das abstrakte und subjektive, industrielle und deterritorialisierte Wesen des Reichtums nur bloßzulegen, indem er es zugleich in Privateigentum an Produktionsmitteln erneut territorialisierte. (In diesem Sinne läßt sich auch nicht aufrechterhalten, daß das sogenannte Gemeineigentum die Richtung dieser Bewegung ändern würde). Zudem, da nicht die Geschichte der politischen Ökonomie, vielmehr die reale Geschichte der entsprechenden Gesellschaft ansteht, wird auch verständlicher, warum der Kapitalismus nicht aufhört, mit der einen Hand zu reterritorialisieren, was er mit der anderen deterritorialisiert hatte. Im *Kapital* bestimmt Marx den realen Grund der doppelten Bewegung: einerseits kann der Kapitalismus gar nicht anders verfahren, als unaufhörlich das subjektive Wesen des abstrakten Reichtums, die Produktion um der Produktion willen zu entfalten, das heißt »Produktion als Selbstzweck, ... unbedingte Entwicklung der gesellschaftlichen Produktivkräfte der Arbeit«; andererseits aber kann er es nur im Rahmen seines eigenen beschränkten Zwecks, innerhalb seiner bestimmten Produktionsweise, »Produktion für das Kapital«, Verwertung des vorhandenen Kapitalwertes.[105] Unter dem ersten Aspekt fährt der Kapitalismus fort, seine eigenen Grenzen zu überschreiten, immer weiter zu deterritorialisieren: »Das Kapital treibt dieser seiner Tendenz nach ebensosehr hinaus über nationale Schranken und Vorurteile ... Es ist destruktiv gegen alles dies und beständig revolutionierend, alle Schranken niederreißend, die die Entwicklung der Produktivkräfte, die Erweiterung der Bedürfnisse, die Mannigfaltigkeit der Produktion und die Exploitation und den Austausch der Natur- und Geisteskräfte hemmen«; aber unter dem zweiten, streng komplementären Aspekt findet sich der Kapitalismus vor Grenzen und Schranken, die ihm immanent sind und die sich nur dadurch überschreiten lassen, daß sie auf erweiterter Stufenleiter stets reproduziert werden (unablässige Reterritorialisierung, lokale, die Welt, des Planetarium umgreifende). Deshalb schien uns das Gesetz des tendenziellen Falls, das heißt der niemals erreichten,

105 K. Marx, *Das Kapital* III, MEW Bd. 25, S. 260.

weil immer überschrittenen und immer reproduzierten Grenzen, auf die Simultaneität der zwei Bewegungen, Deterritorialisierung und Reterritorialisierung, hinauszulaufen, ja diese unmittelbar zu dokomentieren.
Daraus ergibt sich eine bedeutsame Konsequenz. Daß nämlich die gesellschaftliche Axiomatik der modernen Gesellschaften zwischen zwei Pole geraten ist, zwischen denen sie fortwährend oszilliert. Auf den Ruinen der despotischen Maschine, aus Decodierung und Deterritorialisierung geboren, sind diese Staaten zwischen den Urstaat, den sie sehr wohl als übercodierende und reterritorialisierende Einheit wieder zu neuem Leben erwecken möchten, und die entfesselten Ströme geraten, die sie einer absoluten Schwelle zu fortreißen. Während sie mit aller Gewalt, unter Aufbietung einer weltumspannenden Diktatur, einer lokalen Diktatur, einer allmächtigen Polizei recodieren, lassen sie die fließenden Quantitäten ihrer Kapitalien und ihrer Populationen decodieren oder decodieren sie selbst. Sie sind zwischen zwei Richtungen geraten: Archaismus und Futurismus, Neo-Archaismus und Ex-Futurismus, Paranoia und Schizophrenie. Sie schwanken zwischen zwei Polen: dem paranoisch-despotischen Zeichen, dem Signifikant-Zeichen des Despoten, das sie als Codeeinheit neu beleben wollen; dem Figur-Zeichen des Schizo als Einheit decodierter Ströme, Spaltung, Zeichen-Punkt oder Strom-Einschnitt. Auf dem einen erdrosseln sie, vom anderen aber lassen sie sich fortschwemmen. In einem sind sie fortwährend hinter sich und über sich hinaus.[106] Wie die Nostalgie nach dem Urstaat und die Notwendigkeit des Urstaates mit dem Erfordernis und der Unausweichlichkeit des Fließens der Ströme vereinbaren? Wie es anstellen, daß die Decodierung und die Deterritorialisierung, beide konstitutiv für das System, dieses nicht durch die eine oder andere Öffnung, die der Axiomatik entgehen mag, fließen lassen, was doch die Maschine in Schrecken versetzte (am Horizont ein Chinese, eine kubanische Raketenabschuß-

106 Suzanne de Brunhoff, *La Monnaie chez Marx*, Ed. Sociales 1967, S. 147: »So vereinigt der zu einem System konstituierte Kredit selbst im Kapitalismus zusammengesetzte Elemente, sowohl *vorkapitalistische* (Geld, Geldhandel) wie *nachkapitalistische* (der eine höhere Zirkulation darstellende Kreditzyklus ...). Den Bedürfnissen des Kapitalismus angepaßt, ist der Kredit doch nie wirklich Zeitgenosse des Kapitals. Das aus der kapitalistischen Produktionsweise hervorgehende Finanzierungssystem bleibt ein Bastard.«

rampe, ein Black-Panther, ein entführter Botschafter, ein Mai 68, oder selbst Hippies auf dem Trip, in Wut geratene Schwule ...). Man schwankt zwischen den paranoisch-reaktionären Überbelastungen und den unterschwelligen schizophrenen und revolutionären Ladungen. Zudem weiß man nicht so recht, wie es sich von der einen zur anderen Seite wenden wird. Die beiden ambiguitären Pole des Wahns, ihre Umwandlungen, die Art und Weise, wie ein archaisches oder folkloristisches Phänomen unter spezifischen Bedingungen plötzlich mit einem gefährlichen progressiven Wert geladen sein kann. Wie es sich auf die faschistische oder revolutionäre Seite neigt, darin beruht das Problem des universellen Wahns, das doch alle Welt, als erste aber und vor allem die Psychiater mit Stillschweigen übergehen (sie haben davon keine Ahnung; wie sollten sie auch?). Kapitalismus und Sozialismus sind gleichsam hin und her gerissen zwischen dem despotischen Signifikanten, den sie anbeten, und der schizophrenen Figur, die sie mit sich reißt. So können wir denn Rechtens zwei zuvor geäußerte Schlußfolgerungen, die sich zu widersprechen schienen, aufrechterhalten: zum einen bildet der moderne Staat gegenüber dem despotischen Staat und in Funktion seiner Vollendung eines Immanentwerdens, seiner generalisierten Decodierung von Strömen, seiner Axiomatik, die den Platz der Codierungen und Übercodierungen eingenommen hat, einen fortgeschritteneren Einschnitt. Zum anderen aber hat immer nur ein Staat existiert, der Urstaat, die asiatische despotische Formation, die auch heute noch fortbesteht, da sie – wenn auch zurückgewichen – den einzigen Einschnitt innerhalb der gesamten Geschichte darstellt und selbst noch die moderne gesellschaftliche Axiomatik nicht funktionieren kann, ohne sie als einen ihrer Pole, zwischen denen ihr eigener Einschnitt sich vollzieht, wiederauferstehen zu lassen. Demokratie, Faschismus oder Sozialismus, wer wäre vom Urstaat als unvergleichbarem Vorbild nicht heimgesucht worden? Der Polizeichef des lokalen Diktators Duvallier hieß Desyr.

Allerdings sind es nicht dieselben Verfahren, die eine Sache einst hervorgebracht haben und die sie zu neuem Leben erwecken. Wir unterschieden drei große Gesellschaftsmaschinen, die den Wilden, den Barbaren, den Zivilisierten entsprachen. Die erste bildet die zugrundeliegende Territorialmaschine, deren Leistung in der

Codierung der Ströme auf dem vollen Körper der Erde besteht. Die zweite ist die transzendente imperiale Maschine, die die Übercodierung der Ströme auf dem vollen Körper des Despoten und seines Apparates, des Urstaates, zu leisten hat: sie führt die erste große Bewegung der Deterritorialisierung aus, aber dadurch, daß sie ihre erhabene Einheit den territorialen Gemeinschaften, die sie bewahrt, hinzufügt, sie vereinigt und übercodiert, sich deren Mehrarbeit aneignet. Die dritte ist die moderne immanente Maschine, deren Leistung in der Decodierung der Ströme auf dem vollen Körper des Geldkapitals besteht: sie hat die Immanenz verwirklicht, das Abstrakte als solches konkret gemacht, das Artifizielle naturalisiert, die territorialen Codes und die despotischen Übercodierungen durch eine Axiomatik decodierter Ströme und deren Regulierung ersetzt; sie führt die zweite große Bewegung der Deterritorialisierung aus, dieses Mal aber, weil sie nichts von den Codes und Übercodierungen übrigläßt. Doch was sie nicht weiter bestehen läßt, findet sie kraft eigener originärer Mittel wieder; sie reterritorialisiert dort, wo sie Territorialitäten verloren hat; sie schafft neue Archaismen dort, wo sie die alten zerstört – und beide vereinigen sich. Der Historiker verneint, daß der moderne Staat mit seiner Bürokratie, seiner Technokratie dem alten despotischen Staat gleiche. Offensichtlich, da es sich in einem Fall darum handelt, decodierte Ströme zu reterritorialisieren, im anderen Fall aber darum, territoriale Ströme zu übercodieren. Paradox ist nur, daß der Kapitalismus sich des Urstaates bedient, um seine Reterritorialitäten auszuführen. Unerschütterlich reproduziert die moderne Axiomatik auf dem Grunde ihrer Immanenz den transzendenten Urstaat wie ihre innerlich gewordene Grenze oder wie einen der Pole, zwischen denen sie bestimmt ist, zu oszillieren. Unter ihrem unerschütterlichen und zynischen Charakter wird sie nun von starken Kräften bearbeitet, die den anderen Pol der Axiomatik ausmachen, ihre Defekte, Fehlzündungen und ihre Möglichkeiten, zu explodieren, das, was sie decodiert, bis jenseits der Mauer ihrer immanenten Regulierungen wie transzendentalen Resurrektionen zu führen. Jeder Typ von Gesellschaftsmaschine produziert eine bestimmte Art der *Repräsentation*, deren Elemente sich an der Oberfläche des Sozius organisieren: das System der Konnotation-Konnektion in der wilden Territorialmaschine, das der Codierung der Ströme entspricht; das der Übercodierung entsprechende System der Subordination-Disjunktion in der barbarischen Despotenmaschine; das System der Koordination-Konjunktion in der zivilisierten kapitalistischen Maschine, das der Decodierung der Ströme entspricht. Deterritorialisierung, Axiomatik und Reterritorialisierung bilden die drei Oberflächenelemente der Wunschrepräsentation auf dem modernen Sozius. Wir kommen also auf die Frage zurück: wie gestaltet sich in jedem gegebenen Fall das Verhältnis der gesellschaftlichen Produktion und der Wunschproduktion, einmal unterstellt, daß zwischen beiden stets Identität des Wesens und Differenz der Ordnung besteht: Mag es sein, daß die Wesensidentität in der Ordnung der modernen kapitalistischen Repräsentation am ausgeprägtesten ist, da sie sich hier in der Immanenz und im Fließen der decodierten Ströme »universell« verwirklicht? Aber auch, daß die Differenz der Ordnung am größten ist und diese Repräsentation gegenüber dem Wunsch eine viel stärkere Repression und Verdrängung ausübt als jede andere, da die Anti-Produktion, statt im System lokalisiert zu sein, im Schutze von Immanenz und Decodierung sich über die gesamte Produktion ausgebreitet und derart einen phantastischen Todestrieb freigemacht hat, der jetzt den Wunsch durchsetzt und niederwalzt? Und was ist dieser Tod, der stets innen aufzieht, aber von außen kommen muß – und der im Falle des Kapitalismus mit um so größerer Mächtigkeit aufzieht, als das Außen, das ihm jenen bringen wird, noch nicht auszumachen ist? Kurz, die allgemeine Theorie der Gesellschaft ist eine generalisierte Theorie der Ströme; in Abhängigkeit von dieser ist das Verhältnis der gesellschaftlichen Produktion und der Wunschproduktion, die Abwandlungen dieses Verhältnisses in jedem spezifischen Fall, die Grenze dieses Verhältnisses innerhalb des kapitalistischen Systems zu veranschlagen.

In der territorialen und selbst despotischen Maschine verläuft die ökonomische, gesellschaftliche Reproduktion niemals unabhängig von der Reproduktion der Menschen, von deren gesellschaftlicher Form. Die Familie ist folglich eine offene Praxis, eine dem gesellschaftlichen Feld koextensive Strategie; die Beziehungen der Filiation und Heiratsverbindung sind determinierend, oder vielmehr »determiniert, dominant zu sein«. Gekennzeichnet, auf dem Sozius eingeschrieben werden in der Tat unmittelbar die Produzenten (oder Nicht-Produzenten) gemäß dem Rang ihrer Familie und ihres eigenen Ranges in dieser. Der Reproduktionsprozeß ist nicht unmittelbar ökonomisch, sondern führt über die nicht-ökonomischen Faktoren der Verwandtschaft. Dies stimmt nicht nur für die Territorialmaschine und die lokalen Gruppen, die die Stellung eines jeden innerhalb der ökonomisch-gesellschaftlichen Reproduktion entsprechend seinem Rang hinsichtlich der Heiratsverbindung und Filiation bestimmen, vielmehr auch für die despotische Maschine, die diese durch die Beziehung des Neuen Bundes und der direkten Filiation verdoppelt (von daher die Rolle der Herrscherfamilie und die der Dynastie in der despotischen Übercodierung – welche Mutationen und Unsicherheiten auch immer aufgetreten sein mögen, stets schreiben sie sich in die gleiche Kategorie des Neuen Bundes ein). Im kapitalistischen System läßt sich davon nicht mehr sprechen.[107] Die Repräsentation bezieht sich nicht mehr auf einen distinkten Gegenstand, sondern auf die produktive Tätigkeit selbst. Der Sozius ist, in der Eigenschaft als Geldkapital, unmittelbar ökonomisch geworden; er duldet keine weiteren Voraussetzungen. Beschriftet oder gekennzeichnet werden nicht mehr die Produzenten oder Nicht-Produzenten, sondern die Produktivkräfte und die Produktionsmittel als abstrakte Quantitäten, die effektiv konkret in ihrer Verbindung oder Konjunktion werden: Arbeitskraft oder Kapital, konstantes oder variables Kapital, Filiations- oder Bündniskapital ... Das Kapital hat nun alle Bündnis- und Filiationsbeziehungen auf sich genommen. Daraus folgt die Privatisierung der Familie, sie hört auf, ihre gesellschaftliche Form der ökonomischen Reproduktion vorzugeben: von ihr wird gewissermaßen die Investition/Besetzung abgezogen, sie wird außerhalb des Feldes situiert; um mit Aristoteles zu sprechen, sie ist nur mehr die Form der Materie oder des menschlichen Materials,

107 Vgl. die differentielle Analyse der Produktionsweisen durch Emmanuel Terray, *Le Marxisme devant les sociétés primitives*, S. 140–155 (warum in den vorkapitalistischen Gesellschaften »die Reproduktion der ökonomischen und sozialen Strukturen in größerem Umfang von Bedingungen abhängt, in denen die physische Reproduktion der Gruppe sich vollzieht«).

das sich der autonomen gesellschaftlichen Form der ökonomischen Reproduktion untergeordnet findet und jenen Platz einnehmen wird, den diese ihr zuweist. Das heißt, daß die Elemente der Produktion und Anti-Produktion sich nicht wie der Mensch reproduzieren, sondern in sich ein einfaches Material vorfinden, das die Form der ökonomischen Reproduktion auf eine Weise vororganisiert, die vollständig von jener der menschlichen Reproduktion unterschieden ist. Gerade weil sie privatisiert, außerhalb des Feldes verwiesen wurde, erzeugt die Form des Materials oder der menschlichen Reproduktion Menschen, die ohne große Mühe als untereinander gleich vorausgesetzt werden können; doch hat innerhalb des Feldes selbst die Form der ökonomisch-gesellschaftlichen Reproduktion die Form des Materials vorgebildet, um dort, wo es sein muß, *den* Kapitalisten als abgeleitete Funktion des Kapitals, *den* Arbeiter als abgeleitete Funktion der Arbeitskraft usw. zu erzeugen, so daß die Familie vorgängig durch die Ordnung der Klassen zurechtgeschnitten ist (und genau in diesem Sinne bildet die Segregation den einzigen Ursprung der Gleichheit ...).[108]

Diese Versetzung der Familie außerhalb des gesellschaftlichen Feldes stellt auch deren größte gesellschaftliche Chance dar. Denn sie gibt die Bedingung ab, unter der das gesamte gesellschaftliche Feld *sich* der Familie *applizieren* kann. Die individuellen Personen sind zunächst gesellschaftliche Personen, das heißt aus abstrakten Quantitäten abgeleitete Funktionen, sie werden konkret in der Verbindung oder Axiomatik dieser Quantitäten, in deren Konjunktion. Es sind von den Zeichen-Punkten produzierte Konfigurationen oder Bilder, Strom-Einschnitte, die reinen Figuren des Kapitalismus: der Kapitalist als personifiziertes Kapital, das heißt als vom Kapitalstrom abgeleitete Funktion, der Arbeiter als personifizierte Arbeitskraft, vom Arbeitsstrom abgeleitete Funktion. Auf diese Weise füllt der Kapitalismus sein Immanenzfeld mit Bildern: selbst das Elend, die Hoffnungslosigkeit, die Revolte, und auf der anderen Seite die Gewalt und Unterdrückung des Kapitals werden zu Bildern des Elends, der Hoffnungslosigkeit, der Revolte, der Gewalt oder der Unterdrückung. Doch auf der Grundlage von nicht-figurati-

108 Über die Produktion »des« Kapitalisten usw. vgl. Marx, *Grundrisse,* S. 412; sowie *Das Kapital* I, MEW Bd. 23, S. 618 ff.

ven Figuren oder Strom-Einschnitten, die sie produzieren, werden diese Bilder selbst nur gestaltend und reproduktiv sein, indem sie einem menschlichen Material, dessen spezifische Reproduktionsform außerhalb des gesellschaftlichen Feldes geraten ist, das sie gleichwohl noch determiniert, Informationen weitergeben. Die Privatpersonen sind demnach Bilder zweiter Ordnung, Bilder von Bildern, das heißt *Trugbilder*, die derart instand gesetzt werden, das Bild erster Ordnung von gesellschaftlichen Individuen zu reproduzieren. Diese Privatpersonen werden formal in der Stätte der eingeschränkten Familie als Vater, Mutter, Kind bestimmt. Statt nun aber mit Hilfe der Heiratsverbindungen und Filiationen eine Strategie zu entfalten, die sich dem ganzen gesellschaftlichen Feld hin öffnet, ihm koextensiv wird und seine Koordinaten überprüft und ausrichtet, bildet die Familie gleichsam nur eine simple Taktik aus, über der sich das gesellschaftliche Feld erneut schließt, der es seine autonomen Reproduktionserfordernisse appliziert und die es mit allen seinen Dimensionen kontrolliert. Die Heiratsverbindungen und Filiationen laufen nicht mehr über die Menschen, sondern über das Geld; also wird die Familie Mikrokosmos und in die Lage versetzt, auszudrücken, was sie nicht mehr beherrscht. In gewisser Weise hat sich nichts geändert; was über die Familie besetzt wird, ist immer noch das kulturelle, politische, ökonomische, gesellschaftliche Feld, sind immer noch dessen Einschnitte und Ströme. Die Privatpersonen sind illusionär, Bilder von Bildern oder Derivate von Derivaten. Doch auf andere Weise hat sich alles geändert, denn die Familie, statt die dominanten Faktoren der gesellschaftlichen Reproduktion zu konstituieren und zu entwickeln, findet sich damit ab, diese Faktoren in ihrer eigenen Reproduktionsweise anzuwenden und sie darin einzubinden. Vater, Mutter, Kind werden derart zum Trugbild der Bilder des Kapitals (»Monsieur le Capital, Madame la Terre«, und ihr Kind, der Arbeiter ...). So daß diese Bilder überhaupt nicht mehr im Wunsch, der bestimmt ist, nur noch das Trugbild zu besetzen, wiedererkannt werden. Die familialen Bestimmungen werden zur Applikation der gesellschaftlichen Axiomatik, und die Familie wird jene Untereinheit, der sich die Einheit des gesellschaftlichen Feldes appliziert. Wie ein *jeder* einen Vater und eine Mutter sein privates Eigen nennen darf, so simuliert eine distributive Untereinheit für jeden die kollektive Einheit von gesellschaftlichen Personen, schließt den Bereich ab und sperrt deren Bilder ein. Alles reduziert sich auf den Triangel Vater-Mutter-Kind, der jedes Mal, wenn es mit den Bildern des Kapitals stimuliert wird, zu erklingen beginnt und »Papa-Mama« antwortet. Mit anderen Worten, Ödipus trifft ein: er entsteht im kapitalistischen System der Applikation gesellschaftlicher Bilder erster Ordnung auf familiale private Bilder zweiter Ordnung. Er bildet den Endkomplex, der einem gesellschaftlich bestimmten Anfangskomplex angepaßt ist. Er stellt unser intimes Kolonialgebilde dar, das der gesellschaftlichen Herrschaftsform entspricht. Wir sind alle kleine Kolonien, und Ödipus ist unser Kolonisator. Wenn die Familie aufhört, Produktions- und Reproduktionseinheit zu sein, wenn die Konjunktion in sich die Bedeutung einer simplen Konsumtionseinheit wiederfindet, dann sind es Vater und Mutter, die wir konsumieren. Im Anfangskomplex gibt es den Unternehmer, den Chef, den Pfarrer, den Polizisten, den Soldaten, den Arbeiter, gibt es alle möglichen Maschinen und Territorialitäten, alle Bilder unserer Gesellschaft – im Endkomplex gibt es letztlich nur noch Papa-Mama-Ich, das auf den Papa übergegangene despotische Zeichen, die von Mama übernommene residuale Territorialität, und das abgespaltene, abgeschnittene, kastrierte Ich. Diese Operation des Umklappens, des Faltens, der Applikation: ist sie es nicht, die Lacan sagen – und darin willentlich das Geheimnis der Psychoanalyse als angewandte Axiomatik preisgeben – läßt: dasjenige, was »freier in dem zu spielen (scheint), was analytischer Dialog genannt wird, hängt tatsächlich von einem vollkommen auf einige wesentliche und formalisierbare Gruppierungen reduzierbaren Unterbau ab«[109]? Alles ist präformiert, im voraus arrangiert. Das gesellschaftliche Feld, in dem jeder als kollektiver Agent des Aussagevorgangs, als Produktions- und Anti-Produktionsagent wirkt und leidet, beschränkt sich auf Ödipus, worin sich nun jeder in eine Ecke versetzt findet und abgetrennt gemäß der Linie, die ihn in ein jeweils individuelles Subjekt der Aussage und ein individuelles Subjekt des Aussagevorgangs scheidet. Das erste bildet die gesellschaftliche Person, das zweite die Privatperson. Das ist »also« dein Vater, das also deine Mutter, das bist also du: die

109 J. Lacan, *Lettres de l'école freudienne*, 7. März 1970, S. 42.

familiale Konjunktion ergibt sich aus kapitalistischen Konjunktionen, insoweit diese sich auf Privatpersonen applizieren. Papa-Mama-Ich: man kann sicher sein, sie allerorten wiederzufinden, schließlich hat man alles auf sie appliziert. Die Herrschaft der Bilder, derart gebraucht der Kapitalismus die Spaltungen neu, leitet er die Ströme um: zusammengesetzte Bilder, auf Bildern aufgetragene Bilder, so daß am Ende der Operation das auf sein Vater-Mutter-Gespann bezogene kleine Ich eines jeden wahrhaftig sich als Mittelpunkt der Welt dünkt. So sieht die Thronbesteigung der ödipal-narzißtischen Maschine ist, deren Herrschaft noch heimtückischer ist als die unterirdisch-geheime der Fetische der Erde oder die himmlische der Idole der Despoten. »Keine Glyphen noch Hieroglyphen mehr, ... wir wollen die objektive, wirkliche Wirklichkeit, ... das heißt die Kodak-Vorstellung ... Für jeden Mann und jede Frau stellt nur das noch das Universum dar, was das absolute kleine Bild eines jeden von ihnen noch umfaßt ... Ein Bild! Ein Kodak-Schnappschuß in einem umfassenden Film von Momentaufnahmen.«[110] Jeder als triangulierter kleiner Mikrokosmos, das narzißtische Ich geht auf im ödipalen Subjekt.

Endlich Ödipus ... das ist letztlich eine sehr einfache, wahrlich leicht zu formalisierende Operation. Überdies eröffnet sie die universale Geschichte. Wir haben gesehen, in welchem Sinne die Schizophrenie die *absolute Grenze* jeder Gesellschaft deshalb darstellt, weil sie decodierte und deterritorialisierte Ströme, die sie der Wunschproduktion abgibt, »an der Grenze« einer jeden Grenze der gesellschaftlichen Produktion fließen läßt; und in welchem Sinne der Kapitalismus die *relative Grenze* jeder Gesellschaft insofern ist, als er die decodierten Ströme axiomatisiert und die deterritorialisierten Ströme reterritorialisiert. So findet der Kapitalismus in der Schizophrenie seine eigene *äußere Grenze*, die er unaufhörlich zurückversetzt und abwendet, während er zugleich seine *immanenten Grenzen*, die er unaufhörlich verschiebt und ausdehnt, selbst reproduziert. Doch auf andere Weise noch bedarf der Kapitalismus einer verschobenen *inneren*

110 D. H. Lawrence, »Art et moralité«, 1925, in: *Eros et les chiens*, Ed. Bougeois, S. 48–50. (Zur »Realität« des modernen Menschen als zusammengesetztes und buntgesprengeltes Bild, vgl. Nietzsche, *Also sprach Zarathustra*, Zweiter Teil, »Vom Lande der Bildung«).

Grenze: um nämlich die absolute äußere Grenze zurückzusetzen oder zu neutralisieren. Er muß diese, die schizophrene Grenze verinnerlichen, dies eine Mal, indem er sie beschränkt, sie nicht mehr zwischen der gesellschaftlichen und der Wunschproduktion, die sich von dieser absetzt, sondern innerhalb der gesellschaftlichen Produktion selbst verlaufen läßt, zwischen der gesellschaftlichen und der familialen Reproduktionsform, auf die jene sich beschränkt, zwischen der gesellschaftlichen Einheit und der privaten Untereinheit, der jene sich appliziert. Ödipus ist diese verschobene oder verinnerlichte Grenze, der Wunsch läßt sich darin fangen. Das ödipale Dreieck ist jene intime und private Territorialität, die zu allen Anstrengungen der gesellschaftlichen Reterritorialisierungen des Kapitalismus paßt. Verschobene Grenze, da dies das verschobene Repräsentierte des Wunsches ist: das, was Ödipus stets schon für jede Formation war. Doch in den primitiven Formationen bleibt diese Grenze in dem Maße unbesetzt, wie die Ströme codiert werden und das Spiel der Heiratsverbindungen und Filiationen die weitgreifenden Familien auf der Ebene der Bestimmungen des Gesellschaftsfeldes beläßt und jedes sekundäre Umklappen dieser auf jene unterbindet. Symbolisch besetzt, aber nicht gelebt und bewohnt wird die ödipale Grenze in den despotischen Formationen, insoweit der imperiale Inzest eine Übercodierung bewirkt, die ihrerseits das gesamte gesellschaftliche Feld überfliegt (verdrängende Repräsentation): die formalen Operationen des Umklappens, der Extrapolation usw., die später zum Arsenal von Ödipus gehören werden, zeichnen sich schon ab, allerdings in einem symbolischen Raum, in dem sich das Objekt der Höhen konstituiert. Erst und nur in der kapitalistischen Formation findet sich die ödipale Grenze nicht nur besetzt, sondern auch gelebt und bewohnt, hier lassen sich die von den decodierten Strömen erzeugten gesellschaftlichen Bilder effektiv auf die vom Wunsch besetzten eingeschränkten familialen Bilder herab. An diesem Punkt des Imaginären konstituiert sich Ödipus und *beendet* zugleich *seine Wanderung* in den Tiefenelementen der Repräsentation: *das verschobene Repräsentierte ist als solches Repräsentant des Wunsches geworden.* Es versteht sich nun von selbst, daß unter den anschaulichen Formen der früheren Gesellschaftsformationen dieses Werden oder diese Konstitution sich nicht vollzieht, da der imaginäre Ödipus aus

diesem Werden hervorgeht und nicht umgekehrt. Nicht durch einen Strom von Scheiße oder eine Inzestflut, sondern durch die decodierten Ströme des Geldkapitals hält Ödipus Einzug. Die Inzest- und Scheißfluten entspringen dem erst in zweiter Linie, sofern sie jene Privatpersonen, auf die sich die Kapitalströme stürzen oder applizieren, mit sich führen (daher die komplexe und vollkommen verzerrte Genese in der psychoanalytischen Gleichung Scheiße = Geld: tatsächlich handelt es sich um ein System von Zusammentreffen oder Konjunktionen, von Ableitungen und Resultanten zwischen decodierten Strömen).
In Ödipus lassen sich drei Zustände oder Maschinen ausmachen. Er bereitet sich vor in der Territorialmaschine als leere unbesetzte Grenze, bildet sich in der despotischen Maschine als symbolisch besetzte Grenze, und erfüllt und verwirklicht sich endlich als der imaginär gewordene Ödipus der kapitalistischen Maschine. Die despotische Maschine bewahrte die primitiven Territorialitäten, wie die kapitalistische den Urstaat als einen Pol ihrer Axiomatik zu neuem Leben erweckt und den Despoten zu einer ihrer Imagines kürt. Deshalb rafft Ödipus alles zusammen, findet sich tatsächlich in ihm das Resultat der universalen Geschichte, in jener singulären Bedeutung allerdings, die auch schon den Kapitalismus auszeichnete. Die ganze Serie: *Fetische, Idole, Bilder/Imagines* und *Trugbilder*, territoriale Fetische, despotische Idole oder Symbole werden von den Bildern des Kapitalismus wieder aufgenommen, der sie bis zum ödipalen Trugbild weitertreibt und darauf reduziert. Der Repräsentant der lokalen Gruppe mit Laios, die Territorialitäten mit Jocaste, der Despot mit Ödipus selbst: »Buntgesprenkeltes Gemälde von allem, was je geglaubt wurde«. Nicht verwunderlich, daß Freud bei Sophokles die zentrale Imago von Ödipus als Despoten, den zur Tragödie gewordenen Mythos gesucht hat, um sie in zwei konträre Richtungen hin zu entfalten: in die rituelle, ursprüngliche von *Totem und Tabu*, in die andere, die private des modernen Menschen, der träumt (Ödipus mag Mythos, Tragödie oder Traum sein, immer bringt er die Verschiebung der Grenze zum Ausdruck). Ödipus wäre nichts, hätte die symbolische Stellung eines Objekts der Höhen in der despotischen Maschine die Operationen des Faltens und Umklappens, die ihn im modernen Feld konstituieren werden, nicht allererst möglich gemacht: die *Ur-*

sache der Triangulation. Von daher die extreme Wichtigkeit, aber auch Unbestimmtheit, Unentscheidbarkeit der These des größten Erneuerers der Psychoanalyse, die die entstellte/verschobene Grenze zwischen dem Symbolischen und dem Imaginären, zwischen der symbolischen Kastration und dem imaginären Ödipus verlaufen läßt. Denn in Wahrheit ist die Kastration in der Ordnung des despotischen Signifikanten, als Gesetz des Despoten oder Effekt des Objekts der Höhen, die formale Bedingung der ödipalen Imagines, die sich im Immanenzfeld, das im Zurückweichen des Signifikanten offenbar wird, ausbreiten werden. Ich komme zum Wunsch, wenn ich zur Kastration gelange ...! Was bedeutet die Gleichung Wunsch = Kastration, wenn nicht eine in der Tat ungeheuerliche Maßnahme, um den Wunsch erneut unter das Gesetz des Despoten zu stellen, in sein tiefstes Innere den Mangel einzuführen und dank einer unglaublichen Regression uns von Ödipus zu erretten? Unglaubliche und geniale Regression, es mußte getan werden – »niemand hat mir geholfen«, sagt Lacan –, um das Joch von Ödipus zu erschüttern und ihn bis an den Punkt seiner Selbstkritik zu führen. Doch gleicht das der Geschichte von jenen Widerstandskämpfern, die, als sie einen Lichtmast zerstören wollten, die Plastikladungen so gleichgewichtig anbrachten, daß der Mast in die Höhe gerissen wurde und dann in sein Loch zurückfiel. Umgekehrt besteht ein Fortschritt vom Symbolischen zum Imaginären, von der Kastration zu Ödipus, vom despotischen Zeitalter zum Kapitalismus darin, daß das überfliegende und übercodierende Objekt der Höhen sich zurückzieht und einem gesellschaftlichen Immanenzfeld den Platz räumt, in dem die decodierten Ströme Imagines schaffen und sie umklappen. Daher die zwei Aspekte des Signifikanten: als das höchste, Schranken aufrichtende transzendente Objekt, das den Mangel verteilt, und immanentes Bezugssystem zwischen kleinsten Elementen, die das bloßgelegte Feld ausfüllen (ein wenig so, wie wenn man der Tradition folgend vom Sein des Parmenides zu den Atomen von Demokrit übergeht).

Ein immer vergeistigteres transzendentes Objekt für ein immer immanenter werdendes, immer mehr verinnerlichtes Kraftfeld: so gestaltet sich die Entwicklung der unendlichen Schuld – über den Katholizismus, dann die Reformation ... Die äußerste Vergeistigung des despotischen Staates, die äußerste Verinnerlichung des kapitalistischen Feldes definieren das schlechte Gewissen. Dieses bildet nicht das Gegenteil von Zynismus; in den Privatpersonen ist es das Korrelat des Zynismus der gesellschaftlichen Personen. Alle jene zynischen Verfahren des schlechten Gewissens, wie sie von Nietzsche, dann Lawrence und Miller aufgedeckt worden sind, um darin den europäischen Menschen der Moderne zu bestimmen – die Herrschaft der Imagines und die Hypnose, die von diesen propagierte Gefühlslosigkeit, – der Haß gegen das Leben, gegen alles, was frei ist, läuft und fließt; die universelle Effusion des Todestriebs, – die als Ansteckungsmittel verwendeten Regressionen und Schuldgefühle, der Kuß des Vampirs: Schämst du dich nicht, glücklich zu sein? Nimm mich zum Vorbild, ich werde dich nicht eher loslassen, bis auch du deine Schulderklärung abgibst; o widerliche ansteckende Krankheit der Depressiven; die Neurose als einzige Krankheit, darin beruhend, alle anderen krank zu machen, – die permissive Struktur: wie ich täuschen, stehlen, morden, töten kann! Aber alles im Namen der Gesellschaftsordnung, so daß Papa-Mama stolz auf mich sein können, – die dem Ressentiment verliehene doppelte Richtung, Rückwendung auf sich selbst und Projektion auf den Anderen: Vater ist tot, es ist meine Schuld, wer hat ihn getötet? Es ist deine Schuld, das ist der Jude, der Araber, der Chinese, alle diese Hilfsquellen, aus denen Rassismus und Segregation schöpfen, – der niederträchtige Wunsch, geliebt zu werden, das Flennen, nicht genug geliebt zu werden, nicht »verstanden« zu werden, und im gleichen Augenblick die Reduktion der Sexualität auf ein »schmutziges kleines Geheimnis«, diese ganze *Psychologie des Priesters* – kein einziges dieser Verfahren, das nicht seinen Nährboden, seinen Unterhalt in Ödipus findet und das sich nicht auch gleichermaßen in der Psychoanalyse entfaltet und ihr dient: dies als neue Verwandlung des »asketischen Ideals«. Noch einmal, nicht die Psychoanalyse erfindet Ödipus, sie gewährt ihm nur eine neue Territorialität, die Couch, wie sie ihm auch ein letztes Gesetz gibt, den Analytiker als Despoten und Geldeintreiber. Die Mutter als Trugbild der Territorialität, der Vater als Trugbild des despotischen Gesetzes, und das abgetrennte, gespaltene, kastrierte Ich sind Produkte des Kapitalismus, der eine Vorrichtung montiert, die ihresgleichen in den anderen Gesellschaftsformationen vergebens suchen würde. Im übrigen dient die familiale Stellung überall nur als Stimulus für die Besetzung des gesellschaftlichen Feldes durch den Wunsch: die familialen Imagines funktionieren nur unter der Voraussetzung, daß sie sich den gesellschaftlichen Bildern hin öffnen, mit ihnen im Verlauf von Auseinandersetzungen, Kompromissen sich streiten und paaren, so daß die kulturellen, politischen und ökonomischen Einschnitte des Feldes es sind, die vermittels der Einschnitte und Segmente der Familie besetzt werden (siehe die Schizo-Analyse bei den Ndembu). Dies ist richtig selbst noch für die peripheren Bereiche des Kapitalismus, wo der vom Kolonisator unternommene Versuch, den Eingeborenen zu ödipalisieren (afrikanischer Ödipus), durch die Zerstörung der Familien, die sich entsprechend den Linien der Ausbeutung und gesellschaftlicher Unterdrückung vollzieht, durchkreuzt wird. Im schlaffen Zentrum des Kapitalismus, in den gemäßigten bourgeoisen Gegenden wird vielmehr die Kolonie intim und privat, einem jeden innerlich: hier wird der Strom der Wunschbesetzung, der vom familialen Stimulus zur gesellschaftlichen Organisation (oder Desorganisation) führt, gewissermaßen *durch einen Rückstrom überdeckt*, der die gesellschaftliche Besetzung auf die familiale Besetzung, einen Pseudo-Organisator, aufträgt. Die Familie ist zum Ort der Einbehaltung und Resonanz aller gesellschaftlichen Bestimmungen geworden. Der reaktionären Besetzung des kapitalistischen Feldes kommt es zu, alle gesellschaftlichen Bilder auf die Trugbilder einer Kernfamilie zu applizieren, so daß, wo auch immer man sich hinwenden mag, man stets nur Vater-Mutter findet: dieser ödipale Moder, der an unserer Haut klebt. Ja, ich habe meine Mutter begehrt und habe meinen Vater töten wollen; ein einziges Subjekt des Aussagevorgangs, Ödipus, für alle kapitalistischen Aussagen, und zwischen beiden der Einschnitt des Umklappens, die Kastration.

Marx sah Luthers Verdienst darin, das Wesen der Religion nicht mehr von der Seite des Objekts her, sondern als innerliche Religiosität bestimmt zu haben; das Verdienst von Adam Smith und Ricardo darin, das Wesen oder die Natur des Reichtums nicht mehr als objektive Natur, sondern als abstraktes und deterritorialisiertes subjektives Wesen, als *produktive Tätigkeit schlechthin* erfaßt zu haben. Doch da diese Bestimmungen sich außerhalb der Bestimmungen des Kapitalismus vollziehen, vergegenständlicht dieser aufs neue das Wesen, entfremdet und reterritorialisiert es, nunmehr unter der Form des Privateigentums an Produktionsmitteln. So daß der Kapitalismus wohl das Allgemeine aller Gesellschaften ist, aber nur in dem Maße, wie er fähig ist, bis zu einem bestimmten Punkt seine eigene Kritik zu führen, das heißt die Kritik der Verfahren, kraft deren er das, was in ihm selbst sich befreien oder frei in Erscheinung treten wollte, erneut ankettet.[111] Gleiches gilt es von Freud zu sagen: seine Größe beruht darin, das Wesen und die Natur des Wunsches nicht mehr in bezug auf Objekte, Ziele oder selbst Quellen (Territorien) bestimmt zu haben, sondern als abstraktes subjektives Wesen, Libido oder Sexualität. Nur bezieht er dieses Wesen noch einmal auf die Familie als letzte Territorialität des Privatmenschen (daher die Stellung von Ödipus, marginal zunächst in den *Drei Abhandlungen*, sich aber fortschreitend mehr über den Wunsch schließend). Alles hat den Anschein, als wollte sich Freud für die Bloßstellung der Sexualität entschuldigen und uns damit beschwichtigen, daß sich wahrlich alles nur in der Familie abspiele! Das schmutzige kleine Geheimnis statt der großen weitschweifigen Aussprache. Das familialistische Umklappen statt der Abtrift des Wunsches. Statt reißender decodierter Ströme – die in das Bett von Mama recodierten seichten Wässerlein. Die Innerlichkeit statt einer neuen Beziehung zum Außen. Stets ist es wieder die Rede des schlechten Gewissens und des Schuldgefühls, die sich vermittels der Psychoanalyse erhebt und darin ihre Nahrung findet (was gewöhnlich »heilen« genannt wird). Zumal an zwei Punkten erteilt Freud der realen Familie Absolution von allen Fehlern, um beide, Fehler und Familie, im kleinsten Mitglied, dem Kind, besser internalisieren zu können: darin, daß er eine autonome, von der Repression unabhängige Verdrängung postuliert; darin, daß er das Thema der Verführung des Kindes durch den Erwachsenen fallen läßt und es statt dessen durch die individuelle Phantasie substituiert, die aus den wirklichen Eltern Unschuldige, wenn nicht gar Opfer macht.[112] Denn die Familie

111 K. Marx, *Grundrisse*, S. 24 ff.

112 Erich Fromm hat ausgehend von der Analyse des kleinen Hans die immer klarer sich abzeichnende Entwicklung bei Freud, die Schuld des Kindes zu postulieren und der elterlichen Autorität Absolution zu erteilen, offengelegt in: *Analytische Sozialpsychologie und Gesellschaftstheorie*, Frankfurt 1970, S. 189 f.

muß unter zwei Formen erscheinen: einer ersten, in der sie zweifellos schuldig ist, doch nur in der Weise, wie das Kind sie intensiv, innerlich lebt und damit in sein eigenes Schuldgefühl verwickelt wird; einer zweiten, in der sie Instanz bleibt, vor der man sich verantworten muß, vor der man schuldiges Kind ist und in bezug auf die man verantwortlicher Erwachsener wird (Ödipus als Krankheit *und* Gesundheit, die Familie als Entfremdungsfaktor *und* Agent der Aufhebung der Entfremdung, und sei es nur darin, wie sie in der Übertragung wieder aufgerichtet wird). Das hat so prächtig Foucault an den Tag gebracht: der der Psychoanalyse inhärente Familialismus zerstört weniger die klassische Psychiatrie, als daß er sie krönt. Nach dem Irren der Erde und dem Irren des Despoten der Irre der Familie; was die Psychiatrie im Asyl organisieren wollte – »die imperative Fiktion der Familie«, die Vater-Vernunft und der unmündige/minderjährige Verrückte, die Eltern, die selbst aufgrund ihrer Kindheit krank sind –, alles das findet seine Vollendung außerhalb des Asyls, in der Psychoanalyse und im Zimmer des Psychoanalytikers. Freud, das ist der Luther und der Adam Smith der Psychiatrie. Alle Ressourcen des Mythos, der Tragödie, des Traums mobilisiert er, um nunmehr den Wunsch ans Innere zu ketten: intimes Theater. Und dennoch macht Ödipus das Allgemeine des Wunsches aus, Produkt der universalen Geschichte – aber unter der einen Bedingung, die von Freud nicht realisiert wurde: daß Ödipus in der Lage sei, wenigstens bis zu einem bestimmten Punkt seine Selbstkritik voranzutreiben. Die universale Geschichte bleibt Theologie, wenn sie die Bedingungen ihrer Kontingenz, Singularität, Ironie und Selbstkritik nicht erwirbt. Worin bestehen diese Bedingungen, der Punkt der Selbstkritik? Daß unter dem familialen Umklappen die Natur der gesellschaftlichen Besetzungen des Unbewußten offenbar wird. Daß unter der individuellen Phantasie die Natur der Gruppenphantasie aufgedeckt wird. Oder, was auf dasselbe hinausläuft, daß das Trugbild bis zu jenem Punkt getrieben wird, wo es aufhört, Bild des Bildes zu sein, und abstrakte Figuren, Spaltungs-Ströme sich auftun, die es verborgen in sich trägt. Daß das private Subjekt der Kastration, gespalten in ein Subjekt des Aussagevorgangs und ein Subjekt der Aussage, die nur auf zwei Ordnungen personaler Imagines verweisen, durch kollektive Agenten ersetzt wird, die ihrerseits auf Maschineneinrichtungen verweisen. Daß das Theater der Repräsentation in die Ordnung der Wunschproduktion zurückversetzt wird – alles das ist Aufgabe der Schizo-Analyse.

IV.
Einführung in die Schizo-Analyse

Was war zuerst da, Henne oder Ei; und ebenso Mutter/Vater oder Kind? Die Psychoanalyse tut so, als sei es das Kind (der Vater ist nur wegen seiner eigenen Kindheit krank), aber zugleich ist sie gezwungen, eine elterliche Präexistenz zu postulieren (das Kind ist es nur in bezug auf einen Vater und eine Mutter). Sehr gut sichtbar wird dies an der originellen Stellung des Vaters der Urhorde. Ödipus selbst wäre nichts ohne die Identifikationen der Kinder mit den Eltern; zudem ist nicht zu verbergen, daß alles im Kopf des Vaters beginnt: Das willst du also, mich töten und mit deiner Mutter schlafen? ... Es ist zuallererst eine Vateridee, so die Laios'. Der Vater veranstaltet einen Höllenlärm und schwenkt die Gesetzesvorschrift (die Mutter ist eher nachsichtig: Daraus muß doch keine Geschichte gemacht werden, das ist nur ein Traum, eine Territorialität ...). Lévi-Strauss sagt sehr schön:

»Das Ausgangsthema des Referenzmythos besteht in einem Inzest mit der Mutter, dessen sich der Held schuldig macht. Aber diese ›Schuld‹ scheint vor allem im Kopf des Vaters zu existieren, der den Tod seines Sohnes wünscht und darauf sinnt, wie er ihn herbeiführen könne ... Alles in allem spielt allein der Vater die Rolle des Schuldigen: schuldig, weil er sich rächen wollte. Und er ist es auch, der getötet wird. Diese merkwürdige Gleichgültigkeit gegenüber dem Inzest erscheint auch in anderen Mythen.«[1]

Ödipus ist zunächst die Idee eines paranoischen Erwachsenen, bevor er ein infantiles neurotisches Gefühl wird. Auf diese Weise entrinnt die Psychoanalyse schlecht nur jener unendlichen Regression: daß der Vater hat Kind sein müssen, es aber nur in Beziehung auf einen Vater sein konnte, der selbst, in Beziehung zu einem weiteren Vater, Kind war.

Wie beginnt ein Delirium? Es mag sein, daß der Film imstande ist, die Bewegung des Wahnsinns gerade deshalb festzuhalten, weil er nicht analytisch und regressiv ist, sondern ein globales

1 Lévi-Strauss, *Das Rohe und das Gekochte*, Frankfurt 1971, S. 71.

Koexistenzfeld erkundet. Hierfür mag ein Film von Nicolas Ray stehen, der als Darstellung einer Wahnbildung à la Cortison angesehen werden kann: Ein überlasteter Vater, Lehrer am College, der zudem noch einer Nebenbeschäftigung in der Funktaxi-Zentrale nachgeht, wird wegen Herzbeschwerden behandelt. Er beginnt, über das Erziehungssystem *im allgemeinen* zu delirieren, über die Notwendigkeit, wieder eine reine *Rasse* einzusetzen, die Rettung der gesellschaftlichen und moralischen *Ordnung*, geht dann zur *Religion* über, da es an der Zeit sei, zur Bibel zurückzufinden, zu Abraham ... Aber was hat Abraham getan? Doch wohl, daß er seinen Sohn töten wollte, und vielleicht war es Gottes einziges Unrecht, daß er seinem Arm Einhalt gebot. Aber hat er, der Held des Films, nicht auch einen Sohn? So, so ... Was der Film so überzeugend – und so schmachvoll für die Psychiater – an den Tag bringt, ist die Tatsache, daß jedes Delirium in erster Linie Besetzung eines religiösen, pädagogischen, rassischen und rassistischen, kulturellen, ökonomischen, politischen Feldes ist: der Delirierende appliziert seiner Familie und seinem Sohn ein Delirium, das diese an allen Ecken und Enden überschwemmt. Joseph Gabel, der einen paranoischen Wahn mit starkem politisch-erotischen und sozial-reformerischen Gehalt vorlegt, meint erklären zu können, daß ein solcher Fall selten bleibe und seine Entstehung im übrigen nicht nachvollziehbar sei.[2] Und doch ist offenkundig, daß kein einziger Wahn diesen ausgezeichneten Charakter nicht besitzt und nicht ursprünglich ökonomisch-politisch ist, bevor er in der psychiatrischen und psychoanalytischen Mühle zermalmt wird. Schreber würde das gewiß nicht dementieren (wie auch sein Vater nicht, Erfinder des Pangymnasticon und eines allgemeinen pädagogischen Systems). Also ändert sich alles: die unendliche Regression nötigte uns, den Vorrang des Vaters zu postulieren, einen allerdings stets relativen und hypothetischen Vorrang, der uns endlos weitergehen ließe, es sei denn, wir würden zur Position eines absolut ersten Vaters überspringen; doch wird deutlich, daß der Gesichtspunkt der Regression Furcht einer Abstraktion ist. Wenn wir sagen, daß der Vater gegenüber dem Kind den Vorrang besitzt, so bedeutet diese an sich sinnlose Behauptung konkret, daß die gesellschaftlichen Ge-

2 Joseph Gabel, »Délire politique chez un paranoide«, *L'Evolution psychiatrique*, Nr. 2, 1952.

setze gegenüber den familialen, die allein aus deren Applikation oder Umklappen hervorgehen, primär sind. Sagen, daß der Vater gegenüber dem Kind primär ist, meint in Wirklichkeit, daß die Wunschbesetzung in erster Linie die eines gesellschaftlichen Feldes ist, worin der Vater und das Kind gleichzeitig stekken. Wenden wir uns nochmals dem von Kardiner analysierten Beispiel der Marquesianer zu: er unterscheidet eine an endemische Knappheit von Nahrungsmitteln gebundene Nahrungsangst Erwachsener und eine an mangelhafte mütterliche Zuwendung gebundene kindliche Nahrungsangst.[3] Unzulässig wäre in diesem Zusammenhang nicht nur, das zweite Phänomen aus dem ersten abzuleiten, unzulässig ist selbst noch, wie Kardiner anzunehmen, daß die der erstgenannten Angst entsprechende gesellschaftliche Besetzung *nach* der infantilen familialen Besetzung der zweiten Angst erfolge. Denn was innerhalb dieser besetzt wird, ist schon eine Bestimmung des gesellschaftlichen Feldes, das des Mangels an Frauen nämlich, der verständlich macht, daß die Erwachsenen nicht weniger als die Kinder »ihnen mißtrauen«. Kurz, die mütterliche Brust und die familiale Struktur, die das Kind über die infantile Erfahrung besetzt, stellt in seiner Einheit schon einen Zustand von Einschnitten und Strömen des gesellschaftlichen Feldes dar, von Frauen- und Nahrungsströmen, Aufzeichnungen und Distributionen. Niemals ist der Erwachsene ein Nachträgliches des Kindes, vielmehr zielen beide innerhalb der Familie auf Bestimmungen des Feldes, in das sowohl Kind und Erwachsener als auch Familie eingelassen sind.

So müssen denn notwendig drei Schlußfolgerungen gezogen werden. Zum ersten: Vom Gesichtspunkt der Regression aus, die nur *hypothetischen* Status genießt, ist der Vater gegenüber dem Kind primär. Der paranoische Vater ödipalisiert den Sohn. Bevor das Schuldgefühl innerlich vom Sohn empfunden wird, ist es eine vom Vater projizierte Idee. Der erste Fehler der Psychoanalyse geht dahin, so zu tun, als ob alles mit dem Kind beginne. Was sie schließlich zu einer absurden Theorie der Phantasie führt, wonach der Vater, die Mutter, ihre wirklichen Handlungen und

3 A. Kardiner, *The Individual and his Society*, Columbia University Press 1939, S. 223 ff. (Und über die beiden möglichen Richtungen, vom Kind zum Erwachsenen zu gehen oder umgekehrt, vgl. Mikel Dufrenne, *La Personalité de base*, P.U.F. 1953, S. 287–320.)

Leidenschaften zunächst als »Phantasie« des Kindes begriffen werden sollen (Verzicht Freuds auf das Thema der Verführung). – Zum zweiten: Entpuppt sich die absolut genommene Regression als inadäquat, so weil sie uns in die einfache Reproduktion oder Fortpflanzung einsperrt. Und weil sie überdies mit den organischen Körpern und gestalteten Personen nur den Gegenstand der Reproduktion erfaßt. *Kategorisch und absolut* ist allein der Gesichtspunkt des Zyklus, weil er zur Produktion als Subjekt der Reproduktion, das heißt zum Prozeß der Selbsterzeugung des Unbewußten führt (Einheit von Geschichte und Natur, von *Homo natura* und *Homo historia*). Nicht die Sexualität steht im Dienste der Fortpflanzung, aber diese, als progressive oder regressive, im Dienste der Sexualität, der zyklischen Bewegung, mittels deren das stets »Subjekt« bleibende Unbewußte sich selbst reproduziert. Nun braucht nicht mehr gefragt zu werden, wer primär sei, Vater oder Kind, stellt sich eine solche Frage doch nur im Rahmen des Familialismus. Primär ist der Vater gegenüber dem Kind, aber nur weil die gesellschaftliche Besetzung primär gegenüber der familialen ist; die Besetzung des gesellschaftlichen Feldes ist es, in die Vater, Mutter, Kind, die Familie als Untereinheiten zugleich getaucht sind. Der Primat des gesellschaftlichen Feldes als Ziel der Wunschbesetzung definiert den Zyklus und die Zustände, die ein Subjekt durchläuft. Der zweite Fehler der Psychoanalyse, gerade als sie es erreicht hatte, die Sexualität von der Reproduktion zu scheiden, liegt darin, Gefangene eines unverbesserlichen Familialismus geblieben zu sein, der sie dazu verdammte, sich einzig auf Regression oder Progression hin zu entwickeln (selbst die psychoanalytische Konzeption der Wiederholung bleibt in einer solchen Bewegung befangen). – Zum dritten: der Gesichtspunkt schließlich der Gemeinschaft, der *disjunktiv* ist oder über die Disjunktion im Zyklus Rechenschaft ablegt. Sekundär ist nicht nur die Fortpflanzung gegenüber dem Zyklus, sekundär ist auch die Übertragung gegenüber der Information oder der Kommunikation. Die Revolution in der Genetik vollzog sich, als aufgedeckt wurde, daß nicht schlichtweg Stromübertragung existiert, sondern Kommunikation eines Codes oder einer Axiomatik, einer die Ströme informierenden Kombinatorik. Gleiches gilt vom gesellschaftlichen Feld: seine Codierung oder Axiomatik definieren in ihm allererst eine Kommunikation zwischen »Unbewußtseinen« (inconscients). In der Tat macht jenes Phänomen der Kommunikation, das Freud nur marginal in seinen Bemerkungen zum Okkultismus angeschnitten hatte, die Norm aus und läßt damit die Probleme hereditärer Übertragung, die die Polemik zwischen Freud und Jung bewegt hatten, zweitrangig werden.[4] Es zeigt sich, daß das erste, was das Kind im gemeinsamen gesellschaftlichen Feld verdrängt, zu verdrängen hat oder zu verdrängen sucht, *das Unbewußte des Vaters und der Mutter ist.* Das Scheitern dieser Verdrängung stellt derart die Grundlage der Neurosen dar. Die Kommunikation dieser Unbewußtseine hat aber keineswegs die Familie, sondern die Gemeinschaft des gesellschaftlichen Feldes als Gegenstand der Wunschbesetzung zum Grunde. Die Familie ist, unter welcher Perspektive auch immer, niemals determinierend, sondern nur determiniert, als Anfangsstimulus zunächst, dann als Endkomplex, schließlich als Instanz der Vermittlung oder Unterbrechung von Kommunikation.

Wenn die familiale Besetzung nur ein Ableger oder eine Applikation von unbewußten Besetzungen des gesellschaftlichen Feldes darstellt – und wenn dies vom Kind ebenso wahr ist wie vom Erwachsenen; wenn es stimmt, daß das Kind über die Mama-Territorialität und das Papa-Gesetz schon auf die Spaltungen und die eincodierten oder axiomatisierten Ströme des gesellschaftlichen Feldes zielt – so müssen wir die wesentliche Differenz im Innern dieses Bereiches verlaufen lassen. Das Delirium ist die allgemeine Matrix einer jeden unbewußten gesellschaftlichen Besetzung. Jede unbewußte Besetzung mobilisiert ein delirierendes Spiel von Abziehen der Besetzung, von Gegen- und Überbesetzung. Wir haben gesehen, daß zwei große Typen gesellschaftlicher Besetzung, der segregative und der nomadische, als zwei Pole des Deliriums existieren; ein faschisierender paranoischer Typ oder Pol, der die Formation der zentralen Herrschaft besetzt, sie überbesetzt, indem er sie zur ewigen causa finalis aller anderen Gesellschaftsformen in der Geschichte stilisiert, die Enklaven oder Peripherien gegenbesetzt, von jeder

4 Gleichermaßen aus der Perspektive solch marginaler Phänomene wie des Okkultismus wurde das doch fundamentale Problem der Kommunikation der »Unbewußtseine« zunächst von Spinoza in seinem Brief 17 an Balling, dann von Myers, James, Bergson usw. angegangen.

freien Figur des Wunsches die Besetzung abzieht – ja, ich bin einer der Euren und gehöre der höheren Klasse und Rasse an. Und ein schizo-revolutionärer Pol, der den *Fluchtlinien* des Wunsches folgt, durch die Mauer bricht und Ströme fließen läßt, seine Maschinen und fusionierenden Gruppen in den Enklaven oder an der Peripherie aufstellt und in allem umgekehrt zu Werke geht als der erste Typ: Ich bin keiner der Euren, ich bin auf ewig von niederer Rasse, ich bin ein Tier, ein Neger. Die ehrenwerten Leute erklären, daß man nicht fliehen dürfe, daß das nicht gut, unwirksam sei, daß man für Reformen sich einsetzen müsse. Doch der Revolutionär weiß, daß die Flucht revolutionär ist, *withdrawal, freaks,* sofern man nur die Decke mit sich reißt oder ein Stück des Systems fliehen läßt. Durch die Mauer brechen, und sei es, daß man sich zum Neger macht nach Art von John Brown. George Jackson: »Es mag sein, daß ich fliehe, aber während meiner ganzen Flucht suche ich eine Waffe!« Sicherlich oszilliert das Unbewußte zuweilen in erstaunlicher Weise zwischen den beiden Polen des Wahns: so, wenn oftmals in den schlimmsten Archaismen eine unerwartete revolutionäre Kraft sich erhebt; oder umgekehrt, wenn es sich faschistisch wendet und abschließt, in Archaismus zurückfällt. Um bei der Literatur zu bleiben: der Fall Céline, dieser große Delirierende, der, sich entwickelnd, immer mehr mit der Paranoia seines Vaters kommuniziert. Der Fall Kerouac, der Künstler mit den kargsten Mitteln, der eine revolutionäre »Flucht« unternahm, im Traum vom großen Amerika sich wiederfindet und am Ende auf der Suche nach den bretonischen Vorfahren der höheren Rasse. Ist es nicht das Schicksal der amerikanischen Literatur, Grenzen zu überschreiten, deterritorialisierte Ströme fließen zu lassen, sie aber immer auch mit faschisierenden, moralisierenden, puritanischen und familialistischen Territorialitäten zu überfrachten? Diese Oszillationen des Unbewußten, diese unterirdischen Übergänge von einem Typ zum anderen in der libidinösen Besetzung, ihre zeitweilige Koexistenz, machen einen der wesentlichen Gegenstände der Schizo-Analyse aus. Die von Artaud in einer magischen Formel vereinigten zwei Pole: Heliogabal-Anarchist, »das Bild aller menschlichen Widersprüche und des *im Prinzip* beruhenden Widerspruchs«.[5] Doch kein Übergang kann an der Wesensdif-

5 A. Artaud, *Heliogabal oder der Anarchist auf dem Thron,* München 1972, S. 80.

ferenz beider, von Nomadismus und Segregation, etwas ändern oder sie unterdrücken. Vermögen wir diese Differenz als jene von Paranoia und Schizophrenie zu bestimmen, so zum einen deshalb, weil wir den schizophrenen Prozeß (»den Durchbruch«) von Pannen und Rückfällen geschieden haben, die ihn verschleppen oder unterbrechen (»der Zusammenbruch«), zum anderen deshalb, weil wir die Paranoia nicht weniger als die Schizophrenie von jeglicher familialen Pseudo-Ätiologie unabhängig postuliert haben und sie unmittelbar in das gesellschaftliche Feld sich erstrecken lassen: die Namen der Geschichte, und nicht der Name des Vaters. Die Natur der familialen Besetzung hängt im Gegenteil von Einschnitten und Strömen des gesellschaftlichen Feldes ab, so wie sie unter einem jeweiligen Pol besetzt werden. Das Kind zumal braucht nicht erwachsen zu werden, um unter Vater-Mutter die ökonomischen, finanziellen, gesellschaftlich-kulturellen Probleme einer Familie zu erfassen: ihre Zugehörigkeit zur höheren Rasse oder der Wunsch, ihr anzugehören, der reaktionäre oder revolutionäre Gehalt einer Familiengruppe, der gegenüber es schon seine Brüche oder seine Kompromisse vorbereitet. Welch eine Suppe, welch ein Koazervat: die Familie, hin- und hergeschüttelt, in diese oder jene Richtung geschleift, so daß der ödipale Bazillus sich zuweilen einnisten kann oder auch nicht, sein Muster aufdrücken kann oder daran scheitert, stets aber entsprechend Direktiven ganz anderer Natur, die sie von außen kommend durchlaufen. Wir behaupten, daß Ödipus aus der Applikation oder dem Umklappen, das eine gesellschaftliche Besetzung paranoischen Typs voraussetzt, auf personalisierte Imagines entsteht (deshalb entdeckt Freud den Familienroman und Ödipus anfänglich im Zusammenhang mit der Paranoia). Ödipus ist ein Ableger der Paranoia. Während die schizophrene Besetzung über eine ganz andere Bestimmung der hin- und hergerissenen Familie gebietet, und gemäß den Dimensionen eines gesellschaftlichen Feldes, das sich weder schließt noch aufträgt: Die Matrix-Familie für entpersonalisierte Partialobjekte, die immer wieder in die heftig brausenden oder seicht gewordenen Ströme eines historischen Kosmos, eines historischen Chaos eintauchen. Die matriziale Spaltung der Schizophrenie gegen die paranoische Kastration; und die Fluchtlinie gegen die »blaue Linien«.

»O Mutter
leb wohl
mit einem langen schwarzen Schuh
leb wohl
mit der Kommunistenpartei und einem zerrissenen Strumpf ...
mit deinem abgesackten Bauch
mit deiner Angst vor Hitler
mit deinem Mund voll schlechter Kurzgeschichten ...
mit deinem Bauch der Streiks und der Schornsteine
mit deinem Kinn des Trotzki und des spanischen Krieges
mit deiner Stimme die für die verrottenden verknirschten Arbeiter sang ...
mit deinen Augen
mit deinen Augen aus Rußland
mit deinen Augen aus keinem Geld ...
mit deinen Augen des hungernden Indiens ...
mit deinen Augen der von Robotern angegriffenen Tschechoslowakei ...
mit deinen Augen wie du von Polizisten hinausgeführt wirst in einen Krankenwagen
mit deinen Augen an den Operationstisch geschnallt
mit deinen Augen mit der Pankreas-Drüse entfernt ...
mit deinen Augen der Abtreibung ...
mit deinen Augen im Schock
mit deinen Augen der Lobotomie
mit deinen Augen der Ehescheidung ...«[6]

Warum diese Worte, Paranoia und Schizophrenie, sprechenden Vögeln und Vornamen junger Mädchen gleich? Warum folgen die gesellschaftlichen Besetzungen dieser Scheidelinie, die ihnen einen eigentlich delirierenden (die Geschichte delirierenden) Inhalt gibt? Worin besteht diese Linie, wie an ihr Schizophrenie und Paranoia definieren? Wir unterstellen, daß alles sich auf dem organlosen Körper vollzieht; doch besitzt dieser gleichsam zwei Seiten. Elias Canetti hat sehr gut gezeigt, wie der Paranoiker Massen und »Meuten« organisiert, wie er sie kombiniert, sie in Gegensatz stellt, sie steuert.[7] Der Paranoiker macht Massen zu

6 Allen Ginsberg, *Kaddish*, Wiesbaden 1962, S. 135–137.

7 Elias Canetti, *Masse und Macht*, München o. J., Zweiter Band, S. 178 f.: »Viererlei Massen wirken in seinem Geiste: Sein Heer, sein Geld, seine Leichen und der Hof, an dem seine Hauptstadt hängt. Unaufhörlich manipuliert er mit ihnen; eines vergrößert sich auf Kosten des anderen ... Was immer er unternimmt, *eine* seiner Massen weiß er sich zu bewahren. Unter keinen Umständen läßt er vom Töten ab. Eine stehende Einrichtung ist der Leichenhaufen vor seinem Palast.«

Maschinen, er ist der Künstler großer molarer Einheiten, statistischer Formationen, herdenhafter Gebilde, organisierter Massenphänomene. Er besetzt alles unter dem Zeichen großer Zahlen. Oberst Lawrence läßt am Abend der Schlacht die frischen nackten Leichen auf dem vollen Körper der Wüste aneinanderreihen. Präsident Schreber klebt Tausende kleiner Menschen an seinen Körper. Man könnte sagen, daß von den zwei Richtungen der *Physik*, der molaren, die mit großen Zahlen und Massenphänomenen rechnet, und der molekularen, die sich in Singularitäten, deren Interaktionen und auf Distanz oder unterschiedlichen Ordnungen beruhenden Verbindungen versenkt, der Paranoiker die erste Richtung gewählt habe: er treibt Makrophysik. Und daß der Schizo im Gegenteil den anderen Weg beschreitet, den der Mikrophysik, den der nicht mehr den statistischen Gesetzen gehorchenden Moleküle; den der Wellen und Korpuskeln, Ströme und Partialobjekte, die nicht mehr den großen Zahlen unterworfen sind, infinitesimale Fluchtlinien statt Perspektiven großer Einheiten. Und sicherlich wäre es ein Fehler, diese beiden Dimensionen gleich dem Kollektiven und dem Individuellen entgegenzusetzen. Zum einen weist das Mikro-Unbewußte nicht minder Arrangements, Konnexionen und Interaktionen auf, wenngleich es Arrangements originellen Typs sind; zum anderen kommt ihm die Form individueller, individualisierter Personen nicht zu, da es nur Partialobjekte und Ströme kennt, diese Form aber zum Bereich der statistischen Verteilungsgesetze des molaren oder Makro-Unbewußten gehört. Freud war Darwinist, Neo-Darwinist, als er erklärte, daß innerhalb des Unbewußten alles ein Poblem von Populationen, von Zahlen sei (gleicherweise sah er in der ausschlaggebenden Bedeutung von Vielheiten ein Anzeichen der Psychose).[8] Folglich handelt es sich eher um den Unterschied zweier Arten von Kollektionen oder Beständen: die großen Einheiten und die Mikro-Vielheiten. In beiden Fällen ist die Besetzung kollektiv, die eines kollektiven Feldes; selbst ein einzelnes Partikel besitzt eine als Strom assoziierte Welle, die den koexistierenden Raum *seiner* Präsenzen angibt. Jede Besetzung

8 In seinem Artikel *Das Unbewußte*, GW Bd. X, zeigt Freud, daß die Psychose im Gegensatz zur Neurose, die eines Totalobjekts bedarf, kleine Vielheiten einbringt: so die Vielheit an Grübchen (doch führt Freud zur Erklärung dieses psychotischen Phänomens allein die Macht der verbalen Repräsentation an).

ist kollektiv, wie jede Phantasie Gruppenphantasie ist und in diesem Sinne Realitätsposition. Doch unterscheiden sich beide Besetzungen radikal darin, daß die eine sich auf die molaren Strukturen erstreckt, die sich die Moleküle unterordnen, die andere sich demgegenüber auf die molekularen Vielheiten, die sich die strukturierten Massenphänomene unterordnen. Die eine ist eine Besetzung *unterworfener Gruppen*, sowohl in der Herrschaftsform wie in kolonialen Formen von Herdeneinheiten, die den Wunsch der Personen unterdrückt und verdrängt; die andere stellt eine Besetzung von *Subjekt-Gruppen* in transversalen Vielheiten dar, die den Wunsch als molekulares Phänomen tragen, das heißt, im Gegensatz zu den Einheiten und Personen, Partialobjekte und Ströme.

Richtig ist, daß die gesellschaftlichen Besetzungen sich auf dem Sozius als vollem Körper vollziehen, und daß ihre jeweiligen Pole sich notwendig auf den Charakter oder auf die »Karte« dieses Sozius beziehen, Erde, Despot oder Geldkapital (für jede Gesellschaftsmaschine verteilen sich die beiden Pole, paranoischer und schizophrener, in unterschiedlicher Weise). Demgegenüber wirken der eigentliche Paranoiker und der eigentliche Schizophrene nicht auf den Sozius, sondern auf den organlosen Körper in reinem Zustand. Infolgedessen konnte man sagen, daß der Paranoiker im klinischen Sinne des Wortes uns an der imaginären Entstehung des Massenphänomens, dies noch auf mikroskopischer Ebene, teilnehmen läßt. Der organlose Körper gleicht dem kosmischen All, dem *Riesenmolekül*, wo Würmer, Bazillen, Liliputanergestalten, Kleinsttiere und Homunculi sich tummeln, samt ihren Organisationen und Maschinen, kleinsten Schnüren, Seilen, Zähnen, Klauen, ihren Hebeln und Blöcken, ihren Katapulten: so bei Schreber die Millionen von Spermazoiden in den Himmelsstrahlen, oder die auf seinem Körper eine kurze Existenz als kleine Menschen führenden Seelen. Artaud sagt: Diese Welt aus Mikroben, die nur geronnenes Nichts ist. Die zwei Seiten des organlosen Körpers sind demnach jene erste, wo sich auf mikroskopischer Stufe die Massenphänomene und entsprechenden paranoischen Besetzungen organisieren; jene zweite, auf submikroskopischer Stufe, wo die molekularen Phänomene und ihre schizophrenen Besetzungen sich anordnen. Hier auf dem organlosen Körper, dem Scharnier, der Grenze zwischen Molarem und Molekularem vollzieht sich die Scheidung von Paranoia und Schizophrenie. Muß unter diesen Umständen angenommen werden, daß die gesellschaftlichen Besetzungen sekundär sind, als stünde gewissermaßen ein janusköpfiger Schizonoiker, Vater der Urhorde, an der Basis des allgemeinen Sozius? Davon kann, wie wir gesehen haben, keine Rede sein. Der Sozius ist keine Projektion des organlosen Körpers, viel eher bildet der organlose Körper die Grenze des Sozius, seine Deterritorialisationstangente, letzter Rest eines deterritorialisierten Sozius. Der Sozius und seine Gestalten, Erde, Körper des Despoten, sind bekleidete volle Körper, wie der organlose Körper ein nackter ist; dieser steht aber an der Grenze, am Ende, nicht am Anfang. Gewiß sucht der organlose Körper alle Formen des Sozius heim. Doch in dem Sinne, wie die gesellschaftlichen Besetzungen paranoisch oder schizophren genannt werden können, insofern innerhalb der bestimmten Bedingungen des Kapitalismus ihre letzten Produkte Paranoia und Schizophrenie sind. Vom Gesichtspunkt einer universalen Klinik aus lassen sich Paranoia und Schizophrenie als die zwei Amplituden eines Pendels begreifen, das um die Position eines Sozius als vollen Körpers und, an der Grenze, um den organlosen Körper schwingt, dessen eine Seite von molaren Einheiten besetzt, dessen andere Seite von molekularen Einheiten bevölkert ist. Man kann aber auch eine einzelne Linie darstellen, der entlang die verschiedenen Soziusse, ihre Anlagen und ihre großen Einheiten aufgereiht sind; auf jeder der Anlagen eine paranoische und eine perverse Dimension, ein familialer Positionstyp, sowie eine gestrichelte Fluchtlinie oder schizoide Durchbruchslinie. Die große Linie führt zum organlosen Körper, wo sie entweder die Mauer überschreitet, auf die molekularen Elemente auftrifft und derart wahrhaft das wird, was sie von Beginn an war, schizophrener Prozeß, reiner schizophrener Deterritorialisierungsprozeß, oder aber wo sie, an der Mauer sich stoßend, zurückprallt, auf die erbärmlichst hergerichteten Territorialitäten der modernen Welt, Trugbilder der vorhergehenden Anlagen nämlich, zurückfällt und im Asylkomplex von Paranoia und Schizophrenie als klinische Entitäten, in den von der Perversion installierten künstlichen Komplexen oder Gesellschaften, im Familienkomplex ödipaler Neurosen sich fangen läßt.

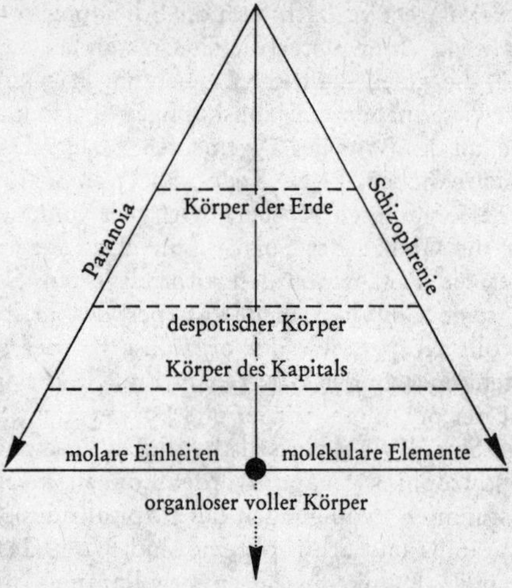
Paranoia
Schizophrenie
Körper der Erde
despotischer Körper
Körper des Kapitals
molare Einheiten
molekulare Elemente
organloser voller Körper

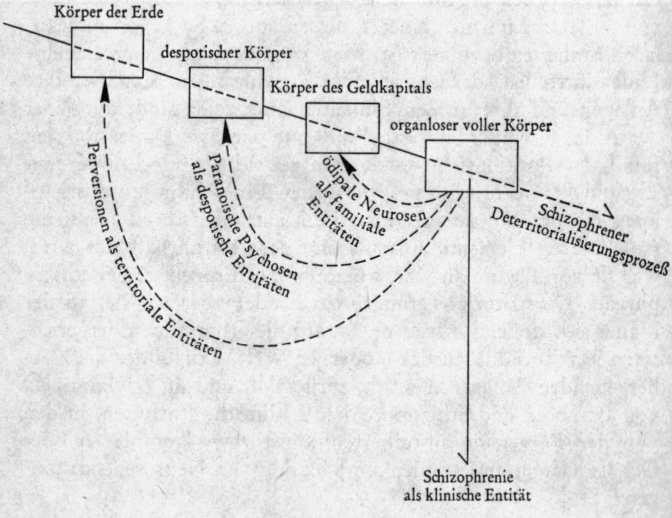
Körper der Erde
despotischer Körper
Körper des Geldkapitals
organloser voller Körper
Perversionen als territoriale Entitäten
Paranoische Psychosen als despotische Entitäten
ödipale Neurosen als familiale Entitäten
Schizophrener Deterritorialisierungsprozeß
Schizophrenie als klinische Entität

Was bedeutet die Unterscheidung zweier Bereiche, eines molekularen und eines molaren, eines mikropsychischen oder mikrologischen und eines statistischer Massen? Steckt mehr als nur Metaphorik darin, das Unbewußte auf eine in der Physik begründete Unterscheidung zu beziehen und die intra-atomischen Phänomene den durch statistische Anhäufung gewonnenen, Mengengesetzen gehorchenden Massenphänomenen zu kontrastieren? Aber das Unbewußte gehört wahrhaftig zur Physik: der organlose Körper und seine Intensitäten sind im wahrsten Sinne des Wortes die Materie selbst. Wir beabsichtigen auch keineswegs, die Fragen einer individuellen oder einer Massenpsychologie und deren jeweiligen logischen Status wiederaufzufrischen; diese Unterscheidung, wie sie noch *Massenpsychologie und Ichanalyse* von Freud leitet, bleibt vollkommen in Ödipus gefangen. Im Unbewußten gibt es nur Populationen, Gruppen und Maschinen. Postulieren wir in einem Fall ein Unwillkürliches gesellschaftlicher und technischer Maschinen, im anderen Fall ein Unbewußtes von Wunschmaschinen, so handelt es sich doch um ein notwendiges Verhältnis zwischen unentwirrbar ineinander verstrickten Kräften, elementaren Kräften, durch die sich das Unbewußte erzeugt, und den auf sie reagierenden Resultanten, statistischen Einheiten, mittels derer sich das Unbewußte repräsentiert und darin auch schon die Verdrängung und Repression seiner produktiven elementaren Kräfte erleidet.
Wie aber von Maschinen in diesem mikrophysischen oder mikropsychischen Bereich sprechen, *wo es den Wunsch gibt*, das heißt nicht nur Funktionsabläufe, sondern Bildung und Selbsterzeugung? Eine Maschine funktioniert gemäß den vorgegebenen Beziehungen ihrer Struktur und der Anordnung ihrer Teile, stellt sich aber ebensowenig selbst auf, wie sie sich erschafft. Dies ist es doch gerade, was gewöhnlich die Polemik zwischen Vitalisten und Mechanisten anheizt: daß die Maschine imstande ist, vom Funktionieren des Organismus Rechenschaft abzulegen, aber zutiefst unfähig ist, seine Entstehung und Bildung zu erklären. Der Mechanismus abstrahiert von den Maschinen eine *strukturale Einheit*, mittels deren er das Funktionieren des Organismus expliziert. Der Vitalismus macht eine *individuelle* und *spezifische Einheit* des Lebendigen geltend, die jede Maschine voraussetzt, insofern diese sich der organischen Dauer unterordnet und deren

autonome Formationen nach außen verlängert. Aber man wird bemerken, daß, wie immer auch gewendet, auf diese Weise Maschine und Wunsch in einer äußerlichen Beziehung verbleiben, sei es, daß der Wunsch als von einem System mechanischer Ursachen bestimmte Wirkung erscheint, sei es, daß die Maschine selbst ein System von Mitteln ist, das auf Zwecke des Wunsches funktional bezogen wird. Die Verbindung beider bleibt sekundär und indirekt, sowohl im Rahmen der neuen Mittel, die sich der Wunsch aneignet, als auch in dem der abgeleiteten Wünsche, die die Maschine hervorruft. Ein tiefgründiger Text von Samuel Butler, »Das Buch der Maschinen«, gestattet indessen, diese Perspektiven zu überschreiten.[9] Tatsächlich scheint dieser Text zunächst nur die beiden wohlbekannten Thesen gegenüberzustellen, die erste, wonach die Organismen vorerst nur perfektere Maschinen sind (»die Erscheinungen, denen wir hauptsächlich geistigen Charakter zuschreiben, (sind) nichts weiter als Störungen des Gleichgewichts in einer unendlichen Kette von Hebeln, angefangen bei denen, die für die mikroskopische Beobachtung zu klein sind«), die zweite These, wonach die Maschinen nie anderes sind als Verlängerungen des Organismus (»die niederen Tiere trügen alle ihre Glieder am Körper mit sich herum, aber beim Menschen seien viele lose und befänden sich abseits, bald hier, bald dort, in verschiedenen Teilen der Erde«). Aber Butler kommt eine besondere Art zu, jede dieser Theorien an ihren äußersten Punkt, nämlich an einen Indifferenz- oder Auflösungspunkt zu treiben, wo sie einander nicht mehr konfrontieren. Butler genügt es nicht zu erklären, daß die Maschinen den Organismus verlängern, vielmehr bilden sie wirkliche Mitglieder und Organe, die auf dem organlosen Körper einer Gesellschaft lagern, von den Menschen entsprechend deren Stärke und Reichtum angeeignet werden, und die die Menschen dann, wenn sie rar sind, verstümmelten Organismen gleichen lassen. Zum zweiten erscheint ihm auch die Annahme unzureichend, daß die Organismen Maschinen sind – sie sind so überreich an Teilen, daß sie mit sehr unterschiedlichen Bestandteilen distinkter Maschinen verglichen werden müssen, die sich aufeinander beziehen, aneinander zu Maschinen gekoppelt sind. Darin, daß Butler einen

9 Samuel Butler, *Merkwürdige Reisen im Land Erewhon*, Berlin (Ost) 1964, 1. Teil, Kap. 23–25.

doppelten, jeweils an der Grenze sich vollziehenden Übergang festhält, liegt das Wesentliche. *Er läßt die vitalistische These, indem er die besondere oder personale Einheit des Organismus in Frage stellt, ebenso zusammenbrechen wie mehr noch die mechanistische, indem er die strukturale Einheit der Maschinen in Zweifel zieht.* Gewöhnlich wird behauptet, daß die Maschinen sich nicht selbst reproduzierten, oder doch nur vermittels des Menschen, aber:

»Kann jemand behaupten, der rote Klee habe kein Fortpflanzungssystem, weil die Hummel (und nur die Hummel) ihm Hilfe und Unterstützung geben muß? Niemand kann das! Die Hummel gehört zum Fortpflanzungssystem des Klees. Ein jeder von uns ist aus winzigen Samentierchen hervorgegangen, die uns im Wesen völlig verschieden sind und nur ihrer Art entsprechend handelten, ohne sich die geringsten Gedanken darüber zu machen, was wir davon halten könnten. Diese kleinen Geschöpfe sind ein Teil unseres Fortpflanzungssystems. Warum sollten also nicht wir ein Teil desjenigen der Maschinen sein? ... Es ist ein Irrtum, eine komplizierte Maschine als ein einziges Ganzes anzusehen, in Wahrheit ist sie eine Stadt oder Gesellschaft, deren einzelne Glieder jeweils entsprechend ihrer Art gezeugt wurden. Wir betrachten unsere eigenen Glieder und wissen, daß ihre Verbindung ein Individuum ergibt, welches sein Entstehen einem einzelnen Fortpflanzungszentrum verdankt. Wir nehmen daher an, es könne keine Fortpflanzung geben, die nicht von einem einzelnen Zentrum ausgeht. Aber diese Annahme ist unwissenschaftlich, und die bloße Tatsache, daß noch nie eine Dampfmaschine vollständig durch eine andere oder durch zwei andere der eigenen Art geschaffen wurde, berechtigt uns nicht zu der Behauptung, Dampfmaschinen hätten kein Fortpflanzungssystem. In Wahrheit wird jedes einzelne Teil der Dampfmaschine von besonderen Erzeugern geschaffen, deren Aufgabe es ist, gerade dieses und nur dieses Teil hervorzubringen, während die Zusammenfügung aller Teile zu einem Ganzen eine andere Abteilung des mechanischen Fortpflanzungssystems darstellt ...«

Butler streift im übrigen das Phänomen des Mehrwerts an Code dort, wo ein Maschinenteil in seinem eigenen Code ein Codefragment einer anderen Maschine abkappt und sich auf diese Weise mittels eines Teils einer anderen Maschine reproduziert: der rote Klee und die Hummel; oder auch die Orchidee und die männliche Wespe, die dadurch angezogen, abgefangen wird, daß die Blüte das Bild und den Duft der weiblichen Wespe trägt.

An diesem Auflösungspunkt beider Thesen wird es gleichgültig, ob die Maschinen Organe oder die Organe Maschinen sind. Beide Definitionen gleichen sich: der Mensch als »maschinenartiges Säugetier« oder als blattlausartiger Parasit der Maschine. Wesentlich ist nicht der unendliche Übergang selbst, die aus Maschinenteilen zusammengesetzte Unendlichkeit oder die zeitliche Unendlichkeit von mikroskopisch kleinsten Tieren, vielmehr was im Lichte dieses Übergangs hervortritt. Ist die strukturale Einheit der Maschine einmal auseinandergenommen, die personale und spezifische Einheit des Lebendigen einmal fallengelassen, so wird die unmittelbare Verbindung von Maschine und Wunsch erkennbar, die Maschine geht ins Innere des Wunsches ein, die Maschine wird Wunschmaschine und der Wunsch Maschine. Nicht ist der Wunsch im Subjekt, vielmehr die Maschine im Wunsch – und auf der anderen Seite, neben der Maschine und in ihrem Umkreis, ist das residuale Subjekt, Parasit der Maschine und Anhängsel des Wunsches des maschinenartigen Säugetiers. Kurz, die wirkliche Differenz liegt nicht zwischen der Maschine und dem Lebendigen, zwischen Vitalismus und Mechanismus, sondern zwischen zwei Zuständen der Maschine, die gleichermaßen zwei Zustände des Lebendigen sind. Die als strukturale Einheit begriffene Maschine und das als spezifische oder selbst personale Einheit erfaßte Lebendige sind beide Massenphänomene oder molare Einheiten; derart verweisen sie äußerlich aufeinander. Selbst wenn sie sich unterscheiden oder voneinander abheben, so doch nur als zwei Seiten einer gleichen statistischen Dimension. In der anderen, tieferen oder intrinsischen Dimension der Vielheiten aber besteht gegenseitige Durchdringung, direkte Kommunikation zwischen den molekularen Phänomenen und den Singularitäten des Lebendigen, das heißt zwischen den in der ganzen Maschine verstreuten kleinen Maschinen und den über den ganzen Organismus ausgeschwärmten kleinen Formationen: Indifferenzbereich des Mikrophysischen und des Biologischen, der bewirkt, daß ebenso viele lebendige Formen in der Maschine wie Maschinen im Lebendigen vorkommen. Warum von Maschinen reden, wenn es sie doch in diesem Bereich eigentlich nicht zu geben scheint (weder strukturale Einheit noch präformierte mechanische Beziehungen)?

»Doch besteht die Möglichkeit zur Bildung solcher Maschinen, die – einmal relaisartig unbegrenzt sich überlagernd, in ineinandergreifenden Funktionskreisen errichtet – den Gesetzen der Thermodynamik gehorchen, die aber in ihrem Aufbau von diesen Gesetzen nicht abhängen, da die Aufbaukette in einem Bereich beginnt, in dem definitionsgemäß statistische Gesetze noch nicht herrschen ... *Auf dieser Ebene sind wie im Molekül Funktionsleistung und Bildung noch verschmolzen;* von dieser Ebene aus öffnen sich die beiden divergenten Wege, deren einer zu den mehr oder weniger regelhaften Ansammlungen von Einzelwesen, deren anderer zu den Fortbildungen der individuellen Organisation führen wird, deren einfachstes Schema der Bau eines Rohrs ist ...«[10]

Die wirkliche Differenz besteht folglich zwischen den molaren Maschinen einerseits, mögen es gesellschaftliche, technische oder organische sein, und den Wunschmaschinen andererseits, die der molekularen Ordnung angehören. Die Wunschmaschinen sind also: aufbauende Maschinen, deren Fehlzündungen selbst noch funktional sind und deren Funktionieren von der Bildung nicht zu unterscheiden ist; mit ihrer eigenen Montage verschmolzene chronogene Maschinen, die durch nicht-lokalisierbare Verbindungen und verstreute Lokalisierungen wirken, die Temporalisierungsprozesse und Bildungen von Fragmenten und abgegrenzten Einzelteilen einschließlich Mehrwert an Code eintreten lassen und worin das Ganze selbst neben den Teilen, als ein abgesondertes Teil oder nach Butler in einer anderen »Abteilung« produziert wird, die es auf die anderen Teile aufsetzt; Maschinen

10 Ruyer, der bestimmte Thesen von Bohr, Schrödinger, Jordan und Lillie wieder aufnimmt, legt dar, daß das Lebendige jenseits der Masseneffekte, die sich ebenso in den internen mechanischen Zyklen des Organismus wie in den externen technischen Aktivitäten zeigen, in unmittelbarem Kontakt zu den Einzelphänomenen des Atoms steht: »Die klassische Physik beschäftigt sich allein mit Massenphänomenen. Demgegenüber führt die Mikrophysik von selbst zur Biologie. Ausgehend von den Einzelphänomenen des Atoms können tatsächlich zwei Wege beschritten werden. Ihre statistische Häufung führt zu den Gesetzen der gewöhnlichen Physik. Da aber diese Einzelphänomene sich im Rahmen systematischer Wechselwirkung komplizieren und gleichwohl inmitten des Moleküls, dann des Makromoleküls, dann des Virus, dann im Einzelligen ihre Besonderheit bewahren, indem sie sich die Massenphänomene unterordnen, gelangt man schließlich zum Organismus, der, wie groß auch immer, in diesem Sinne mikroskopisch bleibt.« (*La Genèse des formes vivantes*, Flammarion 1958, S. 80 f., hier S. 54.) Diese Themen sind von Ruyer weitgehend in *Néo-finalisme*, P.U.F. 1952, entwickelt worden.

im eigentlichen Sinn, da sie vermittels Einschnitten und Strömen, assoziierten Wellen und Partikeln, assoziativen Strömen und Partialobjekten verfahren, und die stets aus der Entfernung transversale Konnexionen, inklusive Disjunktionen, polyvoke Konjunktionen induzieren und derart in einer verallgemeinerten Schizogenese, deren Elemente die Spaltungs-Ströme sind, Entnahmen, Abtrennungen und Reste mit Individualitätsübertragung produzieren.

Wenn daraufhin oder, vielmehr, wenn andererseits die Maschinen auf der strukturalen Ebene der Techniken und Institutionen, die ihnen gleich einer stählernen Armatur eine sichtbare Existenz verleihen, vereinigt sind, auch die lebendigen Formen durch die statistischen Einheiten ihrer Gestalten, Spezies, Spielarten und Durchschnittsprägungen strukturiert sind, – wenn die Maschine als besonderer Gegenstand und das Lebendige als einmaliges Subjekt erscheint, – wenn die Konnexionen global und spezifisch, die Disjunktionen exklusiv, die Konjunktionen bijektiv werden, – dann braucht der Wunsch in diese opak gewordenen Formen sich nicht zu projizieren. Diese bilden unmittelbar die molaren Manifestationen, die statistischen Bestimmungen des Wunsches und *seiner eigenen* Maschinen, es sind die gleichen Maschinen (es besteht keine Wesensdifferenz): hier die in *ihrer* Massenerscheinung begriffenen organischen, technischen oder gesellschaftlichen Maschinen, denen jene sich unterordnen, dort die in ihren submikroskopischen Singularitäten begriffenen Wunschmaschinen, die sich die Massen unterordnen. Deshalb haben wir von Anfang an die Vorstellung zurückgewiesen, als gehörten die Wunschmaschinen dem Bereich des Traumes und des Imaginären an, als verdoppelten sie die anderen Maschinen. Es gibt nur den Wunsch und Umwelten, Felder, Formen des Herdenhaften. Das heißt: die molekularen Wunschmaschinen sind in sich Besetzung großer molarer Maschinen und Konfigurationen, die sie, in der einen und/oder anderen Richtung der Unterwerfung, *unter den Gesetzen der großen Zahlen bilden.* Wunschmaschinen einerseits, organische, technische und Gesellschaftsmaschinen andererseits: es sind dieselben Maschinen unter jeweils spezifischen Bedingungen. Unter spezifischen Bedingungen verstehen wir diese statistischen Formen, in die sie als stabile Formen eingehen und die vermittels großer schwerer Einheiten vereinigen, strukturieren und zu Werke gehen; die Selektionszwänge, die die Einzelteile gruppieren, einige zurückhalten, andere ausschließen und die Massen organisieren. Es sind demnach dieselben Maschinen, aber keineswegs dieselbe Ordnung, dieselben Größenverhältnisse, dieselben Anwendungen von Synthesen. Funktionalität besteht nur auf der submikroskopischen Ebene von Wunschmaschinen, Maschinenanordnungen, der Maschinerie des Wunsches (engineering); da allein vermischen sich Funktionsleistung und Bildung, Gebrauch und Montage, Produkt und Produktion. Jeder molare Funktionalismus ist falsch, da die organischen oder Gesellschaftsmaschinen sich nicht so bilden wie sie funktionieren, die technischen Maschinen sich nicht so montieren wie gebrauchen lassen, sondern gerade spezifische Bedingungen implizieren, die ihre eigene Produktion von ihrem bestimmten Produkt trennen. Nur das hat einen Sinn, eine Richtung, und auch ein Ziel, eine Intention, was nicht so entsteht, wie es funktioniert. Die Wunschmaschinen demgegenüber repräsentieren, bedeuten nichts, wollen nichts sagen, sind das, was man mit ihnen macht, was sie selbst tun.

Sie funktionieren gemäß Ordnungen von Synthesen, die in den großen Einheiten nicht ihresgleichen haben. Aus der Sicht einer gegenüber dem traditionellen Gegensatz von Vitalismus und Mechanismus gleichgültigen Molekularbiologie oder »mikroskopischen Kybernetik« hat Jacques Monod die Besonderheit dieser Synthesen, ihre grundlegenden Züge, in der beliebigen Natur der chemischen Zeichen, ihrer Gleichgültigkeit gegenüber dem Substrat, dem indirekten Charakter der Interaktionen ausgemacht. Solche Formulierungen sind nur scheinbar – und gegenüber den Gesetzen großer Einheiten – negativ, sollten aber in Begriffen von Stärke positiv verstanden werden.

»Zwischen dem Substrat eines allosterischen Enzyms und den Liganden, die seine Aktivität anregen oder hemmen, gibt es keine chemisch notwendige Beziehung der Struktur oder der Reaktionsfähigkeit ... Ein allosterisches Protein muß als ein spezialisiertes Erzeugnis des molekularen ›engineering‹ betrachtet werden, das eine positive oder negative Wechselwirkung zwischen Substanzen ohne chemische Affinität herstellen und derart eine beliebige Reaktion der Einwirkung von Verbindungen unterwerfen kann, die gegenüber dieser Reaktion chemisch fremd und indifferent sind. Das Wirkungsprinzip der allosterischen Wechselwirkungen gestattet also eine völlige Freiheit in der ›Wahl‹ der Steuerungsmechanismen, die, weil sie sich jedem chemischen Zwang entziehen, umso besser ausschließlich den physiologischen Zwängen gehorchen können; aufgrund dieser physiologischen Zwänge werden sie dann ausgewählt entsprechend dem Kohärenz- und Effizienzzuwachs, den sie der Zelle oder dem Organismus verschaffen. Weil sie der molekularen Evolution ein praktisch unbegrenztes Forschungs- und Experimentierfeld eröffnet hat, ist es schließlich gerade die *Zwangsfreiheit* dieser Systeme, durch die es möglich wurde, daß die Evolution der Moleküle ein ungeheures Netz von Steuerungskontakten aufbauen konnte ...«[11]

Wie, ausgehend von diesem Bereich des Zufalls oder der realen Unstrukturiertheit, sich große Konfigurationen organisieren, die unter der Aktion des DNS und seiner Segmente, der Genen, notwendig eine Struktur reproduzieren, wirkliche Auslosungen vornehmen und gleichsam Weichen als *Selektions- oder Evolutionslinien* erstellen, das zeigen sehr gut die Etappen des Übergangs vom Molekularen zum Molaren, wie er in den organischen Maschinen, nicht weniger aber auch in den gesellschaftlichen Maschinen, mit deren anderen Gesetzen und anderen Gestaltungen, in Erscheinung tritt. Es konnte demgemäß auf ein gemeinsames Merkmal menschlicher Kulturen und lebender Arten als »Markoffsche Kette« hingewiesen werden (partiell abhängige Zufallserscheinungen). Denn im genetischen Code wie in den gesellschaftlichen Codes ist das ›signifikante Kette‹ genannte Phänomen eher ein Jargon denn eine Sprache und aus nichtsignifikanten Elementen gebildet, die einen Sinn oder einen Bedeutungseffekt nur innerhalb der großen Einheiten annehmen, die sie vermöge fortlaufenden Ziehens, partieller Abhängigkeit und Relaisüberlagerung bilden.[12] Nicht darum geht es, die

11 Jacques Monod, *Zufall und Notwendigkeit*, München 1971, S. 98 (und S. 122: »Ein globuläres Protein ist schon im molekularen Maßstab aufgrund seiner funktionalen Eigenschaften eine richtige Maschine, nicht aber – wie wir jetzt erkennen – aufgrund seiner fundamentalen Struktur, in der sich nur ein blindes Kombinationsspiel ausmachen läßt. Der Zufall wird durch den Invarianzmechanismus eingefangen, konserviert und reproduziert und so in Ordnung, Regel, Notwendigkeit verwandelt.«).

12 Zu den Markoffschen Ketten und ihrer Anwendung auf lebende Arten wie gesellschaftliche Formationen, vgl. Raymond Ruyer, *La Genèse des formes vivantes*, Kap. VIII. Von solchen »halb-zufälligen Verkettungen« her lassen sich auch sehr gut die Phänomene des Mehrwerts an Code erklären. Einige Male ist Ruyer der schizophrenen Sprache nahe.

Geschichte der Menschen zu biologisieren, noch die der Natur zu anthropologisieren, vielmehr um den Aufweis der gemeinsamen Mitwirkung der gesellschaftlichen *und* organischen Maschinen bei den Wunschmaschinen. Dem Menschen zugrundeliegend das Es: die schizophrene Zelle, die Schizo-Moleküle, deren Ketten und Jargons. Es gibt eine ganze Biologie der Schizophrenie, die Molekularbiologie selbst ist schizophren (wie die Mikrophysik). Umgekehrt aber ist die Schizophrenie, deren Theorie, biologisch, biokulturell, insofern sie sich mit den Maschinenkonnexionen molekularer Ordnung, ihrer Verteilung in Intensitätskarten auf dem Riesenmolekül des organlosen Körpers und den statistischen Anhäufungen befaßt, die die großen Einheiten auswählen und formen.
Szondi hat sich auf diese molekulare Dimension eingelassen und ein genisches Unbewußtes aufgedeckt, das er dem individuellen Unbewußten von Freud ebenso wie dem kollektiven von Jung entgegensetzt.[13] Zuweilen kommt es vor, daß er dieses genische oder genealogische Unbewußte familial nennt; so hat er selbst in seinem Studium der Schizophrenie große Komplexe als Maßeinheiten in Anspruch genommen. Familial aber ist das genische Unbewußte nur in geringem Maße, allemal geringer als bei Freud, da die Diagnostik darauf angelegt ist, den Wunsch, statt wie gewöhnlich auf die Imagines von Papa-Mama zu reduzieren, auf Photos von Hermaphroditen, Mördern usw. zu beziehen. Endlich ein wenig Bezug zum Außen ... Ein ganzes Alphabet, eine ganze Axiomatik mit Photos von Verrückten; vermittels der Stufe von Mörderportraits »das Bedürfnis nach väterlichem Gefühl« testen, man sollte es wahrlich einmal machen, man kann immer erklären, damit bei Ödipus stecken zu bleiben, tatsächlich aber erschließt es ihn auf einzigartige Weise ... Die hereditären Triebgene übernehmen demnach die Rolle einfacher Stimuli, die gemäß das gesamte historisch-gesellschaftliche Feld einteilender Vektoren in variable Kombinationen eintreten – Schicksalsanalyse. In der Tat kann sich das wirklich molekulare

13 L. Szondi, *Lehrbuch der experimentellen Triebdiagnostik*, 3., erw. Aufl., Bern/Stuttgart/Wien 1972. Szondis Werk hat erstmals einen grundlegenden Bezug zwischen der Psychoanalyse und der Genetik erstellt. Vgl. auch die jüngsten Versuche A. Greens, ausgehend von den Fortschritten in der Molekularbiologie, »Répétition et instinct de mort«, *Revue française de psychanalyse*, Mai 1970.

Unbewußte an Gene als Reproduktionseinheiten nicht halten, sind diese doch noch expressiv und führen auf molare Formationen. Die Molekularbiologie lehrt uns, daß nur das DNS, nicht aber die Proteine sich reproduzieren. Die sind zugleich produziert und Produktionseinheiten, sie konstituieren das Unbewußte als Zyklus oder die Selbsterzeugung des Unbewußten, sie sind letzte molekulare Elemente im Aufbau der Wunschmaschinen und der Synthesen des Wunsches. Wir haben gesehen, wie *über* die Reproduktion und ihre Gegenstände (familial oder genetisch bestimmt) stets das Unbewußte in einer erzeugerlosen zyklischen Bewegung, einem Schicksalszyklus, worin es immer Subjekt bleibt, sich selbst produziert. Genau darin beruht die rechtmäßige Unabhängigkeit der Sexualität gegenüber der Fortpflanzung. Szondi nun spürt die Richtung, der gemäß vom Molaren zum Molekularen übergegangen werden muß, so daß er jede statistische Interpretation dessen, was zu Unrecht sein »Test« genannt wird, zurückweist. Überdies fordert er die Überschreitung der Inhalte zu *Funktionen* hin. Doch vollzieht er diesen Übergang, folgt er dieser Richtung nur, indem er von Einheiten oder Klassen zu »Kategorien« übergeht, deren systematisch geschlossene Tafel er erstellt, und die noch immer nur expressive Existenzformen sind, die ein Subjekt frei auswählen und kombinieren soll. Derart verfehlt er aber die internen oder molekularen Elemente des Wunsches, die Art ihrer Auswahl, ihrer maschinellen Anordnungen und Kombinationen – und die wirkliche Frage der Schizo-Analyse: welches sind deine eigenen Wunschregungsmaschinen? Wie funktionieren sie, in welche Synthesen treten sie ein? Welchen Gebrauch machst du von ihnen, im Verlauf aller vom Molekularen zum Molaren und umgekehrt führenden Übergänge, die den Zyklus konstituieren, innerhalb dessen das Subjekt verbleibende Unbewußte sich selbst reproduziert?

Wir nennen *Libido* die den Wunschmaschinen eigene Energie; die Transformationen dieser Energie (*Numen* und *Voluptas*) sind weder Entsexualisierungen noch Sublimierungen. Allerdings scheint diese Terminologie äußerst willkürlich zu sein. Entsprechend den beiden Perspektiven, die man an die Wunschmaschine anlegen kann: daß sie auf die ihnen eigene molekulare Ordnung oder auf die molare Ordnung bezogen werden, in der sie organische oder gesellschaftliche Maschinen bilden und organisieren oder gesellschaftliche Felder besetzen, wird schwerlich ersichtlich, was sie mit einer eigentlich sexuellen Energie zu tun haben sollen. In der Tat ist es schwierig, diese als unmittelbar kosmische und intra-atomische und zugleich als unmittelbar historisch-gesellschaftliche darzustellen. Wohl mag man sagen, daß die Liebe etwas mit den Proteinen und der Gesellschaft zu tun habe, aber ... Bedeutet das nicht, einmal mehr die längst bekannte Liquidation des Freudianismus in Angriff zu nehmen, indem die Libido durch eine vage kosmische, zu allen Metamorphosen fähige Energie oder eine Art vergesellschaftete, zu allen Besetzungen fähige Energie ersetzt wird? Oder auch der letzte Versuch Reichs, eine »Biogenese« betreffend, der nicht grundlos als schizo-paranoisch eingeschätzt wurde? Man erinnert sich, daß Reich auf die Existenz einer intra-atomischen Energie, des Orgon, schloß, Schöpfer eines elektrischen Stroms und Träger submikroskopischer Partikel, der Bionen. Diese Energie produziert auf dem unter molekularem Gesichtspunkt betrachteten Körper Potentialunterschiede oder verteilte Intensitäten und verbindet sich auf demselben Körper unter dem molaren Gesichtspunkt mit einer Mechanik von Flüssigkeiten. Als Sexualität ist die Libido demnach definiert durch die Verknüpfung zweier Funktionsleistungen, der mechanischen und der elektrischen innerhalb einer zweipoligen Sequenz, die den molaren und den molekularen Pol erfaßt (mechanische Spannung, elektrische Ladung, elektrische Entladung, mechanische Entspannung). Reich war der Meinung, damit die Alternative zwischen Vitalismus und Mechanismus überwunden zu haben, da diese Funktionen der Mechanik und der Elektrik allgemein existieren, sich aber innerhalb des Lebendigen in spezifischer Weise anordnen sollen. Darüber hinaus hielt er an der psychoanalytischen Grundeinsicht fest, deren Verleugnung er gerade bei Freud bloßstellen konnte: die Unabhängigkeit der Sexualität von der Fortpflanzung, die Unterordnung der progressiven oder regressiven Fortpflanzung unter die Sexualität als Zyklus.[14] Die Ausführung der endgültigen Theorie

14 Der Komplex der letzten, biokosmischen und biogenetischen Arbeiten Reichs ist im IX. Kap. von *Die Funktion des Orgasmus*, Frankfurt 1972, zusammengefaßt. Der Vorrang der Sexualität über die Fortpflanzung und Reproduktion findet sich nun auf den Zyklus der Sexualität begründet (mechanische Spannung – elektrische Ladung usw.), der eine Zellteilung hervorruft (S. 212 ff.). Doch schon früh in seinem Werk

Reichs bedenkend, müssen wir gestehen, daß ihr zugleich schizophrener und paranoischer Charakter keinerlei Hindernis für uns darstellt, im Gegenteil. Wir gestehen, daß die Angleichung der Sexualität an kosmische Erscheinungen wie »elektrische Stürme«, »blaue Farbe des Himmels und das Graublau des atmosphärischen Dunstes«, das Blau des Orgons, an »die Elmsfeuer«, an Flüssigkeiten und Ströme, an Materieteilchen und Partikel uns letzten Endes angemessener scheint als die Reduktion der Sexualität auf das erbärmliche kleine Familiengeheimnis. Wir glauben, daß Lawrence und Miller viel adäquater – und dies selbst noch unter dem Gesichtspunkt der berühmten Wissenschaftlichkeit – als Freud die Sexualität begriffen haben. Nicht der auf seiner Couch daniederliegende Neurotiker erzählt uns von der Liebe, ihrer Macht und ihren Hoffnungslosigkeiten, wohl aber das stumme Umherschweifen des Schizo, die Wanderung von Lenz im Gebirge und unter den Sternen, die unbewegliche Reise in Intensitäten auf dem organlosen Körper. Was die Theorie Reichs insgesamt betrifft, so kommt ihr das unvergleichbare Verdienst zu, den zweifachen Pol der Libido, molekulare Formation auf submikroskopischer Stufe und Besetzung molarer Formation auf der Stufe organischer und gesellschaftlicher Einheiten, aufgezeigt zu haben. Fehlen nur noch die Bestätigungen des gesunden Menschenverstandes: warum, worin ist dies Sexualität?
Über die Liebe hat der Zynismus alles gesagt, oder doch so getan: daß es sich nämlich um eine Kopulation organischer und gesellschaftlicher Maschinen in großem Maßstab handele (der Liebe zugrunde liegen die Organe, die ökonomischen Bestim-

wirft Reich Freud vor, die Sexualposition aufgegeben zu haben. *Nicht die Dissidenten Freuds allein haben auf sie verzichtet, sondern in gewisser Weise Freud selbst:* ein erstes Mal, als er den Todestrieb einführte und statt von Sexualität von Eros zu reden begann (S. 96 f.); dann, als er die Angst zur Ursache der Sexualverdrängung und nicht zu deren Ergebnis machte (S. 105 ff.); umfassender, als er auf den traditionellen Vorrang der Zeugung über die Sexualität zurückging (S. 213: *»Die Fortpflanzung ist also eine Funktion der Sexualität* und nicht umgekehrt, wie man bisher glaubte. Freud hatte es für die Psychosexualität behauptet, als er die Begriffe ›sexuell‹ und ›genital‹ trennte. Doch er hatte aus einem mir unbegreiflichen Grunde ›die Genitalität in der Pubertät‹ doch schließlich wieder ›in den Dienst der Fortpflanzung‹ gestellt.«). Offensichtlich hat Reich hier die Schopenhauerschen oder Weismannschen Texte Freuds vor Augen, in denen die Sexualität in Abhängigkeit von der Art und vom Keim gerät, so etwa *Zur Einführung des Narzißmus,* GW Bd. X, S. 143 f.

mungen, das Geld). Doch ist dem Zynismus eigen, den Skandal dort anzustrengen, wo er nicht ist, und sich für kühn auszugeben, ohne doch kühn zu sein. Mehr als die Platitüde, der Wahn des gesunden Menschenverstandes. Denn evident ist zunächst, daß der Wunsch keine Personen oder Sachen, sondern ganze Umwelten zum Gegenstand hat, die er durchläuft, Vibrationen und Ströme jeglicher Art, mit denen er sich vereinigt und in denen er Einschnitte ausführt, die er einfängt, ein stets nomadischer und wandernder Wunsch, dessen Eigenschaft allererst der »Gigantismus« ist: Keiner hat es besser als Charles Fourier an den Tag gebracht. Kurz, die gesellschaftlichen wie biologischen Umwelten bilden den Gegenstand der Besetzung des Unbewußten, die, im Gegensatz zu den vorbewußten Bedürfnis- und Interessenbesetzungen, notwendig libidinöse und Wunschbesetzungen sind. Die Libido als Sexualenergie ist unmittelbar Besetzung von Massen, von großen Einheiten, von organischen und gesellschaftlichen Feldern. Nur schwer verstehen wir, auf welche Prinzipien die Psychoanalyse ihre Konzeption des Wunsches stützt, wenn sie geltend macht, daß die Libido, um gesellschaftliche Besetzungen vornehmen zu können, sich zu entsexualisieren oder selbst zu sublimieren habe, und umgekehrt diese nur re-sexualisiere im Zuge pathologischer Regressionsprozesse.[15] Es sei denn, Prämisse einer solchen Konzeption sei weiterhin der Familialismus, der daran festhält, daß die Sexualität nur innerhalb der Familie wirkt und sich, um umfängliche Einheiten zu besetzen, zu transformieren hat. In Wahrheit ist die Sexualität überall: darin, wie ein Bürokrat seine Akten streichelt, wie ein Richter Recht spricht, wie ein Geschäftsmann Geld fließen läßt, wie die Bourgeoisie dem Proletariat in den Arsch fickt, und so weiter und so fort. Und das braucht nicht über Metaphern zu laufen, so wie die Libido nicht durch Metamorphosen zu gehen braucht. Hitler

15 S. Freud, *Psychoanalytische Bemerkungen über einen autobiographisch beschriebenen Fall von Paranoia*, GW Bd. VIII, S. 298: »Personen, welche nicht völlig vom Stadium des Narzißmus losgekommen sind, also dort eine Fixierung besitzen, die als Krankheitsdisposition wirken kann, sind der Gefahr ausgesetzt, daß eine Hochflut von Libido, die keinen anderen Ablauf findet, ihre sozialen Triebe der Sexualisierung unterzieht und somit ihre in der Entwicklung gewonnenen Sublimierungen rückgängig macht. Zu einem solchen Erfolg kann alles führen, was eine rückläufige Strömung der Libido (»Regression«) hervorruft, ... die Paranoiker (suchen) *sich einer solchen Sexualisierung ihrer sozialen Triebbesetzungen zu erwehren ...«*

brachte es zustande, daß den Faschisten einer stand – wie auch Fahnen, Nationen, Armeen, Banken viele Leute aufgeilen. Eine revolutionäre Maschine ist nichts, wenn sie nicht ebensoviel Einschnitt- und Stromstärke erlangt wie diese Zwangsmaschinen. Nicht durch entsexualisierende Ausbreitung besetzt die Libido die großen Einheiten, vielmehr wird sie durch Beschränkung, Blockierung und Umklappen determiniert, ihre Ströme zu verdrängen, um sie in engen Zellen vom Typ »Paar«, »Familie«, »Personen«, »Gegenstände« einzubringen. Allerdings ist eine solche Blockierung notwendig begründet: nur in Beziehung auf diesen Körper, diese Person, die sie zum Objekt nimmt, tritt die Libido ins Bewußtsein. Doch verweist unsere »Objektwahl« selbst auf eine Konjunktion von Lebens- und Gesellschaftsstrom, den dieser Körper, diese Person unterbrechen, aufnehmen und weitergeben – immer in einem biologischen, gesellschaftlich-historischen Feld, in das wir gleichermaßen getaucht sind oder mit dem wir kommunizieren. Die Personen, einschließlich der Eltern, denen unsere Liebe sich zuwendet, gehen nur als Konnexions-, Disjunktions- und Konjunktionspunkte von Strömen ein, deren libidinösen Gehalt der eigentlich unbewußten Besetzung sie übersetzen. Wie begründet auch immer unter diesen Umständen die Blockierung der Liebe ist, sie wechselt spezifisch ihre Funktion, je nachdem, ob sie im Dienste repressiver Maschinen den Wunsch in die ödipalen Sackgassen des Paares oder der Familie hineinzieht, oder ob sie im Gegenteil eine freie Energie zusammenfaßt, die imstande ist, eine revolutionäre Maschine anzutreiben (da erneut hatte Fourier schon alles gesagt, als er von den zwei gegensätzlichen Richtungen, des »Einfangens« oder der »Mechanisierung« der Leidenschaften, sprach). Immer aber sind es Welten, mit denen wir uns lieben. Und unsere Liebe wendet sich an diese libidinöse Eigenschaft des geliebten Wesens, sich über umfassenderen Welten, Massen und großen Einheiten zu schließen oder sich ihnen zu öffnen. In unseren Lieben gibt es immer etwas Statistisches, etwas von den Gesetzen der großen Zahl. Muß derart nicht auch die berühmte Formulierung von Marx verstanden werden: das Verhältnis des Mannes zum Weibe ist »das unmittelbare, natürliche, notwendige Verhältnis des Menschen zum Menschen«? Das heißt, daß das Verhältnis zwischen den beiden Geschlechtern (des Mannes zum Weibe) nur der

Maßstab des Sexualitätsverhältnisses überhaupt ist, insofern es große Einheiten besetzt (des Menschen zum Menschen)? Daher jenes Phänomen, das man die Aufgliederung der Sexualität in Geschlechter hat nennen können. Und muß nicht auch gesagt werden, daß der Phallus kein Geschlecht, vielmehr die umfassendere Sexualität ist, will heißen das Zeichen der von der Libido besetzten großen Einheit, aus der notwendig beide Geschlechter in ihrer Geschiedenheit (die beiden homosexuellen Serien des Mannes mit dem Manne, der Frau mit der Frau) wie zugleich in ihren statistischen Beziehungen innerhalb dieser Einheit hervorgehen?

Marx aber spricht von einer noch mysteriöseren Sache: daß die wahre Differenz nicht zwischen den beiden Geschlechtern im Menschen, sondern zwischen dem menschlichen und dem »unmenschlichen Geschlecht« begründet sei.[16] Augenscheinlich geht es nicht um das Tier, die tierische Sexualität. Etwas ganz anderes ist angesprochen. Ist die Sexualität die unbewußte Besetzung molarer großer Einheiten, so weil sie andererseits dem Spiel molekularer Elemente identisch ist, die diese Einheiten unter jeweils spezifischen Bedingungen artikulieren. Der *Nanismus* des Wunsches als Korrelat seines Gigantismus. Streng genommen ist die Sexualität nur soweit eins mit den Wunschmaschinen, als diese in den gesellschaftlichen Maschinen, ihrem Feld, ihrer Bildung und ihrem Funktionieren präsent und wirksam sind. Unmenschliches Geschlecht, dies die Wunschmaschine, die molekularen Maschinenelemente, deren Anordnungen und Synthesen, ohne die es weder ein spezifiziertes menschliches Geschlecht in den großen Einheiten geben würde, noch menschliche Sexualität, die fähig ist, diese Einheiten zu besetzen. In wenigen Sätzen hat Marx, der doch, wo es um Sexualität geht, so karg und zurückhaltend sich äußert, das in die Luft gejagt, dessen ewige Gefangene Freud und die gesamte Psychoanalyse gerade bleiben werden: *die anthropomorphe Repräsentation des Geschlechts!* Anthropomorphe Repräsentation nennen wir gleichermaßen die Idee, daß es zwei Geschlechter gibt, wie die, daß es nur eines gibt. Es ist bekannt, wie sehr der Freudianismus von der seltsamen Vorstellung durch-

16 K. Marx, *Zur Kritik der Hegelschen Rechtsphilosophie. Kritik des Hegelschen Staatsrechts*, MEW Bd. 1, S. 292 ff. Vgl. zu diesem Text von Marx Lyotards schönen Kommentar, *Discours, figures*, S. 138–141.

setzt ist, daß letztlich nur ein Geschlecht, das männliche existiert, demgegenüber die Frau sich als Mangel, das weibliche Geschlecht sich als Absenz bestimmen. Zunächst ist man geneigt anzunehmen, daß eine solche These die Omnipräsenz einer männlichen Homosexualität begründe; doch weit gefehlt; begründet ist darin eher der statistische Komplex der intersexuellen Lieben. Denn bestimmt sich die Frau dem Mann gegenüber als Mangel, so fehlt seinerseits das dem Mann, was der Frau fehlt, nur auf andere Weise: die Vorstellung eines einzigen Geschlechts führt notwendig zur Erektion eines Phallus, des Objekts der Höhen, der den Mangel auf zwei nicht deckungsgleiche Seiten verteilt und beide Geschlechter in einer gemeinsamen Absenz, der *Kastration*, miteinander verbindet. Ob als Psychoanalytikerinnen oder Psychoanalysierte, die Frauen können nun frohgestimmt den Männern den Weg zeigen und in der Differenz die Gleichheit zurückgewinnen. Daher das unwiderstehlich Komische solcher Formulierungen, wonach man zum Wunsch über die Kastration gelange. Doch ist alles in allem die Annahme, daß real zwei Geschlechter existierten, auch nicht besser. In diesem Fall versucht man, wie Melanie Klein, das weibliche Geschlecht durch positive, seien es auch schreckenerregende Eigenschaften zu definieren. Wenn nicht dem Anthropomorphismus, so entzieht man sich wenigstens dem Phallozentrismus. Weit gefehlt aber, die Verbindung beider Geschlechter zu begründen, wird darin vielmehr nur ihre Scheidung in zwei weiterhin statistische homosexuelle Serien begründet. Zudem tritt man damit nicht aus der Kastration heraus. Diese wird einfach, statt wie im anderen Fall Prinzip des als männlich begriffenen Geschlechts zu sein (der abgeschnittene überfliegende große Phallus), Resultat des als weiblich begriffenen Geschlechts (der verborgene, absorbierte kleine Penis). Wir sagen demnach, *daß die Kastration die Grundlage der anthropomorphen und molaren Repräsentation der Sexualität ist.* Sie ist der universelle Glaube, der Männer und Frauen unter das Joch einer selben Illusion zugleich vereinigt und aufsplittert und sie dieses Joch anbeten läßt. Jeder Versuch, die unmenschliche Natur des Geschlechts beispielweise als »der große Andere« zu formulieren und zugleich den Mythos der Kastration zu konservieren, ist im voraus zum Scheitern verurteilt. Und was will Lyotard in seinem doch so profunden Kommentar des Marxschen Textes sagen, wenn er das erste Auftreten des Unmenschlichen als »den Eintritt des Subjekts in den Wunsch durch die Kastration« zu bestimmen sucht? Es lebe die Kastration, auf daß der Wunsch stark sei? Man wünscht wohl nur Phantasien? Welch perverse menschliche, allzumenschliche Vorstellung! Welche aus dem schlechten Gewissen und nicht aus dem Unbewußten aufgestiegene Vorstellung! Die molare, anthropomorphe Repräsentation kulminiert in dem, was sie begründet, der Ideologie des Mangels. Das molekulare Unbewußte demgegenüber ignoriert die Kastration, da es den Partialobjekten an nichts fehlt und sie als solche freie Vielheiten bilden; da die mannigfachen Einschnitte fortgesetzt Ströme produzieren, statt sie in einen einzigen Einschnitt zu verdrängen, der imstande ist, sie versiegen zu lassen; da die Synthesen lokale und unspezifische Konnexionen, inklusive Disjunktionen, nomadische Konjunktionen schaffen: überall eine mikroskopische Trans-Sexualität, die bewirkt, daß die Frau ebenso viele Männer umfaßt wie ein Mann, und der Mann ebenso viele Frauen, die alle in der Lage sind, miteinander in Verhältnisse der Wunschproduktion einzutreten, die die statistische Ordnung der Geschlechter umstürzt. Sich zu lieben heißt nicht, es nur einmal, oder selbst zweimal, sondern es hunderttausend Mal zu treiben. So sind die Wunschmaschinen, ist das unmenschliche Geschlecht also nicht ein, nicht zwei, sondern *n* ... Geschlechter. Die Schizo-Analyse ist die wechselnde Analyse dieser *n* ... Geschlechter in einem Subjekt, jenseits der anthropomorphen Repräsentation, die die Gesellschaft ihm aufzwingt und die es sich selbst von seiner eigenen Sexualität erstellt. Die schizo-analytische Formel der Wunschrevolution wird zu allem Anfang sein: Jedem seine Geschlechter!

Die These der Schizo-Analyse lautet schlicht: der Wunsch ist Maschine, Maschinensynthese, maschinelle Anordnung – Wunschmaschinen. Er gehört der Ordnung der *Produktion* an, jede Produktion ist zugleich gesellschaftliche und Wunschproduktion. Folglich werfen wir der Psychoanalyse vor, diese Ordnung der Produktion vernichtet und sie der *Repräsentation* erneut anheimgegeben zu haben. Weit entfernt, von der Kühnheit der Psychoanalyse zu zeugen, ist die Idee der unbewußten Repräsentation von Beginn an von ihrem Scheitern oder ihrer Entsagung gezeichnet: ein Unbewußtes, das nicht produziert, sondern sich damit begnügt, zu glauben ... Das Unbewußte glaubt an Ödipus, an die Kastration, an das Gesetz ... Zweifellos ist die Psychoanalyse die erste, die erklärt, daß streng genommen der Glaube kein Akt des Unbewußten ist; es ist immer das Vorbewußte, das glaubt. Muß nicht auch weitergehend formuliert werden, daß der Psychoanalytiker, der Psychoanalytiker in uns es ist, der glaubt? Sollte der Glaube eine Wirkung auf das bewußte Material sein, die die unbewußte Repräsentation aus der Entfernung ausübt? Aber was hat umgekehrt das Unbewußte auf diesen Zustand einer Repräsentation reduziert, wenn nicht allererst ein System von Glaubensüberzeugungen, das den Platz der Produktion eingenommen hat? In Wahrheit wird die gesellschaftliche Produktion in den als autonom unterstellten Glaubensüberzeugungen ihrer selbst entfremdet und wird zugleich der Wunschproduktion in der als unbewußt unterstellten Repräsentation eine andere Bestimmung vorgegeben. Und wie wir gesehen haben, ist es dieselbe Instanz, die Familie, die die doppelte Operation ausführt, die gesellschaftliche Wunschproduktion in eine Sackgasse zerrt und sie derart denaturiert und entstellt. Daher auch ist die Verbindung der *Glaubens-Repräsentation* mit der Familie nicht akzidentiell – die Repräsentation ist in ihrem Wesen familial. Aber damit ist der Produktion nicht schon das Leben genommen, weiterhin summt und dröhnt sie unter der repräsentativen Instanz, von der sie erstickt wird, aber die wiederum sie bis an den Rand des Bruchs zum Klingen bringen kann. Unter diesen Umständen muß die Repräsentation mit aller Macht von Mythos und Tragödie sich aufblähen, muß sie von der Familie eine *mythische und tragische Präsentation* geben (und vom Mythos und von der Tragödie eine familiale Präsentation), auf daß sie wirksam auf die Produktionsbereiche übergreifen kann. Stellen Mythos und Tragödie aber nicht auch Produktionsformen dar? Gewiß nicht; sie bilden solche nur, sofern sie auf die reale gesellschaftliche, auf die reale Wunschproduktion bezogen werden. Andernfalls sind sie ideologische Formen, die den Platz der Produktionseinheiten nur besetzt haben. Ödipus, die Kastration, und so weiter und so fort, *wer glaubt daran?* Die Griechen? Aber produzierten die Griechen nicht, wie sie glaubten? Sind es die

Hellenisten, die glauben, daß die Griechen so produzierten? Zumindest die Hellenisten des 19. Jahrhunderts, von denen Engels erklärte, man könne geradewegs denken, daß sie daran glaubten, an den Mythos, an die Tragödie ... Ist es das Unbewußte, das sich Ödipus, die Kastration repräsentiert, oder ist es der Psychoanalytiker, der in uns, der auf diese Weise das Unbewußte repräsentiert? Nie war die Bemerkung von Engels angemessener als heute: man könnte geradewegs denken, daß die Psychoanalytiker daran glaubten, an den Mythos, die Tragödie ... (Sie glauben jetzt noch daran, während die Hellenisten dem schon lange ein Ende gesetzt haben).

Immer wieder der Fall Schreber: sein Vater erfand und fabrizierte wundersame sado-paranoische kleine Maschinen zum Zwangsgebrauch für Kinder, so für das Geradehalten etwa Kopfbänder mit Metallstiften und Ledergurten.[17] Diese Maschinen spielen in der Analyse Freuds keine Rolle. Vielleicht wäre es zu schwierig gewesen, den gesamten politisch-gesellschaftlichen Gehalt des Schreberschen Wahns plattzuwalzen, wenn er diese Wunschmaschinen des Vaters und ihre offensichtliche Zugehörigkeit zu einer allgemeinen gesellschaftlich-pädagogischen Maschine berücksichtigt hätte. Denn darin liegt die ganze Frage: zweifellos wirkt der Vater auf das Unbewußte des Kindes – wirkt er aber als Familienvater innerhalb einer expressiven familialen Transmission oder im Rahmen einer maschinellen Information oder Verbindung als Agent? Die Wunschmaschinen des Präsidenten kommunizieren mit denen des Vaters; dadurch gerade sind sie von Kindheit an libidinöse Besetzungen eines gesellschaftlichen Feldes. *In diesem spielt der Vater eine Rolle nur als Produktions- und Anti-Produktionsagent.* Freud demgegenüber beschreitet den ersten Weg: der Vater verweist nicht auf Maschinen, im Gegenteil; demzufolge unterbleibt die Analyse der Maschinen sowohl als gesellschaftlicher wie Wunschmaschinen. Man wird vielmehr den Vater mit allen Kräften von Mythos und Religion und der Philogenese aufpumpen, damit die kleine fami-

17 W. G. Nierderland hat die Maschinen des Vaters von Schreber entdeckt und vorgestellt, vgl. besonders »Schreber, Father and Son«, *Psychoanalytic Quaterly,* 1959, Bd. 28, S. 151–169. Vollkommen ähnliche pädagogische Torturinstrumente lassen sich bei der Gräfin de Ségur finden: so »der Gürtel zum Geradehalten«, »mit eiserner Platte am Rücken und Eisengriff um das Kinn« (*Comédies et proverbes. On ne prend pas les mouches ...*).

liale Repräsentation den Anschein erweckt, dem Felde des Wahns gleich umfänglich zu sein. Das Produktionspaar Wunschmaschine-Gesellschaftsfeld räumt den Platz für das ganz andersartige Repräsentationspaar Familie-Mythos. Noch einmal, habt ihr jemals ein Kind spielen sehen, wie es schon die technischen und gesellschaftlichen Maschinen mit seinen Wunschmaschinen bevölkert, o Sexualität – wobei die Eltern, von denen das Kind Ersatzteile und Räder sich ausleiht, im Hintergrund stehen als Sende-, Empfangs- oder Unterbrechungsagenten, als wohlwollende Produktions- oder argwöhnische Anti-Produktionsagenten?

Weshalb ist der mythischen und tragischen Repräsentation ein solch unsinniges Privileg zuerkannt worden? Warum sind expressive Formen, ein ganzes *Theater* dort aufgerichtet worden, wo Felder, Werkstätten, Fabriken, Einheiten der Produktion einst standen? Der Analytiker errichtet seinen Zirkus im verdutzten Unbewußten, Sarrassani in den Feldern, in der Fabrik. Das war es, was Miller und früher schon Lawrence gegen die Psychoanalyse vorzutragen hatten (die Lebenden sind keine Gläubigen, die Seher glauben nicht an den Mythos, an die Tragödie):

»Indem Sie zu den heroischen Zeiten des Lebens hinabsteigen, zerstören Sie die Prinzipien selbst des Heroismus, denn der Held, ebensowenig wie er an seiner Stärke zweifelt, schaut er jemals zurück. Ohne jeden Zweifel hielt sich Hamlet für einen Helden, und für jeden Hamlet-Geborenen ist der einzig gangbare Weg, den Shakespeare ihm vorgezeichnet hat. Aber meiner Meinung nach liegt die Frage darin: sind wir Hamlet-Geborene? Sind Sie als Hamlet geboren? *Haben Sie nicht vielmehr Hamlet in sich selbst erzeugt?* Wie dem auch sei, die wie ich glaube wichtigere Frage ist: *warum auf den Mythos zurückkommen?* Dieser ideologische Schutt, dessen die Welt sich bedient, um ihr Kulturgebäude zu errichten, ist im Begriff, seinen poetischen Wert, seinen mythischen Charakter zu verlieren, *weil vermittels einer Art des Schreibens, die die Krankheit behandelt,* folglich außerhalb ihrer steht, das Terrain entrümpelt wird, und neue Superstrukturen sich erheben können (diese Vorstellung neuer Superstrukturen finde ich widerwärtig, aber dies ist nur das *Bewußtsein* eines *Prozesses,* nicht der Prozeß selbst). Für den Augenblick besteht mein Prozeß, im gegebenen Fall alles, was ich schreibe, darin, energisch den Uterus zu reinigen, ihn gewissermaßen einer *Ausschabung* zu unterziehen. Was mich auf die Idee nicht eines neuen Gebäudes, neuer Superstrukturen, die Kultur, also Lüge bedeuten, führt, sondern einer fortwährenden Geburt, einer Regeneration des *Lebens* ... Im Mythos gibt es für uns kein Leben. Nur der Mythos selbst kann im Mythos leben ... *Dieses Vermögen, den Mythos entstehen zu lassen, kommt aus dem Bewußtsein, vom Bewußtsein, das sich unaufhörlich entfaltet.* Deshalb sagte ich, als ich vom schizophrenen Charakter unserer Epoche sprach: solange der Prozeß nicht beendet sein wird, wird der Bauch der Welt das dritte Auge sein. Was wollte ich damit sagen, wenn nicht, daß aus dieser Ideenwelt, in der wir schwimmen, eine neue Welt hervorgehen muß? Doch kann diese Welt nur in dem Maße erscheinen, wie sie begriffen wird. Und um zu begreifen, muß zunächst gewünscht werden ... Der Wunsch ist instinktiv und heilig, nur durch den Wunsch bewirken wir die unbefleckte Empfängnis.«[18]

Diese Seiten von Miller enthalten alles: die Hinführung von Ödipus (Hamlet) bis zum Punkt seiner Selbstkritik, die Bloßstellung der expressiven Formen Mythos und Tragödie als Glaubensüberzeugungen oder Illusionen des Bewußtseins, als bloße Ideen, die Notwendigkeit einer Säuberung des Unbewußten, die Schizo-Analyse als Ausschabung des Unbewußten, die Konfrontation von matrizialer Spaltung und Kastrationslinie, die prächtige Affirmation eines erzeugerlosen und produktiven Unbewußten, die Begeisterung für den Prozeß als schizophrenen Prozeß der Deterritorialisierung, der eine neue Erde erschaffen muß, und letzten Endes das Funktionieren der Wunschmaschinen gegen die Tragödie, gegen »das unheilvolle Drama der Personalität«, die »unvermeidliche Vermischung von Maske und Autor«. Offenkundig, daß Michael Fraenkel, Millers Korrespondent, nicht versteht. Er spricht wie ein Psychoanalytiker, wie ein Hellenist des 19. Jahrhunderts: jawohl, der Mythos, die Tragödie, Ödipus, Hamlet sind gute Expressionen, prägnante Formen; sie bringen das wahre dauerhafte Drama des Wunsches und des Wissens zum Ausdruck ... Fraenkel ruft alle gemeinsamen Orte zu Hilfe, Schopenhauer und den Nietzsche der *Geburt der Tragödie*. Er glaubt, daß Miller von alledem nichts weiß, und fragt sich keinen Augenblick, warum Nietzsche selbst mit der *Geburt der Tragödie* gebrochen, warum er den Glauben an die tragische Repräsentation aufgegeben hat ...

18 Henry Miller, *The Michael Fraenkel-Henry Miller Correspondence called Hamlet*, S. 143 ff.

Profund hat Michel Foucault aufgewiesen, welchen Einschnitt das Eindringen der Produktion in die Welt der Repräsentation gezeitigt hat. Die Produktion mag eine der Arbeit oder des Wunsches, sie mag gesellschaftliche oder Wunschproduktion sein, sie verweist immer auf Kräfte, die innerhalb der Repräsentation sich nicht fassen lassen, auf Ströme und Einschnitte, die diese durchbrechen und allseits durchqueren, »eine immense, schattige Schicht« unterhalb der Repräsentation.[19] Foucault verzeichnet den Zusammenbruch oder das Verschwinden der klassischen Welt der Repräsentation am Ende des 18. und im Verlauf des 19. Jahrhunderts. Demnach scheint die Situation noch komplexer zu sein, als wir vorgaben; denn die Psychoanalyse partizipiert in höchstem Maße an dieser Entdeckung von Produktionseinheiten, die alle möglichen Repräsentationen, statt sich ihnen unterzuordnen, sich selbst unterordnen. Wie Ricardo die gesellschaftliche oder politische Ökonomie dadurch begründet, daß er die quantitative Arbeit als Grund eines jeden repräsentierbaren Werts entdeckt, so begründet Freud die Wunschökonomie, indem er die quantitative Libido als Grund einer jeden Repräsentation der Objekte und Ziele des Wunsches bloßlegt; Freud deckt die subjektive Natur oder das abstrakte Wesen des Wunsches auf, wie Ricardo die subjektive Natur oder das abstrakte Wesen der Arbeit, jenseits aller Repräsentationen, die Wunsch und Arbeit erneut im besonderen an Objekten, Zielen oder selbst Quellen festmachen wollte. Freud ist demnach der erste, der *den Wunsch schlechthin* bloßlegt, wie Ricardo »die Arbeit schlechthin« bloßlegt und darin die Sphäre der Produktion, die effektiv die Repräsentation übersteigt. Und gleich der subjektiv-abstrakten Arbeit ist der subjektiv-abstrakte Wunsch unauflöslich mit einer Deterritorialisierungsbewegung verbunden, die unter allen besonderen Bestimmungen, die den Wunsch oder die Arbeit an diese oder jene Personen, diesen oder jenen Gegenstand im Rahmen der Repräsentation kettete, das Spiel von Maschinen und Agenten enthüllt. Wunschproduktionen und -maschinen, psychische Apparate und Maschinen des Wunsches,

19 Michel Foucault, *Die Ordnung der Dinge*, Frankfurt 1971, über den Gegensatz des Wunsches und der Wunschproduktion zur Repräsentation, S. 260 ff.; über den Gegensatz der gesellschaftlichen Produktion zur Repräsentation bei Adam Smith und besonders bei Ricardo, S. 310 ff.

Wunschmaschinen und Montage einer analytischen Maschine, die imstande ist, sie zu decodieren: dies der Bereich freier Synthesen, worin alles möglich ist, die partiellen Konnexionen, die inklusiven Disjunktionen, die nomadischen Konjunktionen, die Ströme und polyvoken Ketten, die transduktiven Einschnitte – und das Verhältnis der Wunschmaschinen, der Formation des Unbewußten mit den molaren Formationen, die sich statistisch in den organisierten Massen bilden, der daraus entspringende Apparat von Verdrängung und Repression ... Derart ist das analytische Feld beschaffen; und dieses sub-repräsentative Feld wird fortfahren zu existieren und zu funktionieren, selbst über Ödipus, über Mythos und Tragödie hinweg, die doch die Versöhnung der Psychoanalyse mit der Repräsentation an den Tag bringen. Bleibt ein durch die ganze Analyse sich hinziehender Konflikt zwischen der mythischen und tragischen Repräsentation und der gesellschaftlichen und Wunschproduktion. Denn Mythos und Tragödie bilden symbolische Repräsentationssysteme, die den Wunsch noch auf bestimmte äußere Bedingungen wie besondere objektive Codes zurückführen – der Körper der Erde, der despotische Körper – und die auf solche Weise der Aufdeckung des abstrakten oder subjektiven Wesens entgegenwirken. Man hat in diesem Sinne darauf aufmerksam machen können, daß bei Freud immer dann, wenn seine Überlegungen zum psychischen Apparat, den gesellschaftlichen und Wunschmaschinen, den institutionellen und Triebmechanismen erneut einen vorrangigen Platz einnehmen, sein Interesse an Mythos und Tragödie tendenziell schwindet – wie er auch bei Jung, später bei Rank die Restauration einer äußerlichen Repräsentation des nun objektiv gesetzten und im Mythos oder Tragödie seiner selbst entfremdeten Wesens des Wunsches aufdeckt.[20]

Wie ist diese äußerst starke Ambivalenz der Psychoanalyse zu erklären? Es gilt einiges zu unterscheiden. Erstens, die symbolische Repräsentation hält wohl am Wesen des Wunsches fest,

20 Didier Anzieu, »Freud et la mythologie«, in: *Incidences de la psychanalyse*, Nr. 1, 1970, S. 126–129, unterscheidet im besonderen zwei Perioden: eine erste von 1906 bis 1920, die »die große Epoche der mythologischen Arbeiten in der Geschichte der Psychoanalyse ausmacht«; dann eine Periode relativen Mißkredits in dem Maße, wie Freud sich den Problemen der zweiten Topik sowie den Beziehungen zwischen dem Wunsch und den Institutionen zuwendet und immer weniger Interesse für die systematische Erforschung der Mythen aufbringt.

bezieht es aber auf große *Gegenständlichkeiten* (objectités) wie auf partikulare Elemente, die ihm Gegenstände, Ziele und Quellen fixieren. So bezieht der Mythos den Wunsch auf das Element der Erde als vollen Körper und auf den territorialen Code, der die Verbote und Vorschriften ausgibt; so bezieht die Tragödie den Wunsch auf den vollen Körper des Despoten und auf den entsprechenden imperialen Code. Nun kann das Verstehen symbolischer Repräsentationen als systematische Phänomenologie dieser Elemente oder Gegenständlichkeiten (nach Art der früheren Hellenisten oder noch Jungs) oder aber im Sinne einer historischen Studie begriffen werden, die jene auf ihre objektiven und realen gesellschaftlichen Bedingungen zurückführt (nach Art der modernen Hellenisten). Unter der letztgenannten Perspektive impliziert die Repräsentation eine Art Verschiebung und bringt weniger ein festes Element zum Ausdruck als den unter bestimmten Bedingungen sich vollziehenden Übergang eines Elements in ein anderes: die mythische Repräsentation drückt nicht das Element der Erde aus, sondern die Bedingung, unter der dieses Element hinter dem despotischen Element verschwindet; so drückt die tragische Repräsentation nicht das eigentlich despotische Element aus, sondern die Bedingung, unter der dieses Element, etwa im Griechenland des 5. Jahrhunderts, zugunsten einer neuen Ordnung der Stadt ausgelöscht wird.[21] Nun ist evident, daß keine dieser Formen der Behandlung von Mythos und Tragödie der Psychoanalyse entspricht. Deren Methode ist eine andere: statt die symbolische Repräsentation auf bestimmte Gegenständlichkeiten oder objektive gesellschaftliche Bedingungen zu beziehen, bezieht sie sie auf das subjektive und universelle Wesen des Wunsches als Libido. Damit kann die Operation der *Decodierung* innerhalb der Psychoanalyse nicht mehr das gleiche wie in den Humanwissenschaften bedeuten, nämlich die Aufdeckung des Geheimnisses dieses oder jenes Codes, sondern die Vernichtung der Codes, um darin zu quantitativen und qualitativen Libidoströmen zu gelangen, die den

21 Über den Mythos als Ausdruck der Organisation einer despotischen Herrschaft, die die Erde verdrängt, vgl. J.-P. Vernant, *Les Origines de la pensée grecque*, S. 109 bis 116. Über die Tragödie als Ausdruck einer Organisation der Stadt, die ihrerseits den abgesetzten Despoten verdrängt, vgl. Vernant, »Œdipe sans complexe«, *Raison présente*, August 1967.

Traum, die Phantasie, die pathologischen Gebilde ebenso durchlaufen wie den Mythos, die Tragödie und die Gesellschaftsformation. Die psychoanalytische Interpretation besteht nicht darin, auf der Ebene der Codes zu rivalisieren, den schon bekannten Codes einen weiteren hinzuzufügen, vielmehr darin, absolut zu decodieren, etwas vermöge seines Polymorphismus und seiner Polyvozität Uncodierbares zu enthüllen.[22] Darin tritt zutage, daß das Interesse der Psychoanalyse für den Mythos (oder die Tragödie) wesentlich kritisch ist, da die objektiv verstandene Besonderheit des Mythos unter der subjektiven Sonne der Libido dahinschmelzen muß: die Welt der Repräsentation stürzt, wenigstens tendenziell, ein.

Dies heißt zweitens, daß die Verbindung der Psychoanalyse mit dem Kapitalismus nicht weniger stark als die der politischen Ökonomie ist. Die nämliche Aufdeckung decodierter, deterritorialisierter Ströme vollzieht sich für die politische Ökonomie und in der gesellschaftlichen Produktion unter der Form der abstrakt-subjektiven Arbeit – und für die Psychoanalyse und in der Wunschproduktion unter der Form der abstrakt-subjektiven Libido. Wie Marx ausführt, wird im Kapitalismus das Wesen subjektiv, *produktive Tätigkeit überhaupt*, wird die abstrakte Arbeit etwas Reales, von der ausgehend alle vorherigen Gesellschaftsformationen unter der Sicht generalisierter Decodierung oder Deterritorialisierung neu interpretiert werden können. »Die einfachste Abstraktion also, welche die moderne Ökonomie an die Spitze stellt, und die eine uralte und für alle Gesellschaftsformen gültige Beziehung ausdrückt, erscheint doch nur in dieser Abstraktion praktisch wahr als Kategorie der modernsten Gesellschaft.« Gleiches gilt vom abstrakten Wunsch als Libido, als subjektives Wesen. Nicht daß einem einfachen Parallelismus

22 Man wird folglich nicht sagen, daß die Psychoanalyse den gesellschaftlichen Codes, mittels derer die Historiker und Mythologen die Mythen erklären, einen weiteren, psychologischen Code hinzufügte. Freud hat schon anhand des Traumes ausgeführt, daß es sich um kein Dechiffrieren entsprechend einem Code handelte. Vgl. hierzu die Kommentare von J. Derrida, *Die Schrift und die Differenz*, Frankfurt 1972, S. 320: »Sie (die Sprache des Traumes) arbeitet freilich mit einer Masse kodifizierter Elemente im Verlauf einer individuellen oder kollektiven Geschichte. In ihren Operationen, in ihrer Lexik und Syntax, bleibt ein rein ideomatischer Rest, der nicht zurückgeführt werden kann und der das ganze Gewicht der Deutung in der Kommunikation zwischen den Unbewußten tragen muß. Der Träumer erfindet seine eigene Grammatik.«

zwischen kapitalistischer Gesellschaftsproduktion und Wunschproduktion oder auch zwischen den Strömen des Geldkapitals und den Scheißströmen des Wunsches das Wort geredet werden soll. Die Beziehung ist viel enger: die Wunschmaschinen sind nirgendwo anders als in den gesellschaftlichen Maschinen, so daß die Konjunktion der decodierten Ströme in der kapitalistischen Maschine die Tendenz zeigt, die freien Figuren einer universellen Libido zu entbinden. Kurz, die Aufdeckung einer *unterschiedslosen* produktiven Tätigkeit *schlechthin*, wie sie jenseits der determinierten Repräsentationssysteme im Kapitalismus in Erscheinung tritt, ist untrennbar jene der politischen Ökonomie *und* der Psychoanalyse gleichermaßen.

Das heißt natürlich nicht, daß der kapitalistische Mensch oder der Mensch im Kapitalismus zu arbeiten wünschte oder entsprechend seinem Wunsch arbeitete. Die Einheit von Wunsch und Arbeit ist – wohl nicht Mythos, aber doch aktive Utopie par excellence, die die in der Wunschproduktion zu überschreitende Grenze des Kapitalismus bezeichnet. Warum steht die Wunschproduktion an der stets durchkreuzten Grenze des Kapitalismus? Warum fährt der Kapitalismus fort, während er das subjektive Wesen des Wunsches und der Arbeit bloßlegt, es zugleich wieder in einer repressiven Maschine zu entfremden, die das Wesen zweifach spaltet und es als aufgespaltenes, abstrakte Arbeit auf der einen, abstrakter Wunsch auf der anderen Seite, festhält, politische Ökonomie *und* Psychoanalyse, politische Ökonomie *und* libidinöse Ökonomie? Daran vermögen wir das ganze Ausmaß der Verstrickung der Psychoanalyse in den Kapitalismus einzuschätzen. Denn wie schon ausgeführt, sind dem Kapitalismus die decodierten Ströme der Wunschproduktion als Grenze eigen, doch stößt er sie fortwährend zurück, indem er sie in eine Axiomatik bindet, die an die Stelle der Codes getreten ist. Der Kapitalismus ist untrennbar mit der Bewegung der Deterritorialisierung verbunden, doch wendet er sie kraft nachgemachter, künstlicher Reterritorialisierungen ab. Er erbaut sich auf den Ruinen territorialer und despotischer, mythischer und tragischer Repräsentationen und restauriert sie zugleich für seine Zwecke und in anderen Formen als Bilder des Kapitals. Marx gibt ein Resümee dieser Entwicklung und erklärt, daß das abstrakt-subjektive Wesen durch den Kapitalismus nur enthüllt worden sei, um aufs neue angekettet und entfremdet zu werden, doch nicht mehr wie einst auf der Grundlage eines äußerlichen und gegenständlichen, unabhängigen Elements, sondern vermittels des selbst subjektiven Elements des Privateigentums: »Was früher *Sichäußerlichsein*, reale Entäußerung des Menschen, ist nun zur Tat der Entäußerung, zur Veräußerung geworden.« Tatsächlich ist es die Form des Privateigentums, die die Konjunktion der decodierten Ströme bedingt, das heißt ihre Axiomatisierung innerhalb eines Systems, in dem der Strom an Produktionsmitteln, als Eigentum der Kapitalisten, auf den Strom der sogenannten freien Arbeit, als »Eigentum« der Arbeiter, sich bezieht (so daß die staatlichen Beschränkungen gegenüber dem Stoff oder dem Inhalt des Privateigentums keineswegs dessen Form hinfällig werden lassen). Die Form des Privateigentums stellt weiter den Kern der künstlichen Reterritorialisierungen des Kapitalismus dar. Schließlich produziert sie die Bilder, die das kapitalistische Immanenzfeld ausfüllen, »der« Kapitalist, »der« Arbeiter, usw. Mit anderen Worten, der Kapitalismus impliziert wohl zugunsten der Produktion als universelles inneres Wesen den Einsturz der determinierten objektiven Repräsentationen, aber entkommt darin nicht der Welt der Repräsentation überhaupt, er bewirkt nur deren umfassende Konversion, indem er ihr die neue Form einer unendlichen subjektiven Repräsentation verleiht.[23]

Wir scheinen uns von den brennenden Fragen der Psychoanalyse entfernt zu haben und waren ihnen doch niemals so nahe. Denn auch dort fordert und errichtet der Kapitalismus, wie wir gesehen haben, in der Interiorität seiner Bewegung nicht nur eine gesellschaftliche Axiomatik, sondern deren Applikation auf die privatisierte Familie. Niemals könnte die Repräsentation ihre eigene Konversion ohne diese Applikation sicherstellen, die sie aushöhlt, spaltet und auf sich selbst umlegt. Nun findet die im Privateigentum repräsentierte abstrakt-subjektive Arbeit ihr Korrelat in dem in der Privatfamilie repräsentierten abstrakt-subjektiven Wunsch. Wie die politische Ökonomie sich der ersten

23 Foucault zeigt auf, daß die »Humanwissenschaften« ihr Prinzip in der Produktion und auf der Grundlage des Zusammenbruchs der Repräsentation konstituiert haben, gleich aber wieder einen neuen Repräsentationstyp, die unbewußte Repräsentation, erstellten (*Die Ordnung der Dinge*, S. 426 ff.).

Kategorie annimmt, so die Psychoanalyse der zweiten. Ist die Psychoanalyse die Applikationstechnik, so die politische Ökonomie deren Axiomatik. Kurz, die Psychoanalyse entbindet den zweiten Pol der dem Kapitalismus eigenen Bewegung, die die objektiv bestimmten großen Repräsentationen durch eine unendliche subjektive Repräsentation ersetzt. Tatsächlich muß die Grenze der decodierten Ströme der Wunschproduktion zweifach abgewendet, verschoben werden: zum einen durch das Setzen immanenter Grenzen, die der Kapitalismus auf erweiterter Stufenleiter unaufhörlich reproduziert, zum anderen durch das Ziehen einer inneren Grenze, die die gesellschaftliche Reproduktion auf die eingeschränkte familiale Reproduktion umklappt. Die zwiespältige Haltung der Psychoanalyse gegenüber dem Mythos und der Tragödie erklärt sich somit aus Folgendem: sie zerstört sie als objektive Repräsentationen und entdeckt in ihnen die Figuren einer universellen subjektiven Libido; aber sie kommt auf sie zurück und ernennt sie zu subjektiven Repräsentationen, die die mythischen und tragischen Inhalte unendlich steigern. Sie behandelt den Mythos und die Tragödie, doch behandelt sie sie wie Träume und Phantasien des Privatmenschen, des *Homo familia* – und in der Tat sind Traum und Phantasie gegenüber Mythos und Tragödie wie das, was das Privateigentum gegenüber dem Gemeineigentum ist. Was in Mythos und Tragödie den Status eines objektiven Elements einnimmt, wird in der Psychoanalyse demnach wieder aufgenommen und erhöht, nun aber als unbewußte Dimension der subjektiven Repräsentation (der Mythos als *Traum* der Menschheit). Was den Status eines objektiven und öffentlichen Elements einnimmt – die Erde, der Despot –, wird wieder aufgenommen, aber als Ausdruck einer subjektiven und privaten Reterritorialisierung: Ödipus ist der abgesetzte, verbannte, deterritorialisierte Despot, aber man reterritorialisiert vermittels des Ödipuskomplexes, dieses Papa-Mama-Ich eines beliebigen modernen Menschen. Die Psychoanalyse und der Ödipuskomplex raffen alle Glaubensüberzeugungen zusammen, alles, was jemals von der Menschheit geglaubt wurde, nun aber um es einem Zustand der Verneinung (dénégation) zuzuführen, der den Glauben bewahrt, ohne daran zu glauben (das ist nur ein Traum; die ernsthafteste Frömmigkeit heute verlangt nicht mehr ...). Daher der zwiefache Eindruck, daß die Psychoanalyse sich den Mythologien nicht weniger als den Mythologen widersetzt, zugleich aber den Mythos und die Tragödie in die Dimensionen des Subjektiv-Allgemeinen trägt: ist Ödipus »ohne Komplex«, so der Ödipuskomplex ohne Ödipus, wie der Narzißmus ohne Narziß.[24] Die Ambivalenz, die die Psychoanalyse durchzieht und das besondere Problem des Mythos und der Tragödie übersteigt, beruht in Folgendem: mit der einen Hand zerstört sie das System der objektiven Repräsentation (den Mythos, die Tragödie) zugunsten des als Wunschproduktion begriffenen subjektiven Wesens, mit der anderen Hand überträgt sie diese Produktion erneut in ein System subjektiver Repräsentationen (der Traum, die Phantasie, von denen aus Mythos und Tragödie als Entfaltungen oder Projektionen gesetzt werden). Bilder, nichts als Bilder. Was bleibt, ist am Ende ein intimes und familiales Theater, das des Privatmenschen, das weder Wunschproduktion noch objektive Repräsentation mehr ist. Das Unbewußte als Szene. Ein ganzes Theater an die Stelle der Produktion gesetzt, das sie noch mehr entstellt, als es je, auf ihre antiken Quellen beschränkt, Mythos und Tragödie vermocht haben.

Mythos, Tragödie, Traum, Phantasie – sowie Mythos und Tragödie, in Abhängigkeit von Traum und Phantasie neu interprediert –, das also ist die repräsentative Serie, die die Psychoanalyse an die Stelle der Produktionslinie, der gesellschaftlichen und Wunschproduktion treten läßt. Theater- statt Produktionsserie. Warum aber nimmt die subjektiv gewordene Repräsentation diese Theaterform an (»Zwischen der Psychoanalyse und dem Theater besteht ein mysteriöses Band«)? Man kennt die eminent moderne Antwort einiger neuer Autoren: das Theater legt die endliche Struktur der unendlichen subjektiven Repräsentation bloß. Der Sinn von »bloßlegen« ist nun sehr komplex, da die Struktur immer nur ihre eigene Abwesenheit präsentieren oder etwas in der Repräsentation Unrepräsentiertes repräsentieren

24 Didier Anzieu, »Freud et la mythologie«, in: *Incidences de la psychanalyse*, Nr. 1, 1970, S. 124 und 128: »Freud gesteht dem Mythos überhaupt keine Besonderheit zu. Dieser Punkt hat die späteren Beziehungen zwischen Psychoanalytikern und Anthropologen am stärksten belastet ... Freud vollzieht einen wahrhaftigen Kahlschlag ... Der Artikel *Zur Einführung des Narzißmus*, der eine bedeutende Etappe auf dem Wege zu einer Revision der Theorie der Triebe markiert, weist keine einzige Anspielung auf den Mythos von Narziß auf.«

kann: es kommt aber, so wird erklärt, dem Theater das Privileg zu, diese metaphorische und metonymische Kausalität in Szene zu setzen, die gleichzeitig Abwesenheit und Präsenz der Struktur in ihren Effekten kennzeichnet. So äußert André Green Vorbehalte gegenüber dem Begriff der Struktur, aber zugleich doch nur im Namen eines für deren Aktualisierung notwendigen Theaters, das die Rolle eines Enthüllenden, den Ort zu spielen hätte, an der jene sichtbar wird.[25] Gleicherweise nimmt Octave Mannoni in seiner schönen Analyse des Glaubensphänomens das Theater zu Hilfe, um aufzuweisen, wie die Verneinung des Glaubens unter dem Effekt einer Struktur, die das Theater in Szene setzt oder in dem sie sich verkörpert, tatsächlich eine Transformation des Glaubens impliziert.[26] Wir sollen begreifen, daß die Repräsentation dann, wenn sie aufhört, objektiv zu sein, und unendlich-subjektiv, das heißt imaginär wird, alle Konsistenz verliert, es sei denn sie verwiese auf eine Struktur, die ebenso den Ort und die Funktion des Subjekts der Repräsentation, der als Imagines repräsentierten Objekte wie alle formalen Beziehungen zwischen diesen bestimmte. Symbolisch bezeichnet keineswegs mehr das Verhältnis der Repräsentation zu einer Gegenständlichkeit als Element, sondern bezeichnet die letzten Elemente der subjektiven Repräsentation, reine Signifikanten, reine unrepräsentierte Repräsentanten, aus denen zugleich die Subjekte, die Objekte und ihre Beziehungen hervorgehen. Die Struktur bezeichnet derart das Unbewußte der subjektiven Repräsentation. Die Serie dieser Repräsentation stellt sich folgendermaßen dar: imaginäre unendliche subjektive Repräsentation, theatralische Repräsentation, strukturale Repräsentation. Und weil dem Theater gerade unterstellt wird, die latente Struktur in Szene zu setzen, sowie darin deren Elemente und Relationen zu verkörpern, ist es auch fähig, die Universalität dieser Struktur selbst noch in den objektiven Repräsenta-

25 A. Green geht sehr weit in der Analyse der Beziehungen zwischen Repräsentation – Theater – Struktur – Unbewußtes, *Un œil en trop,* Ed. de Minuit 1969, Prolog (besonders S. 43 über »die Repräsentation des Unrepräsentierten in der Repräsentation«). Indessen ist Greens Kritik der Struktur nicht im Namen der Produktion, sondern dem der Repräsentation gehalten und nimmt notwendige extrastrukturelle Faktoren nur in Anspruch, die die Struktur, und zwar als ödipale, zu enthüllen haben.

26 Octave Mannoni, *Clefs pour l'imaginaire ou l'Autre Scène,* Ed. du Seuil 1969, Kap. I und VII.

tionen zu enthüllen, die es wieder verwertet und in Abhängigkeit von verborgenen Repräsentanten, ihren Wanderungen und wechselnden Beziehungen neu interpretiert. Im Namen einer Struktur des Unbewußten werden wieder alle Glaubensüberzeugungen aufgegriffen: wir sind noch fromm. Allenthalben das große Spiel des symbolischen Signifikanten, der in den Signifikaten des Imaginären Gestalt annimmt – Ödipus als universale Metapher.

Warum das Theater? Wie fremd es doch ist, dieses aus Pappmaché erstellte Theater des Unbewußten. Das Theater als Modell der Produktion genommen. Selbst bei Althusser kann man Zeuge folgender Operation werden: die Aufdeckung der gesellschaftlichen Produktion als »Maschine«, oder »Maschinerie«, unreduzierbar auf die Welt der objektiven Repräsentation *(Vorstellung)*; aber gleichzeitig die Reduktion der Maschine auf die Struktur, die Identifizierung der Produktion mit einer strukturalen und Theaterrepräsentation *(Darstellung)*.[27] Nun heißt es für Wunsch- und gesellschaftliche Produktion zugleich: dann immer, wenn die Produktion, statt in ihrer Originalität, ihrer Wirklichkeit gefaßt zu werden, auf eine Repräsentationsfläche *aufgetragen* wird, kann sie nur mehr durch ihre eigene Abwesenheit gelten, erscheint sie auf dieser Fläche als Mangel. Auf der Suche nach der Struktur in der Psychoanalyse kann Moustafa Safouan sie als einen »Beitrag zu einer Theorie des Mangels« deklarieren. In der Struktur vollzieht sich die Zusammenschweißung des Wunsches mit dem Unmöglichen, ereignet sich der als Kastration definierte Mangel. Aus der Struktur ertönt der strengste Gesang zu Ehren der Kastration: jawohl, durch die Kastration treten wir in die Ordnung des Wunsches – von dem Augenblick an, da die Wunschproduktion sich im Raum einer Repräsentation ausgebreitet hat, die sie nur noch als Selbstmangel und Abwesenheit fortbestehen läßt. Dies, weil man den Wunschmaschinen eine *strukturale Einheit aufzwingt*, die sie in einen molaren Komplex vereinigt; man bezieht die Partialobjekte auf eine Totalität, die nur als das erscheinen kann, was ihnen fehlt und was sich selbst (ver)fehlt, indem es ihnen fehlt (der große Signifikant »symbolisierbar durch die Inhärenz eines

27 Louis Althusser, *Das Kapital lesen* II, S. 254 ff. (über die Struktur als Absenz-Präsenz).

– 1 in der Einheit der Signifikanten«). Wie weit noch will man in der Entwicklung eines Mangels des Mangels gehen, der die Struktur durchläuft? Die strukturale Operation ist: die Einrichtung des Mangels in der molaren Einheit. Unter diesen Umständen ist die Grenze der Wunschproduktion – jene Grenze, die die molaren Einheiten und ihre molekularen Elemente, die objektiven Repräsentationen und die Maschinen des Wunsches trennt – nunmehr ganz und gar verschoben. Sie verläuft allein noch durch die molare Einheit selbst, insoweit diese von der Spalte der Kastration durchzogen wird. Die formalen Operationen der Strukturen sind Extrapolation, Applikation, Bijektivierung, die den gesellschaftlichen Anfangskomplex auf einen familialen Endkomplex auftragen, so daß die Familienbeziehung metaphorischer Ausdruck aller anderen wird und die molekularen produktiven Elemente an der Verfolgung ihrer eigenen Fluchtlinien hindert. Green, auf der Suche nach Argumenten, die die Affinität der Psychoanalyse zur Theaterrepräsentation und der Struktur, die diese sichtbar macht, begründen könnten, führt zwei besonders schlagende an: das Theater erhebt die Familienbeziehung in den Stand eines universell-metaphorisch-strukturalen Verhältnisses, woraus das Spiel und der Ort der Personen, beide gleichermaßen imaginär, sich ergeben; und umgekehrt, das Theater verweist das Spiel der Maschinen in die Kulissen, hinter eine nicht mehr zu überschreitende Grenze (genau wie bei der Phantasie sind die Maschinen vorhanden, aber *hinter der Mauer*). Kurz, die verschobene Grenze verläuft nicht mehr zwischen der objektiven Repräsentation und der Wunschproduktion, sondern zwischen den zwei Polen der subjektiven Repräsentation als unendliche imaginäre und endliche strukturale Repräsentation. Man kann infolgedessen beide Aspekte einander entgegensetzen, die imaginären Variationen, die der Nacht des Unbestimmten oder des Undifferenzierten zustreben, sowie das symbolische Invariante, das die Verlaufslinien der Differenzierungen entwirft: man wird stets, entsprechend der Regel des umgekehrten Verhältnisses oder des *double-bind*, beiderseits das Gleiche finden. Die gesamte Produktion in die doppelte Sackgasse der subjektiven Repräsentation geleitet. Man mag Ödipus, so oft man will, auf das Imaginäre beziehen, man findet ihn, stärker und vollkommener, fehlender noch und darüber triumphierend, daß er fehlt, immer wieder in der symbolischen Kastration. Ganz gewiß auch gibt die Struktur kein Mittel an die Hand, dem Familialismus zu entrinnen; im Gegenteil, Knebel spielend, verleiht sie überdies der Familie einen universellen metaphorischen Wert gerade dann, wenn diese ihre buchstäblichen objektiven Werte verloren hat. Die Psychoanalyse gesteht ihre Ambition ein: an die Stelle der kraftlos gewordenen Familie zu treten, das zertrümmerte Familienbett durch die psychoanalytische Couch zu ersetzen, es einzurichten, daß die »analytische Situation« *in ihrem Wesen inzestuös*, daß sie Zeuge oder Garant ihrer selbst wird, für die Realität als solche steht.[28] Wie Octave Mannoni darlegt, geht es letzten Endes darum: wie kann der Glaube, einmal verstoßen, noch weiterwirken, wie können wir weiterhin fromm bleiben? Alle Glaubensüberzeugungen, die über objektive Repräsentationen liefen, haben wir zurückgewiesen und verloren. Die Erde ist leblos, die Wüste wächst: der alte, der territoriale Vater, ist tot, sein Sohn, Ödipus der Despot, ebenso. Wir stehen allein mit unserem schlechten Gewissen, unserer Langeweile, unserem Leben, in dem nichts mehr geschieht; nur mehr in der subjektiven unendlichen Repräsentation kreisende Imagines. Doch aus der Tiefe einer Struktur, die unsere Beziehungen zu diesen Imagines und unsere Identifikationen als ebenso viele Effekte eines symbolischen Signifikanten festlegt, werden wir die Kraft wiedererlangen, an jene zu glauben. Die »gute Identifikation« ... Wir sind alle Chérie-Bibi im Theater, der beim Auftritt von Ödipus losprustet: Das ist ein Typ nach meinem Geschmack, das ist mein Typ! Alles, der Mythos der Erde, die Tragödie des Despoten, werden als auf die Bühne projizierte Schatten wieder aufgelesen. Die großen Territorialitäten sind zusammengebrochen, aber die Struktur schreitet zu allen möglichen subjektiven und privaten Reterritorialisierungen. Welch perverse Operation, die Psychoanalyse, in der dieser Neo-Idealismus kulminiert, dieser restaurierte Kult der Kastration, diese Ideologie des Mangels: *die anthropomorphe Repräsentation des Geschlechts!* In Wirklichkeit wissen sie nicht, was sie tun, welchem Repressionsmechanismus sie dienen, denn nicht selten sind ihre Absichten fortschrittlich. Doch sollte heutzutage niemand mehr

28 Serge Leclaire, *Démasquer le réel*, Ed. du Seuil 1971, S. 28–31.

in das Zimmer eines Psychoanalytikers treten dürfen, ohne nicht wenigstens zu wissen, daß alles im voraus *gespielt* ist: Ödipus und die Kastration, das Imaginäre und das Symbolische, die große Lektion der Insuffizienz, zu sein, oder des Aufgebens ... Die Psychoanalyse als gadget, Ödipus als Reterritorialisierung, als Aufforstung des modernen Menschen über dem »Fels« der Kastration.

Ganz anders verlief der von Lacan vorgezeichnete Weg. Er bescheidet sich nicht damit, gleich einem analytischen Hamster im Tretrad des Imaginären und Symbolischen zu kreisen, des ödipalen Imaginären und der ödipalisierenden Struktur, der imaginären Identität der Personen und der strukturalen Einheit der Maschinen, und überall sich in den Sackgassen einer molaren Repräsentation, die die Familie über sich schließt, zu stoßen. Was ist damit gewonnen, von der imaginären dualen Konstellation zur symbolischen Dreier- (oder Vierer-) Konstellation überzugehen, wenn diese bijektiv macht und jene bijektiv ist? In ihrer Eigenschaft als Partialobjekte erleiden die Wunschmaschinen zwei Totalisierungen, eine erste, wenn der Sozius ihnen unter einem symbolischen Signifikanten, der in einem Anfangskomplex als Mangel, als Abwesenheit wirkt, eine strukturale Einheit auferlegt, eine zweite, wenn die Familie ihnen eine personale Einheit mit imaginären Signifikaten aufzwingt, die den Mangel in einem Endkomplex verteilen und »vakuolisieren«: beide Male, sofern die Struktur ihre Gliederung darin ansetzt, die Eltern ihre Finger darauf legen – Maschinenraub. Die Imagines auf die Strukturen zurückzuführen wäre, *sofern die Struktur* die wirkliche Wunschproduktion *nicht* als ihre *Kehrseite* besitzt, von minderer Bedeutung und würde uns zudem aus der Repräsentation nicht herausführen. Diese Kehrseite ist die »reale Unstrukturiertheit« der molekularen Elemente: Partialobjekte, die indirekte Synthesen oder Interaktionen eingehen, da sie nicht im Sinne extensiver Teile partiell, sondern »partial« sind, wie die Intensitäten, unter denen immer eine Materie den Raum in unterschiedlichen Graden ausfüllt (das Auge, der Mund, der After als Grade der Materie); reine positive Vielheiten, worin alles ohne Ausschluß und Verneinung möglich ist, ohne Plan operierende Synthesen, in denen die Konnexionen transversal, die Disjunktionen inklusiv, die Konjunktionen polyvok und indifferent gegen ihren Träger sind, da diese Materie, die ihnen als Träger dient, weder unter einer strukturalen noch personalen Einheit spezifiziert ist, sondern als organloser Körper in Erscheinung tritt, der immer den Raum erfüllt, wenn eine Intensität ihn ausfüllt; eine signifikante Kette bildende Wunschzeichen, die aber nicht selbst signifikant sind, keinen Regeln eines linguistischen Schachspiels, sondern Ziehungen in einem Lottospiel entsprechen, die bald ein Wort, bald eine Zeichnung, bald ein Ding oder ein Teil davon auslosen, die voneinander nicht und nur von der Abfolge der Zufallsziehungen abhängig sind und durch das Fehlen eines Bandes zusammenhalten (nicht lokalisierbare Beziehungen), die keinen anderen Status einnehmen als den verstreuter Elemente in selbst verstreuten Wunschmaschinen.[29] Diese ganze Kehrseite der Struktur legt Lacan mit dem »a« als Maschine und dem »A« als unmenschliches Geschlecht bloß: schizophrenisiert das analytische Feld, statt das psychotische zu ödipalisieren.

Wie die Struktur daraus *hervortritt*, gemäß Konsistenz- oder Strukturierungsanordnungen, Selektionslinien, die den großen Einheiten oder Formationen entsprechen, die wiederum die Beziehungen bestimmen und die Produktion der Repräsentation auftragen: darin werden die Disjunktionen exklusiv (und die Konnexionen global und die Konjunktionen bijektiv), wird im selben Akt der Träger unter einer strukturalen Einheit spezifi-

29 J. Lacan, *Ecrits*, S. 657–659. Serge Leclaire hat von dieser Perspektive ausgehend grundlegend versucht, den Gegensatz der Struktur als »reines Wunschsein« zu bestimmen (»La Réalité du désir«, in: *Sexualité humaine*, S. 242–249). Er sieht darin eine Vielheit präpersonaler Singularitäten oder beliebiger Elemente, die sich gerade durch das Fehlen einer Verbindung zwischen ihnen definieren. Doch ist dieses Fehlen einer Verbindung, dieses Fehlen von Sinn positiv, »es konstituiert die spezifische Kohärenzkraft dieses Ensembles«. Selbstverständlich kann man stets aufs neue Sinn und Verbindung wiederherstellen, und sei es dadurch, daß man Fragmente einfügt, die angeblich vergessen wurden: dies genau die Funktion von Ödipus. Aber »wenn die Analyse das Band zwischen zwei Elementen wiederfindet, ist dies ein Zeichen dafür, daß sie nicht die letzten irreduziblen Elemente des Unbewußten sind«. Man wird bemerken, daß Leclaire hier exakt das Kriterium realer Unterscheidung von Spinoza und Leibniz zur Anwendung bringt: die letzten Elemente (unendlichen Attribute) können Gott zugeschrieben werden, da sie wechselseitig voneinander nicht abhängen, weder in Gegensatz noch in Widerspruch zueinander stehen. Eben das Fehlen jeglicher Verbindung sichert ihre gemeinsame Zugehörigkeit zur göttlichen Substanz. Gleicherweise die Partialobjekte und der organlose Körper: dieser bildet die Substanz und die Partialobjekte seine Attribute oder letzten Elemente.

ziert und werden die Zeichen selbst unter der Aktion eines despotischen Symbols signifikant, der sie im Namen seiner eigenen Abwesenheit oder seiner Zurückgezogenheit totalisiert. Aber-ja-doch-natürlich: die Wunschproduktion kann nur in Abhängigkeit von einem extrapolierten Zeichen *repräsentiert* werden, das alle Elemente in einem Komplex vereinigt und selbst nicht ein Teil dessen bildet. Darin erscheint das Fehlen eines Bandes notwendig als Abwesenheit und nicht mehr als positive Kraft: Darin wird der Wunsch notwendig auf einen fehlenden Term bezogen, dessen Wesen es ist, zu fehlen. Die nicht-signifikanten Zeichen des Wunsches werden signifikant nur in Abhängigkeit von einem Signifikanten der Abwesenheit oder des Mangels. Die Struktur bildet sich und erscheint nur abhängig von dem als Mangel definierten symbolischen Term. Der große Andere als unmenschliches Geschlecht macht in der Repräsentation einem Signifikanten des großen Anderen als stets fehlendem Term Platz, diesem allzumenschlichen Geschlecht, dem Phallus, der molaren Kastration.[30] Aber gerade darin findet das Vorgehen Lacans selbst seine umfassende Komplexität: denn offensichtlich schließt er keine ödipale Struktur über dem Unbewußten. Er offenbart vielmehr, daß Ödipus imaginär, nichts als eine Imago, ein Mythos ist; und daß diese Imago oder diese Imagines von einer ödipalisierenden Struktur geschaffen sind; und daß diese Struktur nur soweit wirkt, als sie das Element der Kastration reproduziert, das nicht imaginär sondern symbolisch ist. Folgend nun die drei großen Strukturierungsanlagen, die den molaren Einheiten entsprechen: Ödipus als imaginäre Reterritorialität des Privatmenschen, unter den strukturalen Bedingungen des Kapitalismus insoweit geschaffen, als dieser die Archaismen des imperialen Symbols oder des verschwundenen Despoten reproduziert und wiederaufleben läßt. Alle drei sind

30 Lacan, *Ecrits*, S. 819 (»Fehlte dieser Signifikant, so würden alle anderen nichts vorstellen . . .«). Serge Leclaire, *La Réalité du désir*, S. 251, enthüllt, wie die Struktur sich um einen fehlenden Term oder vielmehr einen Signifikanten des Mangels organisiert: »Der durch Wahl bestimmte Signifikant des Fehlens einer Verbindung, der Phallus, ist es, den wir in seinem Verhältnis zur Essenz des Mangels einzig privilegiert finden, irreduzibles Sinnbild der Differenz par excellence, jener der Geschlechter . . . Vermag der Mensch zu sprechen, so weil an einem Punkt der Sprache ein Garant der Irreduzibilität des Mangels existiert: der phallische Signifikant . . .«. Wie wundersam dies alles ist . . .

unabdingbar, um Ödipus seiner Selbstkritik zuzuführen. Dies zu erreichen ist die von Lacan in Angriff genommene Aufgabe. (Elisabeth Roudinesco hat gleicherweise richtig gesehen, daß Lacans Hypothese des Unbewußten als Sprache dieses nicht in eine linguistische Struktur einbindet, sondern die Linguistik zu ihrer Selbstkritik führt, indem aufgewiesen wird, wie die strukturale Organisation des Signifikanten noch von einem als Archaismus wirkenden großen despotischen Signifikanten abhängt.[31]) Wo liegt der Punkt der Selbstkritik? Dort, wo die Struktur jenseits der sie erfüllenden Imagines und des sie bedingenden Symbolischen in der Repräsentation ihre Kehrseite als ein positives Prinzip der Nicht-Konsistenz, das sie auflöst, enthüllt: wo der Wunsch in die Ordnung der Produktion zurückversetzt und auf seine molekularen Elemente bezogen wird, wo ihm nichts fehlt, da er sich als *natürlich-sinnliches, gegenständliches Wesen* und zugleich das Reale sich als objektives Wesen des Wunsches definiert. Denn das Unbewußte der Schizo-Analyse ignoriert die Personen, Einheiten und Gesetze; die Imagines, Strukturen und Symbole. Es ist elternlos, wie es anarchistisch uind atheistisch ist. Elternlos ist es nicht in dem Sinne, daß der Name des Vaters eine Abwesenheit bezeichnete, sondern darin, daß es überall dort sich selbst reproduziert, wo die Namen der Geschichte daseiende Intensitäten anzeigen (»das Meer der Eigennamen«). Es ist nicht figurativ, da sein *Figurales* abstrakt, die Spaltungs-Figur ist. Es ist weder struktural noch symbolisch, da seine Realität die des Realen in seiner Produktion, in seiner Unorganisiertheit selbst ist. Es ist nicht repräsentativ, sondern nur maschinell, produktiv.

Zerstören, zerstören: die Aufgabe der Schizo-Analyse führt über die Destruktion, die umfassende Säuberung, Ausschabung des Unbewußten. Ödipus zerstören, die Illusion des Ich, den Hampelmann Überich, das Schuldgefühl, das Gesetz, die Kastration ... Nicht um fromme Zerstörungen geht es dabei, jenen gleich, die die Psychoanalyse unter der wohlwollenden Neutralität des Analytikers ausführt. Das sind Zerstörungen in Hegel-

31 Elisabeth Roudinesco, »L'Action d'une métaphore«, *La pensée*, Nr. 162, Februar 1972 (vgl. wie Lacan in den *Ecrits*, S. 821 über dem in seiner linguistischen Bedeutung erfaßten »Null-Symbol« die Vorstellung eines »Signifikanten des Mangels dieses Symbols« aufrichtet).

scher Manier, die noch aufbewahren. Wie sollte die berühmte Neutralität auch nicht zum Lachen reizen? Und was die Psychoanalyse Verschwinden oder Auflösung des Ödipuskomplexes nennt, zu nennen wagt? Man erzählt uns, daß Ödipus unabdingbar sei, Quelle jeder möglichen Differenzierung, und uns vor dem schrecklichen Schicksal der undifferenzierten Mutter rette. Doch diese schreckliche Mutter, diese Sphinx, bildet selbst einen Bestandteil von Ödipus; ihre Undifferenziertheit macht nur die Kehrseite der exklusiven Differenzierungen aus, die Ödipus erzeugt, sie ist selbst von ihm geschaffen: notwendig funktioniert Ödipus unter dieser Form der doppelten Sackgasse. Man erzählt uns weiter, daß Ödipus seinerseits überschritten werden müsse und dies sich vermittels der Kastration, der Latenz, der Entsexualisierung und der Sublimation vollziehe. Doch was ist die Kastration, wenn nicht weiterhin der beliebig starke, symbolisch gewordene, desto virulentere Ödipus? Und was ist die Latenz, diese reine Legende, wenn nicht die den Wunschmaschinen aufgezwungene Stille, auf daß Ödipus sich entwickeln, sich in uns festigen, seinen giftigen Samen ansammeln kann; wenn nicht die Zeit, in der er die Fähigkeiten erwirbt, sich auszubreiten und auf unsere künftigen Kinder überzugehen? Und was sind die Ausschaltung der Kastrationsangst, die Entsexualisierung und die Sublimierung anderes als die unendliche Resignation des schlechten Gewissens, die für die Frau so aussieht: »aus dem ungestillten Wunsch nach dem Penis soll der Wunsch nach dem Kind und nach dem Manne werden, der den Penis trägt«, und die für den Mann darin besteht, sein passives Verhalten anzunehmen und »sich einem Vaterersatz (zu) unterwerfen«?[32] Wir sind desto mehr aus Ödipus »herausgekommen«, je mehr wir ein lebendes Beispiel, ein Aushang, ein Theorem in actu werden, um darin unsere Kinder eingehen zu lassen: wir haben uns in Ödipus entfaltet, in ihm strukturiert, unter den neutralen und wohlwollenden Augen des Ersatzes, wir haben den Gesang der Kastration gelernt, das Leben-als-Seinsverfehlen: »Ja, durch die Kastration / gelangen wir schon / zum Wuuuunsch ...« Was das Verschwinden von Ödipus genannt wird, ist dessen Werden zur Idee. Nur sie gibt es, um das Gift zu impfen. Ödipus muß eine Idee werden, damit seine Arme und

32 S. Freud, *Die endliche und die unendliche Analyse*, GW Bd. XVI, S. 97 f.

Beine, seine Lippen und sein Bart immer wieder nachwachsen: »Die großen Toten der Vergangenheit nachlebend, wird Ihr Ich gleichsam ein mineralisches Theorem, das fortgesetzt die Nichtigkeit des Lebens beweist.«[33] Wir sind in Ödipus trianguliert worden und werden es weiterhin: von der Familie zum Paar, vom Paar zur Familie. Die wohlwollende Neutralität des Analytikers ist in Wahrheit sehr beschränkt: sie hört sofort auf, wenn man selbst aufhört, Papa-Mama zu antworten. Sie hört sofort auf, wenn man eine kleine Wunschmaschine, das Tonband zum Analytiker mitbringt. Sie hört sofort auf, wenn man einen Strom laufen läßt, der sich durch Ödipus, diesen Stempel des Triangels, nicht kennzeichnen läßt (man wird euch erklären, daß eure Libido zu zähflüssig oder zu leicht beweglich sei, für die Psychoanalyse beides Gegenbesetzungen). Wenn Fromm die Existenz einer psychoanalytischen Bürokratie bloßstellt, so geht er noch nicht weit genug, da er nicht sieht, wer den Stempel dieser Bürokratie spielt, und daß es, um ihm zu entrinnen, nicht ausreicht, das Prä-ödipale anzurufen: denn dieses ist wie das Post-Ödipale noch eine Form, die gesamte Wunschproduktion – das An-Ödipale – auf Ödipus zurückzubiegen. Wenn Reich aufdeckt, wie die Psychoanalyse sich der gesellschaftlichen Repression verdingt, so geht er noch nicht weit genug, da er nicht bemerkt, daß das Band zwischen der Psychoanalyse und dem Kapitalismus kein nur ideologisches ist, sondern viel tiefer sitzt; daß die Psychoanalyse unmittelbar von einem ökonomischen Mechanismus abhängt (daher ihre Beziehungen zum Geld), vermittels dessen die decodierten Ströme des Wunsches, wie sie in die Axiomatik des Kapitalismus eingefügt sind, notwendig auf ein familiales Feld aufgetragen werden müssen, auf dem sich die Applikation der Axiomatik vollzieht; Ödipus als letztes kapitalistisches Konsumangebot, Papa-Mama lutschen, sich auf der Couch stempeln und triangulieren lassen: »Das also ...« Nicht weniger als der militärische oder bürokratische Apparat ist auch die Psychoanalyse ein Mechanismus zur Absorption des Mehrwerts; und dieses Merkmal ist kein nur äußerliches, ihre Form und Wirksamkeit selbst sind von dieser gesellschaftlichen Funktion gezeichnet. Der Psychoanalyse entkommt kein Perverser, kein Autist, sie selbst bildet eine riesige Perversion, eine Droge,

33 Henry Miller, *Hamlet*, S. 143.

einen radikalen Bruch mit der Realität, angefangen mit der Realität des Wunsches, einen Narzißmus und monströsen Autismus: den der Maschine des Kapitals eigentümlichen Autismus und deren intrinsische Perversion. Am Ende mißt sich die Psychoanalyse an keiner Realität mehr, öffnet sich keinem Außen mehr, wird selbst Realitätsprüfung und Garant ihrer eigenen Prüfung, die Realität als Mangel, der Innen und Außen, Anfang und Ende zugeführt wird: die Psychoanalyse *index sui*, ohne weitere *Referenz* als nur sich selbst oder die »analytische Situation«.

Zu Recht erklärt die Psychoanalyse, daß die unbewußte Repräsentation unabhängig von den Verzerrungen, Verstellungen und Verschiebungen, die sie erleidet, nicht erfaßt werden könne. Demnach umfaßt jene wesentlich, dank ihres *Gesetzes*, ein gegenüber einer sich fortwährend verschiebenden Instanz verschobenes Repräsentiertes. Daraus werden aber zwei illegitime Schlüsse gezogen: daß die Instanz ausgehend vom verschobenen Repräsentierten aufgedeckt werden könne; und dies weil die Instanz selbst in ihrer Eigenschaft als nicht-repräsentierter Repräsententant oder als Mangel, »der in der Überfülle einer Repräsentation hervortritt, zur Repräsentation gehöre. Illegitim sind die Schlüsse, weil die Verschiebung auf sehr unterschiedliche Bewegungen verweist: bald handelt es sich um jene, in deren Verlauf die Wunschproduktion unaufhörlich die Grenze durchbricht, sich deterritorialisiert, ihre Ströme fließen läßt, die Schwelle der Repräsentation überschreitet; bald handelt es sich im Gegenteil um jene Bewegung, kraft deren die Grenze selbst verschoben wird und ins Innere der Repräsentation übergeht, die die künstlichen Reterritorialisierungen des Wunsches ausführt. Vom Verschobenen auf das Verschiebende zu schließen, gelingt allein im zweiten Fall, wo die molare Repräsentation sich um einen Repräsentanten organisiert, der das Repräsentierte verschiebt. Es gelingt nicht im ersten Fall, wo die molekularen Elemente fortwährend durch die Maschen schlüpfen. Wir haben unter dieser Perspektive sehen können, wie das Gesetz der Repräsentation die produktiven Kräfte des Unbewußten denaturiert und in ihre Struktur eine falsche Imago induziert, die den Wunsch gefangennimmt (Unmöglichkeit, vom Verbot auf das wirklich Verbotene zu schließen). Jawohl,

Ödipus ist das verschobene Repräsentierte; jawohl, die Kastration ist der Repräsentant, der Entstellende/Verschiebende, der Signifikant – aber nichts von alldem bildet unbewußtes Material, noch betrifft es die Produktionen des Unbewußten. Dies alles nimmt eher den Ort ein, wo zwei Operationen der Einvernahme sich kreuzen, eine, in der die repressive gesellschaftliche Produktion sich durch Glaubensüberzeugungen ersetzen läßt, eine zweite, in der die verdrängte Wunschproduktion sich durch Repräsentationen ersetzt findet. Gewiß ist es nicht die Psychoanalyse, die uns glauben läßt: immer wieder begehrt man nach Ödipus und Kastration, und dieses Begehren kommt aus tieferen Dimensionen. Die Psychoanalyse aber hat das folgende Mittel gefunden, und sie erfüllt folgende Funktion: die Glaubensüberzeugungen selbst dann noch fortbestehen zu lassen, wenn sie nicht mehr anerkannt werden, jene glauben zu lassen, die an nichts mehr glauben, ... ihnen eine private Territorialität einzurichten, einen privaten Urstaat, ein privates Kapital (der Traum als Kapital, wie Freud sagte ...). Deshalb muß die Schizo-Analyse unter Aufbietung aller Kräfte sich den notwendigen Zerstörungen überlassen, muß Glaubensüberzeugungen und Repräsentationen, Theaterbühnen zerstören. Und nie wird sie für diese Aufgabe bösartig genug sein können. Ödipus und Kastration in die Luft zu sprengen, jedesmal, wenn ein Subjekt den Gesang des Mythos anstimmen oder die Verse der Tragödie rezitieren will, brutal eingreifen, ihn zur *Fabrik* zurückführen. Wie Charlus sagt: »Uns ist doch unsere alte Großmutter schnuppe, nicht wahr, kleiner Schurke!« Ödipus und Kastration, nichts als reaktionsbedingte Formationen, Widerstände, Blockierungen und Panzerungen, deren Zerstörung noch zu lange auf sich warten läßt. Reich deutet ein grundlegendes Prinzip der Schizo-Analyse an, wenn er sagt, daß die Zerstörung der Widerstände nicht die Aufdeckung des Materials abwarten soll.[34] Doch gilt das aus einem noch radikaleren Grunde als dem, den er annahm: weil es kein unbewußtes Material gibt, so daß die Schizo-Analyse nichts zu interpretieren hat. Es gibt nur Widerstände und darüber hinaus Maschinen, Wunschmaschinen. Ödipus ist Widerstand; konnten wir vom zutiefst perversen Charakter der

34 W. Reich, *Die Funktion des Orgasmus*, S. 129 ff. Und *Charakteranalyse*, Frankfurt 1973.

Psychoanalyse sprechen, so weil die Perversion im allgemeinen die artifizielle Reterritorialisierung der Wunschströme bildet, deren Maschinen im Gegenteil Anzeichen deterritorialisierter Produktion sind. Die Psychoanalyse reterritorialisiert auf der Couch, in der Repräsentation von Ödipus und Kastration. Die Schizo-Analyse demgegenüber muß in den molekularen Elementen der Wunschproduktion die deterritorialisierten Ströme des Wunsches entweichen lassen. Erinnert sei an die von Leclaire in der Folge von Lacan geäußerte praktische Regel des Rechts auf Nicht-Sinn und Fehlen eines Bandes: sie werden so lange nicht auf die letzten und irreduktiblen Termen des Unbewußten stoßen, als sie noch eine Verbindung zwischen zwei Elementen finden oder erneuern ... (warum aber dann in dieser äußersten Dispersion, diesen in jeder Maschine verstreuten Maschinen nur eine »Fiktion« sehen, die einer als Mangel definierten Realität Platz machen muß – also Ödipus und Kastration im Galopp zurückgeprescht, während zugleich auch schon das Fehlen, die Abwesenheit des Bandes auf einen »Signifikanten« der Abwesenheit aufgetragen wird, der berufen ist, jenes zu repräsentieren, es aneinanderzubinden und uns von einem Pol der Verschiebung zum anderen übergehen zu lassen? Man fällt, während man vorgibt, das Reale zu demaskieren, in das molare Loch zurück).

Erschwert wird alles, weil für die Wunschproduktion tatsächlich die Notwendigkeit besteht, ausgehend von der Repräsentation gefolgert, entlang ihrer Fluchtlinie entdeckt zu werden; dies allerdings in anderer Weise, als die Psychoanalyse glaubt. Die decodierten Ströme des Wunsches bilden die freie Energie (Libido) der Wunschmaschinen. Diese zeigen sich und zeichnen sich ab auf einer die Repräsentationsbereiche durchmessenden Deterritorialisierungstangente, die längs des organlosen Körpers sich erstreckt. Aufbrechen, fliehen, aber indem man fliehen läßt ... Die Wunschmaschinen selbst sind die Spaltungsströme oder Stromeinschnitte, die auf dem organlosen Körper zugleich abtrennen und fließen: nicht die in der Kastration repräsentierte große Verletzung, sondern die tausend kleinen Konnexionen, Disjunktionen, Konjunktionen, mit deren Hilfe jede Maschine einen Strom produziert gegenüber einer anderen, die ihn abtrennt, und selbst einen Strom abtrennt gegenüber einer weiteren, die ihn produziert. Aber wie sollten diese decodierten und deterritorialisierten Ströme der Wunschproduktion nicht auf eine beliebige repräsentative Territorialität zurückgeworfen werden, wie sollten sie nicht noch einmal eine solche bilden, und sei es auf dem organlosen Körper als indifferentem Träger einer letzten Repräsentation? Selbst jene, die am besten »aufzubrechen« wissen, die aus dem Aufbrechen etwas ebenso Natürliches wie Geborenwerden und Sterben machen, jene, die sich in die Suche nach dem unmenschlichen Geschlecht stürzen, Lawrence, Miller, errichten irgendwo in der Ferne ihre Territorialität, die immer noch eine anthropomorphe und phallische Repräsentation darstellt, der Orient, Mexiko oder Peru. Selbst das Umherschweifen und die Reise des Schizo vollziehen keine großen Deterritorialisierungen, ohne territoriale Umläufe einzuschlagen: das Stolpern Molloys mitsamt seinem Rad bewahrt das Zimmer der Mutter als Restziel; die schwankenden Spiralwindungen des Namenlosen behalten als ungewisses Zentrum den Familienspaziergang, worin er weiter kreist, während er seinen eigenen Pfaden folgt; die unendliche Serie der aneinandergereihten und unlokalisierbaren Parks von Watt verweist noch auf das Haus von Knott, das allein imstande war, »einen hinauszudrängen«, aber auch, einen an diesen Ort zu erinnern. Wir sind alle kleine Hunde, bedürfen des Auslaufs, wollen spazierengeführt werden. Selbst jene, die am besten sich abzukoppeln, abzubinden wissen, gehen in Konnexionen von Wunschmaschinen ein, die erneut kleine Erden erstellen. Selbst die großen Deterritorialisierten von Gisela Pankow werden dazu gebracht, unter den an der Erdoberfläche liegenden Wurzeln des Baumes, der ihren organlosen Körper durchzieht, das Bild eines Familienschlosses zu entdecken.[35] Wir unterschieden im Vorhergehenden zwei Pole des Deliriums als schizophrene molekulare Fluchtlinie und paranoische molare Besetzung; doch kontrastiert auch der perverse Pol dem schizophrenen sowie die Rekonstitution von Territorialitäten der Deterritorialisierungsbewegung. Und bewirkt die Perversion im engsten Sinne eine gewisse, sehr spezifische Art der Reterritorialisierung im Künstlichen, so umgreift die

35 Gisela Pankow, *L'Homme et sa psychose*, Aubier 1969, S. 69–72. Und über die Rolle des Hauses: »La Dynamique de l'espace et le temps vécu«, *Critique*, Februar 1972.

Perversion im weitesten Sinne alle Arten, also nicht nur die künstlichen, sondern auch die exotischen, die archaischen, die residualen, die privaten usw.: derart auch Ödipus und die Psychoanalyse. Noch die schizophrenen Maschinen Raymond Roussels verwandeln sich in perverse Maschinen eines Theaters, das Afrika zur Darstellung bringt. Kurz, keine Deterritorialisierung von Strömen schizophrenen Wunsches, die nicht von globalen oder lokalen Reterritorialisierungen begleitet wäre, die stets wieder Repräsentationsstrände bilden. Mehr noch, man vermag die Stärke und Hartnäckigkeit einer Deterritorialisierung nur über die Arten der Reterritorialisierung, die sie repräsentieren, einzuschätzen; die eine ist die Kehrseite der anderen. Unsere Lieben sind Komplexe von Deterritorialisierungen und Reterritorialisierungen. Wir lieben gewissermaßen immer einen Mulatten, eine Mulattin. Niemals kann die Deterritorialisierung an sich begriffen werden, man erfaßt immer nur Anzeichen im Verhältnis zu den territorialen Repräsentationen. Zum Beispiel der Traum: jawohl, er ist ödipal, daran ist nichts Verwunderliches, da er ja, gegenüber der Deterritorialisierung des Schlafes und des Alptraums, eine perverse Reterritorialisierung bildet. Aber *warum auf den Traum zurückkommen,* warum ihn zum Prunkstück des Wunsches und des Unbewußten stilisieren, wo er nur Manifestation eines Überich, eines überstarken und überarchaisierten Ich ist (die Urszene des Urstaates)? Dennoch funktionieren inmitten des Traumes selbst, wie in der Phantasie und im Wahn, Maschinen als Anzeichen von Deterritorialisierung. Im Traum gibt es immer wieder mit der seltsamen Gabe ausgestattete Maschinen, von Hand zu Hand zu gehen, zu fliehen und fließen zu lassen, fortzutragen und selbst fortgetragen zu werden. Das Flugzeug des elterlichen Koitus, das Auto des Vaters, Großmutters Nähmaschine, das Fahrrad des kleinen Bruders, alle diese Flug- und Klauobjekte ..., stets ist im Familientraum die Maschine eine höllische. Sie führt Einschnitte und Ströme ein, die es dem Traum unmöglich machen, sich erneut über seine Szene zu schließen und sich in seiner Repräsentation zu systematisieren. Sie macht einen unreduzierbaren Faktor des Nicht-Sinns geltend, der sich woanders und außen, in den Konjunktionen des Realen als solchen entwickeln wird. Mit ihrer ödipalen Halsstarrigkeit legt die Psychoanalyse nur mangelhaft davon Rechenschaft ab; dies, weil man über Personen und Milieus reterritorialisiert, über Maschinen aber deterritorialisiert. Wirkt Schrebers Vater vermittels Maschinen oder funktionieren die Maschinen vermittels des Vaters? *Die Psychoanalyse klammert sich an die imaginären und strukturalen Repräsentanten der Reterritorialisierung, während die Schizo-Analyse den Maschinenanzeichen der Deterritorialisierung folgt.* Aufs neue der Gegensatz zwischen dem Neurotiker auf der Couch, dieser letzten Erde, dieser abgebauten letzten Kolonie, und dem in deterritorialisierter Kreisbewegung umherschweifenden Schizo.

Ein Auszug aus einem Artikel von Michel Cournot über Chaplin macht sehr gut verständlich, was schizophrenes Lachen, schizophrene Fluchtlinie oder Durchbruch und was, mit seinen Maschinenanzeichen, der Prozeß der Deterritorialisierung ist:

»In dem Augenblick, wo er sich zum zweiten Mal das Brett auf den Kopf fallen läßt – psychotische Geste –, provoziert Charly Chaplin das Lachen des Zuschauers. Doch um welches Lachen handelt es sich, und um welche Zuschauer? So stellt sich an diesem Punkt des Films keineswegs noch die Frage, ob der Zuschauer den Vorfall voraussehen oder von ihm überrascht werden soll. Alles hat den Anschein, als säße der Zuschauer in diesem Augenblick nicht mehr in seinem Sessel, als befände er sich nicht mehr in der Situation eines Beobachters. Eine gleichsam perzeptive Gymnastik hat ihn im gleichen Maße dazu gebracht, nicht sich mit den Personen in *Moderne Zeiten* zu identifizieren, aber so unmittelbar den Widerstand der Ereignisse zu erfahren, daß er diese Person begleitet, das gleiche Erstaunen, die gleichen Gefühle spürt, die gleichen Angewohnheiten wie sie aufweist. So ist denn die berühmte *Eßmaschine*, die in gewissem Sinne durch ihr Widermaß im Film einen Fremdkörper darstellt (Chaplin hatte sie zweiundzwanzig Jahre vor dem Film erfunden), nur eine formale absolute Übung zur Vorbereitung auf das gleichfalls psychotische Verhalten des in der Maschine eingezwängten Arbeiters, dessen Kopf allein herauslugt und der, da es Zeit ist, sich durch Chaplin das Frühstück verabreichen läßt. Wenn das Lachen eine Reaktion darstellt, die gewisse Bahnen einschlägt, so kann man sagen, daß entsprechend den Filmsequenzen Chaplin fortschreitend die Reaktionen *verschiebt*, sie von Stufe zu Stufe zurückdrängt bis zu jenem Augenblick, wo der Zuschauer nicht mehr Herr seiner Wege ist und spontan einen kürzeren, der nicht praktikabel, der versperrt ist, oder aber einen Weg einzuschlagen versucht, von dem ausdrücklich angekündigt ist, daß er nirgendwo hinführt. Nachdem er solchermaßen den Zuschauer gegängelt hat, denaturiert Chaplin das Lachen, das *zu Kurzschlüssen einer unterbrochenen Mechanik wird.* Nicht selten wurde vom Pessimismus der *Modernen Zeiten* und vom Optimismus ihrer letzten Einstellung gesprochen. Beide Kategorien sind dem Film unangemessen. Vielmehr zeichnet Chaplin in *Moderne Zeiten in sehr kleinem Maßstab* und trockenen Zuges den Aufriß mehrerer beklemmender grundlegender Manifestationen. Die Hauptperson, Chaplins Rolle, hat nicht aktiv oder passiv, aufsässig oder zufriedengestellt zu sein, da die Spitze des Bleistifts, die den Aufriß zeichnet, die Linienführung selbst ist ... Deshalb weist die letzte Einstellung nichts Optimistisches auf. Man sieht nicht, was diese Schlußfolgerung hier bringen sollte. Dunkel, mit dem Rücken zur Kamera schreiten dieser Mann und diese Frau, schattenlos, keinem Ziel zu. Die drahtlosen Masten links und die blätterlosen Bäume rechts der Straße vereinigen sich nicht am Horizont. Ihn gibt es nicht. Die kahlen Hügel geradeaus bilden nur eine Schranke, die mit dem Leeren, das über sie hinausragt, verschwimmt. Der Mann und die Frau stehen nicht mehr im Leben, das ist augenfällig. Das ist auch nicht pessimistisch. Was geschehen mußte, geschah. Sie haben sich nicht das Leben genommen. Sie sind nicht von der Polizei erschossen worden. Und auch das Alibi eines Unfalls sollte nicht gesucht werden. Charly Chaplin hat nicht insistiert. Er ist schnell gegangen, wie gewöhnlich, er hat den Aufriß gezeichnet.«[36]

In ihrer destruktiven Aufgabe hat die Schizo-Analyse so rasch wie möglich vorzugehen und kann dies doch nur mit großer Geduld, großer Vorsicht tun und schrittweise die repräsentativen Territorialitäten und Reterritorialisierungen, die ein Subjekt im Verlauf seiner individuellen Geschichte errichtet und durchläuft, abbauen. Denn es bestehen mehrere von innen hervortretende oder von außen aufgezwungene Widerstandsschichten und -ebenen. Die Schizophrenie als Prozeß, die Deterritorialisierung als Prozeß sind nicht zu trennen von Stauungen, die ihn unterbrechen, die ihn verschlimmern, oder auch die ihn im Leeren kreisen lassen und ihn derart in Neurose, Perversion, Psychose reterritorialisieren. So daß der Prozeß nur in dem Maße anlaufen, sich fortsetzen und vollenden kann, als er imstande ist, eine neue Erde zu erschaffen – was sonst. Es muß in jedem Fall zurückgegangen werden auf die alten Erden, es müssen deren Natur, deren Dichte studiert und es muß herausgefunden werden, wie auf jeder die Maschinenanzeichen sich gruppieren, die

36 Michel Cournot, *Le Nouvel Observateur*, 1. November 1971.

gestatten, sie zu überschreiten. Wie auf den ödipalen Familienerden der Neurose, den künstlichen Erden der Perversion, den Anstaltserden der Psychose jedesmal wieder den Prozeß zurückgewinnen, immer wieder die Reise aufnehmen? *Auf der Suche nach der verlorenen Zeit* als großes Unternehmen der Schizo-Analyse: alle Anordnungen werden bis zu ihrer molekularen Fluchtlinie, ihrem schizophrenen Durchbruch durchmessen; so bei jenem Kuß, wo das Gesicht Albertines von einer Konsistenzebene zur anderen überspringt und schließlich in einer Nebelwolke von Molekülen aufgeht. Unaufhörlich ist der Leser der Gefahr ausgesetzt, auf dieser oder jener Ebene haltzumachen und zu sagen: jawohl, hier erklärt sich Proust. Doch fortwährend vernichtet der Spinnen-Erzähler Gewebe und Ebenen, setzt die Reise fort, späht auf Zeichen und Indizes, die als Maschinen funktionieren und ihn weitergehen lassen. Diese Bewegung selbst ist Humor, schwarzer Humor. O nein, der Erzähler richtet sich darin nicht ein, auf den neurotischen Familienerden des Ödipus, worin die globalen und personalen Konnexionen sich einnisten, er verweilt keineswegs in ihnen, er durchquert, profanisiert, durchbricht sie, wie er sich sogar seine Großmutter mittels einer Maschine zum Aufbinden der Schuhe vom Halse schafft. Gleichermaßen explodieren die perversen Erden der Homosexualität, in denen die exklusiven Disjunktionen mit ihren ausschließlichen Männer- oder Frauenserien sich einstellen, kraft Maschinenanzeichen, die sie unterminieren. Die psychotischen Erden mit ihren Ad-hoc-Konjunktionen (Charles ist demnach in gewisser Weise verrückt, Albertine war es vielleicht!) werden ihrerseits bis zu jenem Punkt durchmessen, wo das Problem sich nicht mehr, sich so nicht mehr stellt. Der Erzähler geht in eigener Sache weiter, bis zum unbekannten Vaterland, der *unbekannten Erde*, die allein sein sich entfaltendes Werk erschafft, *Suche nach der verlorenen Zeit* »in progress«, das als Wunschmaschine funktioniert und in der Lage ist, alle Anzeichen zu sammeln und zu verarbeiten. Jenen neuen Bereichen geht er entgegen, wo die Konnexionen immer partiell und nicht personal, die Konjunktionen nomadisch und polyvok, die Disjunktionen eingeschlossen sind, wo Homo- und Heterosexualität sich nicht mehr unterscheiden lassen: eine Welt transversaler Kommunikationen, wo das endlich errungene unmenschliche

Geschlecht eins wird mit Blumen, eine neue Erde, wo der Wunsch entsprechend seinen Elementen und molekularen Strömen funktioniert. Eine solche Reise impliziert nicht notwendig großräumige Bewegungen, sie findet als ruhende, in einem Zimmer und einem organlosen Körper statt, ist eine intensive Reise, die alle Erden zugunsten jener, die sie erschafft, vernichtet.
Beide, die geduldige Wiederaufnahme des Prozesses und im Gegensatz dazu seine Unterbrechung, sind so eng miteinander verflochten, daß das eine jeweils nur im Blick auf das andere beurteilt werden kann. Wie sollte die Reise des Schizo möglich sein unabhängig von gewissen Bahnen, wie sollte er eine Erde entbehren können? Umgekehrt aber, wie sicher sein, daß diese Bahnen nicht erneut die allzu bekannten Erden des Asyls, des Artefakts oder der Familie bilden? Wir kommen immer wieder auf dieselbe Frage zurück: woran leidet der Schizo, er, dessen Leiden so unsäglich sind? Leidet er am Prozeß als solchem oder an dessen Unterbrechungen, wenn man ihn in der Familie auf der Erde von Ödipus neurotisiert, wenn man jenen, der sich nicht ödipalisieren läßt, auf der Erde der Anstalt psychotisiert, wenn man jenen, der Familie und Anstalt entkommt, im künstlichen Milieu pervertiert? Möglich, daß es nur eine Krankheit gibt, die Neurose, die ödipale Fäulnis, an der alle pathogenen Unterbrechungen des Prozesses sich ausrichten. Die Mehrzahl der modernen Versuche – Tages-, Nachtklinik, Krankenklubs, Hospitalisierung zu Hause, institutionelle und selbst Anti-Psychiatrie – ist weiterhin von der Gefahr bedroht, die Jean Oury so tiefgehend analysiert hat: wie verhindern, daß die Institution nicht erneut eine Anstaltsstruktur zurückgewinnt oder pervers-künstliche und reformistische Gemeinschaften oder residuale paternalistische und bemutternde Pseudo-Familien bildet? Wir denken dabei nicht an die Ansätze der sogenannten Gemeinde-Psychiatrie, deren eingestandenes Ziel es ist, alle Welt, Menschen, Tiere und Dinge zu triangulieren und zu ödipalisieren, so daß eine neue Art von Kranken absehbar wird, die durch Reaktion darum bitten, daß man ihnen eine Anstalt oder eine Beckettsche kleine Erde, einen Mülleimer darreicht, um sich in einer Ecke zu katatonisieren. Wer aber möchte sagen, daß selbst in einem weniger offen repressiven Rahmen die Familie der rechte Ort, der gute Auslauf für den deterritorialisierten

Schizo sei. Das wäre doch sehr erstaunlich, »die therapeutischen Möglichkeiten des Familienmilieus« ... Also der Bezirk, das ganze Dorf? Welche molare Einheit würde ausreichend Raum bieten für einen nomadischen Auslauf? Wie es verhindern, daß die gewählte Einheit, und wäre es eine spezifische Institution, nicht eine perverse Toleranzgemeinschaft, eine Gruppe wechselseitigen Beistands bildet, die die wirklichen Probleme verbirgt? Wird die Struktur der Institution sie davor retten? Doch wie sollte die Struktur ihre Beziehungen zur neurotisierenden, pervertierenden, psychotisierenden Kastration brechen, wie sollte sie etwas anderes als eine unterworfene Gruppe schaffen, wie sollte sie dem Prozeß einen freien Lauf geben können, da ihrer gesamten molaren Organisation die Aufgabe zukommt, den molekularen Prozeß zu binden? Selbst die Anti-Psychiatrie, in besonderem Maße sensibel für den schizophrenen Durchbruch und die intensive Reise, erschöpft sich darin, das Bild einer Subjekt-Gruppe vorzulegen, die sich doch sogleich wieder mit den alten Schizos, in deren Händen die Führung der neuen liegt, und durch Aufenthalte in solchen Stationen wie kleinen Kapellen oder, besser noch, einem Kloster in Ceylon pervertiert.

Von solchen Sackgassen kann allein eine wirkliche Politisierung der Psychiatrie uns retten. Und zweifellos ist mit Laing und Cooper die Anti-Psychiatrie sehr weit in diese Richtung vorgedrungen. Uns scheint aber, daß sie noch allzu sehr diese Politisierung statt in Begriffen des Prozesses in solchen der Struktur und des Ereignisses denken. Andererseits lokalisieren sie die gesellschaftliche und die mentale Entfremdung auf derselben Ebene und versuchen, indem sie zeigen, wie die Instanz der Familie die eine in die andere verlängert, sie zu identifizieren.[37] Zwischen beiden besteht aber eher ein Verhältnis *einschließender Disjunktion,* da die Decodierung und Deterritorialisierung der Ströme

37 David Cooper, »Aliénation mentale et aliénation sociale«, *Recherches*, Dezember 1968, S. 48 f.: »Die gesellschaftliche Entfremdung überdeckt die meiste Zeit die unterschiedlichen Formen mentaler Entfremdung ... Nicht weil sie krank sind, werden Menschen in psychiatrische Anstalten aufgenommen, sondern weil sie in mehr oder weniger angemessener Form gegen die gesellschaftliche Ordnung protestieren. Das soziale System, in das sie eingebunden sind, verstärkt so die vom Familiensystem, in dem sie aufgewachsen sind, erzeugten schlimmen Folgen. Diese Autonomie, die sie gegenüber einer Mikrogesellschaft zu behaupten suchen, gerät zur Bloßstellung einer massiven, von der gesamten Gesellschaft ausgeübten Entfremdung.«

den Kapitalismus selbst, das heißt sein Wesen, seine Tendenz und seine externe Grenze bestimmen. Nun wissen wir aber, daß unaufhörlich durch Reterritorialisierungen und subjektive Repräsentationen, die auf der Ebene des Kapitals als Subjekt (der Axiomatik) ebenso operieren wie auf der von Personen, die sie zur Wirkung bringen (Applikation der Axiomatik), der Prozeß unterbrochen, der Tendenz entgegenwirkt und die Grenzen verschoben werden. Gesellschaftliche und mentale Entfremdung jeweils der einen oder der anderen Seite zuzuweisen, muß vergeblich bleiben, solange wie sie in einem Verhältnis des Ausschließens konzipieren. Die Deterritorialisierung der Ströme geht tatsächlich in die mentale Entfremdung über, insofern sie die Reterritorialisierung einschließt, die jene selbst nur mehr als einen besonderen Strom, den des Wahnsinns, weiterbestehen lassen, der sich so bestimmt, weil ihm aufgegeben ist, all das zu repräsentieren, was von den anderen Strömen den Axiomatiken und den Applikationen der Reterritorialisierung entrinnt. Umgekehrt wird man in allen Reterritorialisierungen des Kapitalismus die Form der gesellschaftlichen Entfremdung in actu wiederfinden können, insofern sie es verhindern, daß die Ströme das System fliehen und die Arbeit im axiomatischen Rahmen des Eigentums und den Wunsch im applizierten Rahmen der Familie belassen; doch schließt diese gesellschaftliche Entfremdung ihrerseits die mentale ein, die selbst sich repräsentiert oder reterritorialisiert sieht in Neurose, Perversion, Psychose (Geisteskrankheiten).

Die wirkliche Politik der Psychiatrie oder Anti-Psychiatrie bestünde folglich darin, zum einen alle Reterritorialisierungen zu vernichten, die den Wahnsinn in eine Geisteskrankheit verwandeln; zum anderen in allen Strömen die schizoide Bewegung ihrer Deterritorialisierung so zu entbinden, daß dieser Charakter nicht mehr zur Bezeichnung eines besonderen Restes als Wahnsinnstrom verwendet werden kann, sondern ebenso den Arbeits- und Wunsch-, den Produktions-, Wissens- und Kreativitätsstrom in deren innersten Strebungen bestimmt. Nicht weil er in eine »Geisteskrankheit« verwandelt wäre, würde der Wahnsinn nicht mehr als solcher existieren, sondern weil er von allen anderen Strömen, einschließlich dem Wissenschafts- und Kunststrom, unterstützt würde, womit gesagt ist, daß er Wahnsinn nur genannt wird, in dieser Gestalt nur erscheint, weil er dieser Unterstützung beraubt ist und sich darauf reduziert sieht, ganz allein von der Deterritorialisierung als universalem Prozeß zu zeugen. Nur sein unangebrachtes, weil seine Kräfte übersteigendes Privileg macht ihn verrückt. Foucault hat in diesem Sinne ein Zeitalter verkündet, in dem der Wahnsinn verschwinden wird, nicht weil er sich in den kontrollierten Raum der Geisteskrankheiten einfügen wird (»Große lauwarme Aquarien«), vielmehr weil die äußere Grenze, die er anzeigt, von anderen, sich der Kontrolle allseits entziehenden und uns mitreißenden Strömen durchbrochen werden wird.[38] Man kann folglich in der Deterritorialisierung nie weit genug gehen: ihr habt noch nichts gesehen, irreversibler Prozeß. Und wenn wir das zutiefst Künstliche in den perversen Reterritorialisierungen, aber auch das in den psychotischen Reterritorialisierungen der Anstalten oder in den neurotischen familialen Reterritorialisierungen zu Gesicht bekommen, so werden wir ausrufen: noch mehr Perversion, noch mehr Artefakt! Bis die Welt so künstlich werde, daß die Bewegung der Deterritorialisierung notwendig selbst eine neue Erde schaffen muß. Diesbezüglich ist die Psychoanalyse sehr zufriedenstellend: ihre ganze perverse Behandlung besteht darin, die Familienneurose in eine künstliche Neurose (Übertragung) zu verwandeln und die Couch, die kleine Insel mit ihrem Kommandanten, dem Analytiker, zur autonomen Territorialität und zum letzten Kunsterzeugnis zu erheben. So genügt denn eine winzige zusätzliche Anstrengung, und alles kippt um und führt uns weiter hinaus in die Ferne. Es bedarf des Schubs der Schizo-Analyse, der die Bewegung in Schwung bringt, an die Tendenz wiederanknüpft und die Trugbilder dort hintreibt, wo sie aufhören, artifizielle Imagines zu sein, und Anzeichen der neuen Erde werden. Dies ist die Vollendung des Prozesses: kein schon bestehendes gelobtes Land, sondern eine Erde, die sich entsprechend seiner Tendenz, seiner Ablösung, seiner Deterritorialisierung selbst erschafft. Bewegung des Theaters der Grausamkeit; denn es allein ist ein Theater der Produktion, wo die Ströme die Schwelle der Deterritorialisierung

38 Michel Foucault, »La Folie, l'absence d'œuvre«, *La Table Ronde*, Mai 1964 (»Alles, was wir heute über die Weise der Grenze, des Fremdartigen oder des Unerträglichen erfahren, wird wieder der Klarheit des Positiven eingefügt sein . . .«).

überschreiten und die neue Erde erschaffen (keine Erwartung, sondern einfache »Feststellung«, ein »Aufriß«, wo das, was flieht, fliehen läßt und sich, deterritorialisierend, die Erde zeichnet). Aktive Fluchtlinie, wo die revolutionären, die künstlerischen, die wissenschaftlichen, die (schizo-)analytischen Maschinen wechselseitig zu Teilen und Stücken werden.

Die negative, destruktive Aufgabe der Schizo-Analyse aber ist in keiner Weise von ihren positiven Aufgaben zu trennen (alle müssen notwendig zugleich ausgeführt werden). Die erste positive Aufgabe besteht darin, die Natur, die Bildung oder das Funktionieren der einem Subjekt *eigenen* Maschinen unabhängig von jeder Interpretation aufzudecken. Was sind deine Wunschmaschinen, was gibst du ihnen ein, was nimmst du heraus, wie läuft es, welches sind deine unmenschlichen Geschlechter? Ein Mechaniker ist der Schizo-Analytiker und ausschließlich funktional gerichtet die Schizo-Analyse. Demgemäß kann diese es weder bei der (vom Unbewußten aus gesehen) weiterhin interpretativen Untersuchung gesellschaftlicher Maschinen belassen, in denen das Subjekt als Rad oder Teilnehmer eingefügt ist, noch bei den technischen Maschinen, die dessen liebsten Besitz ausmachen oder die es weiterentwickelt und selbst bastelt, noch bei dem Gebrauch, den es in seinen Träumen von Maschinen macht. Sie sind noch zu repräsentativ, stellen zu große Einheiten dar – selbst die perversen Maschinen des Sadisten oder Masochisten, die Beeinflussungsmaschinen des Paranoikers ... Sichtbar wurde, daß im allgemeinen die Pseudo-Analysen des »Objekts«, selbst wo sie vorgeben, das reale Objekt in einem imaginären zu verdoppeln, in Wirklichkeit die niedrigste Stufe der analytischen Tätigkeit ausmachen; mehr wiegt da der Traumschlüssel als eine Psychoanalyse des Marktes. Dennoch muß die Prüfung dieser realen, symbolischen oder imaginären Maschinen auf vollständig determinierte Weise vorgenommen werden: sie müssen als funktionale Anzeichen gewertet werden, die uns zu den Wunschmaschinen führen, denen sie mehr oder weniger nahe und benachbart sind. Die Wunschmaschinen können tatsächlich erst von einer gewissen Dispersionsschwelle ab erreicht werden, die weder die imaginäre Identität noch die strukturale Einheit weiterbestehen läßt (diese Instanzen gehören noch der Ordnung der Interpretation an, das heißt der des Signifikats *oder* des Signifikanten). Die Teile der Wunschmaschinen bilden die Partialobjekte; sie definieren die *working machine* oder die Arbeitsteile, allerdings in einem Zustand der Dispersion, wo ein Teil sich fortwährend auf ein anderes einer ganz anderen Maschine bezieht, so der rote Klee und die Hummel, die Wespe und die Orchideenblüte, die Fahrradhupe und der Arsch der toten Ratte. Halten wir uns zurück, einen Begriff wie den des Phallus einzuführen, der den Komplex strukturiert und die Teile personalisiert, der vereinigt und totalisiert. Überall ist die Libido als Maschinenenergie vorhanden, und weder der Hupe noch der Hummel kommt das Privileg zu, Phallus zu sein: dieser interveniert erst in der strukturalen Organisation und in den daraus sich ergebenden personalen Beziehungen, wo ein jeder, so wie der zum Krieg einberufene Arbeiter, seine Maschinen verläßt und unter Androhung einer selben Strafe, einer selben lächerlichen Verwundung, der Kastration, für eine Trophäe, den großen Abwesenden, zu kämpfen beginnt. Dieser ganze Kampf für den Phallus, falsch verstandener Wille zur Macht, diese anthropomorphe Repräsentation des Geschlechts, diese ganze Konzeption der Sexualität, die Lawrence gerade darum Schrecken bereitet, weil sie nur eine Konzeption, weil sie nur eine Idee ist, die der »Verstand« dem Unbewußten aufzwingt, die er in die Triebsphäre einführt und die keineswegs eines ihrer Gebilde darstellt. Darin findet sich der Wunsch gefangen, in das menschliche Geschlecht aufgegliedert, im molaren Komplex vereinigt und gleichgemacht. Die Wunschmaschinen im Gegenteil existieren in der Dispersionsordnung molekularer Elemente. Und man versteht nicht, was Partialobjekte sind, sieht man darin nicht solche Elemente, sondern Teile eines wenn auch zerstückelten Ganzen. Wie Lawrence sagte, hat sich die Analyse nicht mit dem zu befassen, was einem Begriff oder einer Person ähnlich ist, »die sogenannten menschlichen Beziehungen sind nicht im Spiel«.[39] Sie soll sich allein (außer in ihren negativen Aufgaben) um die im Element ihrer molekularen Dispersion erfaßten Maschinenanordnungen kümmern.

39 D. H. Lawrence, *Psychoanalysis and the Unconscious*, The Phoenix-Edition, Bd. 23, S. 228.

Kommen wir also nochmals auf die von Serge Leclaire so trefflich formulierte Regel zurück, obgleich er darin nur eine Fiktion, statt die Wirklichkeit des Wunsches auszumachen in der Lage ist: die Teile oder Elemente der Wunschmaschinen lassen sich an ihrer wechselseitigen Unabhängigkeit erkennen, daran, daß nichts in dem einen von etwas bei einem anderen abhängt oder abhängen soll. Sie dürfen nicht gegensätzliche Bestimmungen einer selben Entität, noch Differenzierungen eines einzigen Wesens wie im menschlichen Geschlecht das Männliche und Weibliche sein, sondern Unterschiedene, Real-Distinkte, distinkte »Wesen«, wie sie in der Dispersion des unmenschlichen Geschlechts auftreten (der rote Klee und die Hummel). Solange die Schizo-Analyse auf diese *Ungleichen* (dispars) noch nicht gestoßen ist, hat sie die Partialobjekte als letzte Elemente des Unbewußten noch nicht gefunden. In diesem Sinne benennt Leclaire als »erogenen Körper« nicht den zerstückelten Organismus, vielmehr die Äußerung präindividueller und präpersonaler Singularitäten, die reine, verstreute und anarchische Vielheit ohne Einheit noch Totalität, deren Elemente nur durch die wirkliche Distinktion oder das Fehlen eines Bandes zusammengeschmiedet, aneinandergeklebt sind. So die schizoiden Beckettschen Sequenzen: Steine, Taschen, Mund; ein Schuh, ein Pfeifenkopf, ein weiches, kleines, unbestimmtes Paket, der Deckel einer Fahrradklingel, das Teil einer Krücke ... (»stößt man endlos auf das gleiche Gefüge reiner Singularitäten, so kann man vermuten, sich der Singularität des Wunsches des Subjekts genähert zu haben«).[40] Gewiß, man wird immer eine beliebige Verbindung zwischen diesen Elementen herstellen oder wiederherstellen können: organische Verbindung zwischen den Organen oder Organstücken, die vielleicht der Vielheit zugehören; psychologische und axiologische Verbindungen – das Gute, das Schlechte –, die letzten Endes auf Personen und auf Szenen verweisen, denen diese Elemente entlehnt wurden; strukturale Verbindungen zwischen den Ideen oder Begriffen, die ihnen entsprechen können. Aber nicht unter diesem Aspekt machen die Partialobjekte die Elemente des Unbewußten aus, und in dieser Hinsicht vermögen wir nicht einmal dem Bild unsere Zustimmung zu geben, das Melanie Klein, deren

40 Serge Leclaire, *La Réalité du désir*, S. 245. Und *Seminar Vincennes*, 1969, S. 31–34 (Gegensatz von »erogenem Körper« und Organismus).

Erfinderin vorgelegt hat. Weil Organe oder Organteile sich keineswegs auf einen Organismus beziehen, der über die Phantasie als verlorene Einheit oder zukünftige Totalität funktionierte. Ihre Dispersion hat nichts mit Mangel zu tun, sie konstituiert ihren Modus der Präsenz innerhalb der Vielheit, die sie ohne Vereinheitlichung und Totalisierung herstellen. Weil sie jede Struktur abgelegt, jedes Gedächtnis abgeschafft, jeden Organismus zunichte gemacht, jede Verbindung zerstört haben, gelten sie als Partialobjekte, als verstreute Arbeitsteile einer selbst verstreuten Maschine. Mit anderen Worten, *die Partialobjekte sind die molekularen Funktionen des Unbewußten.* Deshalb meinten wir, als wir zuvor den Unterschied zwischen den Wunschmaschinen und allen weiteren Figuren der molaren Maschinen festhielten, daß die einen wohl in den anderen stecken und ohne sie nicht existieren können, daß aber der Unterschied der Ordnung und der Stufe zwischen beiden Arten gekennzeichnet werden muß.

In der Tat wird man sich eher fragen wollen, wie solche Bedingungen von Dispersion, realer Distinktion und Fehlen eines Bandes eine wie immer definierte Maschinenordnung erlauben – wie die derart bestimmten Partialobjekte Maschinen und Maschinenanordnungen gestalten sollten. Die Antwort liegt im passiven Charakter der Synthesen oder, was auf dasselbe hinausläuft, im indirekten Charakter der betrachteten Interaktionen. Wenn unterstellt werden kann, daß jedes Partialobjekt einen Strom hervorbringt, so ist dieser Strom wiederum einem anderen Partialobjekt assoziiert, für den er ein selbst multiples potentielles Präsenzfeld definiert (eine Vielheit des Afters für den Scheißstrom). Indirekt ist die Konnexionssynthese der Partialobjekte, weil das eine an jedem Punkt seiner Präsenz im Feld einen Strom abtrennt, den das andere demgegenüber hervorbringt oder produziert, und seinerseits imstande ist, einen Strom hervorzubringen, den andere abtrennen. Es sind gleichsam zweiköpfige Ströme, durch die sich jegliche produktive Konnexion vollzieht, wovon Rechenschaft abzulegen wir mit dem Begriff des Spaltungs-Stroms (flux-schize) oder des Strom-Einschnitts (coupure-flux) versucht haben. So daß die wirklichen Aktivitäten des Unbewußten, fließen zu lassen und abzutrennen, in der passiven Synthese selbst bestehen, insofern diese die relative Koexistenz und Verschiebung der beiden unterschiedlichen Funktionen sicherstellt. Setzen wir jetzt voraus, daß die jeweilig mit zwei Partialobjekten assoziierten Ströme sich zumindest partiell decken: ihre Produktion bleibt in bezug auf die Objekte *x* und *y*, die sie aussenden, wohl unterschieden, nicht aber die Präsenzfelder in bezug auf die Objekte *a* und *b*, die sie ausfüllen und abtrennen, so daß in dieser Hinsicht Teil *a* und Teil *b* ununterscheidbar werden (so der Mund und der After, der After-Mund des Appetitlosen). Dies darf nicht nur in dem Bereich angenommen werden, wo sie sich mischen. Haben sie ihre Funktion in diesem Bereich einmal gewechselt, kann immer vorausgesetzt werden, daß sie dort, wo die beiden Ströme sich nicht mehr dekken, durch Ausschließung nicht mehr unterschieden werden können: dann stehen wir einer neuen passiven Synthese gegenüber, in der *a* und *b* ein paradoxes Verhältnis inklusiver Disjunktion eingegangen sind. Bleibt schließlich die Möglichkeit nicht einer Überlagerung der Ströme, sondern einer Permutation der Objekte, die sie aussenden: dann zeigen sich am Rande jedes Präsenzfeldes Interferenzen, die vom Rest eines Stroms innerhalb eines anderen zeugen und residuale konjunktive Synthesen bilden, die den Übergang oder das empfundene Werden des einen zum anderen führen. Permutation zu zwei, drei, *n* Organen; abstrakte, sich verformende Vielecke, die dem figurativen ödipalen Dreieck ein Schnippchen schlagen und es fortgesetzt auseinandernehmen. Alle diese indirekten, sich binär vollziehenden und auf Überlagerung und Permutation beruhenden passiven Synthesen bilden ein und dieselbe Maschinerie des Wunsches. Wer aber und welche ausreichend sorgfältige Analyse vermag die Wunschmaschinen eines jeden zu nennen? So die Wunschmaschine Mozarts – »reckens den arsch zum mund, ... ach Mein arsch brennt mich wie Feuer! Was muß das nicht bedeuten? – Vielleicht will Dreck heraus? – ja ja, Dreck ich kenne dich, und schmecke dich – und – was ist das? – ist's möglich?«[41]

41 Brief Mozarts an das Bäsle in Augsburg, 5. November 1777 (*Mozarts Briefe*, Zürich 1948, S. 48); zitiert von Marcel Moré, *Le Dieu Mozart et le monde des oiseaux*, Gallimard 1971, S. 124: »Volljährig geworden, hat er die Mittel gefunden, sein göttliches Wesen zu verschleiern, indem er sich skatologischen Späßen hingibt ...« Moré zeigt sehr schön, wie die skatologische Maschine unter dem ödipalen »Gehäuse« und gegen es arbeitet.

Diese Synthesen implizieren notwendig die Position eines organlosen Körpers. Dieser bildet keineswegs den Gegensatz zu den Organen als Partialobjekten. Als einer, der die zwei Aktivitäten, die zwei Köpfe des Wunsches neutralisiert oder im Gegenteil in Gang setzt, wird er selbst in der ersten passiven Konnexionssynthese hervorgebracht. Denn wie wir sahen, kann er ebenso als amorphes Fluidum der Anti-Produktion wie als Träger, der sich die Stromproduktion aneignet, geschaffen werden. Er kann die Organobjekte gleichermaßen *abstoßen* wie *anziehen*, sie sich aneignen. Doch in Abstoßung wie Anziehung stellt er sich ihnen nicht gegenüber, sondern garantiert nur seinen wie ihren Gegensatz zu einem Organismus. Diesem stehen organloser Körper und Organe als Partialobjekte gemeinsam gegenüber. Sicherlich wird der organlose Körper als ein Ganzes geschaffen, aber als Ganzes neben Teilen, die es weder vereinigt noch totalisiert und denen es sich gleichsam als neues real unterschiedenes Teil anfügt. Wenn er, so in der Montage der paranoischen Maschine, die Organe abstößt, kennzeichnet er die externe Grenze der reinen Vielheit, die sie selbst als nicht-organische und nicht-organisierte bilden. Und wenn er sie im Prozeß einer fetischistischen Wundermaschine anzieht und sich auf sie stürzt, so totalisiert er sie nicht, vereinigt sie nicht nach Art eines Organismus: die Organ-Objekte hängen sich an ihm fest und gehen darin neue Synthesen inklusiver Disjunktion und nomadischer Konjunktion, Überlagerung und Permutation ein, die weiterhin den Organismus und seine Organisation von sich weisen. Denn der Wunsch führt wohl durch den Körper und die Organe, nicht aber durch den Organismus. Deshalb sind die Partialobjekte nicht Ausdruck eines zerstückelten, zerrissenen Organismus, der eine – nun zerstörte – Einheit oder die aus einem Ganzen befreiten Teile voraussetzte; der organlose Körper ist nicht Ausdruck eines wieder geleimten oder »ent-differenzierten« Organismus, der seine eigenen Teile überstiege. In letzter Instanz sind die Organ-Objekte und der organlose Körper ein und dieselbe Sache, eine von der Schizo-Analyse als solche begriffene Vielheit. *Die Partialobjekte bilden die unmittelbaren Kräfte des organlosen Körpers, und der organlose Körper dic reine Materie der Partialobjekte.*[42] Der organlose Körper ist die Materie, die

42 In seiner Studie »Magisches Objekt, Zauberei und Fetischismus?« in: *Objekte des*

immer unter diesem oder jenem Intensitätsgrad den Raum erfüllt, und die Partialobjekte machen diese Grade aus, diese intensiven Teile, die ausgehend von der Materie als Nullintensität das Reale im Raum hervorbringen. Der organlose Körper ist in der strengsten spinozistischen Bedeutung des Wortes die immanente Substanz; und die Partialobjekte sind gleichsam deren letzte Attribute, die insoweit ihr zukommen, als sie real unterschieden sind und in dieser Eigenschaft einander nicht ausschließen noch in Widerspruch stehen können. Die Partialobjekte und der organlose Körper erstellen die beiden materiellen Elemente der schizophrenen Wunschmaschinen: Arbeitsteile die einen, unbeweglicher Motor der andere; Mikro-Moleküle die einen, Riesenmolekül der andere; beide gemeinsam in einem Kontinuitätsverhältnis jeweils an den zwei Enden der molekularen Kette des Wunsches.

Diese Kette gestaltet sich als Übertragungs- oder Reproduktionsapparat in der Wunschmaschine. Soweit sie den organlosen Körper und die Partialobjekte verbindet (ohne sie zu vereinigen, zu vereinheitlichen), geht sie über in deren Distribution auf jenem und zugleich in den Akt, worin der organlose Körper sich auf die Partialobjekte niederläßt und derart die Aneignung vollzieht. So impliziert die Kette eine von den Strömen unterschiedene Art von Synthese: nicht mehr durchziehen Konnexionslinien die produktiven Teile der Maschine, sondern ein ganzes Netz von Disjunktionen breitet sich auf der Aufzeichnungsfläche des organlosen Körpers aus. Ohne Zweifel konnten wir die Geschehnisse im Rahmen einer logischen Ordnung dar-

Fetischismus, Frankfurt 1972, weist Pierre Bonnafé die Unzulänglichkeit eines Begriffs wie jenes des zerstückelten Körpers nach: »Bei mehreren *mpiini* liegt eine Zerstückelung des Körpers vor, aber man hat dabei durchaus nicht das Gefühl von Verlust oder Degradierung. Ganz im Gegenteil, sowohl für den Besitzer wie für andere ist der Körper einfach durch Multiplizierung zersplittert worden: die anderen haben es nicht mehr mit einer einfachen Person zu tun, sondern mit einem *Menschen* hoch $x+y+z$, dessen Leben sich übermäßig gesteigert, zerstreut hat, indem es sich mit anderen Naturkräften vereint ... da seine Existenz nicht mehr im Mittelpunkt seiner Person ruht, sondern sich in mehreren fernen und unüberwindlichen Orten verborgen hat.« Bonnafé erkennt im magischen Objekt das Vorhandensein von drei Wunschsynthesen wieder: die konnektive Synthese, die Fragmente der Person mit solchen von Pflanzen oder Tieren zusammenfügt; die einschließende disjunktive Synthese, die die Zusammensetzung Tier-Mensch aufzeichnet; die konjunktive Synthese, die eine wahrhaftige Wanderung des Überbleibsels oder Restes impliziert.

stellen, worin die disjunktive Aufzeichnungssynthese der konnektiven Produktionssynthese und ein Teil der Produktionsenergie (Libido) in Aufzeichnungsenergie (Numen) sich zu verwandeln schien. In Wirklichkeit besteht vom Gesichtspunkt der Maschine aus keine Aufeinanderfolge, sie garantiert vielmehr die strikte Koexistenz der Ketten und Ströme wie des organlosen Körpers und der Partialobjekte; ebenso findet die Umwandlung eines Teils der Energie nicht zu einem spezifischen Zeitpunkt statt, sondern stellt eine vorgängige, konstante Bedingung des Systems dar. Die Kette ist das Netz der inklusiven Disjunktionen auf dem organlosen Körper, insofern diese die produktiven Konnexionen überlagern; sie läßt sie in den organlosen Körper selbst eingehen und kanalisiert oder »codifiziert« derart die Ströme. Indessen ist noch fraglich, inwieweit auf dem Niveau dieser molekularen Kette des Wunsches von *Code* gesprochen werden kann. Wir haben gesehen, daß ein Code folgende Gegebenheiten – eine der beiden oder beide gemeinsam – impliziert: die Spezifizierung des organlosen Körpers als Trägerterritorialität, die Erektion eines despotischen Signifikanten, dem die gesamte Kette unterstellt ist. So mag denn die Axiomatik, insoweit sie mit decodierten Strömen umgeht, in grundlegendem Gegensatz zu den Codes stehen, sie wird selbst doch nur verfahren können, indem sie Reterritorialisierungen bewirkt und die signifikante Einheit wiederaufleben läßt. Die Begriffe des Codes und der Axiomatik scheinen folglich nur für molare Einheiten zu gelten, dort also, wo die signifikante Kette in Abhängigkeit von einem abgelösten Signifikanten und auf einem selbst spezifizierten Träger jeweilig bestimmte Konfigurationen ausbildet. Diese Bedingungen sind erst dann erfüllt, wenn im disjunktiven Netz Ausschließungen auftreten (und zugleich die konnektiven Linien einen globalen und spezifischen Sinn annehmen). Ganz anderes aber ist von der eigentlich molekularen Kette zu sagen: in dem Maße, wie der organlose Körper ein unspezifischer und nicht-spezifizierter Träger ist, der die molekulare Grenze der molaren Einheiten markiert, kommt der Kette keine andere Funktion zu, als nur die Ströme zu deterritorialisieren und sie die Mauer des Signifikanten passieren zu lassen. Folglich die Codes zu zerstören. Nicht besteht die Funktion der Kette weiterhin darin, die Ströme auf einem vollen

Körper der Erde, des Despoten oder des Kapitals zu codieren, vielmehr sie auf dem vollen organlosen Körper zu decodieren. Sie erstellt eine Fluchtkette, keine Kette des Codes mehr. Die signifikante Kette ist Decodierungs- und Deterritorialisierungskette geworden, die begriffen werden muß und nur begriffen werden kann als Gegenteil der Codes und Territorialitäten. Diese molekulare Kette ist noch signifikant, weil sie aus Zeichen des Wunsches gemacht ist; diese aber tragen selbst keineswegs mehr diese Eigenschaft, da sie der Ordnung inklusiver Disjunktionen zugehören, wo *alles möglich* ist. Punkte beliebiger Natur sind sie, abstrakte Maschinenfiguren, die frei auf dem organlosen Körper spielen und noch keine strukturierte Konfiguration ausbilden (oder vielmehr nicht mehr). Wie Monod ausführt, müssen wir uns dabei eine Maschine vorstellen, die es aufgrund ihrer funktionalen Eigenschaften ist, nicht aber aufgrund ihrer Struktur, »in der sich nur ein blindes Kombinationsspiel ausmachen läßt«.[43] Gerade die Ambiguität dessen, was die Biologen genetischen Code nennen, läßt uns eine ähnliche Situation verstehen: denn wenn die entsprechende Kette wirklich Codes bildet, insoweit sie sich in exklusiven molaren Konfigurationen aufrollt, so zerstört sie sie, insoweit sie einer molekularen Ader folgend, die alle möglichen Figuren einschließt, abrollt. Auch bei Lacan kommt der symbolischen Organisation der Struktur mit ihren aus der Funktion des Signifikanten sich ergebenden Ausschließungen die Kehrseite der realen Unorganisiertheit des Wunsches zu. Man könnte sagen, daß der genetische Code auf eine genische Decodierung verweist: dazu reicht aus, die Funktionen der Decodierung und Deterritorialisierung in ihrer je eigentümlichen Position zu erfassen, das heißt in dem Maße, wie sie das Vorhandensein einer besonderen, metastabilen, sich ebenso von jeder Axiomatik wie von jedem Code unterscheidenden Kette impliziert. Unter der Form der molekularen Kette reproduziert sich das immer Subjekt bleibende genische Unbewußte selbst. Und darin liegt, wie wir gesehen haben, die primäre Inspiration der Psychoanalyse: sie fügt den schon bekannten Codes keine weiteren hinzu. Die signifikante Kette des Unbewußten, Numen, dient nicht dazu, Codes des Wunsches aufzudecken oder zu dechiffrieren, vielmehr absolut decodierte

43 J. Monod, *Zufall und Notwendigkeit*, S. 122.

Ströme (Libido) passieren zu lassen und im Wunsch das auszumachen, was alle Codes durcheinanderbringt und alle Erden zerstört. Wahr ist, daß Ödipus, gemeinsam mit der familialen Territorialität und dem Signifikanten der Kastration, die Psychoanalyse in den Rang eines simplen Codes zurückversetzen wird, und schlimmer noch, daß sie aus eigenem Willen geltend machen wird, Axiomatik zu sein: das ist jene berühmte Wende, wo sie sich nicht einmal mehr auf die Familienbühne, sondern nur noch auf die als Garant ihrer eigenen Wahrheit unterstellte psychoanalytische Bühne selbst und auf die als Garant ihres eigenen Erfolges unterstellte psychoanalytische Operation bezieht – die Couch als axiomatisierte Erde, die Axiomatik der »Kur« als *gelungene* Kastration; indem sie aber derart die Wunschströme erneut codiert und axiomatisiert, gebraucht sie die signifikante Kette in molarer Weise, was ein Verkennen aller Synthesen des Unbewußten zur Folge hat.

Der organlose Körper ist das Modell des Todes. Wie schon die Autoren des Schreckens richtig begriffen haben, dient nicht der Tod als Modell für die Katatonie, sondern gibt die katatonische Schizophrenie ein Modell für den Tod ab. Null-Intensität. Das Modell des Todes tritt hervor, wenn der organlose Körper die Organe zurückstößt und ablegt – keinen Mund, keine Zunge, keine Zähne ... bis zur Selbstverstümmelung, zum Selbstmord. Und doch herrscht kein wirklicher Gegensatz zwischen dem organlosen Körper und den Organen als Partialobjekten; der einzig wirkliche Gegensatz stellt sich zum molaren Organismus, ihrem gemeinsamen Feinde her. In der Wunschmaschine läßt beides sich beim Katatoniker beobachten; wie er, vom unbeweglichen Motor beseelt, von diesem gezwungen wird, seine Organe abzulegen, sie zu lähmen und zum Schweigen zu bringen, aber auch, wie er von den Arbeitsteilen, die auf autonome oder stereotype Weise funktionieren, dazu gebracht wird, sie wieder handlungsfähig zu machen, ihnen lokale Regungen einzuflößen. Es handelt sich um von der Maschine unterschiedene und mit ihr koexistierende, gerade in ihrer Koexistenz sich von ihr unterscheidende Teile. Daher ist es absurd, von einem Todeswunsch zu sprechen, der in qualitativer Weise sich von Lebenswünschen abheben sollte. Der Tod wird nicht gewünscht, nur der Tod wünscht in seiner Eigenschaft als organloser Körper oder unbeweglicher Motor, wie auch das Leben in seiner Eigenschaft als Arbeitsorgan wünscht. Darin bekunden sich keine zwei Wünsche, sondern zwei im Zustand der Dispersion der Maschine selbst vorliegende Teilstücke, Arten von Teilstücken der Wunschmaschine. Dennoch bleibt als Problem bestehen: wie kann das gemeinsam funktionieren? Denn dies ist ja noch kein Funktionieren, sondern nur die (nichtstrukturale) Bedingung eines molekularen Funktionierens. Dies tritt ein, wenn der Motor unter den vorher erwähnten Umständen – das heißt, daß er weiter unbeweglich bleibt, keinen Organismus bildet – die Organe auf den organlosen Körper zieht und sie sich in der objektiv-scheinhaften Bewegung aneignet. Ist die Abstoßung die Bedingung des Funktionierens der Maschine, so die Anziehung das Funktionieren selbst. Daß das Funktionieren von diesen Bedingungen abhängt, wird insoweit klar, als es sich nur vollzieht, sofern es gestört wird. Jetzt kann angegeben werden, worin dieses Funktionieren, dieser Ablauf besteht: es geht darum, im Zyklus der Wunschmaschine fortwährend das Modell des Wunsches in etwas ganz anderes, in die Erfahrung des Todes zu übersetzen, zu verwandeln, den Tod, der innen aufzieht (im organlosen Körper), in den Tod zu verwandeln, der von außen eintritt (auf dem organlosen Körper).

Allerdings scheint die Unklarheit zu wachsen, denn was soll eine vom Modell unterschiedene Erfahrung des Todes? Ist auch sie noch Todeswunsch? Ein Wesen für den Tod? Oder aber eine sei es auch spekulative Besetzung des Todes? Nichts von dem. Die Erfahrung des Todes ist die gewöhnlichste Sache des Unbewußten, gerade weil sie sich im Leben und für das Leben in jedem Übergang oder Werden, in jeder Intensität als Übergang und Werden vollzieht. Es ist das Eigentümliche einer jeden Intensität, in sich selbst die Null-Intensität zu besetzen, von der ausgehend sie in einem Augenblick als jene geschaffen wird, die innerhalb einer Unendlichkeit von Graden wächst oder abnimmt (wie Klossowski sagt: »ein Andrang ist notwendig, um nur die Abwesenheit von Intensität zu bedeuten«). Unser Versuch ging dahin, zu zeigen, wie die Anziehungs- und Abstoßungsverhältnisse solche Zustände, Empfindungen, Erregungen hervorrufen, die eine neue energetische Umwandlung nach sich ziehen und die dritte Form der Synthese, die der Konjunktion, entstehen lassen.

Man könnte sagen, daß das Unbewußte als reales Subjekt auf seiner gesamten Kreisbahn ein residuales und nomadisches, scheinhaftes Subjekt ausgeschickt habe, das jedes mögliche, den inklusiven Disjunktionen entsprechende Werden durchmacht: letztes Teil der Wunschmaschine, das Nebenstück. Dies sind jene Phänomene des Werdens und der heftigen Gefühle, jene intensiven Empfindungen, die Wahn und Halluzination nähren. An sich aber sind sie der Materie am nächsten, deren Null-Zustand sie besetzen. Sie sind es, die auch die unbewußte Erfahrung des Todes führen, insoweit der Tod in jedem Gefühl verspürt wird und in jedem Werden – im Anderes-Geschlecht-Werden, im Gott-Werden, Rasse-Werden usw. – unablässig, endlos eintritt, weil die Identitätszonen des organlosen Körpers bildend. Jede Intensität führt in ihrem eigenen Leben die Erfahrung des Todes und schließt sie ein. Und zweifellos verlöscht am Ende jede Intensität, wird jedes Werden selbst ein Werden zum Tode! Dann tritt der Tod wirklich ein. Sehr gut unterscheidet Blanchot den zweifachen Charakter, die beiden irreduziblen Aspekte des Todes, einen ersten, unter dem das scheinhafte Subjekt nicht aufhört, als *Man* zu leben und zu reisen, »unaufhörlich, endlos stirbt *man*«, einen zweiten, unter dem dasselbe Subjekt, als *Ich* fixiert, wirklich stirbt, das heißt endlich aufhört zu sterben, da es zuletzt stirbt, – in der Wirklichkeit eines letzten Augenblicks, der es derart als *Ich* fixiert und zugleich die Intensität zerstört, indem er sie auf Null, was sie einschließt, zurückführt.[44] Keineswegs finden wir im Übergang vom einen zum anderen Aspekt eine personologische Vertiefung vor, vielmehr etwas ganz anderes: im Zyklus der Wunschmaschinen Rückgang der Erfahrung des Todes auf das Modell des Todes. Der Kreislauf ist geschlossen. Für einen neuen Anfang, weil *Ich* ein anderes ist? Die Erfahrung des Todes muß uns doch gerade soviel an Erfahrung gegeben haben, um zu leben und zu wissen, daß die Wunschmaschinen nicht sterben. Und daß das Subjekt als Nebenstück stets ein *Man* ist, das die Erfahrung führt, kein Ich, das das Modell empfängt. Denn das Modell ist nicht mehr das Ich, sondern der organlose Körper. Und *Ich* schließt sich nicht dem Modell an, ohne daß dieses erneut zur Erfahrung aufbricht.

44 Über »den zweifachen Tod«, vgl. Maurice Blanchot, *L'Espace littéraire*, Gallimard 1955, S. 104 und 160.

Stets vom Modell zur Erfahrung gehen und von der Erfahrung zum Modell wieder zurückgehen heißt, den *Tod schizophrenisieren*, ist die Übung der Wunschmaschinen (das von den Autoren des Schreckens wohlverstandene Geheimnis). Dies sagen sie uns, die Maschinen, lassen es uns, das tiefer als der Wahn und umfassender als die Halluzination ist, leben und fühlen: jawohl, der Rückgang auf die Abstoßung wird weitere Anziehungen, weitere Funktionsabläufe, den Einsatz weiterer Arbeitsteile auf dem organlosen Körper, die Benutzung weiterer Nebenteile im Umkreis bedingen, denen nicht weniger das Recht zusteht, *man* zu sagen, als uns selbst. »Wenn er auch bei seinem Aufprall durch beispiellose, unnennbare Dinge bersten mag: es werden andere ungeheure Arbeiter kommen; sie werden dort beginnen, wo der andere zusammenbrach.« Die ewige Wiederkehr als Erfahrung und deterritorialisierter Zyklus aller Wunschzyklen.

Wie sonderbar ist doch das Abenteuer der Psychoanalyse. Sie sollte, unter Strafe ihrer Wertlosigkeit, vom Leben singen. Sie sollte uns *praktisch* lehren, es zu besingen. Und heraus kommt das traurigste, das heruntergekommenste Lied vom Tode: *eiapopeia*. Von Anfang an hat Freud durch seinen hartnäckig festgehaltenen Triebdualismus die Enthüllung des subjektiven oder vitalen Wesens des Wunsches als Libido zu beschränken versucht. Als aber der Dualismus zwischen Todestrieb und Eros aufgerichtet war, war dies nicht mehr nur eine einfache Beschränkung, sondern die Liquidierung der Libido schlechthin. Reich hat sich hier nicht getäuscht, er war vielleicht der einzige, der daran festhielt, daß das Resultat der Analyse ein fröhlicher und freier Mensch zu sein habe, ein Träger von Lebensströmen und imstande, sie bis in die Wüste zu tragen und zu decodieren – auch wenn diese Idee notwendig, aufgrund dessen, was aus der Analyse geworden war, das Aussehen einer verrückten Idee annehmen mußte. Er brachte an den Tag, daß Freud nicht weniger als Jung und Adler die sexuelle Position von sich gewiesen hatte: in der Tat nimmt das Postulat des Todestriebs der Sexualität ihre treibende Rolle, zumindest in einem wesentlichen Punkt, dem der Entstehung der Angst. Denn diese wird autonome Ursache der Sexualverdrängung, statt deren Ergebnis. Daraus folgt, daß nicht mehr die Sexualität als Wunsch der gesellschaftlichen Kritik der Kultur zugrunde liegt, sondern daß der Kultur als einziger Instanz das Vermögen zugesprochen ist, sich dem Todestrieb zu widersetzen – und worin? Indem sie im Prinzip den Tod gegen den Tod wendet, den zurückgewendeten Tod zur Wunschstärke umwandelt, ihn durch eine ganze Kultur des Schuldgefühls in den Dienst eines Pseudo-Lebens stellt ... Nicht soll diese Geschichte neu aufgerollt werden, in der die Psychoanalyse in einer Kulturtheorie kulminiert, die die alte Aufgabe eines asketischen Ideals wiederaufnimmt, Nirwana, Nährboden, um das Leben zu beurteilen, das Leben zu entwerten, es am Leben zu messen, und nichts zu bewahren als das, was der Tod des Todes uns gnädigst überlassen will, sublime Resignation. Wie sagt Reich: als die Psychoanalyse vom Eros zu sprechen begann, atmetete die ganze Welt erleichtert auf, man wußte, was das bedeuten sollte, und daß alles sich in einem abgestorbenen Leben abspielen würde, da nun Thanatos Partner des Eros geworden war, zum Schlechten, aber auch *zum Guten.*[45] Die Psychoanalyse übernimmt die Ausbildung eines neuen Typs von Priester, eines Pädagogen des schlechten Gewissens: es macht einen krank, aber es heilt einen auch wieder! Freud verbarg nicht, worum es wirklich beim Todestrieb ging, um keine Tatsache, sondern allein um das Prinzip. Der Todestrieb ist reines Schweigen, reine Transzendenz, in der Erfahrung weder gegeben, noch überhaupt möglich. Dieser Punkt ist höchst bemerkenswert: weil, so Freud, der Tod kein Modell besitzt, an keine Erfahrung gebunden ist, verwandelt er ihn in ein transzendentes Prinzip.[46] So daß jene Psychoanalytiker, die den Todestrieb abwiesen, das gleiche Argument geltend machten wie jene, die ihn akzeptierten: die einen erklärten, daß es keinen Todestrieb gebe, *da* im Unbewußten von ihm weder ein Modell noch eine Erfahrung gegeben sei; die anderen, daß es einen Todestrieb gebe, *weil* im Unbewußten von ihm weder ein Modell noch eine Erfahrung gegeben sei. Demgegenüber sagen wir: es gibt keinen Todestrieb, weil im Unbewußten das Modell und die Erfahrung des Todes gegeben sind. Der Tod ist demnach ein Teil der

45 W. Reich, *Die Funktion des Orgasmus*, S. 96 ff. (Bei Paul Ricœur läßt sich eine richtige, vollkommen von Idealismus gekennzeichnete Interpretation der Kulturtheorie Freuds und deren das Schuldgefühl betreffende katastrophale Entwicklung ausmachen: über den Tod und den »Tod des Todes«, vgl. P. Ricœur, *Die Interpretation. Ein Versuch über Freud*, Frankfurt 1969, S. 310 ff.)

46 S. Freud, *Hemmung, Symptom und Angst*, GW Bd. XIV, S. 160.

Wunschmaschine, der als solcher selbst im Funktionieren der Maschine und im System seiner energetischen Umwandlungen, nicht aber als abstraktes Prinzip beurteilt und bewertet werden muß.

Freud bedarf seiner als Prinzip aus den Erfordernissen des Dualismus, der einen qualitativen Gegensatz zwischen den Trieben reklamiert (du wirst dem Konflikt nicht entrinnen): wenn der Dualismus von Sexual- und Ichtrieben nur mehr topische Bedeutung besitzt, geht der qualitative oder dynamische auf Eros und Thanatos über. Fortgesetzt aber und zumal verstärkt wird das gleiche Unternehmen der Elimination der Maschinenelemente des Wunsches, der Wunschmaschinen. Es geht darum, die Libido zu eliminieren, da sie die Möglichkeit energetischer Umwandlungen in der Maschine einschließt (Libido-Numen-Voluptas). Es geht darum, die Vorstellung gegensätzlicher Energie aufzudrängen, die die maschinellen Transformationen unmöglich macht, da diese insgesamt über eine indifferente neutrale Energie laufen müssen, die aus Ödipus hervorgeht und die in der Lage ist, sich jeweils einer der beiden wechselseitig nicht zurückführbaren Formen anzufügen – es geht darum, das Leben zu neutralisieren, abzutöten.[47] Die topischen und dynamischen Gegensätze haben zum Ziel, den Gesichtspunkt der *funktionalen Vielheit*, der allein ökonomisch ist, fernzuhalten. (Szondi wird zu Recht fragen: warum zwei molar bestimmte Triebarten, die mysteriös, das heißt ödipal funktionieren, statt *n* Triebgene, zum Beispiel acht maschinell funktionierende molekulare Gene?) Sucht man nach einer letzten Begründung für Freuds Annahme eines grundlegenden transzendenten Todestriebs, so ist auf die Praxis selbst zurückzugehen. Denn hat das Prinzip nichts mit Tatsachen zu tun, so doch viel mit der Konzeption der Praxis, die einem vorschwebt und die es aufzuzwingen gilt. Freud hatte die Aufdeckung des abstrakt-subjektiven Wesens des Wunsches,

47 Über die Unmöglichkeit unmittelbarer qualitativer Umwandlungen und deren Notwendigkeit, über eine neutrale Energie zu laufen, vgl. Freud, *Das Ich und das Es*, GW Bd. XIII, S. 271 ff. Nun wird diese Unmöglichkeit, diese Notwendigkeit allerdings, wie uns scheint, unverständlich, wenn man mit Jean Laplanche annimmt: »der Todestrieb besitzt keine eigene Energie« (*Vie et mort en psychanalyse*, Flammarion 1970, S. 211). Unter diesen Umständen könnte der Todestrieb keinen wirklichen Gegensatz konstituieren oder müßte mit der neutralen Energie selbst verschmelzen, was Freud verneint.

der Libido, am weitesten vorangetrieben. Doch darin, wie er dieses Wesen in einem subjektiven Repräsentationssystem des Ich erneut entfremdet, erneut besetzt, wie er es auf der residualen Erde von Ödipus und unter dem despotischen Signifikanten der Kastration recodiert – kann er das Wesen des Lebens nur noch in einer gegen sich selbst gewendeten Form, in der des Todes selbst, begreifen. Und diese Neutralisierung, diese Wendung gegen das Leben stellt noch die letzte Möglichkeit dar, wie eine erschöpfte und depressive Libido weiterbestehen und davon träumen kann: »das asketische Ideal ist ein Kunstgriff in der Erhaltung des Lebens ... ja, wenn er sich verwundet, dieser Meister der Zerstörung, Selbstzerstörung – hinterdrein ist es die Wunde selbst, die ihn zwingt, zu leben ...«[48] Ödipus, diese sumpfige Erde, ist es, der einen durchdringenden Geruch von Fäulnis und Tod verbreitet; die Kastration, diese fromme asketische Verwundung, und der Signifikant sind es, die diesen Tod zu einem Konservatorium für das ödipale Leben verwandeln. Der Wunsch ist nicht Wunsch zu lieben, sondern Kraft zu lieben, Vermögen, das gibt und erschafft, das Maschinen errichtet (denn warum sollte das im Leben Stehende noch das Leben wünschen? wer wollte das einen Wunsch nennen?). Doch im Namen einer furchtbaren Ananke der Schwachen und Deprimierten, der ansteckenden neurotischen Ananke muß der Wunsch sich gegen sich selbst wenden, muß sein Schattenbild oder seinen Nachäffer erzeugen und eine seltsame künstliche Kraft aufbringen, um im Leeren inmitten seines eigenen Mangels dahinzuvegetieren. Für bessere Zeiten? Er muß – doch wer, welch niederträchtiges Wesen spricht hier? – Wunsch geliebt zu sein werden, schlimmer, greinender Wunsch, einmal geliebt worden zu sein, Wunsch, der aus eigener Versagung wiederersteht: nein, Papa und Mama haben mich nicht genug geliebt ... Der kranke Wunsch legt sich auf die Couch, diesen künstlichen Morast, diese kleine Erde, kleine Mutter. »Seht her: ihr könnt nicht laufen, ihr stolpert, ihr könnt euch eurer Beine nicht mehr bedienen ... und einziger Grund ist euer Wunsch, geliebt zu werden, euer sentimentaler und weinerlicher Wunsch, der euren Knien die Festigkeit entzieht.«[49] Denn wie es zwei Mägen bei

48 Nietzsche, *Die Genealogie der Moral*, Dritte Abhandlung, 13.

49 D. H. Lawrence, *Aaron's Rod*, The Phoenix-Edition, Bd. 3, S. 76.

den Wiederkäuern gibt, muß es zwei Abtreibungen, zwei Kastrationen für den kranken Wunsch geben: ein erstes Mal in der Familie, auf der Familienbühne, mit der Näherin; ein zweites Mal auf der psychoanalytischen Bühne mit Spezialkünstlern, die mit dem Todestrieb umzugehen, die Kastration, die Versagung »zustande zu bringen« wissen. Ehrlich, sind das die angemessenen Vorbereitungen für bessere Zeiten? Und sind alle von der Schizo-Analyse ausgeführten Destruktionen nicht doch mehr wert als dieses psychoanalytische Krematorium, ist ihr Anteil auch bei der affirmativen Aufgabe nicht doch stärker?

»Dann lege dich auf die weiche Couch, die der Analytiker zur Verfügung stellt, und versuche, dir etwas anderes auszudenken ... Aber wenn du merkst, daß er kein Gott ist, sondern ein Mensch wie du, mit Sorgen, Fehlern, Ehrgeiz und Schwächen, daß er nicht das Gefäß einer allumfassenden Weisheit (= Code), sondern wie du ein Wanderer auf dem Pfad ist (deterritorialisiert), dann hörst du vielleicht auf, es auszugießen wie eine Kloake, wie melodisch es auch deinen Ohren klingen mag, und erhebst dich auf deine eigenen zwei Beine und singst mit deiner eigenen gottgegebenen Stimme (Numen). Zu beichten, zu winseln, zu klagen, zu bemitleiden, das verlangt immer seinen Tribut. Zu singen kostet dich keinen Penny. Nicht nur kostet es nichts – sondern tatsächlich bereicherst du andere (statt sie zu infizieren) ... Die unwirkliche Welt ist die Welt, die nicht ganz erobert wurde. Es ist die Welt der Vergangenheit, nie die der Zukunft. Sich an die Vergangenheit geklammert vorwärts zu bewegen, ist, als würde man Fessel und Eisenkugel mit sich schleppen ... Wir sind alle des Verbrechens schuldig, des großen Verbrechens, daß wir das Leben nicht voll leben.«[50]

Ihr seid nicht als Ödipus geboren, ihr habt ihn in euch wachsen lassen; und ihr rechnet damit, ihm durch die Phantasie, die Kastration zu entkommen, aber das habt ihr wiederum in Ödipus, somit in euch selbst, wachsen lassen – ein schrecklicher Kreislauf. Scheiß' auf euer ganzes tödliches Theater, mag es imaginär oder symbolisch sein. Was fordert die Schizo-Analyse? Nichts weiter als wirklichen Bezug zum *Außen*, ein wenig wirkliche Realität. Zudem nehmen wir das Recht radikaler Gelöstheit und Inkompetenz dazu in Anspruch, in das Zimmer des Analytikers zu tre-

50 Henry Miller, *Sexus*, Reinbek bei Hamburg 1970 (die Zusätze in den Klammern stammen von uns). Verwiesen sei auf die Darbietungen komischer Psychoanalyse in *Sexus*.

ten und zu sagen: es riecht übel bei Ihnen. Es riecht nach großem Tod und kleinem Ich.

Freud selbst hat sehr gut die Verbindung seiner »Entdeckung« des Todestriebs mit dem Ersten Weltkrieg, Modell des kapitalistischen Krieges weiterhin, ausgesprochen. Allgemeiner noch zelebriert der Todestrieb die Vereinigung der Psychoanalyse mit dem Kapitalismus; zuvor waren es noch zögernde Beziehungen gewesen. Wir haben, bezogen auf den Kapitalismus, aufzuweisen versucht, wie dieser als Erbe einer todbringenden transzendenten Instanz des despotischen Signifikanten hervorgeht, sie aber im gesamten Immanenzfeld seines eigenen Systems ausbreitet: der Geldkapital gewordene volle Körper hebt die Trennung von Anti-Produktion und Produktion auf; überall mischt er in der immanenten Reproduktion seiner eigenen, stets erweiterten Grenzen (Axiomatik) Anti-Produktion in die Produktivkräfte. Das Todesunternehmen bildet eine der hauptsächlichsten und spezifischsten Formen der Absorption des Mehrwerts im Kapitalismus. Dieser Weg ist es, den die Psychoanalyse wiederfindet und mit dem Todestrieb selbst einschlägt: dieser ist in seiner transzendenten Abtrennung vom Leben reines Schweigen, und strömt doch nicht weniger durch alle immanenten Verbindungen, die er mit diesem Leben eingeht. Absorbierter, diffuser, immanenter Tod: so der Zustand, den der Signifikant im Kapitalismus annimmt, das leere Fach, das überallhin gestellt wird, um die schizophrenen Ausflüsse aufzufangen und die Risse zu verstopfen. Der einzige moderne Mythos ist der der Zombis – tödliche Schizos, die, wieder zur Vernunft gebracht, gut für die Arbeit sind. In diesem Sinne stellen der Wilde und der Barbar mit ihrer Art, den Tod zu codieren, Kinder dar gegenüber dem modernen Menschen und dessen Axiomatik (es braucht so viele Arbeitslose, so viele Tote, der Algerienkrieg tötet nicht mehr als die Verkehrsunfälle am Wochenende, als der geplante Mord in Bengalen ...). Der moderne Mensch »deliriert noch mehr. Sein Wahn gleicht einer Fernsprechanlage mit dreizehn Telefonen. Er gibt der Welt Befehle. Er liebt die Damen nicht. Er ist auch brav. Er wird mit aller Macht dekoriert. Im Spiel des Menschen ist der Todestrieb, der schweigende Trieb, sicher eingesetzt, vielleicht an der Seite des Egoismus. Er nimmt das Feld der Null beim Roulette ein. Das Kasino gewinnt immer. Der Tod ebenso.

Das Gesetz der großen Zahl arbeitet für ihn ...«[51] Es gilt jetzt oder nie ein Problem wieder aufzugreifen, das wir in der Schwebe gelassen hatten: unterstellt, daß der Kapitalismus an decodierten Strömen als solchen arbeitet, wie kommt es, daß er von der Wunschproduktion unendlich ferner ist als die primitiven oder selbst barbarischen Systeme, die doch die Ströme codieren und recodieren? Unterstellt, daß die Wunschproduktion selbst decodierte, deterritorialisierte Produktion ist, wie es erklären, daß der Kapitalismus mit seiner Axiomatik, seiner Statistik eine weit umfassendere Repression auf die Produktion ausführt als die vorhergehenden Regime, denen doch gewiß repressive Mittel nicht fremd waren? Wir haben gesehen, daß die molaren statistischen Einheiten der gesellschaftlichen Produktion in einem wechselnden Affinitätsverhältnis zu den molekularen Formationen der Wunschproduktion stehen. Erklärt werden muß, warum die kapitalistische Einheit gerade in dem Augenblick, wo sie mit aller Gewalt decodiert und deterritorialisiert, die am wenigsten affine darstellt.

Die Antwort heißt Todestrieb, wenn Trieb allgemein die Bestimmung historisch und gesellschaftlich von Anti-Produktions- und Produktionsverhältnissen determinierter Lebensbedingungen in einem System zukommt. Wir wissen, daß die molare Gesellschaftsproduktion und die molekulare Wunschproduktion zugleich unter dem Gesichtspunkt ihrer Wesensidentität wie ihrer Differenz der Ordnung beurteilt werden müssen. Doch kann es vorkommen, daß beide Aspekte gewissermaßen potentiell sind und sich nur jeweils in umgekehrtem Verhältnis aktualisieren. Das heißt: da wo die Ordnungen sich am nächsten sind, ist die Wesensidentität am schwächsten; und da, wo die Wesensidentität am stärksten ist, unterscheiden sich die Ordnungen am vollkommensten. Die Analyse der primitiven oder barbarischen Einheiten läßt erkennen, daß das subjektive Wesen des Wunsches als Produktion hier auf große Gegenständlichkeiten, territoriale oder despotische Körper, sich übertragen findet, die als natürliche oder göttliche Voraussetzungen wirken und die Codierung oder Übercodierung der Wunschströme derart sicherstellen, daß sie sie in ihrerseits objektive Repräsentationssysteme einfügen. Man kann demnach sagen, daß hier die

51 L.-F. Celine, in: *L'Herne*, Nr. 3, S. 171.

Wesensidentität beider Produktionen vollkommen verborgen ist: sowohl durch die Differenz zwischen dem objektiven Sozius und dem subjektiven vollen Körper der Wunschproduktion als auch durch die Differenz zwischen den bestimmten Codes und Übercodierungen der gesellschaftlichen Produktion und den Decodierungs- oder Deterritorialisierungsketten der Wunschproduktion, wie schließlich durch den ganzen in den Verboten der Wilden, den Gesetzen der Barbaren und den Rechten der Anti-Produktion repräsentierten Repressionsapparat. Und doch, weit gefehlt hervorzutreten und sich zu vertiefen, wird die Differenz der Ordnung vielmehr deshalb auf ein Minimum reduziert, weil die Wunschproduktion als absolute Grenze eine äußere Grenze oder auch als interiorisierte und verschobene Grenze unbesetzt bleibt, so daß die Wunschmaschinen jenseits ihrer Grenze im Rahmen des Sozius und seiner Codes funktionieren. Deshalb zeugen die primitiven Codes und selbst noch die despotischen Übercodierungen von einer Polyvozität, die sie funktional einer Decodierungskette des Wunsches nahebringen: die Teile der Wunschmaschinen funktionieren im Räderwerk der Gesellschaftsmaschinen, die Wunschströme treten durch Codes ein und aus, die wiederum nicht aufhören, über das Modell und die Erfahrung des Todes, beide in der Einheit des Wunsch- und Gesellschaftsapparates erarbeitet, zu informieren. Und der Todestrieb existiert in dem Maße weniger, als Modell und Erfahrung innerhalb eines Zyklus codiert sind, der unablässig die Wunschmaschinen der Gesellschaftsmaschine aufpfropft, wie er die Gesellschaftsmaschine den Wunschmaschinen einpflanzt. Der Tod tritt um so mehr von außen ein, als er von innen codiert wird. Dies ist richtig vor allem im System der Grausamkeit, wo der Tod im primitiven Mechanismus des Mehrwerts wie in der Bewegung der endlichen Schuldblöcke sich einschreibt. Selbst im System des despotischen Terrors aber, wo die Schuld unendlich wird und der Tod eine Ausschöpfung erfährt, die ihn fast zu einem *latenten* Trieb werden läßt, bleibt ein Modell im übercodierenden Gesetz, eine Erfahrung für die übercodierten Subjekte ebenso gegeben, wie die Anti-Produktion als Anteil des Lehnsherrn geschieden bleibt.

Dies ändert sich im Kapitalismus. Gerade weil die Ströme des Kapitals decodierte und deterritorialisierte Ströme sind, – und im Kapitalismus sich das subjektive Wesen der Produktion enthüllt, – die Grenze ins Innere des Kapitalismus übergeht, der sie fortlaufend reproduziert und als interiorisierte und verschobene Grenze besetzt, – muß die Wesensidentität für sich zwischen Gesellschafts- und Wunschproduktion in Erscheinung treten. Doch auf der anderen Seite: weit entfernt, eine Affinität der Ordnung zwischen beiden Produktionen zu begünstigen, verstärkt die Wesensidentität die Differenz der Ordnung auf katastrophale Weise, errichtet sie einen Repressionsapparat, von dessen Ausmaß uns weder die Verfassung der Wildheit noch die der Barbarei je eine Vorstellung hätten geben können. Dies, weil auf der Grundlage des Zusammenbruchs der großen Gegenständlichkeiten die decodierten und deterritorialisierten Ströme nicht etwa wieder aufgenommen und neu verwertet, sondern unmittelbar einer Axiomatik ohne Code eingespannt werden, die sie auf das Universum der subjektiven Repräsentation bezieht. Diesem kommt nun die Aufgabe zu, das subjektive Wesen (Wesensidentität) in zwei Funktionen zu spalten, jene im Privateigentum entfremdete, abstrakte Arbeit, die die inneren Grenzen auf stets erweiterter Stufenleiter reproduziert, und jene des in der Privatfamilie entfremdeten abstrakten Wunsches, der die immer enger werdenden interiorisierten Grenzen verschiebt. Diese doppelte Entfremdung von Arbeit und Wunsch ist es, die unaufhörlich die Differenz der Ordnung inmitten der Wesensidentität vergrößert und vertieft. Während der Tod decodiert wird, verliert er zugleich seinen Bezug zu einem Modell und einer Erfahrung und wird Trieb, das heißt, er gießt sich ins immanente System, in dem jeder Produktionsakt unlösbar sich mit der Anti-Produktionsinstanz, dem Kapital verwoben findet. Wo die Codes zerstört sind, bemächtigt sich der Todestrieb des Repressionsapparats und beginnt die Zirkulation der Libido zu dirigieren. Todesaxiomatik. Man mag nun an befreite Wünsche glauben, die aber nähren sich wie Leichen von Bildern. Man wünscht nicht den Tod, aber was man wünscht, ist tot, schon tot: Bilder. Alles arbeitet im Tod auf ihn hin, alles wünscht für den Tod. In Wahrheit hat der Kapitalismus nichts aufzuarbeiten; oder anders gesagt, seine Aufarbeitungsvermögen koexistieren sehr oft mit dem, was aufzuarbeiten ist, ja sind diesem zuweilen voraus. (Wieviel revolutionäre Gruppen *als solche* stehen schon für eine Aufarbeitung bereit, die sich doch erst zukünftig ereignen kann, und bilden einen Apparat zur Absorption eines Mehrwerts, der doch noch nicht einmal geschaffen ist: was ihnen gerade eine scheinbar revolutionäre Position verleiht.) In einem solchen System findet sich kein einziger lebender Wunsch, der nicht ausreichte, das System in die Luft zu sprengen, oder der dieses nicht veranlaßte, durch ein Loch zu fliehen, so daß am Ende alles folgen und sich hinunterstürzen würde – Frage der Ordnung.

Hier nun die Wunschmaschinen mit ihren drei Bestandteilen: den Arbeitsteilen, dem unbeweglichen Motor, dem Nebenteil, – ihren drei Energien: Libido, Numen und Voluptas –, ihren drei Synthesen: die konnektive Synthese der Partialobjekte und Ströme, die disjunktive Synthese der Singularitäten und Ketten, die konjunktive Synthese der Intensitäten und Ausprägungen des Werdens. Der Schizo-Analytiker stellt keinen Interpreten, noch weniger einen Regisseur dar, er ist Mechaniker, Mikromechaniker. Im Unbewußten wird keine Ausgrabung vorgenommen, keine Archäologie betrieben, werden keine Statuen gefunden, sondern nur, wie bei Beckett, Steine zum Lutschen, und weitere Maschinenelemente deterritorialisierter Mengen. Herauszufinden gilt es, welches die Wunschmaschinen eines jeden sind, wie sie laufen, mit welchen Synthesen, welchen Durchdrehungen, welchen grundlegenden Fehlzündungen, mit welchen Strömen, welchen Ketten, welchen Ausprägungen des Werdens in jedem Fall. Nur kann diese positive Aufgabe nicht von unumgänglichen Destruktionen geschieden werden, Destruktionen molarer Einheiten, Strukturen und Repräsentationen, die das Funktionieren der Maschine verhindern. Nicht leicht ist es, die Moleküle, selbst das Riesenmolekül, ihre Bahnen, ihre Präsenzzonen und die ihnen eigenen Synthesen quer über die großen Anhäufungen hin wiederzufinden, die das Vorbewußte erfüllen und ihre Repräsentanten selbst ins Unbewußte schicken mit dem Auftrag, die Maschinen zum Stehen, zum Schweigen zu bringen, Sabotage zu verüben, zu leimen, Nägel einzuschlagen, in sie Keile zu treiben. *Nicht die Drucklinien des Unbewußten zählen, vielmehr seine Fluchtlinien.* Nicht das Unbewußte übt Druck auf das Bewußtsein aus, sondern das Bewußtsein drückt und knebelt, um jenes an der Flucht zu hindern. Das Unbewußte gleicht dem platonischen Gegensatz beim Nahen seines Gegensatzes: es flieht oder geht zugrunde. Von Beginn an haben wir uns bemüht zu zeigen, daß die Produktionen und Formationen des Unbewußten nicht einfach nur von einer Verdrängungsinstanz zurückgedrängt werden, die zugleich mit ihnen Kompromisse schließt, sondern daß sie tatsächlich gänzlich zugedeckt werden von Antiformationen, die das Unbewußte selbst denaturieren und ihm Kausal-, Erkenntnis- und Expressionsformen aufzwingen, die absolut nichts mehr mit seinen wirklichen Funktionsleistungen zu tun haben: so alle die *Statuen*, die ödipalen Imagines, die Phantasieinszenierungen, die Symbolik der Kastration, die Effusion des Todestriebs, die perversen Reterritorialisierungen. Damit kann niemals, wie in einer Deutung, das Verdrängte vermittels und in der Verdrängung gelesen werden, da diese fortgesetzt ein falsches Bild dessen einführt, was sie verdrängt: solchermaßen illegitime und transzendente Anwendungen der Synthesen, in deren Folge das Unbewußte nicht mehr imstande ist, entsprechend seinen eigenen es konstituierenden Maschinen zu funktionieren, sondern nur das noch »repräsentieren« kann, was ein Repressionsapparat ihm aufgibt. Die Form der Deutung erweist sich als unfähig, zum Unbewußten vorzudringen, da sie die unvermeidlichen Illusionen eigens hervorruft (einschließlich der Struktur und des Signifikanten), vermittels derer sich das Bewußtsein ein seinen Wünschen angepaßtes Bild des Unbewußten erstellt – wir sind immer noch fromm, die Psychoanalyse verbleibt darin in einer vorkritischen Epoche.

Zweifellos wäre dieser Illusion kaum Erfolg beschieden, vollzöge sich zu ihren Gunsten nicht eine Koinzidenz der Ereignisse, eine Unterstützung im Unbewußten selbst, die den »Fang« sicherstellte. Wir haben erwähnt, um welche Unterstützung es sich dabei handelt: die der Urverdrängung, wie sie innerhalb der molekularen Wunschproduktion auf dem organlosen Körper im Augenblick der Abstoßung ausgeübt wird. Ohne diese Urverdrängung könnte die eigentliche Verdrängung niemals von molaren Kräften mit dem Auftrag in das Unbewußte geschickt werden, dort die Wunschproduktion zu zerstören. Die eigentliche Verdrängung profitiert demnach von einer Gelegenheit, ohne die sie sich schwerlich in die Maschinerie des Wunsches zu

52 Vgl. *weiter oben*, II. Kap., 7.

mischen vermöchte.[52] Im Gegensatz zur Psychoanalyse, die selbst in die Grube fällt, die sie dem Unbewußten gegraben hat, folgt die Schizo-Analyse den Fluchtlinien und Maschinenanzeichen bis hin zu den Wunschmaschinen. Wenn das Wesentliche der destruktiven Aufgabe darin besteht, jedesmal in einer dem »Fall« angemessenen Weise die ödipale Falle der eigentlichen Verdrängung sowie deren Ableger zu vernichten, so beruht die erste positive Aufgabe hauptsächlich darin, auf gleichfalls wechselnde und angemessene Weise die maschinelle Konversion der Urverdrängung zu garantieren. Das heißt, die Blockierung oder die Koinzidenz aufzuheben, auf der die Verdrängung im eigentlichen Sinne beruht, den scheinhaften Gegensatz der Abstoßung (organloser Körper – Partialobjekt – Maschinen) in wirkliche Funktionsbedingung umzuwandeln, dieses Funktionieren in den Formen der Anziehung und der Produktion von Intensitäten festzumachen, demgemäß die Fehlzündungen in das Funktionssystem der Anziehung zu integrieren, wie den Null-Zustand in die geschaffenen Intensitäten einzufügen und auf diese Weise erneut die Wunschmaschinen starten zu lassen. Das ist der in der Schizo-Analyse für die Übertragung stehende kritische Punkt (die perverse Übertragung der Psychoanalyse auflösen, schizophrenieren).

Doch darf die Differenz der Ordnung uns nicht verleiten, die Wesensidentität zu vergessen. Es bestehen grundlegend zwei Pole: wenn wir sie auch als Gegensätzlichkeit von molaren und molekularen Formationen darstellen müssen, so sollte uns dies gleichwohl nicht genügen. Es gibt keine molekulare Formation, die nicht selbst Besetzung molarer Formationen wäre. Keine Wunschmaschinen, die außerhalb der Gesellschaftsmaschinen, die sie in großem Maßstab bilden, existieren würden; und keine Gesellschaftsmaschinen ohne die sie in kleinem Maßstab bevölkernden Wunschmaschinen. Ebenso besteht keine molekulare Kette, die nicht ganze molare Code- oder Axiomatikblöcke abfangen und reproduzieren würde, wie es keine Blöcke gibt, die nicht Fragmente molekularer Ketten enthalten, sie in sich eingemauert haben. Eine Wunschsequenz findet sich durch eine gesellschaftliche Serie verlängert, oder eine Gesellschaftsmaschine enthält in ihrem Getriebe Bestandteile von Wunschmaschinen. Die

Mikro-Wunschvielheiten sind nicht weniger kollektiv als die großen gesellschaftlichen Einheiten, sind im eigentlichen Sinne untrennbar, erschaffen ein und dieselbe Produktion. Von hier aus gesehen verläuft der Gegensatz der Pole weniger zwischen dem Molaren und dem Molekularen als vielmehr innerhalb der molaren gesellschaftlichen Besetzungen selbst, da ja die molekularen Formationen *in jedem Fall* solche Besetzungen bilden. Deshalb hat unsere Terminologie hinsichtlich der beiden Pole notgedrungen gewechselt. Bald haben wir das Molare und das Molekulare einander gegenübergestellt, als strukturierte und signifikante, paranoische Integrationslinien, und als verstreute und maschinelle, schizophrene Fluchtlinien; oder auch als den Verlauf perverser Reterritorialisierungen und als Bewegung schizophrener Deterritorialisierungen. Dann wieder haben wir beide Pole als zwei gleichermaßen gesellschaftliche große Besetzungstypen konfrontiert: einen seßhaften und bijektiv-machenden Typ mit reaktionärer oder faschistischer, einen nomadischen und polyvoken Typ mit revolutionärer Tendenz. Tatsächlich wird in der schizoiden Aussage »ich bin von minderer Rasse, in alle Ewigkeit«, »ich bin ein Tier, ein Neger«, »wir sind alle deutsche Juden« das historisch-gesellschaftliche Feld nicht weniger besetzt als in der paranoischen Formulierung »ich bin einer der Euren, fühle mich wohl bei Euch, ich bin reiner Arier, auf immer von überlegener Rasse« ... Unter dem Gesichtspunkt der unbewußten libidinösen Besetzungen alle möglichen Schwankungen von einer Aussage zur anderen. Wie ist solches möglich? Wie vermag die schizophrene Flucht mit ihrer Moleculardispersion eine ebenso starke und bestimmte Besetzung wie jene andere zu bilden? Und warum bestehen zwei den beiden Polen entsprechende gesellschaftliche Besetzungstypen? Weil es überall das Molare *und* das Molekulare gibt: ihre Disjunktion ist eine inklusive, die allein gemäß den beiden Richtungen der Unterordnung sich wandelt, je nachdem, ob die molekularen Phänomene sich den großen Einheiten oder ob vielmehr diese sich jenen unterordnen. An dem einen Pol verhindern die großen Einheiten, die großen Massenformen nicht die sie forttragende Flucht und stellen ihr die paranoische Besetzung nur als »Flucht vor der Flucht« entgegen. Am anderen Pol aber besteht die schizophrene Flucht nicht nur darin, sich vom Gesellschaftlichen abzuwenden, am Rande zu leben: durch die Vielzahl von Löchern, die das Gesellschaftliche zersetzen und durchbohren, läßt sie es fliehen, steht immerfort im Kontakt mit ihm, verfügt allenthalben über molekulare Ladungen, die in die Luft sprengen, was gesprengt werden muß, stoßen, was fallen muß, fliehen lassen, was fliehen muß, und sichert zudem an jedem Punkt die Umwandlung der Schizophrenie als Prozeß in wahrhaft revolutionäre Kraft. Denn was ist der Schizo wenn nicht zuerst jener, der »alles das« nicht mehr ertragen kann, das Geld, die Börse, die Todesmächte, sagte Nijinskij – Werte, Moralen, Vaterländer, Religionen und private Gewißheiten! Zwischen dem Schizo und dem Revolutionär besteht nur die ganze Differenz desjenigen, der flieht, zu dem, der vermag, das fliehen zu lassen, was er flieht, der ein dreckiges Rohr zum Platzen bringt, einen Wolkenbruch entstehen läßt, einen Strom befreit, eine Spaltung erschließt. Der Schizo ist nicht revolutionär, doch bildet der schizophrene Prozeß (dessen Unterbrechung oder Fortsetzung im Leeren der Schizo nur ist) das Potential der Revolution. Jenen, die sagen, daß fliehen nicht von Mut zeuge, wird man antworten müssen: was ist nicht Flucht *und zugleich Besetzung des Gesellschaftlichen*? Nur zwischen zwei Polen kann gewählt werden, der paranoischen Gegen-Flucht, die alle konformistischen, reaktionären und faschisierenden Besetzungen antreibt, und der in revolutionäre Besetzung umwandelbaren schizophrenen Flucht. In wunderbarer Weise sagt Blanchot über diese revolutionäre Flucht, über diesen Fall, der als das Positivste gedacht und behandelt werden muß:

»Was ist diese Flucht? Das Wort ist, um zu gefallen, ungeschickt gewählt. Mut besteht gleichwohl eher darin, die Flucht zu akzeptieren, als seelenruhig und scheinheilig in falschen Refugien zu leben. Die Werte, Moralen, Vaterländer, Religionen und diese privaten Gewißheiten, die unsere Eitelkeit und Selbstgefälligkeit uns freigebig zugestehen, stellen ebenso viele trügerische Orte dar, die die Welt jenen einrichtet, die derart wähnen, im Kreise solcher beständiger Dinge sicher und in Ruhe gelassen zu sein. Ignoranten ihrer selbst, wissen sie nichts von dieser ungeheuren Flucht, in der sie enteilen, unter dem dumpfen monotonen Lärm ihrer immer hastiger werdenden Schritte, von denen sie unpersönlich in einer großen unerschütterlichen Bewegung davongetragen werden. Flucht vor der Flucht. [Nehmen wir einen jener Menschen] die, nachdem ihnen jene mysteriöse Abdrift enthüllt ist, es nicht mehr ertragen, im falschen Schein dieser Aufenthalte zu leben. Zunächst versucht er, die Bewegung auf sich zu nehmen. Er will in eigener Person sich entfernen. Er lebt am Rande ... [aber] vielleicht liegt das Eigentümliche dieses Sturzes darin, daß er nicht ein persönliches Schicksal mehr sein kann, sondern das Los eines jeden in allen.«[53]

So heißt denn die erste These der Schizo-Analyse: jede Besetzung ist gesellschaftlich, erstreckt sich allemal auf ein historisch-gesellschaftliches Feld.
Vergegenwärtigen wir uns die großen Züge der molaren Formation oder Form der Massenhaftigkeit. Durch statistische, den Gesetzen der großen Zahl folgende Anhäufung bewirken sie die Vereinheitlichung, die Totalisierung der molekularen Kräfte. Diese Einheit kann die biologische Einheit einer *Art* oder die strukturale eines Sozius sein: ein gesellschaftlicher oder lebender Organismus wird zu einem Ganzen, einem ganzen oder Totalobjekt zusammengefügt. Gegenüber dieser neuen Ordnung erscheinen die der molekularen Ordnung zugehörenden Partialobjekte als Mangel, wie gleichzeitig vom Ganzen erklärt wird, daß es der Partialobjekte ermangelt. Derart wird der Wunsch an den Mangel geschmiedet. Die Tausende von Stromeinschnitten, die die positive Dispersion innerhalb einer molekularen Vielheit definieren, werden in Vakuolen des Mangels eingelassen, die dieses Zusammenschweißen in einer statistischen Einheit molarer Ordnung ausführen. Freud zeigte in diesem Sinne sehr schön, wie von psychotisch-verstreuten, auf Einschnitte oder Spaltungen gegründete Vielheiten zu global bestimmten Vakuolen vom Typ Neurose und Kastration übergegangen wird: der Neurotiker bedarf eines Totalobjektes, demgegenüber die Partialobjekte als Mangel, und umgekehrt, bestimmt werden können.[54] Noch allgemeiner organisiert die statistische Transformation der molekularen Vielheit in eine molare Einheit den Mangel in großem Maßstab. Eine solche Organisierung kommt wesentlich dem biologischen oder gesellschaftlichen Organismus

53 Maurice Blanchot, *L'Amitié*, Gallimard 1971, S. 232 f.
54 Vgl. Freud, *Das Unbewußte*, GW Bd. X, S. 299: die beiden Verwendungen der Strümpfe, wobei in der einen, psychotischen, sie als molekuläre Maschenvielheiten, in der anderen, neurotischen, sie als Totalobjekt und moraler Mangel fungieren.

der Art oder dem Sozius zu. Keine Gesellschaft, die nicht innerhalb ihrer vermittels jeweils eigener und wechselnder Maßnahmen den Mangel aufrichtete (diese Maßnahmen gestalten sich etwa in einer Gesellschaft despotischen Typs nicht auf dieselbe Weise wie in einer kapitalistischen, in der die Marktwirtschaft sie zu einer bis dahin unbekannten Perfektion treibt). Dieses Zusammenschweißen von Wunsch und Mangel ist genau das, was dem Wunsch Zwecke, Ziele, kollektive oder persönliche Intentionen setzt – statt daß der Wunsch in der wirklichen Ordnung seiner Produktion ergriffen wird, als ein ziel- und intentionslos funktionierendes molekulares Phänomen. Daher darf auch nicht angenommen werden, daß die statistische Anhäufung ein Ergebnis des Zufalls, aufs Geratewohl zustande gekommen wäre. Sie verdankt sich einer auf die Zufallselemente gerichteten Selektion. Wenn Nietzsche davon spricht, daß die Auswahl sich am häufigsten *zugunsten der großen Zahl* auswirke, so formuliert er darin einen Einfall, der das moderne Denken grundlegend inspirieren wird. Denn er will damit sagen, daß die großen Zahlen oder Großeinheiten nicht etwa vor dem Selektionsdruck bestehen, der dann ihre singulären Linien aufzeigen würde, sondern daß sie allererst im Verlauf dieses Selektionsdrucks entstehen, der die Singularitäten niederwalzt, eliminiert oder reguliert. Nicht die Selektion setzt eine erste Massenhaftigkeit, sondern diese setzt, darin entstehend, jene voraus. Die »Kultur« als Selektionsprozeß der Kennzeichnung oder Einschreibung erfindet die großen Zahlen, im Schutze derer sie wirkt. Deshalb ist die Statistik nicht funktional, sondern struktural, erstreckt sich auf Ketten von Phänomenen, die durch die Selektion schon in einen Zustand partieller Abhängigkeit versetzt wurden (Markoffsche Kette). Dies ist selbst im genetischen Code zu sehen. Mit anderen Worten, die Massenhaftigkeiten sind niemals beliebig, sondern verweisen auf qualitativ bestimmte Formen, die sie durch Erzeugungsselektion schaffen. Die Ordnung verläuft nicht: Massenhaftigkeit → Selektion, vielmehr so: molekulare Vielheit → die Selektion ausführende Formen der Massenhaftigkeit → daraus hervorgehende molare oder Masseneinheiten.

Was sind das für bestimmte Formen, Nietzsche sprach von »Herrschaftsgebilden«, die jene Rolle bedeutungserzeugender, vereinheitlichender, totalisierender Gegenständlichkeiten spielen und die die Organisationen, Mängel und Ziele festlegen? Es sind die vollen Körper, die die unterschiedlichen Modi des Sozius bestimmen, wahrhaft schwere Einheiten der Erde, des Despoten, des Kapitals. Volle Körper oder bekleidete Materien, die sich vom organlosen vollen Körper oder der nackten Materie der molekularen Wunschproduktion unterscheiden. Fragt man nach Herkunft dieser *Macht*formen, so ist klar, daß sie sich durch ein Ziel, einen Zweck nicht definieren, da sie selbst die Zwecke und Ziele festlegen. Die Form oder Qualität eines jeweiligen Sozius, Körper der Erde, des Despoten, des Kapitals, hängt von der Verfassung oder der Stufe der intensiven Entwicklung der Produktivkräfte ab, insoweit diese ein von allen Gesellschaftsformationen unabhängiges oder vielmehr ihnen allen gemeinsames Verhältnis Mensch-Natur definieren (was die Marxisten »die Voraussetzungen nützlicher Arbeit« nennen). Die Form oder Qualität des Sozius ist demnach selbst geschaffen, aber geschaffen als das Ungezeugte, das heißt als natürliche oder göttliche Voraussetzung der einer bestimmten Stufe entsprechenden Produktion, der sie eine strukturale Einheit und greifbare Ziele vorgibt, auf die sie sich niederläßt und deren Kräfte sie sich aneignet, indem sie die Selektionen, Anhäufungen und Anziehungen vorschreibt, ohne welche jene Kräfte einen gesellschaftlichen Charakter nicht annehmen würden. In diesem Sinne ist die gesellschaftliche Produktion die Wunschproduktion selbst *unter vorgegebenen Bedingungen.* Diese Bedingungen bilden folglich die Formen der Massenhaftigkeit als Sozius oder voller Körper, unter denen die molekularen Formationen molare Einheiten konstituieren.

Wir vermögen nun die zweite These der Schizo-Analyse anzugeben: es gilt in den gesellschaftlichen Besetzungen eine unbewußte libidinöse Gruppen- oder Wunschbesetzung von einer vorbewußten Klassen- oder Interessenbesetzung zu unterscheiden. Letztere läuft über große gesellschaftliche Ziele und betrifft den kollektiven Organismus und die kollektiven Organe einschließlich der Vakuolen des Mangels. Eine Klasse wird definiert durch eine jeweilig die Einheit charakterisierende Ordnung von Synthesen, einen Zustand globaler Konnexionen, exklusiver Disjunktionen und residualer Konjunktionen. Die Zugehörigkeit zu einer Klasse verweist auf die Stellung innerhalb der Produktion oder Anti-Produktion, auf den Ort innerhalb der Einschreibung, auf das Teil, welches den Subjekten zukommt. Das vorbewußte Klasseninteresse verweist demnach auf Stromentnahmen, Codeabtrennungen und subjektive Überreste oder Erträge. Und richtig ist unter dieser Perspektive, daß eine Einheit *praktisch* nur eine einzige Klasse umfaßt, jene, die an einem solchen Regime Interesse hat. Die andere Klasse kann sich nur über eine Gegenbesetzung konstituieren, die in Abhängigkeit neuer gesellschaftlicher Ziele, neuer Organe und Mittel einer neuen möglichen Verfassung gesellschaftlicher Synthesen ihre eigenen Interessen hervorbringt. Daher die Notwendigkeit für diese andere Klasse, von einem Parteiapparat repräsentiert zu werden, der die Ziele und Mittel festlegt und im Bereich des Vorbewußten einen revolutionären Einschnitt ausführt (zum Beispiel den leninistischen Einschnitt). In diesem Bereich vorbewußter Klassen- oder Interessenbesetzung ist es demgemäß einfach, das Reaktionäre oder Reformistische vom Revolutionären zu scheiden. Aber die solchermaßen ein Interesse besitzen, sind stets zahlenmäßig beschränkter als jene, deren Interesse gewissermaßen »genommen« oder repräsentiert wird: unter dem Gesichtspunkt möglicher Praxis ist der zahlenmäßige Umfang der Klasse weitaus geringer als in theoretischer Hinsicht. Von daher lassen sich die fortbestehenden Widersprüche innerhalb der herrschenden, das heißt der Klasse schlechthin, erklären. Das wird offenkundig im kapitalistischen Regime, wo etwa die ursprüngliche Akkumulation nur zugunsten einer beschränkten Fraktion innerhalb des Gesamtkörpers der herrschenden Klasse sich auswirken konnte.[55] Das ist nicht weniger evident für die russische Revolution und die sich in ihr vollziehende Ausbildung eines Parteiapparates.

Indessen reicht eine solche Darstellung der Situation keineswegs aus, um das folgende Problem zu klären: warum bewahren viele von jenen, die ein objektiv revolutionäres Interesse haben oder haben sollten, eine vorbewußte Besetzung reaktionären Typs?

55 Maurice Dobb, *Entwicklung des Kapitalismus*, Köln 1970, S. 182: es gibt »Gründe, weshalb die volle Entfaltung des industriellen Kapitalismus nicht nur einen Übergang von Besitztiteln auf das Bürgertum, sondern eine *Konzentration* der Eigentumsrechte in viel weniger Händen erfordert«.

Und seltener, wie gelingt es einigen, deren Interesse objektiv reaktionär ist, eine vorbewußte revolutionäre Besetzung durchzuführen? Muß in einem Fall Verlangen nach Gerechtigkeit, der richtige ideologische Standpunkt, wie ein richtiger und guter Blick – und im anderen Fall Verblendung, Resultat einer ideologischen Täuschung oder Mystifikation angerufen werden? Die Revolutionäre vergessen allzuoft (oder mögen es doch nicht anerkennen), daß eine Revolution aus Wunsch und nicht aus Pflicht gemacht wird. Hier wie anderswo auch ist der Begriff der Ideologie ein erbärmlicher Begriff, da er die wirklichen Probleme, die stets organisatorischer Natur sind, im Dunkel beläßt. Wenn Reich in dem Augenblick, wo er die tiefgründigste Frage stellt: »warum haben die Massen den Faschismus gewählt?«, sich mit dem Hinweis auf das Ideologische, Subjektive, Irrationale, Negative und Gehemmte zufriedengibt, so weil er im Rahmen abgeleiteter Begriffe gefangen bleibt, die ihn die materialistische Psychiatrie, von der er träumte, verfehlen lassen, die ihm den Blick dafür versperren, daß der Wunsch Teil der Infrastruktur ist, und die ihn schließlich in den Dualismus von Objektivem und Subjektivem einschließen (von nun an ist der Psychoanalyse die Aufdeckung des durch die Ideologie definierten Subjektiven zugewiesen). Doch alles ist objektiv oder subjektiv, wie man mag. Hier findet sich die Unterscheidung nicht; zu treffen ist sie innerhalb der ökonomischen Basis selbst *und ihrer Besetzungen.* Die libidinöse Ökonomie ist nicht weniger objektiv als die politische Ökonomie, und die politische nicht weniger subjektiv als die libidinöse, wenngleich beide zwei unterschiedlichen Besetzungsmodi einer selben, der gesellschaftlichen Realität entsprechen. Es gibt eine unbewußte libidinöse Wunschbesetzung, die nicht notwendig mit den vorbewußten Interessenbesetzungen übereinstimmt und die erklärt, wie diese unterhalb jeglicher Ideologie, »in der düstersten Organisation«, gestört und pervertiert werden können.

Die libidinöse Besetzung erstreckt sich nicht auf die Ordnung der gesellschaftlichen Synthesen, sondern auf die Stufe der Entwicklung der Kräfte oder Energien, von denen jene Synthesen abhängen. Sie erstreckt sich nicht auf die von den Synthesen bewirkten Entnahmen, Abtrennungen und Reste, sondern auf die Natur der Ströme und Codes, die jene bedingen. Sie erstreckt sich gleichermaßen nicht auf die gesellschaftlichen Zwecke und Mittel, sondern auf den vollen Körper als Sozius, auf das Herrschaftsgebilde oder die Machtform an sich, die bar aller Bedeutung und Zwecke sind, da diese erst aus ihnen entstehen. Sicherlich prädisponieren die Interessen uns zu dieser oder jener libidinösen Besetzung, aber diese geht nicht in jenen auf. Zudem ist es die unbewußte libidinöse Besetzung, die uns determiniert, eher auf dieser als auf jener Seite unser Interesse zu suchen, unsere Zwecke auf diesem Pfad zu pflanzen, überzeugt, daß hier unsere Chancen zu finden sind – da doch die Liebe uns treibt. Die manifesten Synthesen bilden nur die vorbewußten Gradmesser einer Entwicklungsstufe, die sichtbaren Zwecke und Interessen nur die vorbewußten Exponenten eines gesellschaftlichen vollen Körpers. Wie Klossowski in seinem tiefgründigen Kommentar zu Nietzsche ausführt, vermischt sich eine Machtform mit der Gewalt, die sie ausübt, gerade durch ihre Sinnlosigkeit, kann aber diese Gewalt nur ausüben, insofern sie sich Zwecke und Bedeutungen fixiert, an denen noch die unterworfensten Elemente partizipieren: »... die Herrschaftsgebilde (werden) keinen anderen Vorsatz haben, als das Fehlen eines Zwecks und eines Sinns ihrer Herrschaft durch den organischen Zweck ihrer Erschaffung zu maskieren« und auf diese Weise »die Sinnlosigkeit in Spiritualität umzuwandeln«.[56] Deshalb zeichnet sich jede Suche nach dem Rationalen und Irrationalen in einer Gesellschaft durch soviel Vergeblichkeit aus. Gewiß, die Rolle, der Platz, der Part, die man in einer Gesellschaft einnimmt und die man in Funktion der Gesetze der gesellschaftlichen Reproduktion erbt, bringen die Libido dazu, diesen Sozius in seiner Eigenschaft als vollen Körper, jene sinnlose Macht zu besetzen, an die wir unter dem Deckmantel von Zielen und Interessen partizipieren oder Chance haben zu partizipieren. Bleibt, daß es eine desinteressierte Liebe für die Gesellschaftsmaschine, für die Machtform, für die Entwicklungsstufe an sich gibt. Selbst bei dem, der daran Interesse hat – und sie zudem aus anderer Liebe als nur der des Interesses liebt. Selbst bei dem, der daran kein Interesse hat und

56 Pierre Klossowski, *Nietzsche et le cercle vicieux*, S. 174 f. Die Überlegungen Klossowskis über die Herrschaftsgebilde gemäß Nietzsche, deren sinnlose oder ziellose Macht, den Sinn und die Ziele, die sie in Abhängigkeit von einer Entwicklungsstufe der Energie erfinden, sind in jeder Hinsicht wesentlich.

dieses Gegeninteresse durch die Macht einer fremdartigen Liebe ersetzt. Auf dem durchlässigen vollen Körper eines Sozius fließende Ströme, dies der Gegenstand des Wunsches, höher noch als alle Zwecke. Es fließt niemals genug, es trennt, codiert niemals genug – und zumal auf diese Weise! Wie schön die Maschine ist! Der Offizier in der *Strafkolonie* zeigt, was eine heftige libidinöse Besetzung einer Maschine sein kann, die nicht nur technisch, auch gesellschaftlich ist, über die der Wunsch seine eigene Repression wünscht. Wir haben gesehen, wie die kapitalistische Maschine ein Immanenzsystem erstellt, das von einem großen mutierenden, nichtbesitzenden und nichtbesessenen Strom eingefaßt wird, der auf dem vollen Körper des Kapitals fließt und eine sinnlose Macht darstellt. Ein jeder erhält in seiner Klasse, seiner Person etwas von dieser Macht oder wird davon ausgeschlossen in dem Maße, wie der große Strom sich in Einkommen, Lohneinkommen oder Unternehmenserträge verwandelt, die Ziele oder Interessensphären, Entnahmen, Abtrennungen, Teile definieren. Aber die Besetzung des Stromes selbst und seiner Axiomatik, die gewiß keine genaue Kenntnis der politischen Ökonomie erfordert, ist Sache der den Zielen vorausgesetzten unbewußten Libido. Die Benachteiligtsten, die Ausgeschlossensten sieht man mit Leidenschaft das sie unterdrückende System besetzen, und sie werden hier immer ein Interesse *finden*, da sie es ja hier suchen und daran bemessen. Das Interesse folgt immer. Die Anti-Produktion ergießt sich in das System: man wird sie lieben, wie auch die Art und Weise, in der der Wunsch sich selbst in der großen kapitalistischen Einheit unterdrückt. Den Wunsch unterdrücken, nicht nur den der anderen, sondern in sich, Bulle der anderen und seiner selbst sein, das ist es, was aufgeilt und worin keine Ideologie, sondern Ökonomie zum Vorschein kommt. Der Kapitalismus sammelt und besitzt die Macht/Stärke des Zwecks und Interesses *(Herrschaft)*, doch hegt er interesselose Liebe für die sinnlose und nichtbesessene Macht/Stärke der Maschine. Gewiß doch, nicht für sich noch für seine Kinder arbeitet der Kapitalist, sondern für die Unsterblichkeit des Systems. Ziellose Gewalt, Freude, reine Freude, sich als ein Rädchen in der Maschine fühlen zu dürfen, von den Strömen durchquert, von den Spaltungen durchschnitten zu werden. Sich dorthin begeben, wo man derart vom Sozius durchmessen, durchschnitten, in den

Arsch gefickt wird, den richtigen Platz aussuchen, wo man entsprechend den uns zugewiesenen Zielen und Interessen etwas fließen spürt, das weder Interesse noch Ziel besitzt. Gleichsam l'art pour l'art innerhalb der Libido, das Gefühl, gute Arbeit geleistet zu haben, und jeder an seinem Platz, der Bankier, der Polizist, der Soldat, der Technokrat, der Bürokrat, und warum nicht der Arbeiter, der Gewerkschaftler ... Der Wunsch gafft.

Nun kann nicht nur die libidinöse Besetzung des gesellschaftlichen Feldes die Interessenbesetzung stören und die Benachteiligtsten, die Ausgebeutetsten zwingen, ihre Ziele in einer Unterdrückungsmaschine zu suchen; auch das, was in der vorbewußten Interessenbesetzung revolutionär oder reaktionär ist, stimmt nicht unbedingt mit dem überein, was in der unbewußten libidinösen Besetzung revolutionär und reaktionär ist. Eine revolutionäre vorbewußte Besetzung erstreckt sich auf neue Ziele, neue gesellschaftliche Synthesen, eine neue Herrschaft. Doch kann es vorkommen, daß zumindest ein Teil der unbewußten Libido fortfährt, den alten Körper, die alte Machtform, deren Codes und Ströme zu besetzen. Dies ist um so einfacher, der Widerspruch um so besser verdeckt, als eine Kräfteverfassung über eine alte nicht obsiegt, ohne den alten vollen Körper als residuale und unterworfene Territorialität zu bewahren oder neu zu beleben (so wie die kapitalistische Maschine den despotischen Urstaat zu neuem Leben erweckt oder die sozialistische Maschine einen monopolistischen Staats- und Marktkapitalismus konserviert). Aber noch Schlimmeres kann eintreten: selbst wenn die Libido sich mit dem neuen Körper, der neuen Macht vereinigt, die den – unter dem Gesichtspunkt des Vorbewußten – effektiv revolutionären Zielen und Synthesen entspricht, so ist nicht sicher, daß die unbewußte libidinöse Besetzung selbst revolutionär ist, denn die Einschnitte, die auf der Ebene der unbewußten Wünsche und der vorbewußten Interessen verlaufen, sind nicht identisch. Der unbewußte revolutionäre Einschnitt impliziert den organlosen Körper als Grenze des Sozius, den die Wunschproduktion ihrerseits unter den Bedingungen des Umsturzes der Macht und Herrschaft sich unterordnet. Der vorbewußte revolutionäre Einschnitt wird ausreichend durch die Einsetzung eines Sozius als voller Körper und Träger neuer Ziele, als Machtform oder Herrschaftsgebilde definiert, das sich unter neuen Bedingungen die Wunschproduktion unterordnet. Doch obwohl der unbewußten Libido aufgegeben ist, diesen Sozius zu besetzen, ist ihre Besetzung nicht notwendig im gleichen Sinne revolutionär wie die vorbewußte Besetzung. Die vorbewußte Revolution erstreckt sich auf ein neues System gesellschaftlicher Produktion, das neue Ziele und Interessen erzeugt, verteilt und befriedigt; die unbewußte Revolution aber erstreckt sich nicht nur auf den Sozius, der als Machtform diesen neuen Wechsel bedingt, sondern innerhalb dessen auf das System der Wunschproduktion im Sinne eines Umsturzes der Macht, die sich gegen den organlosen Körper richtet. In beiden ist der Zustand der Ströme und Spaltungen ein anderer: im ersten Fall besteht der Einschnitt zwischen beiden Soziussen, wobei der zweite sich an seiner Fähigkeit mißt, die Wunschströme in einen neuen Code oder eine neue Axiomatik des Interesses einzufügen; im zweiten Fall vollzieht sich der Einschnitt im Sozius selbst, insoweit diesem die Fähigkeit zukommt, Wunschströme gemäß ihren positiven Fluchtlinien passieren zu lassen und sie Einschnitten produktiver Einschnitte folgend zu erschließen. Das allgemeinste Prinzip der Schizo-Analyse heißt: der Wunsch ist stets einem gesellschaftlichen Feld konstitutiv. Er gehört allemal der Basis an und nicht der Ideologie: der Wunsch ist in der Produktion als gesellschaftlicher Produktion, wie auch die Produktion im Wunsch als Wunschproduktion ist. Doch können diese Formulierungen auf zweifache Weise verstanden werden, je nachdem, ob der Wunsch sich einer strukturierten molaren Einheit unterwirft, die er unter einer jeweiligen Form der Macht und Massenhaftigkeit konstituiert, oder ob er die Großeinheit, die er selbst auf molekularer Stufe bildet, der molekularen Vielheit unterwirft (es handelt sich in beiden Fällen weder um Personen noch um Individuen). Tritt der vorbewußte revolutionäre Einschnitt nur auf dem ersten Niveau ein und definiert er sich durch die Eigenschaften einer neuen Einheit, so gehört der unbewußte oder libidinöse revolutionäre Einschnitt dem zweiten Niveau an und definiert sich durch die treibende Rolle der Wunschproduktion und die Stellung ihrer Vielheiten. Man begreift demnach, daß vom Gesichtspunkt des Klasseninteresses und seiner vorbewußten Besetzungen aus eine Gruppe wohl revolutionär sein kann, es aber von den libidinösen Besetzungen aus gesehen nicht sein muß, ja sogar faschistisch und an Polizeimethoden fixiert bleiben kann. Wirklich revolutionäre vorbewußte Interessen schließen nicht notwendig unbewußte Besetzungen identischer Natur ein; ein Interessenapparat kommt niemals einer Wunschmaschine gleich.

Eine im Sinne des Vorbewußten revolutionäre Gruppe bleibt, auch wenn sie die Staatsmacht erobert haben sollte, so lange eine *unterworfene Gruppe,* als diese Staatsmacht selbst auf eine Macht- (Herrschafts-) form bezogen ist, die fortfährt, die Wunschproduktion zu überwältigen und sich zu unterjochen. Schon in dem Augenblick, wo sie noch vorbewußt revolutionär ist, weist eine solche Gruppe alle unbewußten Eigenschaften einer unterworfenen Gruppe auf: die Unterordnung unter einen als feststehenden Träger begriffenen Sozius, der sich die Produktivkräfte aneignet, den erzeugten Mehrwert abschöpft und absorbiert; die Effusion der Anti-Produktion und tödlicher Elemente in das System, das sich immer unsterblicher fühlt und so sein will; die Phänomene von »Überich-Entfaltung«, von Gruppennarzißmus und Gruppenhierarchie, die Mechanismen der Repression des Wunsches. Eine *Subjekt-Gruppe* hingegen zeichnet sich dadurch aus, daß in ihr die libidinösen Besetzungen selbst revolutionär sind; sie führt den Wunsch in das gesellschaftliche Feld ein, unterwirft den Sozius oder die Machtform der Wunschproduktion; Produzent des Wunsches und Wunsch, der produziert, erfindet sie stets sterbliche Gebilde, die in ihr die Effusion eines Todestriebs abwenden; den symbolischen Bestimmungen der Unterjochung setzt sie reale Koeffizienten der Transversalität ohne Gruppenhierarchie und Gruppenüberich entgegen. Kompliziert wird alles, das ist wahr, weil dieselben Menschen unter unterschiedlichen Bedingungen beiden Gruppenausprägungen zugehören können (Saint-Just, Lenin). Oder auch, weil eine selbe Gruppe beide Eigenschaften in unterschiedlichen, aber koexistierenden Situationen zum Vorschein bringen kann. Eine revolutionäre Gruppe kann schon wieder die Form einer unterworfenen angenommen haben und mag doch unter gewissen Bedingungen die Rolle einer Subjekt-Gruppe weiter zu spielen haben. Unablässig wird von einem Gruppentypus zum anderen übergegangen. Laufend triften die Subjekt-Gruppen durch die Auflösung unterworfener Gruppen ab; sie setzen den

Wunsch in Umlauf, erschließen ihn immer weiter, überschreiten die Grenze, setzen die gesellschaftlichen Maschinen mit den elementaren Kräften des Wunsches, der jene formt, in Beziehung.[57] Umgekehrt aber schließen sie sich fortwährend auch wieder und modellieren sich erneut nach dem Bilde unterworfener Gruppen: errichten innere Grenzen, bilden einen neuen großen Einschnitt, den die Ströme nicht überschreiten, überwinden werden, unterstellen erneut die Wunschmaschinen der repressiven Einheit, die sie in großem Maßstab bilden. Es gibt eine Geschwindigkeit der Unterjochung, die im Gegensatz steht zu den Koeffizienten der Transversalität; und welche Revolution kennt nicht die Versuchung, sich gegen ihre eigenen Subjekt-Gruppen zu richten, sie als Anarchisten und unverantwortliche Subjekte zu denunzieren und zu liquidieren? Wie jene unheilvolle Neigung abwenden, die eine Gruppe von ihren libidinösen revolutionären Besetzungen zu revolutionären Besetzungen übergehen läßt, die nur noch vorbewußte oder Interessenbesetzungen sind, und schließlich zu vorbewußten Besetzungen, die nur mehr reformistisch sind? Welche Stellung zudem den jeweiligen Gruppen zuweisen? Gab es denn jemals unbewußte revolutionäre Besetzungen? Etwa bei der surrealistischen Gruppe, mit ihrer unglaublichen Unterordnung, ihrem Narzißmus und ihrem Überich? (Es geschieht, daß ein Mensch allein dadurch, daß er einen Bruch mit der unterworfenen Gruppe herbeiführt, sich ihr entzieht oder von ihr ausgeschlossen wird, als Spaltungs-Strom, Subjekt-Gruppe funktioniert: Artaud der Schizo.) Und wo innerhalb dieser komplexen Verfassung gesellschaftlicher Besetzungen die psychoanalytische Gruppe situieren? Jedes Mal, wenn man sich fragt, wann denn die Wendung zum Schlechten sich vollzogen habe, heißt es weiter vorzudringen. Freud als Überich der Gruppe, ödipalisierender Groß-Vater, der Ödipus als innere Grenze errichtet, samt aller darum kreisender kleiner Narzisse, und Reich, der am Rande steht, der eine Deterritorialisierungstangente zieht, Wunschströme in Umlauf setzt, die

57 Über die Gruppe, deren Bruch oder Spaltung, vgl. den Artikel von Jean-Pierre Faye, »Eclats«, *Change*, Nr. 7, S. 217: »Was in unseren Augen wirksam ist und zählt, ist weniger diese oder jene Gruppe, sondern ist die von ihrem Auseinanderbrechen hervorgerufene Zerstreuung oder Diaspora« über den notwendig polyvoken Charakter der Subjekt-Gruppen und ihrer Schrift, vgl. S. 212 f.).

Grenze zertrümmert und die Mauer durchbricht. Doch nicht allein um Literatur noch selbst um Psychoanalyse geht es. Sondern um Politik, obgleich nicht, wie wir sehen werden, von *Programm* die Rede ist.

Aufgabe der Schizo-Analyse ist es folglich, zu den unbewußten Wunschbesetzungen des gesellschaftlichen Feldes vorzudringen, die sich von den vorbewußten Interessenbesetzungen unterscheiden, ihnen nicht nur entgegenwirken, sondern zuweilen auf entgegengesetzte Weise koexistieren können. Im Konflikt der Generationen hört man die Alten in oft bösartigster Weise den Jungen vorwerfen, statt ihre Interessen (Arbeit, Sparsamkeit, gute Heirat) nur ihre Wünsche im Kopf zu haben (Auto, Kredit, Darlehen, sexuelle Beziehungen). Doch was anderen bloßer Wunsch dünkt, birgt in sich noch Komplexe von Wunsch und Interesse, ist noch eine Mischung aus nachgerade Reaktionärem und undeutlich Revolutionärem. Die Lage ist äußerst verworren. Die Schizo-Analyse scheint nun allein über Anzeichen – Maschinenanzeichen – zu verfügen, um auf der Ebene von Gruppen oder Individuen die libidinösen Besetzungen des gesellschaftlichen Feldes ausfindig machen zu können. Hier stellt die Sexualität die Anzeichen. Dies nicht so verstanden, als ließe sich der revolutionäre Gehalt an den Objekten, Zielen und Quellen der ein Individuum oder eine Gruppe beherrschenden sexuellen Triebregungen bemessen; offensichtlich bieten die Perversionen und selbst die sexuelle Emanzipation so lange keinen privilegierten Maßstab, wie die Sexualität im Rahmen des »schmutzigen kleinen Geheimnisses« eingeschlossen bleibt. Mag man auch das Geheimnis veröffentlichen, sein Recht in der Werbung geltend machen, es sogar desinfizieren, es auf wissenschaftliche und psychoanalytische Weise behandeln, man läuft doch immer Gefahr, den Wunsch abzutöten oder ihm Formen der Befreiung zu erfinden, die düsterer ausschauen als das düsterste Gefängnis – solange die Sexualität nicht der Kategorie des sei's auch veröffentlichten, desinfizierten Geheimnisses entrissen ist, das heißt der narzißtisch-ödipalen Herkunft, die ihr als Trug aufgezwungen wird, unter dem sie sich nur in zynischer, schmachvoller oder demütigender Weise vollziehen kann. Schwindel, die Sexualität befreien zu wollen, Rechte auf Objekt, Ziel und Quelle für sie geltend zu machen und gleichzeitig die entsprechenden Ströme in den Grenzen eines ödipalen Codes (Konflikt, Regression, Lösung, Sublimation des Ödipus ...) zu belassen und weiterhin ihr eine familialistische oder masturbatorische Form oder Motivation aufzuzwingen, die im voraus jede Perspektive einer Befreiung zunichte macht. Zum Beispiel ist eine »Homosexuelle Front« so lange nicht möglich, wie Homosexualität und Heterosexualität in einer Beziehung exklusiver Disjunktion gesehen werden, die beide auf einen gemeinsamen ödipalen und Kastrationsursprung verweist, dem aufgegeben ist, allein ihre Differenzierung in zwei nicht kommunizierenden Serien zu fixieren, statt ihr wechselseitiges Sich-Einschließen und ihre transversale Kommunikation in den decodierten Strömen des Wunsches zur Erscheinung zu bringen (inklusive Disjunktionen, lokale Konnexionen, nomadische Konjunktionen). Kurz, die Sexualunterdrückung, zäh wie nie zuvor, wird alle auf die Freiheit der Objekte, Ziele und Quellen der Sexualität gerichteten Veröffentlichungen, Manifestationen, Emanzipationen, Proteste überdauern, solange jene willentlich oder nicht in den ödipalen, narzißtischen und kastrativen Koordinaten eingebunden bleibt, die ausreichen, um den Sieg der strengsten Zensoren, der grauen Tugendwächter, von denen Lawrence sprach, sicherzustellen.

Lawrence zeigt, daß die Sexualität, einschließlich der Keuschheit, grundlegend eine Sache von Strömen ist, von »unzähligen verschiedenen Strömungen, verschiedenen und scheinbar sogar entgegengesetzten«. Alles hängt davon ab, wie diese Ströme, welchen Gegenstand, welches Ziel und welche Quellen sie auch haben mögen, entsprechend dauerhaften Figuren codiert und abgetrennt oder im Gegenteil in Decodierungsketten eingefügt werden, die sie beweglichen und figurativen Punkten folgend erneut abtrennen (die Spaltungs-Ströme). Lawrence stößt sich an der Armut der unwandelbaren identischen Imagines, Rollenausprägungen, die Knebelungen der Sexualitätsströme darstellen: »Mätresse, Ehefrau, Mutter, Schatz« – man könnte ebensogut »Homosexuelle, Heterosexuelle« usw. sagen –, alle diese Rollen werden vom ödipalen Dreieck Vater-Mutter-Ich zugewiesen, wobei einem repräsentativen Ich unterschoben ist, sich in Funktion der Repräsentationen Vater-Mutter durch Fixierung, Regression, Assumption, Sublimierung zu definieren;

und dies alles unter wessen Regie? Der des großen Phallus, den keiner besitzt, des despotischen Signifikanten, der zu erbärmlichsten Kämpfen antreibt, der gemeinsamen Abwesenheit aller wechselseitigen Ausschließungen, in denen die vom schlechten Gewissen und vom Ressentiment trockengelegten Ströme versiegen.

»... eine Frau auf ein Postament stellen – oder das Gegenteil, ihr jede Beachtung entziehen oder eine Musterhausfrau aus ihr machen, oder eine musterhafte Mutter oder eine ideale Kameradin. Das sind alles nur Tricks, um sich vor jedem Kontakt mit ihr zu drücken. Eine Frau ist kein ›Muster‹. Sie ist nicht einmal eine klar umrissene, genau bestimmte Persönlichkeit ... Eine Frau ist wie ein seltsames, sanftes Vibrieren der Luft, das unbewußt und ungewollt hin- und herspielt und eine Empfangsstation sucht. Oder aber sie ist wie eine unharmonische, mißtönende, unangenehme Vibration, die ständig ausgestrahlt wird und jedermann in ihrer Nähe verletzt. Und beim Manne ist es das gleiche.«[58]

Man sollte sich nicht zu rasch über den in solchen Texten sich äußernden Pantheismus von Strömen belustigen: es ist nicht einfach, derart selbst die Natur, die Landschaften zu desödipalisieren, wie Lawrence es vermocht hat. Zwischen der Psychoanalyse und der Schizo-Analyse besteht die grundlegende Differenz darin, daß letztere zu einem ungegenständlichen und asymbolischen Unbewußten, einem rein Abstrakt-Figurativen in dem Sinne vordringt, wie von abstrakter Malerei gesprochen wird, zu Spaltungsströmen oder dem Wunsch-Realen unterhalb jedweder Identitätsbedingungen.
Was macht die Psychoanalyse und zumal Freud, wenn nicht weiterhin die Sexualität unter dem tödlichen Joch des kleinen Geheimnisses zu belassen und zugleich ein medizinisches Mittel zu finden, um es öffentlich, zu einem öffentlichen Geheimnis: zum analytischen Ödipus zu machen? Man erklärt uns: Aber seht doch, das ist ganz normal, alle Welt ist so – und fährt fort, sich die gleiche demütigende und gemeine, die gleiche gegenständliche Vorstellung von der Sexualität zu entwerfen *wie die grauen Hüter von Moral und Ordnung*. Offensichtlich hat die Psychoanalyse ihre Revolution in der Sphäre des Bildes noch

58 D. H. Lawrence, »Wir brauchen einander«, in: *Pornographie und Obszönität*, Zürich 1971, S. 95. Vgl. auch den Artikel »Pornographie und Obszönität«, a.a.O.

nicht hinter sich. Große Bedeutung mißt Freud seiner These zu, daß die Libido nur so weit das gesellschaftliche Feld als solches besetze, wie sie sich desexualisiere und eine Sublimierung erfahre. Daß er so sehr darauf besteht, gründet in der Tatsache, daß er die Sexualität zunächst im engen Rahmen von Narziß und Ödipus, vom Ich und von der Familie festhalten will. Demgemäß erscheint ihm libidinös-sexuelle Besetzung der gesellschaftlichen Dimension von einer pathogenen Verfassung zu zeugen, von »Fixierung« an den Narzißmus oder »Regression« auf Ödipus oder prä-ödipale Stadien, wodurch ebenso die Homosexualität als Triebsteigerung wie die Paranoia als Abwehrmittel erklärt sind.[59] Wir haben demgegenüber sehen können, daß die Libido über die Lieben und die Sexualität das gesellschaftliche Feld selbst in seinen ökonomischen, politischen, historischen, rassischen, kulturellen usw. Bestimmungen besetzt: endlos deliriert die Libido die Geschichte, die Kontinente, die Königreiche, die Rassen und Kulturen. Nicht daß damit etwa gefordert würde, an die Stelle der familialen Repräsentation des Freudschen Unbewußten historische Repräsentationen, gar Archetypen eines kollektiven Unbewußten zu setzen. Es soll nur festgestellt werden, daß unsere Liebeswahlen am Schnittpunkt von »Vibrationen« sich befinden, das heißt Konnexionen, Disjunktionen, Konjunktionen von Strömen zum Ausdruck bringen, die immerfort durch den unterirdischen Faden der Libido eine Gesellschaft durchziehen, in sie eingehen und aus ihr treten, sie mit anderen Gesellschaften, antiken oder zeitgenössischen, weitentlegenen oder verschwundenen, untergegangenen oder entstehenden, afrikanischen oder orientalischen verbinden. Es sind keine geo-historischen Figuren oder Statuen, wenngleich wir während unserer ersten Lehrjahre viel lieber mit ihnen, mit Büchern, Geschichten, Reproduktionen umgehen als mit unserer Mutter. Ströme und Codes des Sozius sind es, die nichts darstellen, die nur Zonen libidinöser Intensität auf dem organlosen Körper *bezeichnen* und die von jenem Wesen, das wir bestimmt sind zu lieben, ausgesendet, angezapft, unterbrochen werden, das solchermaßen einen Zeichen-Punkt, einen singulären Punkt im gesamten Netz des intensiven Körpers ausmacht, der der Ge-

59 S. Freud, *Über einen autobiographisch beschriebenen Fall von Paranoia*, GW Bd. VIII, S. 298.

schichte Antwort gibt und mit ihr vibriert. *Gradiva*, niemals war Freud weiter entfernt ... Kurz, unsere reaktionären oder revolutionären libidinösen Besetzungen des gesellschaftlichen Feldes sind so sehr verborgen, so unbewußt, werden so von vorbewußten Besetzungen überdeckt, daß sie nur in unseren sexuellen Liebeswahlen zur Erscheinung kommen. Eine Liebe ist nicht reaktionär oder revolutionär, sondern das Anzeichen des reaktionären oder revolutionären Charakters der gesellschaftlichen Besetzungen der Libido. Die sexuellen Wunschbeziehungen zwischen Mann und Frau (oder Mann und Mann, Frau und Frau) weisen auf gesellschaftliche Beziehungen zwischen den Menschen. Die Liebesbeziehungen und die Sexualität bilden die nunmehr unbewußten Exponenten oder Gradmesser der libidinösen Besetzungen des gesellschaftlichen Feldes. Jedes geliebte oder begehrte Wesen kommt einem Agenten des kollektiven Aussagevorgangs gleich. Und zweifellos muß nicht die Libido, um die Gesellschaft und deren Ströme zu besetzen, sich desexualisieren und eine Sublimierung erleiden, wie Freud es annahm, vielmehr manifestieren der Wunsch und seine Ströme den unmittelbar gesellschaftlichen Charakter der unsublimierten Libido und ihrer Sexualbesetzungen.

Denen, die ein Doktorthema zur Psychoanalyse suchen, sollte man weniger zu tiefschürfenden Untersuchungen zur analytischen Epistemologie raten als zu bescheideneren und strengeren Themen wie etwa: die Theorie der Kindermädchen und Hausangestellten im Denken Freuds. Da finden sich die wirklichen Hinweise. Denn gerade an diesem in allen von Freud analysierten Fällen zum Tragen kommenden Stoff der Kindermädchen läßt sich exemplarisch in Freuds Denken ein Schwanken ausmachen, das doch allzu schnell zugunsten dessen korrigiert wurde, was in der Folgezeit zum Dogma der Psychoanalyse geriet. In unveröffentlichten, wie uns scheint sehr weitreichenden Thesen hat Philippe Girard das Problem auf mehreren Ebenen angesetzt. Erstens, Freud entdeckt »seinen eigenen« Ödipus innerhalb eines gesellschaftlichen Kontextes, der den älteren Halbbruder aus dem reichen Familienzweig und das stehlende Kindermädchen als arme Frau ins Spiel bringt. Zweitens, der Familienroman und die Aktivität der Phantasie allgemein werden von Freud so dargestellt, als stammten sie unmittelbar vom gesellschaftlichen Feld ab, wo die Eltern durch Personen *höheren oder minderen Rangs* ersetzt sind (von Bohémiens entführter Sohn der Fürstin, von Bürgern aufgenommener Sohn armer Eltern); schon Ödipus war auf diesen Spuren gewandelt, als er sich auf eine arme Geburt, Hausangestellte als Eltern berufen hatte. Drittens, der Wolfsmann bindet seine Neurose nicht nur in das durchgängig als militärisch determinierte gesellschaftliche Feld ein, er läßt sie nicht nur um eine aus dem Orient stammende Marter kreisen, sondern er läßt sie zudem im gesellschaftlichen Feld selbst in eigentümlich unbewußter Kommunikation mit dem Unbewußten des Vaters zwischen zwei Polen, dem der *reichen* und dem der *armen Frau*, oszillieren. Lacan hat als erster diese Themen, die ausreichten, die gesamte Ödipus-Problematik in Frage zu stellen, unterstrichen und außerdem die Existenz eines »Gesellschaftskomplexes« aufgewiesen, in dem das Subjekt bald versucht, seine eigene Rolle anzunehmen, allerdings um den Preis einer Verdopplung des Sexualobjekts in eine reiche und eine arme Frau, bald die Einheit des Objekts sicherstellt, doch hier um den Preis einer Verdopplung »seiner eigenen gesellschaftlichen Funktion«. Viertens, der Wolfsmann zeigt entschiedenes Interesse für die arme Frau, so für das auf allen vieren kauernde und Wäsche waschende Bauernmädchen oder das den Boden scheuernde Kindermädchen.[60] Die gegenüber allen diesen Texten zu stellenden grundlegenden Fragen heißen: Müssen alle diese *gesellschaftlich-sexuellen* Besetzungen der Libido und diese Objektwahlen als einfache Abkömmlinge des Familienödipus angesehen werden? Muß Ödipus um jeden Preis gerettet und müssen jene als Abwehr gegen den Inzest gedeutet werden (so der Familienroman oder Ödipus' eigener Wunsch, von armen Eltern abzustammen, die seine Unschuld beweisen könnten)? Müssen sie als Kompromisse, als Ersatzbildungen für den Inzest verstanden werden (so beim Wolfsmann das Bauernmädchen als Ersatz für die Schwester gleichen Namens, oder die

60 Zum ersten Punkt: Ernest Jones, *Das Leben und Werk Sigmund Freuds*, Bern und Stuttgart 1960, 1. Kap. Zum zweiten Punkt: Freud, *Der Familienroman der Neurotiker*, GW Bd. VII. Zum dritten Punkt: Freud, *Bemerkungen über einen Fall von Zwangsneurose*, GW Bd. VII, sowie der Text von Lacan, *Le Mythe individuel du névrosé*, C.D.U., S. 7–18 (und zur Notwendigkeit der »Kritik des gesamten Ödipus-Schemas«, S. 25). Zum vierten Punkt: Freud, *Aus der Geschichte einer infantilen Neurose*, GW Bd. XII, S. 46, 126, 128.

auf allen vieren kauernde und arbeitende Frau als Ersatz für die beim Koitus überraschte Mutter; oder, weiterhin beim Wolfsmann, die verborgene Wiederholung der väterlichen Situation, dazu angetan, Ödipus mit einem vierten »symbolischen« Term zu bereichern und auszuweiten, dem es aufgegeben ist, von den Verdopplungen, mittels derer die Libido das gesellschaftliche Feld besetzt, Rechenschaft abzulegen)? Eisern schlägt Freud die Richtung ein, um so entschlossener, als er, seinem eigenen Geständnis zufolge, mit Jung und Adler abrechnen will. Und nachdem er im Fall des Wolfsmanns das Vorhandensein einer »Tendenz zur Erniedrigung der Frau als Liebesobjekt« festgestellt hat, schließt er mit dem Hinweis, daß es sich allein um eine »Rationalisierung« handle und die eigentliche tiefere Determinierung – »reine erotische Motive« – uns wie stets auf die Schwester und die Mama zurückführe! Und endlich das ewige Lied von Ödipus, dies ewige Wiegenlied anstimmend, schreibt er: »Das Kind setzt sich über die sozialen Unterschiede hinweg, die ihm noch wenig bedeuten, und reiht auch geringere Leute an die Eltern an, wenn sie ihm ähnlich wie die Eltern Liebe entgegenbringen.«[61]

Immer wieder fallen wir in die falsche Alternative zurück, in die Freud durch Ödipus geführt wurde und die er in der Folgezeit durch seine Polemik mit Jung und Adler bekräftigt hat: entweder gebt ihr die Sexualposition der Libido zugunsten eines individuellen und gesellschaftlichen Machtwillens oder eines prähistorischen kollektiven Unbewußten auf, oder aber ihr erkennt Ödipus an, seht in ihm den sexuellen Ort der Libido und erklärt Papa-Mama zum rein erotischen Antrieb. Ödipus, Schleifstein des reinen Psychoanalytikers, um daran das heilige Messer der *geglückten Kastration* zu wetzen. Und was war doch die andere, von Freud anläßlich des Familienromans kurzfristig wahrgenommene, nach dem Schließen der ödipalen Falle aber erneut aus dem Auge verlorene Richtung gewesen? Jene von Philippe Girard zumindest hypothetisch wiedergefundene: daß keine Familie besteht, in die keine Vakuolen eingefügt sind und in der keine extra-familialen Einschnitte auftreten, in die sich hineinstürzend die Libido das Nicht-Familiale sexuell besetzt, das heißt die unter den empirischen Formen des »reicher oder

61 S. Freud, *Aus der Geschichte einer infantilen Neurose*, GW Bd. XII, S. 46, 127, 132.

ärmer« und zuweilen unter beiden gleichzeitig bestimmte *andere Klasse*. Sollte der für die Wunschposition unabdingbare große Andere nicht der gesellschaftliche Andere sein, die als Nicht-Familie innerhalb der Familie selbst begriffene und besetzte gesellschaftliche Differenz? Keineswegs wird die andere Klasse von der Libido als erhöhte oder erniedrigte Imago der Mutter erfaßt, vielmehr als das Fremde, Nicht-Mutter, Nicht-Vater, Nicht-Familie, als *Anzeichen des Unmenschlichen im Geschlecht*, ohne das die Libido ihre Wunschmaschinen nicht aufrichten würde. Der Klassenkampf führt mitten hinein in die Prüfung des Wunsches. Nicht ist der Familienroman ein Derivat von Ödipus, sondern dieser läßt sich vom Familienroman und im weiteren vom gesellschaftlichen Feld ableiten. Es soll hier nicht die Bedeutung des elterlichen Koitus und der Stellung der Mutter geleugnet werden; doch sofern diese Stellung sie einer den Fußboden scheuernden Putzfrau oder einem Tier ähnlich werden läßt, was gibt dann Freud das Recht zu erklären, das Tier oder die Hausgehilfin komme, unabhängig von gesellschaftlichen oder gattungsspezifischen Differenzen, der Mutter gleich, anstatt zu schließen, daß die Mutter auch als etwas anderes denn nur als Mutter funktioniert und in der Libido des Kindes eine ganze differenzierte gesellschaftliche Besetzung wie auch eine Beziehung zum unmenschlichen Geschlecht hervorruft? Denn ob die Mutter arbeitet oder nicht, ob sie von reicherer oder ärmerer Herkunft als der Vater ist usw., sind wohl Einschnitte und Ströme, die die Familie durchziehen, diese aber allseits überschreiten und selbst nicht familial sind. Seit Anfang an fragen wir uns, ob die Libido Vater-Mutter kenne, oder ob sie die Eltern vielmehr als etwas ganz anderes, als Produktionsagenten in Beziehung zu anderen Agenten innerhalb der gesellschaftlichen Wunschproduktion funktionieren läßt. Vom Gesichtspunkt der libidinösen Besetzung aus sind die Eltern nicht nur gegenüber dem Anderen offen, sie werden von diesem selbst zugeschnitten und durchgetrennt und derart entsprechend Gesetzen der gesellschaftlichen und Wunschproduktion defamilialisiert: die Mutter funktioniert als reiche oder arme Frau, als Hausgehilfin oder Prinzessin, schönes Mädchen oder alte Frau, Tier oder heilige Jungfrau, und zuweilen beides gemeinsam. Alles ereignet sich in der Maschine, die die eigentlichen familialen Bestimmungen zu Bruch gehen läßt. Was die elternlose Libido besetzt, ist das Feld des gesellschaftlichen Wunsches, das Anti-Produktions- und Produktionsfeld mit seinen Einschnitten und Strömen, in dem die Eltern in nichtelterlichen Rollen und Funktionen, die anderen kontrastieren, erfaßt werden. Heißt das, die Eltern spielten als solche keine unbewußte Rolle? Natürlich doch, allerdings auf determinierte zweifache Weise, die sie um so mehr ihrer vorgeblichen Autonomie enthebt. Entsprechend der von den Embriologen am Ei getroffenen Unterscheidung zwischen Stimulus und Organisator sind auch die Eltern *Stimuli beliebigen Wertes,* die die Verteilung der Gradienten oder Identitätszonen auf dem organlosen Körper auslösen: in bezug auf sie werden in jedem gegebenen Fall Reichtum und Armut, der Reichere und der Ärmere als empirische Formen der gesellschaftlichen Ungleichheit ihren Ort zugewiesen bekommen – so daß sie selbst erneut innerhalb dieser Ungleichheit und auf eine jeweilige Zone verteilt in Erscheinung treten, allerdings in anderer Gestalt als der von Eltern. Den Organisator bildet das gesellschaftliche Feld des Wunsches, das allein die Intensitätszonen mit ihren sie bevölkernden Wesen *bezeichnet* und ihre libidinöse Besetzung determiniert. Zum zweiten, die Eltern als solche sind Applikationsterme, die das Umklappen des von der Libido besetzten gesellschaftlichen Feldes auf einen begrenzten Endkomplex zum Ausdruck bringen, wo jene nur noch Sackgassen und Blockierungen entsprechend den im Feld sich vollziehenden Mechanismen von Repression und Verdrängung vorfindet: das genau ist Ödipus. Gegenüber jeder dieser Bedeutungen formuliert die dritte These der Schizo-Analyse den sowohl faktischen wie logischen Primat der libidinösen Besetzungen des gesellschaftlichen Feldes über die familiale Besetzung, die, anfänglich einen beliebigen Stimulus darstellend, am Ende ein äußerliches Ergebnis ist. Unter der Form der Sexualität des Feldes in der gesellschaftlichen Produktion sowie der des unmenschlichen Geschlechts in der Wunschproduktion (Gigantismus und Nanismus) kommt der nichtfamilialen Beziehung die ausschlaggebende Rolle zu.

Der Eindruck läßt sich oft nicht von der Hand weisen, daß die Familien sehr gut und trotz Entfernung, auf natürliche Weise, durch Einatmen gleichsam, die Lehre der Psychoanalyse verstanden haben: *sie spielen Ödipus*, verfügen damit über ein sublimes Alibi. Dahinter aber steht eine ökonomische Lage: die auf Hausarbeit oder sonstige schwierige Arbeit reduzierte Mutter ohne Interesse für das, was draußen passiert, die Kinder, deren Zukunft unsicher ist, der Vater, der die Schnauze voll davon hat, diese ganze Plage zu ernähren – kurz ein grundlegender Bezug zum Außen, von dem der Psychoanalytiker sich allerdings die Hände reinhält, zu bedacht darauf, daß seine Kunden auch schön spielen. Nun ist die ökonomische Beziehung, der Bezug zum Außen aber dasjenige, was die Libido als sexuelle besetzt und gegenbesetzt. Geil wird man entsprechend den Strömen und Einschnitten. Betrachten wir einen Augenblick die Motive, die jemanden dazu bringen, sich analysieren zu lassen: es handelt sich um eine Situation ökonomischer Abhängigkeit, die für den Wunsch untragbar geworden ist, oder um eine für die Besetzung des Wunsches konfliktreiche Lage. Der Psychoanalytiker, ansonsten so gesprächig, wenn es um die Notwendigkeit des Geldes in der Behandlung geht, bleibt gegenüber der Frage »wer zahlt?« in imponierender Weise gleichgültig. Zum Beispiel mag die Analyse unbewußte Konflikte einer Frau zu ihrem Mann aufdecken – es ist aber der Mann, der ihre Analyse bezahlt. Das ist nicht das einzige Mal, wo wir auf den Doppelcharakter des Geldes stoßen, als externe Finanzierungsstruktur und internes Zahlungsmittel, einschließlich der objektiven, dem kapitalistischen System wesentlichen »Verschleierung«, die darin zum Tragen kommt. Aber interessant ist, diese Verschleierung en miniature im Zimmer des Analytikers thronen zu sehen. Der Analytiker spricht von Ödipus, von der Kastration und vom Phallus, von der Notwendigkeit, wie Freud sagt, sein Geschlecht, das menschliche, anzunehmen, möge doch die Frau ihren Peniswunsch aufgeben und der Mann seinen männlichen Protest ... Wir aber erklären, daß keine Frau, kein Kind, besonders dieses nicht, als solche innerhalb der kapitalistischen Gesellschaft ihre Situation »auf sich nehmen« können, weil diese nämlich nichts mit dem Phallus und der Kastration zu tun hat, sondern zutiefst eine untragbare ökonomische Abhängigkeit bedeutet. Und sollte Frauen und Kindern solches »Aufsichnehmen« gelingen, so nur auf Umwegen, und kraft Bestimmungen, die von ihrem Frau-Sein oder Kind-Sein vollkommen unterschieden sind. Die nichts mit dem Phallus, aber vieles mit dem Wunsch, mit der Sexualität als Wunsch zu tun haben. Denn der Phallus war noch nie das Objekt oder die Ursache des Wunsches, vielmehr bildet er selbst den Kastrationsapparat, die Maschine, die den Mangel in den Wunsch einführt, die Ströme zum Versiegen bringt und alle Einschnitte *des* Außen und *des* Realen zu ein und demselben Bruch *mit* dem Außen, *mit* dem Realen verwandelt. Geht es nach dem Psychoanalytiker, so dringt immer viel zuviel von draußen ins Zimmer ein. Selbst die geschlossene Familienbühne scheint ihm noch ein zu exzessives Außen. Er dagegen fördert die reine analytische Situation, Ödipus und Kastration im Zimmer, die an sich selbst ihre eigene Realität, ihr eigener Beweis sein soll und die, im Gegensatz zur Bewegung, sich nur beweist, indem sie nicht von der Stelle und nie zu einem Ende kommt. Die Psychoanalyse ist eine äußerst geisttötende Droge geworden, in der die fremdartigste persönliche Abhängigkeit den Patienten gestattet, die Zeit der Stunden auf der Couch, die ökonomische Abhängigkeit, die sie hierher trieb, zu vergessen (ein wenig so, wie die Decodierung der Ströme eine Verstärkung der Knechtschaft nach sich zieht). Wissen denn diese Psychoanalytiker, die Frauen, Kinder, Neger, Tiere ödipalisieren, überhaupt, was sie tun? Wir träumen davon, bei ihnen ins Zimmer zu treten, die Fenster zu öffnen und zu sagen: es riecht dumpf hier, etwas mehr Verbindung nach draußen ... Denn der Wunsch überlebt nicht, wenn er vom Außen, von seinen ökonomischen und gesellschaftlichen Besetzungen und Gegenbesetzungen abgeschnitten wird. Und wenn es, um mit Freud zu sprechen, »reine erotische Motive« sind, so ist es sicherlich nicht Ödipus, der sie aufnimmt, nicht der Phallus, der sie antreibt, nicht die Kastration, die sie überträgt. Der erotische, rein erotische Antrieb durchmißt alle vier Ecken des gesellschaftlichen Feldes, ist überall dort, wo Wunschmaschinen sich in gesellschaftlichen Maschinen zusammenfügen oder verstreuen und wo gemäß den Flucht- oder Integrationslinien am Schnittpunkt die Wahlen der Liebesobjekte stattfinden. Wird Aaron mit seiner Flöte, die nicht Phallus, sondern Wunschmaschine und Deterritorialisierungsprozeß ist, aufbrechen?

Unterstellen wir, daß uns alles zugestanden wird: es wird uns doch nur als *Nachträgliches* zugestanden. Nur nachträglich soll die Libido das gesellschaftliche Feld besetzen, soll sie Gesellschaftliches und Metaphysik »machen«. Was die Grundannahme Freuds zu retten gestattet, wonach die Libido sich desexualisieren muß, um solche Besetzungen vornehmen zu können, mit Ödipus, Ich, Vater und Mutter aber beginnt (die prä-ödipalen Stadien beziehen sich struktural oder eschatologisch auf die ödipale Organisation). Wir sahen, daß diese Vorstellung des »Nachträglich« radikal entgegengesetzte Bestimmungen der Natur der aktuellen Faktoren zur Folge hat. Denn entweder ist die Libido in die molekulare Wunschproduktion eingebunden, dann weiß sie nichts von Personen oder einem Ich, auch wenn es das noch kaum differenzierte Ich des Narzißmus sein sollte, da ihre Besetzungen schon differenziert sind, allerdings entsprechend der präpersonalen Ordnung der Partialobjekte, Singularitäten, Intensitäten, des Getriebes und der Teile der Wunschmaschinen, worin selbst unter allergrößter Mühe keine Mutter, kein Vater, kein Ich auszumachen sind (wir haben darauf verwiesen, wie widersprüchlich es ist, die Partialobjekte einzuführen und sie dann zu Repräsentanten elterlicher Personen oder zu Trägern familialer Beziehungen zu ernennen). Oder aber die Libido besetzt Personen und ein Ich, ist dann aber schon einer gesellschaftlichen Produktion und Maschine eingefügt, die jene nicht nur als Familienwesen differenziert, sondern außerdem als Derivate des molaren Komplexes, dem sie unter dieser anderen Ordnung zugehören. Tatsächlich tritt das Gesellschaftliche und das Metaphysische zum gleichen Zeitpunkt auf, entsprechend den beiden simultanen Bedeutungen des *Prozesses* als historischer Prozeß gesellschaftlicher Produktion und metaphysischer Prozeß der Wunschproduktion. Aber das geschieht nicht nachträglich. Hierfür nochmals das Bild von Lindner, auf dem der aufgedunsene kleine Junge schon eine Wunschmaschine an eine gesellschaftliche Maschine angeschlossen und derart die Eltern kurzgeschlossen hat, die in beiden Fällen nur noch als Produktions- und Anti-Produktionsagenten intervenieren können. Nur Gesellschaftliches und Metaphysisches existiert. Sollte etwas nachträglich eintreten, so gewiß nicht die gesellschaftlichen und metaphysischen Besetzungen der Libido, die Synthesen des Unbewußten – wohl aber Ödipus, Narziß und die ganze Serie der psychoanalytischen Kategorien. Die Produktionsfaktoren sind

stets »aktuell«, und dies von frühster Kindheit an: aktuell nicht als frisch oder neu im Gegensatz zum Infantilen gemeint, sondern im Sinne von wirkend im Gegensatz zum Virtuellen und gegebenenfalls Eintretenden. Ödipus ist virtuell und reaktionsbedingt. Schauen wir, unter welchen Bedingungen er auftritt: ein transfiniter, aus allen Objekten, Agenten, Relationen der gesellschaftlichen Wunschproduktion bestehender Anfangskomplex wird auf einen endlichen familialen Komplex (Endkomplex) umgeklappt (mindestens drei Terme, die erweitert werden können, ja müssen, aber nicht unendlich). Eine solche *Applikation* setzt einen vierten, extrapolierten Term voraus, den abstrakten symbolischen Phallus, dem aufgegeben ist, das Falten oder die Korrespondenz zu vollbringen; dieser Term aber wirkt nachhaltig ein auf die für die familiale Mindestmenge konstitutiven drei Personen oder ihre Substitute – Vater, Mutter, Kind. Damit ist noch nicht Schluß, da diese drei Terme dazu neigen, sich auf zwei zu reduzieren, sei es in der Kastrationsszene, wo der Vater das Kind tötet, sei es in der Inzestszene, wo das Kind den Vater tötet, sei es schließlich in der Szene der schrecklichen Mutter, wo diese das Kind oder den Vater tötet. Endlich wird von zwei auf einen Term im Narzißmus übergegangen, der keineswegs Ödipus vorausgeht, sondern dessen Produkt ist. Deshalb sprachen wir von einer ödipalnarzißtischen Maschine, an deren Ende das Ich auf seinen eigenen Tod stößt, gleichsam der Nullterm einer reinen Aufhebung, der von Beginn an den ödipalisierten Wunsch heimsuchte und nun am Ende als Thanatos identifiziert wird. 4, 3, 2, 1, 0: Ödipus ist ein Lauf zum Tode.
Seit dem 19. Jahrhundert bleibt das Studium der Geisteskrankheiten und des Wahnsinns gefangen im familialistischen Postulat und dessen zwei Korrelaten, dem Postulat der personalen Identität sowie dem der Integrität des Ich. Foucault folgend konnten wir erkennen, daß die Psychiatrie des 19. Jahrhunderts die Familie in einem als Ursache und Richter der Krankheit und die geschlossene Anstalt als künstliche Familie verstanden hatte, deren Aufgabe es war, die Schuld zu internalisieren und das Verantwortungsgefühl heranzubilden. Der Wahnsinn wie dessen Behandlung war in einer stets gegenwärtigen Vater-Kind-Beziehung eingelassen. Die Psychoanalyse, weit entfernt, mit

der Psychiatrie zu brechen, hat die an diese gerichteten Anforderungen dem Rahmen der Anstalt enthoben und zunächst einen gewissen »freien«, inneren, intensiven, in die Dimension der Phantasie vordringenden Gebrauch der Familie gemacht, der in ausgezeichneter Weise dem zu entsprechen schien, was als Neurose isoliert wurde. Doch hat einerseits der Widerstand der Psychosen und andererseits die Notwendigkeit der Berücksichtigung einer gesellschaftsbezogenen Ätiologie Psychiater und Psychoanalytiker genötigt, die Ordnung einer erweiterten Familie innerhalb offener Bedingungen erneut zu entfalten. Weiterhin aber gilt die Familie als Geheimnis der Krankheit wie ihrer Behandlung. Hatte man einst die Familie in Ödipus verinnerlicht, wird dieser nun in der symbolischen, der institutionellen, der Ordnung der Gemeinschaft, des Bezirks usw. äußerlich gesetzt. Darin findet sich ein durchgehender Zug aller modernen Versuche. Und tritt diese Tendenz am naivsten in der auf Anpassung zielenden Gemeindepsychiatrie zutage – »therapeutische Rückkehr zur Familie«, zur Identität der Person und zur Integrität des Ich, wobei das Ganze seine Weihe von der gelingenden Kastration in einer heiligen triangulären Form erhält –, so wirkt doch die gleiche Tendenz in anderen Strömungen gleichermaßen, wenn auch verborgener. Nicht zufällig ist der symbolischen Ordnung von Lacan eine andere Bestimmung gegeben, sie dazu benutzt worden, einen auf die Psychose anwendbaren Struktur-Ödipus zu errichten und die familialistischen Koordinaten über ihren realen oder selbst noch imaginären Bereich hinaus zu erweitern. Nicht zufällig kann sich die institutionelle Analyse nur mit Mühe des Wiederaufbaus künstlicher Familien oder der in der Institution verkörperten symbolischen Ordnung erwehren, der Neubildung von Gruppen-Ödipussen also, samt allen letalen Eigenschaften unterworfener Gruppen. Zudem aber hat selbst die Anti-Psychiatrie in den erweiterten Familien das Geheimnis einer zugleich gesellschaftlichen und schizogenen Kausalität bloßzulegen versucht. Hier zeigt sich die Mystifikation möglicherweise am deutlichsten, da die Anti-Psychiatrie aufgrund einiger ihrer Ansätze am geeignetsten schien, den traditionellen Familienbezug aufzubrechen. Denn was läßt sich tatsächlich aus den amerikanischen Familienstudien, die von den Anti-Psychiatern aufgegriffen und weiterverfolgt wurden, ersehen? Als schizogen werden vollkommen gewöhnliche Familien, vollkommen gewöhnliche familiale Mechanismen, eine gewöhnliche, kaum neurotisierende Familienlogik identifiziert. Mit Leichtigkeit erkennt ein jeder in den sogenannten schizophrenen Familienmonographien seinen eigenen Papa, seine eigene Mama wieder. So beim *double-bind* von Bateson: welcher Vater gibt nicht die zwei sich widersprechenden Mitteilungen zum besten: »Laß uns Freunde sein, mein Sohn, ich bin dein bester Freund« und »Vorsicht, mein Sohn, behandle mich nicht wie deinen Spielkameraden«? Einen Schizophrenen zu machen, braucht's nicht viel. Darin zeigt sich, daß die doppelte Beziehungsfalle keineswegs einen spezifischen schizogenen Mechanismus, sondern nur Ödipus in seinem vollen Umfang definiert. Wenn es eine wirkliche Sackgasse, einen wirklichen Widerspruch gibt, so den, in den der Forscher selbst gerät, wenn er sich bemüht, schizogene gesellschaftliche Mechanismen zu benennen, und sie zugleich in der Ordnung der Familie bloßlegen will, der doch die gesellschaftliche Produktion ebenso wie der schizophrene Prozeß entgeht. Dieser Widerspruch ist vielleicht in besonderem Maße bei Laing spürbar, da er der revolutionärste Anti-Psychiater ist. Doch schon in dem Augenblick, da er mit der psychiatrischen Praxis bricht, den Versuch unternimmt, eine wirkliche gesellschaftliche Genese der Psychose anzugeben, und als Bedingung der Behandlung die Notwendigkeit einer Fortsetzung der »Reise« oder des Prozesses und die Auflösung des »normalen Ego« geltend macht, fällt er in die schlimmsten familialistischen, person- und ichgebundenen Postulate zurück und kann solchermaßen nur mehr eine »ernsthafte Bestätigung der Eltern«, eine »Anerkennung der Personen«, eine Bloßlegung des wirklichen Ich oder Selbst im Sinne Martin Bubers als Heilmittel anrufen.[62] Vielleicht liegt hier, neben der Feindseligkeit von seiten der traditionellen Autoritäten, die Ursache für das gegenwärtige Scheitern der anti-psychiatrischen Versuche, für ihre Wiederverwertung zugunsten adaptiver Formen von Familientherapie und Gemeindepsychiatrie, sowie für den Rückzug von Laing selbst in den Orient. Und versucht man auf anderer, doch analoger Ebene nicht gleichfalls die Lehre Lacans in diesen Widerspruch zu stürzen, wenn man sie auf eine

62 R. D. Laing, *Das Selbst und die Anderen*, Köln 73, S. 105 ff.

familiale und personengebundene Achse verlegt – während Lacan doch die Ursache/Sache (cause) des Wunsches in einem unmenschlichen, gegenüber der Person heterogenen »Objekt« bestimmt, das unterhalb aller minimalen Identitätsbedingungen lagert und den intersubjektiven Koordinaten sich ebenso entzieht wie der Welt der Signifikationen?
Ein Hoch den Ndembu, denn einzig deren Medizinmann hat, den detaillierten Ausführungen des Ethnologen Turner zufolge, Ödipus als einen Schein, einen Dekor zu behandeln, hat bis zu den unbewußten libidinösen Besetzungen des gesellschaftlichen Feldes aufzusteigen vermocht. Der ödipale Familialismus, selbst und gerade in seinen modernsten Ausprägungen, macht es unmöglich aufzudecken, was man doch heute vorgibt zu suchen, nämlich die schizogene gesellschaftliche Produktion. Vor allem ist es vergeblich, geltend zu machen, daß die Familie tieferliegende gesellschaftliche Widersprüche zum Ausdruck bringt, wenn ihr weiterhin der Wert eines Mikrokosmos, die Rolle einer notwendigen Station zur Transformation der gesellschaftlichen und mentalen Entfremdung zugesprochen wird; wenn zudem der Eindruck hervorgerufen wird, als besetze die Libido nicht unmittelbar die gesellschaftlichen Widersprüche als solche, sondern bedürfe vorgängig deren Übersetzung in den Familiencode, um sich zu regen. Damit hat man schon die gesellschaftliche Produktion durch die Annahme einer Verursachung durch die und eines Ausdrucks in der Familie ersetzt und findet sich so in den Kategorien der idealistischen Psychiatrie wieder. Worauf man es dabei auch immer abgesehen haben mag, auf diese Weise ist der Gesellschaft die Unschuld wiedergegeben: um sie anzuklagen, bleiben nur noch undeutliche Aussagen über den kranken Charakter der Familie oder über die moderne Lebensweise ganz allgemein. Man ist folglich vom Wesentlichen abgekommen: daß die Gesellschaft auf der Ebene ihrer Infrastruktur, ihrer Produktionsweise, ihrer bündigsten kapitalistischen Wirtschaftszyklen schizophrenisierend wirkt; daß die Libido dieses gesellschaftliche Feld nicht in der Form besetzt, daß es vermittels der Familie-als-Mikrokosmos zum Ausdruck gebracht oder übersetzt wird, sondern derart, daß es seine nichtfamilialen, als solche besetzten Einschnitte und Ströme in die Familie einführt; daß folglich die Familienbesetzungen stets ein Ergebnis der allein

primären libidinösen gesellschaftlichen Wunschbesetzungen bilden; schließlich, daß die mentale Entfremdung unmittelbar auf diese Besetzungen verweist und nicht weniger gesellschaftlich ist als die gesellschaftliche Entfremdung, die ihrerseits sich auf vorbewußte Interessenbesetzungen bezieht.
In der oben kritisierten Form verfehlt man nicht nur die richtige Einschätzung des pathogenen Charakters der gesellschaftlichen Produktion, man verfehlt zweitens auch den schizophrenen Prozeß und dessen Verhältnis zum Schizophrenen als Krankem. Denn man versucht, alles zu neurotisieren. Zweifellos paßt man sich so der Mission der Familie an, die darin besteht, durch ihre Ödipalisierung, ihr System von Sackgassen, durch die ihr von der gesellschaftlichen Repression auferlegte Verdrängungsleistung, ohne die jene niemals folgsame und resignierte Subjekte finden und es fertigbringen würde, die Fluchtlinien zu verstopfen, Neurosen zu erzeugen. Daß die Psychoanalyse vorgibt, die Neurose zu heilen, sollte uns nicht im geringsten stören, heißt heilen für sie doch das unendliche Gespräch, die unendliche Resignation, der Zugang zum Wunsch über die Kastration! ... und die Schaffung von Bedingungen, die es dem Subjekt gestatten, auszuschwärmen, das Übel an seine Nachkommenschaft weiterzugeben statt zölibatär und machtlos, als Masturbator zu krepieren. Nochmals: vielleicht wird sich eines Tages herausstellen, daß *allein die Neurose unheilbar ist* (daher die unendliche Analyse). Man klopft sich auf die Schulter, wenn es einem gelungen ist, einen Schizo in einen Paranoiker oder Neurotiker verwandelt zu haben. Vielleicht stecken hier etliche Mißverständnisse. Denn der Schizo ist jener, der jeglichem ödipalen, familialen und personengebundenen Bezug entwischt: ich werde nicht mehr Ich, nicht mehr Papa-Mama sagen – und er hält Wort. Die vorgängige Frage ist nun, ob es das ist, woran er krankt, oder ob das nicht der schizophrene Prozeß ist, der keine Krankheit, keinen »Zusammenbruch«, sondern einen wie immer beängstigenden, abenteuerlichen »Durchbruch« darstellt: die Mauer oder Grenze überwinden, die uns von der Wunschproduktion abtrennt, die Wunschströme in Umlauf setzen. Laings Größe beruht darin, daß er, von einigen zweideutig bleibenden Intuitionen Jaspers ausgehend, die unglaubliche Bedeutsamkeit dieser Reise bewußt gekennzeichnet hat. So daß keine Schizo-

Analyse ihren Namen verdient, die nicht neben ihren positiven Aufgaben die destruktive einer fortwährenden Auflösung des sogenannten normalen Ich auf sich nimmt. Lawrence, Miller, dann Laing haben grundlegend gezeigt, daß weder der Mann noch die Frau wohldefinierte Persönlichkeiten sind – wohl aber Vibrationen, Ströme, Spaltungen und »Knoten«. Das Ich bezieht sich auf personengebundene Koordinaten, aus denen es hervorgeht, die Personen ihrerseits beziehen sich auf die Familienkoordinaten, wir werden sehen, worauf der Familienkomplex sich bezieht, um seinerseits Personen zu erstellen. Aufgabe der Schizo-Analyse ist es, unablässig die Iche und ihre Voraussetzungen zu zerstören, die präpersonalen Singularitäten, die jene einschließen und verdrängen, zu befreien, die Ströme fließen zu lassen, die jene auszusenden, zu empfangen oder zu unterbrechen fähig wären, immer weiter weg und feiner die unterhalb der Identitätsbedingungen liegenden Spaltungen und Einschnitte zu errichten, die Wunschmaschinen zu montieren, die einen jeden erschließen und mit anderen gruppieren. Denn jeder ist eine Kleinstgruppe und muß so leben, oder ist vielmehr wie eine vielfach gesprungene Zen-Teekanne, deren Sprünge jeweils mit Goldzement ausgebessert sind, oder wie eine Kirchenfliese, deren Risse durch die Malerei oder den Kalk noch unterstrichen werden (das Gegenteil der vereinigten, molarisierten, verborgenen, vernarbten, unproduktiven Kastration). Die Schizo-Analyse trägt diesen ihren Namen, weil sie, statt wie die Psychoanalyse zu neurotisieren, während ihres gesamten Behandlungsverfahrens schizophrenisiert.

Woran krankt der Schizophrene, wenn nicht an der Schizophrenie als Prozeß? Was verwandelt den Durchbruch in einen Zusammenbruch? Es ist vielmehr die erzwungene Unterbrechung des Prozesses oder seine Fortsetzung ins Leere, oder die Art und Weise, wie er gezwungen wird, sich für ein Ziel zu halten. Wir haben gesehen, wie die gesellschaftliche Produktion den kranken Schizo hervorbringt: gebaut auf decodierten Strömen, die seine Tiefentendenz oder seine absolute Grenze ausmachen, wirkt der Kapitalismus unaufhörlich dieser Tendenz entgegen, wendet die Grenze dadurch ab, daß er an deren Stelle relative interne Grenzen setzt, die er auf stets erweiterter Stufenleiter reproduzieren kann, oder daß er eine Axiomatik der Ströme einsetzt, die die Tendenz dem Despotismus oder strengster Repression unterwirft. So setzt der Widerspruch nicht nur auf der Ebene der das gesellschaftliche Feld durchlaufenden Ströme an, sondern auf der Ebene ihrer libidinösen Besetzungen, die dessen konstituierende Teile bilden – zwischen dem paranoischen Wiederaufbau des despotischen Staates und den positiven schizophrenen Fluchtlinien. Unter diesen Umständen zeichnen sich drei Möglichkeiten ab: Zum ersten, der Prozeß wird unterbrochen, die Grenze der Wunschproduktion verschoben und verkehrt und geht in die ödipale Untereinheit über. Dann ist der Schizo wirklich neurotisiert und diese Neurotisierung bildet seine Krankheit; denn auf jeden Fall geht die Neurotisierung der Neurose voraus, diese ist deren Frucht. Zum zweiten, der Schizo widersteht der Neurotisierung, der Ödipalisierung. Selbst die Verwendung modernster Hilfsmittel, die reine analytische Bühne, der symbolische Phallus, die strukturale Verwerfung, der Name des Vaters können ihm nichts anhaben (und auch hier, im Rahmen modernster Mittel, welch befremdliche Anwendung der Entdeckungen Lacans, der doch gerade der erste war, der das analytische Feld schizophrenisiert hat ...). In diesem Fall wird der mit der Neurotisierung konfrontierte Prozeß, der dieser wohl widersteht, die aber ausreicht, ihn allseits zu blockieren, dazu gebracht, sich selbst als Ziel zu nehmen: ein Psychotiker ist geschaffen, der der delegierten eigentlichen Verdrängung nur entkommt, um sich in die Urverdrängung zurückzuziehen, über sich den organlosen Körper zu schließen und die Wunschmaschinen zum Schweigen zu bringen. Statt der Neurose, statt Ödipus und Kastration: Katatonie – aber das ist noch eine Wirkung der Neurotisierung, eine Gegenwirkung ein und derselben Krankheit. Schließlich der dritte Fall: der Prozeß beginnt im Leeren zu kreisen. Prozeß der Deterritorialisierung, vermag er nicht mehr die neue Erde zu suchen und zu erschaffen. Der ödipalen Reterritorialisierung dieser archaischen, residualen, lächerlich beschränkten Erde konfrontiert, wird er noch künstlichere Erden einrichten, die sich mehr recht als schlecht, vorbehaltlich eines Vorfalls, mit der herrschenden Ordnung arrangieren: der Perverse. Indessen bildete doch schon Ödipus eine künstliche Erde, o Familie! – und eine künstliche Erde bildete auch noch der Widerstand gegen Ödipus, die Rückkehr zum organlosen

Körper, o Anstalt! So daß alles Perversion ist – aber ebenso Psychose und Paranoia, da alles von der Gegenbesetzung des gesellschaftlichen Feldes, die den Psychotiker hervorbringt, ausgelöst wird. Und weiter ist alles Neurose, da Frucht der Neurotisierung, die sich dem Prozeß entgegenstellt. Schließlich ist alles Prozeß, Schizophrenie als Prozeß, wird doch an ihr alles gemessen, ihr eigener Verlauf, ihre neurotischen Aufenthalte, ihre perversen Fortsetzungen im Leeren, ihre psychotischen End-Setzungen.

Soweit Ödipus aus der Applikation des gesamten gesellschaftlichen Feldes auf die endliche Familienfigur entsteht, impliziert er keine nur beliebige Besetzung des Feldes durch die Libido, sondern eine ganz besondere, diese Applikation ermöglichende und notwendig machende. Daher schien uns Ödipus allererst die Idee eines Paranoikers zu sein, bevor er Gefühl des Neurotikers wird. In der Tat geht die paranoische Besetzung dahin, die molekulare Wunschproduktion der molaren Einheit unterzuordnen, die sie auf der einen Seite des organlosen Körpers konstituiert, und sie derart einer Form des Sozius zu unterwerfen, der unter spezifischen Bedingungen die Funktion des vollen Körpers ausübt. Der Paranoiker stellt, gleich Maschinen, Massen auf, formt unaufhörlich große Einheiten und erfindet schwere Apparate zur Einkerkerung und Unterdrückung der Wunschmaschinen. Gewiß ist es ihm ein leichtes, als vernünftig zu gelten und sich auf kollektive Ziele und Interessen, notwendige Reformen, ja zuweilen selbst anstehende Revolutionen zu berufen. Doch bricht unter den reformistischen oder auch den reaktionären und faschistischen Besetzungen der Wahnsinn durch, der ein vernünftiges Aussehen nur im Lichte des Vorbewußten gewinnt und der den eigentümlichen Diskurs einer Organisierung der Gesellschaft beseelt. Selbst deren Sprache ist verrückt. Hört doch einem Minister, einem General, einem Unternehmenschef, einem Techniker zu ... Lauscht dem paranoischen Gemurmel unter dem Diskurs der Vernunft, die für andere, die Stummen spricht. Denn unterhalb der geltend gemachten vorbewußten Ziele und Interessen erhebt sich eine andersartige unbewußte Besetzung, die, bar jeden Zwecks, auf einen für sich bestehenden vollen Körper, bar jeder Vernunft, auf eine für sich bestehende Entwicklungsstufe zielt: diese Stufe da und keine andere, geht keinen Schritt weiter, diesen Sozius da und keinen anderen, rührt ihn nicht an. Eine interesselose Liebe für die molare Maschine, ein wahrer Genuß einschließlich des Hasses für jene, die sich dem nicht unterwerfen: die ganze Libido ist im Spiel. Einsichtig wird, daß aus der Perspektive der libidinösen Besetzung wenig Unterschiede zwischen einem Reformisten, einem Faschisten und zuweilen sogar gewissen Revolutionären besteht, die allesamt sich nur auf vorbewußte Weise unterscheiden, deren unbewußte Besetzungen aber, selbst wenn sie sich nicht demselben Körper anschließen, demselben Typ zugehören. Wir vermögen Maud Mannoni nicht zu folgen, wenn sie im Urteil von 1902, das dem Präsidenten Schreber trotz erkennbaren Aufrechterhaltens seiner Wahnideen wieder Freiheit und Verantwortlichkeit zuspricht, den historisch ersten Akt der Antipsychiatrie erblicken will.[63] Denn mit Recht kann daran gezweifelt werden, daß das Urteil ebenso ausgesehen hätte, wäre der Präsident Schizophrener statt Paranoiker gewesen, hätte er sich statt für einen reinen Arier für einen Neger oder Juden gehalten, nicht soviel Geschick in der Verfolgung seiner Angelegenheiten gezeigt, in seinem Wahn eine nicht schon faschisierende libidinöse Besetzung für den Sozius bezeugt. Die Gesellschaftsmaschinen, Maschinen der Unterjochung, rufen unvergleichliche Lieben hervor, die nicht durch das Interesse sich erklären lassen, da dieses selbst erst aus jenen hervorgeht. Der Gesellschaft zugrundeliegend der Wahn, denn er ist die Besetzung des Sozius als solchen, jenseits von Zielen. Und der Paranoiker sehnt sich nicht nur nach dem Körper des Despoten, sondern auch nach dem des Geldkapitals oder, von dem Augenblick an, da er Macht- und Herdenform geworden ist, nach einem neuen revolutionären Körper. Von ihm ebenso besessen zu werden wie ihn zu besitzen, die unterworfenen Gruppen zu maschinisieren, deren Teil man selbst ist und in deren Räderwerk man selbst steckt, sich selbst in die Maschine einzuführen, um derart endlich den Genuß der Mechanismen kennenzulernen, die den Wunsch zermalmen.

Ödipus gibt sich relativ unschuldig, zeigt sich als private Bestimmung, die im Zimmer des Analytikers behandelt wird. Doch

63 Maud Mannoni, *Der Psychiater, sein Patient und die Psychoanalyse*, Olten 1973, Kap. VII.

fragen wir uns, welchen Typus unbewußter gesellschaftlicher Besetzung er voraussetzt – da es nicht die Psychoanalyse ist, die ihn erfindet; sie begnügt sich damit, von ihm zu leben, ihn zu entwickeln, zu bestätigen, ihm eine medizinische Warenform anzupassen. Von größter Bedeutung ist, daß, soweit die paranoische Besetzung die Wunschproduktion unterjocht, die Grenze dieser Produktion verschoben wird und als Grenze zwischen zwei molaren Einheiten ins Innere des Sozius wandert: zwischen der gesellschaftlichen Anfangseinheit und der ihr angeblich entsprechenden familialen Untereinheit. Auf diese Weise gerät der Wunsch in die Schlinge der familialen Verdrängung, die die gesellschaftliche Repression verstärkt. Der Paranoiker appliziert seinen Wahn der Familie, zumal seiner eigenen. Aber zunächst ist es ein Wahn über Rassen, Stände, Klassen, die universelle Geschichte. Kurz, im Unbewußten selbst impliziert Ödipus die reaktionäre und paranoische Besetzung des gesellschaftlichen Feldes, die als Ödipalisierungsfaktor wirkt und die vorbewußten Besetzungen ebenso nähren wie ihnen entgegenarbeiten kann. Aus der Perspektive der Schizo-Analyse besteht die Untersuchung des Ödipus folglich darin, von den verworrenen Gefühlen des Sohnes zu den Wahnideen oder Besetzungslinien der Eltern, ihrer internalisierten Repräsentanten und ihrer Stellvertreter aufzusteigen; nicht nur zum Familienkomplex zu gelangen, der immer nur Applikations- und Reproduktionsstätte ist, vielmehr zu den politisch-gesellschaftlichen Komplexen libidinöser Besetzung. So daß die gesamte familialistische Psychoanalyse, und der Psychoanalytiker an erster Stelle, sich vor der Schizo-Analyse zu verantworten hat. Einzig sinnvolle Art, die Zeit auf der Couch zu verbringen: den Psychoanalytiker zu schizophrenisieren. Wir erklärten, daß aufgrund der wesentlichen Differenz zu vorbewußten Interessenbesetzungen die Sexualität selbst für die unbewußten Wunschbesetzungen in ihrer gesellschaftlichen Tragweite als Indikator zu gelten habe. Sicher genügt es nicht, die arme Frau, das Kindermädchen oder die Hure zu besetzen, um damit schon eine revolutionäre Liebe zu haben. Es gibt keine revolutionäre oder reaktionäre Liebe, womit schlicht gesagt ist, daß sie sich weder durch ihre Objekte, durch die Ziele und Quellen der Wünsche, noch durch Triebe definiert. Doch gibt es Formen der Liebe, die die Anzeichen des reaktionären oder revolutionären Charakters der libidinösen Besetzung eines historisch-gesellschaftlichen oder geographischen Feldes abgeben, von dem die begehrten/gewünschten Wesen ihre Bestimmungen erhalten. Ödipus bildet eine dieser Formen, das Anzeichen reaktionärer Besetzung. Und die wohlbestimmten Figuren, die wohlidentifizierten Rollen, die wohlunterschiedenen Personen, kurz die Musterbilder, von denen Lawrence sprach, Mutter, Verlobte, Mätresse, Ehefrau, Heilige und Nutte, Prinzessin oder Hausgehilfin, reiche und arme Frau, sie alle bilden bis in ihre Umkehrungen und Ersetzungen hinein Abkömmlinge von Ödipus. Selbst die Form dieser Bilder, ihr spezifischer Ausschnitt wie die Gesamtheit ihrer möglichen Beziehungen sind das Produkt eines Codes oder einer gesellschaftlichen Axiomatik, auf die sich vermittels jener die Libido richtet. Die Personen stellen abgeleitete Trugbilder einer gesellschaftlichen Einheit dar, deren Code für sich unbewußt besetzt wird. Deshalb weist die Liebe, der Wunsch, reaktionäre, aber auch revolutionäre Anzeichen auf; die letzteren erscheinen als nicht-figurative Anzeichen, wo die Personen den decodierten Wunschströmen, den Vibrationslinien Platz machen und die Einschnitte von Bildern das Feld für Spaltungen räumen, diese singulären Punkte, mehrdimensionalen Zeichen-Punkten, die die Ströme, statt sie zu vernichten, fließen lassen. Nicht-figurative Lieben, Anzeichen revolutionärer Besetzung des gesellschaftlichen Feldes, weder ödipal noch prä-ödipal, da beides gleich ist, sondern jungfräulich anödipal, die den Revolutionären das Recht geben, zu antworten: »Ödipus, kenn' ich nicht!« Die Form der Personen und des Ich abbauen, nicht zugunsten eines prä-ödiopal Undifferenzierten, vielmehr zugunsten anödipaler Singularitätslinien, der Wunschmaschinen. Denn es gibt wohl eine sexuelle Revolution, die aber betrifft nicht die Objekte, nicht die Ziele und Quellen, sondern nur die Form oder die Maschinenanzeichen.

Die vierte und letzte These der Schizo-Analyse ist folglich die Unterscheidung zweier Pole der libidinös-gesellschaftlichen Besetzung des paranoischen, reaktionären und faschisierenden Pols auf der einen, des schizoid-revolutionären auf der anderen Seite. Noch einmal, uns erscheint es keineswegs unangemessen, gesellschaftliche Besetzungen des Unbewußten in dem Maße durch traditionelle Kategorien der Psychiatrie zu charakterisieren, wie diese keine familialistischen Konnotationen mehr mit sich führen, die jene Besetzungen zu bloßen Projektionen deklarieren, und zugleich dem Wunsch zugestanden wird, einen unmittelbar adäquaten, primär gesellschaftlichen Inhalt zu besitzen. Beide Pole bestimmen sich folgendermaßen: der *eine* durch die Unterwerfung der Produktionen der Wunschmaschine unter Herdeneinheiten, die jene in großem Maßstab in einer jeweiligen selektiven Macht- oder Herrschaftsform bilden, der *andere* durch die entgegengesetzte Unterordnung und den Umsturz der Macht; der *eine* durch die molaren und strukturierten Einheiten, die die Singularitäten niederwalzen, sie auswählen und jene regulieren, die die Codes oder Axiomatiken einbehalten, der *andere* durch die molekularen Vielheiten von Singularitäten, denen im Gegenteil die großen Einheiten als Material ihrer Bearbeitung dienen; der *eine* durch die Integrations- und Territorialisierungslinien, die die Ströme aufhalten, sie knebeln, sie gemäß der dem System immanenten Grenze umleiten und zuschneiden, so daß sie jene Bilder hervorbringen, die das dem System oder der Einheit eigentümliche Immanenzfeld ausfüllen, der *andere* durch die Fluchtlinien, denen die decodierten und deterritorialisierten Ströme folgen, die, ihre eigenen, neue Ströme produzierenden Einschnitte und nicht-figurativen Spaltungen erfindend, stets die codierte Mauer oder die Territorialgrenze durchbrechen, die sie von der Wunschproduktion trennen, und die alle vorhergehenden Bestimmungen zusammenfassen; der *eine* durch unterworfene Gruppen, der *andere* durch Subjektgruppen. Wahr ist, daß wir allseits noch auf Probleme stoßen, die diese Unterscheidung betreffen, etwa: in welchem Sinne konstituiert die schizoide Besetzung ebenso wie die andere eine reale Besetzung des historisch-gesellschaftlichen Feldes und keine bloße Utopie? In welchem Sinne sind die Fluchtlinien kollektiv, positiv und schöpferisch? Welches Verhältnis besteht zwischen den beiden unbewußten Polen und zu den vorbewußten Interessenbesetzungen?

Erkennbar wurde, daß die unbewußte paranoische Besetzung auf den Sozius selbst als organloser Körper, jenseits der vorbewußten Ziele und Interessen, die er festlegt und verteilt, sich erstreckt. Bleibt, daß eine solche Besetzung es nicht erträgt, bloßgestellt zu werden; immerfort muß sie sich unter bestimmbaren und als allgemein ausgegebenen Interessen oder Zielen verbergen, wenngleich diese doch nur die der herrschenden Klasse oder Fraktionen repräsentieren. Wie sollte ein Herrschaftsgebilde, eine festgelegte und determinierte Herdeneinheit es ertragen können, allein ihrer bloßen Macht, Gewalt und Sinnlosigkeit wegen besetzt zu werden? Das würde sie nicht überleben. Selbst der offenkundige Faschismus spricht die Sprache der Ziele, des Rechts, der Ordnung und der Vernunft. Selbst der verrückteste Kapitalismus spricht im Namen ökonomischer Rationalität. Und das gezwungenermaßen, findet sich doch die Ordnung der Vernunftgründe unentwirrbar in die Irrationalität des vollen Körpers, unter einem Code, einer Axiomatik, die darüber entscheidet, eingebunden. Überdies würde die Bloßstellung der unbewußten reaktionären Besetzung als ziellose diese vollkommen umwandeln, sie auf den anderen Pol der Libido, das heißt auf den schizo-revolutionären, übergehen lassen, da jene sich nicht vollziehen würde, ohne die Macht umzustürzen, ohne die Richtung der Unterordnung umzukehren, *ohne die Produktion selbst wieder dem Wunsch zuzuführen,* denn einzig der Wunsch lebt davon, ziellos zu sein. Die molekulare Wunschproduktion fände die Freiheit wieder, ihrerseits das molare Gefüge unter einer nunmehr umgestürzte Macht- und Herrschaftsform zu bringen. Deshalb kann Klossowski, der bisher die Theorie der zwei Pole der Besetzung, allerdings unter den Kategorien einer aktiven Utopie, am weitesten vorangetrieben hat, schreiben:

»Jedes Herrschaftsgebilde hätte derart den geeigneten Augenblick seiner Desintegration vorauszusehen ... Kein Herrschaftsgebilde wird jemals, um Gestalt anzunehmen, diese Bewußtwerdung ertragen können: denn sobald es den Individuen, aus denen es sich zusammensetzt, bewußt wird, werden diese es auflösen ... Auf dem Umweg von Wissenschaft und Kunst hat sich das menschliche Wesen mannigfach gegen diese Starrheit aufgelehnt; doch ungeachtet dieses Vermögens ließ der Herdentrieb in und durch die Wissenschaft diesen Bruch scheitern. An dem Tage, da das menschliche Wesen sich gleichsam als *intentionsloses Phänomen* verhielte – denn auf der Ebene des menschlichen Wesens gehorcht jede Intention weiterhin dem Gesetz der Bewahrung, ihrer Dauer –, an diesem Tage würde eine neue Kreatur die Integrität der Existenz verkünden ... Kraft ihres eigenen Verlaufs beweist die Wissenschaft, daß die Mittel, die sie unaufhörlich erarbeitet, ein an sich ziel- und zweckloses äußerliches Spiel von Kräften nur reproduziert, deren Kombinationen ein jeweiliges Ergebnis erhalten ... Gleichwohl kann jedwede Wissenschaft sich immer noch nicht außerhalb einer bestehenden sozialen Gruppierung entwickeln. Um ihrer eigenen Infragestellung seitens der Wissenschaft zuvorzukommen, nehmen die sozialen Gruppen diese erneut in ihre Obhut ... [integrieren sie] unterschiedlichen Industrieplanungen, ihre Autonomie scheint im eigentlichen Sinne unbegreiflich zu sein. Eine Kunst und Wissenschaft vereinigende Verschwörung setzt die Auflösung aller unserer Institutionen und die totale Umwälzung der Produktionsmittel voraus ... Wenn, nach dem Willen Nietzsches, irgendeine Verschwörung Kunst und Wissenschaft auf nicht weniger verdächtige Zwecke einschwören sollte, so scheint die industrielle Gesellschaft sie im voraus durch die Art und Weise der *Inszenierung,* die sie anbietet, zu vereiteln, andernfalls sie tatsächlich das erleiden müßte, was diese Verschwörung ihr vorbehält: nämlich das Zerbersten der sie überlagernden institutionellen Strukturen in eine Pluralität von Experimentalbereichen, derart endlich das authentische Antlitz der Modernität offenbarend – letztes Stadium der von Nietzsche konzipierten Entwicklung der Gesellschaft. In dieser Perspektive erschienen Kunst und Wissenschaft als jene Herrschaftsgebilde, von denen Nietzsche meinte, daß sie den Gegenstand seiner Gegen-Soziologie ausmachten – Kunst und Wissenschaft würden sich, auf den Ruinen der Institutionen, als beherrschende Mächte begründen.«[64]

Warum diese Berufung auf Kunst und Wissenschaft in einer Welt, wo die Wissenschaftler und Techniker, selbst die Künstler, wo Wissenschaft und Kunst so umfassend im Dienste der etablierten Mächte stehen (und wäre es nur über die Finanzierungsstrukturen)? Weil die Kunst, hat sie einmal ihre ureigenste Bestimmung und Größe erlangt, Decodierungs- und Deterritorialisierungsketten erzeugt, die Wunschmaschinen aufrichten und in Gang setzen. Als Beispiel mag die venezianische Schule der Malerei dienen: zur selben Zeit, da Venedig an den äußersten Grenzen eines Urstaates, der ihm weitestgehende Autonomie zugesteht, den mächtigsten Warenkapitalismus entwickelt, schleicht seine Kunst unübersehbar innerhalb eines byzantinischen Codes dahin, wo selbst die Farben und Linien sich einem Signifikanten, der gleich einer vertikalen Ordnung ihre Hier-

64 Pierre Klossowski, *Nietzsche et le cercle vicieux,* S. 175, 202 f., 213 f. (Der Gegensatz von Herdeneinheiten und Singularitätsvielheiten wird überall im Buch entfaltet, weiterhin in *La Monnaie vivante*).

archie bestimmt, unterordnen. Doch gegen Mitte des 15. Jahrhunderts etwa, als der venezianische Kapitalismus den ersten Anzeichen seines Untergangs zu trotzen hat, bricht etwas in dieser Malerei hervor: man könnte sagen, daß eine neue Welt, eine *andere* Kunst sich öffnet, in der die Linien sich deterritorialisieren, die Farben sich decodieren, nur noch auf die Beziehungen verweisen, die sie untereinander und wechselseitig eingehen. Eine horizontale oder transversale Organisation des Gemäldes mit den Flucht- oder Durchbruchslinien entsteht. Der Körper Christi, allseits und auf jede Weise maschinisiert, in alle Richtungen auseinandergezogen, spielt die Rolle des organlosen vollen Körpers, Ort der Kopplung aller Wunschmaschinen, Ort sado-masochistischer Übungen, an denen die Lust des Künstlers hervorbricht. Selbst schwule Christusse. Die Organe, direkte Kräfte des organlosen Körpers, setzen auf ihm Ströme in Umlauf, die von den Tausenden von Wunden, so bei den Pfeilen des hl. Sebastian, derart unterbrochen und erneut abgesetzt werden, daß sie Ströme hervorbringen. Die Personen und Organe hören auf, im Sinne hierarchisierter kollektiver Besetzungen codiert zu werden; jede, jeder steht für sich, führt seine eigene Bestimmung aus: das Jesuskind blickt auf die eine Seite, die Jungfrau Maria horcht auf die andere, Jesus steht für alle wünschenden Kinder, Maria für alle wünschenden Frauen. Unter dieser allgemeinen Privatisierung entfaltet sich die fröhliche, lustvolle Tätigkeit der Profanisierung. Ein Tintoretto malt die Erschaffung der Welt gleich einem Langlauf, und Gott selbst im ersten Rang gibt, von rechts nach links, den Start frei. Plötzlich taucht ein Gemälde von Lotto auf, das ebensogut aus dem 19. Jahrhundert sein könnte. Und sicherlich wird diese Deterritorialisierung der Malströme, werden diese schizoiden Fluchtlinien, die am Horizont die Wunschmaschinen erstellen, in Bruchstücken des alten Codes vorgenommen oder aber neuen eingefügt, wie eine reine Axiomatik des Malens zunächst, die die Fluchtbewegungen unterbindet, die Einheiten über die transversalen Beziehungen zwischen Linien und Farben schließt und die alten oder neuen Territorialitäten (zum Beispiel der Perspektive) aufträgt. So wahr ist, daß die Bewegung der Deterritorialisierung nur als Gegenstück zu residualen, artifiziellen oder nachgemachten Territorialitäten erfaßt werden kann. Doch ist allemal etwas in Erscheinung ge-

treten, das die Codes aufbrach, die Signifikanten niederriß und unterhalb der Strukturen verlief, an der Grenze des Wunsches Ströme in Umlauf setzte und Einschnitte ausführte: ein Durchbruch. Hierfür reicht die Erklärung nicht aus, mitten im 15. Jahrhundert habe schon das 19. gesteckt, denn gleiches wäre vom 19. Jahrhundert zu sagen, überdies würde derartiges auch für den byzantinischen Code zutreffen, unter dem schon eigentümlich befreite Ströme dahinzogen. Wir haben es an Turner, an seinen vollkommensten Gemälden gesehen, die zuweilen als »unvollendete« eingestuft werden: sobald die wahre Bestimmung sich zeigt, wird etwas offenbar, das keiner Schule, keiner Zeit mehr angehört, das einen Durchbruch vollzieht: die Kunst als *Prozeß* ohne Ziel, die sich derart aber vollendet, verwirklicht.
Die Codes und ihre Signifikanten, die Axiomatiken und ihre Strukturen, die imaginären Figuren, die sie erfüllen, wie gleichermaßen die rein symbolischen Beziehungen, die sie zuteilen, konstituieren molare, im eigentlichen Sinne ästhetische Einheiten, die durch Ziele, Schulen und Epochen charakterisiert sind, beziehen diese auf umfassendere gesellschaftliche Einheiten, die darin ihre Applikation finden, und unterwerfen die Kunst allseits einer Kastrationsmaschine der Herrschaft. Denn auch für die Kunst besteht ein reaktionärer Besetzungspol, eine düstere paranoisch-ödipal-narzißtische Organisation. Ein am schmutzigen kleinen Geheimnis ausgerichteter schmutziger Gebrauch der Malerei, selbst innerhalb der abstrakten, in der die Axiomatik auf Gegenständlichkeit verzichtet: Malerei, deren heimliches Wesen skatologisch ist, eine ödipalisierende Malerei selbst dann, wenn sie mit der heiligen Dreieinigkeit als ödipales Imago gebrochen hat, eine neurotische und neurotisierende Malerei, die aus dem Prozeß ein Ziel macht, oder einen Aufenthalt, eine Unterbrechung, oder eine Fortsetzung im Leeren. Diese Malerei, heutzutage unter dem widerrechtlich angeeigneten Namen »moderne Malerei« firmierend, ist eine giftige Blume, verleitet einen Helden von Lawrence zu sagen: »Es ist gleichsam reiner Mord ... – Und wer ist ermordet worden? ... – Alle barmherzigen Regungen, die man in sich spürt, sind umgebracht worden ... – Vielleicht war es die Dummheit, die umgebracht wurde, die sentimentale Dummheit, grinste der Künstler. – Glauben

Sie? Mir scheint, daß alle diese Röhren und Wellblechschwingungen dümmer als alles andere und ziemlich sentimental sind. Sie scheinen sehr viel Selbstmitleid und nervöse Eitelkeit zu zeigen.« Auf den breiten, unproduktiven Einschnitt der Kastration projizierte produktive Einschnitte, zu Wellblechströmen gewordene Ströme, allseits versperrte Durchbrüche. Und vielleicht steckt, wir haben es gesehen, darin der Tauschwert von Kunst und Literatur: in einer *paranoischen Ausdrucksform*, die nicht einmal mehr ihre reaktionären libidinösen Besetzungen »bedeuten« muß, da diese ihr vielmehr als Signifikant dienen; in einer ödipalen *Inhaltsform*, die nicht einmal mehr Ödipus gestalten muß, da die »Struktur« ausreicht. Am anderen Pol aber, dem schizo-revolutionären, bemißt sich der Wert der Kunst nur an den decodierten und deterritorialisierten Strömen, die sie unter einem auf das Schweigen reduzierten Signifikanten, und unterhalb der Identitätsbedingungen von Parametern, über eine zur Ohnmächtigkeit verdammte Struktur fließen läßt; auf pneumatischen, elektronischen oder gasförmigen indifferenten Trägern aufruhende Schrift, die den Intellektuellen um so schwieriger und intellektueller vorkommt, als sie den Schwachsinnigen, Analphabeten, den Schizos verständlich ist, alles vereinigend, was fließt und wieder abtrennt, innere Regungen der Barmherzigkeit, ohne Sinn noch Zweck (das Experiment Artaud, Burroughs). Hier findet die Kunst zu ihrer authentischen Modernität, die allein darin besteht, das zu befreien, was zu allen Zeiten in ihr vorhanden war, aber verborgen blieb unter den sei es ästhetischen Zielen und Objekten, den Recodierungen und Axiomatiken: der reine Prozeß, der sich verwirklicht und nur in seinem Vollzug sich verwirklicht – Kunst als »Experimentieren«.[65]

65 Vgl. das gesamte Werk von John Cage, und sein Buch *Silence*, Wesleyan University Press, 1961, S. 13: »Das Wort *experimental* mag zutreffen dann, wenn darunter nicht verstanden wird, einen Akt zu bezeichnen, dem in Begriffen von Erfolg und Mißerfolg bewertet zu werden beschieden ist, sondern einfach einen solchen Akt, dessen Ausgang unbekannt ist«. Und für die aktiven oder praktischen Kategorien der *Decodierung*, der *Entstrukturierung* sowie des Werkes als *Prozeß* sei verwiesen auf die hervorragenden Kommentare von Daniel Charles über Cage, »Musique et anarchie«, *Bulletin de la Société française de philosopie*, Juli 1971 (heftige Zornausbrüche einiger Diskussionsteilnehmer als Reaktion auf die Vorstellung, daß kein Code mehr existiert . . .).

Gleiches wird man von der Wissenschaft sagen können: die decodierten Wissensströme sind zunächst in eigentlich wissenschaftlichen Axiomatiken eingebunden, die aber auch gleichsam zwischen zwei Polen schwanken. Auf der einen Seite steht die große gesellschaftliche Axiomatik, die alles das von der Wissenschaft einbehält, was in Funktion der Bedürfnisse des Marktes und der technischen Innovationsbereiche einbehalten werden muß, die gesellschaftliche Einheit, die aus der wissenschaftlichen Untereinheit ebensoviele Applikationen ihrer selbst, ihr entsprechend, macht, kurz, die Gesamtheit der Verfahren, die sich nicht damit begnügen, die Forscher zur »Vernunft« zu bringen, die jegliche Abweichung ihrerseits unterbinden, ihnen Ziele vorgeben, die Wissenschaft wie die Forscher zu einer dem Herrschaftsgebilde unterworfenen Instanz degradieren (beispielsweise darin, wie dem Indeterminismus nur bis zu einem gewissen Punkt stattgegeben wurde, dann ihm aber aufgegeben war, sich erneut mit dem Determinismus zu versöhnen). Auf der anderen Seite der schizoide Pol, in dessen Nachbarschaft die Wissensströme schizophrenisieren, nicht nur quer durch die gesellschaftliche Axiomatik fliehen, sondern überdies ihre eigenen Axiomatiken durchbrechen, immer deterritorialisiertere Zeichen erzeugend, Spaltungsfiguren, die weder figurativ noch strukturiert mehr sind und ein Spiel ziel- und zweckloser Phänomene produzieren oder reproduzieren; die Wissenschaft als »Experimentieren« im zuvor definierten Sinne. Besteht in diesem Bereich nicht, wie in den anderen auch, ein ganz und gar libidinöser Konflikt zwischen einem paranoisch-ödipalisierenden und einem schizorevolutionären Element? Jener Konflikt, der Lacan sagen läßt, daß ein Drama der Gelehrten existiere (»J. K. Mayer, Cantor, ich werde die Liste dieser Dramen nicht erstellen, die zuweilen bis zum Wahnsinn führen ... Ich postuliere, daß es [das Drama] sich hier in Ödipus nur insoweit einfügen ließe, als dieser selbst mit in die Sache gezogen würde«, da Ödipus hier in der Tat weder als familiale Figur noch selbst mentale Struktur, sondern unter den Formen einer Axiomatik, dem Ödipalisierungsfaktor, interveniert, dem ein spezifischer Wissenschafts-Ödipus entspringt).[66] Und einem Gesang Lautréamonts, der sich um den paranoisch-ödipal-narzißtischen Pol erhebt: *O ernste Mathe-*

66 Lacan, *Ecrits*, S. 870.

matik ... Arithmetik! Algebra! Geometrie! Grandiose Dreieinigkeit! Strahlendes Dreieck!, antwortet kontrastierend ein anderer, o schizophrene Mathematik, unkontrollierbare und verrückte Wunschmaschinen! ...
Im kapitalistischen Herrschaftsgebilde (voller Körper des Geldkapitals als Sozius) hat die große gesellschaftliche Axiomatik die territorialen Codes und despotischen Übercodierungen verdrängt, die die vorhergehenden Gebilde charakterisierten; solchermaßen wurde ein molarer, ein Herdenkomplex erstellt, der an Unterjochung seinesgleichen sucht. Wir haben gesehen, wie dieser Komplex funktioniert: ein umfassendes Immanenzfeld, das auf erweiterter Stufenleiter sich reproduziert, unaufhörlich je nach Bedarf seine Axiome vermehrt, sich mit Bildern und Bildern von Bildern auffüllt, über welche der Wunsch bestimmt wird, seine eigene Repression zu wünschen *(Imperialismus)* – Decodierung und Deterritorialisierung ohnegleichen, eine Konjugation, ein System differentieller Verhältnisse so zwischen decodierten und deterritorialisierten Strömen hervorbringend, daß Einschreibung und gesellschaftliche Repression sich nicht einmal mehr auf die Körper und Personen unmittelbar zu erstrecken brauchen, vielmehr vor diesen existieren (*Axiomatik*, Regulierung und Applikation), – ein als Mehrwert an Strömen bestimmter Mehrwert, der nicht auf der Grundlage einer einfachen arithmetischen Differenz zwischen zwei homogenen Quantitäten gleichen Codes erzwungen wird, sondern gerade vermittels differentieller Verhältnisse zwischen heterogenen, ungleich starken Größen: Kapitalstrom und Arbeitsstrom als von Menschen geschaffener Mehrwert innerhalb des industriellen Wesens des Kapitalismus, Finanzierungsstrom und Zahlungs- oder Einkommensstrom innerhalb der monetären Einschreibung des Kapitalismus, Marktstrom und Innovationsstrom als maschineller Mehrwert innerhalb des Funktionskreises von Handel und Banken innerhalb des Kapitalismus (*Mehrwert* als erster Aspekt der Immanenz), – eine umso unbarmherzigere herrschende Klasse, als sie nicht die Maschine in ihren Dienst stellt, sondern Dienerin der kapitalistischen Maschine ist: in diesem Sinne einzige Klasse, die sich ihrerseits damit begnügt, Gewinne herauszuziehen, die, wie umfänglich auch immer, nur in arithmetischer Differenz zum Lohneinkommen stehen, obgleich sie doch

im tiefsten Innern als Schöpferin, Regulatorin und Wächterin des nicht-angeeigneten, nicht-besessenen und mit Löhnen und Profiten inkommensurablen großen Stromes fungiert, der allzeit die inneren Grenzen des Kapitalismus, deren fortwährende Verschiebung und auf stets erweiterter Stufenleiter sich vollziehende Reproduktion kennzeichnet (das *Spiel innerer Grenzen* als zweiter Aspekt des kapitalistischen Immanenzfeldes, definiert durch das zirkuläre Verhältnis »großer Finanzierungsstrom – Rückstrom von Lohneinkommen – Anhäufung reiner Profite«), – die Effusion der Anti-Produktion in die Produktion, als Realisierung und Absorbtion des Mehrwerts in der Weise, daß der militärische, bürokratische und Polizeiapparat in der Ökonomie selbst begründet wird, die unmittelbar libidinösen Besetzungen der Repression des Wunsches produziert (*Anti-Produktion*, der dritte Aspekt der Immanenz, der die Doppelnatur des Kapitalismus zum Ausdruck bringt: Produzieren um des Produzierens willen, aber innerhalb der Bedingungen des Kapitals). Kein einziger Aspekt, nicht die kleinste Operation, nicht der winzigste industrielle oder finanzielle Mechanismus, der nicht das Irresein der kapitalistischen Maschine und den pathologischen Charakter ihrer Rationalität offenkundig werden ließe (keineswegs falsche Rationalität, sondern wirkliche Rationalität *dieses* Pathologischen, *dieses* Irreseins, »denn seid gewiß, die Maschine funktioniert«). Keineswegs setzt sie sich der Gefahr aus, irre zu werden, denn durchweg und von Beginn an ist sie es schon, daraus entspringt ihre Rationalität. Marx' schwarzer Humor, Quelle des *Kapital*, besteht in seiner Faszination für eine solche Maschine: wie konnte es in Fahrt kommen, aufgrund welcher Decodierung und Deterritorialisierung, wie funktioniert es fortschreitend weiter decodiert und deterritorialisiert, wie vermag es kraft seiner Axiomatik, seiner Konjunktion von Strömen immer härter zu funktionieren, wie produziert es die einzige schreckliche Klasse von grauen Biedermännern, die die Maschine unterhalten, wie kommt es, daß es nicht Gefahr läuft, allein zu sterben, vielmehr uns sterben läßt, endlos Wunschbesetzungen hervorbringt, die nicht einmal mehr über eine betrügerische und subjektive Ideologie laufen, die uns ohne Unterlaß schreien lassen: *Es lebe das Kapital in seiner Realität, in seiner objektiven Verschleierung!* Niemals hat es, außer in der Ideologie, einen humanen, liberalen, väterlichen usw. Kapitalismus gegeben. Er bestimmt sich durch eine gegenüber dem primitiven System der Grausamkeit unvergleichbare Grausamkeit, durch einen gegenüber dem despotischen Regime des Terrors unvergleichbaren Terror. Die Erhöhung der Löhne, die Verbesserung des Lebensstandards sind Realitäten, aber solche, die ihre Existenz diesem oder jenem supplementären Axiom verdanken, das in Funktion der Erweiterung seiner Grenzen der Kapitalismus stets imstande ist, der Axiomatik einzuverleiben (treiben wir *New-Deal*, wünschen und anerkennen wir starke Gewerkschaften, fördern wir die Mitbestimmung, die einzige Klasse, gehen wir Rußland einen Schritt entgegen, das doch uns so viele entgegen geht, usw.). Aber in dieser wachsenden Realität, die jene kleinen Inseln bedingt, hört deshalb die Ausbeutung nicht auf, drückender zu werden, wird der Mangel in sachkundigster Weise eingeführt, die Endlösungen nach Art des »Judenproblems« äußerst minitiös vorbereitet, die Dritte Welt als integrierter Teil des Kapitalismus organisiert. Die Reproduktion der inneren Grenzen des Kapitalismus auf stets erweiterter Stufenleiter zeitigt mehrere Konsequenzen: sie gestattet die Vermehrung und Verbesserung des Lebensstandards im Zentrum, verschiebt die härtesten Ausbeutungsformen vom Zentrum zur Peripherie, vermehrt aber im Zentrum selbst die Enklaven der Überausbeutung, erleichtert es, die sogenannten sozialistischen Formationen zu ertragen (wie den zionistischen Staat nicht allzusehr der Sozialismus der Kibbuzim stört, so auch nicht der russische Sozialismus den Weltkapitalismus). Nicht im metaphorischen Sinne wird festgestellt: die Fabriken sind Gefängnisse, diesen nicht ähnlich, sondern schlicht Gefängnisse.

Im System ist alles irre: weil die kapitalistische Maschine sich von decodierten und deterritorialisierten Strömen antreiben läßt; sie decodiert und deterritorialisiert sie fortschreitend mehr, führt sie aber einem axiomatischen Apparat zu, der sie verschmelzt und an den Verschmelzungspunkten Pseudo-Codes und artifizielle Reterritorialisierungen produziert. In diesem Sinne vermag die kapitalistische Axiomatik nicht davon abzulassen, immer neue Territorialitäten hervorzurufen und neue despotische Urstaaten zum Leben zu erwecken. Der große mutierende Strom des Kapitals ist reine Deterritorialisierung, führt aber solche Reterritorialisierungen dann aus, wenn er sich in Rückstrom an Zahlungsmitteln verwandelt. Die Dritte Welt ist gegenüber dem Zentrum des Kapitalismus deterritorialisiert, gehört aber zu diesem, ist bloße periphere Territorialität. An vorbewußten Klassen- und Interessenbesetzungen wimmelt es. Und zu allerst haben die Kapitalisten Interesse am Kapitalismus. Eine derart platte Feststellung steht für anderes: daß sie an ihm *nur* wegen des Profits, den sie entnehmen, Interesse haben, der aber, so umfangreich er auch immer sein mag, den Kapitalismus nicht bestimmt. Dies aber, was ihn bestimmt und den Profit bedingt, besetzen sie auf ganz andere, auf unbewußt-libidinöse Weise, und diese Wunschbesetzung erklärt sich nicht einfach nur durch den gerade bedingten Profit, sondern erklärt selbst vielmehr, warum ein kleiner Kapitalist ohne großen Profit noch Hoffnung darauf unvermindert seinen Besetzungskomplex aufrechterhält: Libido für den als solchen unwandelbaren, nicht angeeigneten großen Strom »Nicht-Besitz und Nicht-Reichtum« – wie Bernard Schmitt sagt, der unter den modernen Wirtschaftswissenschaftlern den unübertroffenen Vorzug genießt, eine delirierende Interpretation eines wahrhaft delirierenden ökonomischen Systems zu geben (zumindest geht er bis zum Ende). Mit anderen Worten, eine wahrhaft unbewußte Libido, interesselose Liebe: erstklassig, diese Maschine. Unter diesen Umständen und stets ausgehend von der tautologischen Feststellung wenige Zeilen zuvor versteht man, daß Menschen, deren vorbewußte Interessenbesetzungen nicht in die vom Kapitalismus eingeschlagene Richtung laufen oder nicht laufen sollten, eine dem Kapitalismus angepaßte oder ihn kaum bedrohende unbewußt libidinöse Besetzung aufrechterhalten. Sei es, daß sie ihre vorbewußten Interessen in der Lohnsteigerung und der Verbesserung des Lebensstandards unterbringen und lokalisieren; mächtige Organisationen sie repräsentieren, die böse werden, sobald man die Ziele als solche in Frage stellt (»Da sieht man, daß ihr keine Arbeiter seid, ihr habt keine Ahnung von wirklichen Kämpfen, greifen wir die Profite an, für eine bessere Führung des Systems, wählt ein sauberes Paris, Willkommen Herr Breschnew!). Und in der Tat, wie sollte man sein Interesse nicht in dem Loch finden, wo man es selbst eingegraben hat? Zweiter Fall: ein neues Interesse wird wirklich besetzt, neue

Ziele, die einen anderen Körper als den des Geldkapitals voraussetzen, die Ausgebeuteten werden sich ihres vorbewußten Interesses, das wirklich revolutionär ist, bewußt – großer Einschnitt *vom Gesichtspunkt des Vorbewußten aus.* Doch genügt nicht schon, daß die Libido einen diesen neuen Zielen angepaßten gesellschaftlichen Körper besetzt, um auf der Ebene des Unbewußten einen revolutionären Einschnitt zu vollziehen, dessen Modus dem des Vorbewußten gleicht. Genauer, beiden Ebenen kommt derselbe Modus nicht zu. Der von der Libido als voller Körper besetzte neue Sozius mag sehr wohl in Form einer autonomen Territorialität funktionieren und doch innerhalb der kapitalistischen Maschine eingeschlossen sein, ein Dasein als Enklave führen und innerhalb ihrer Marktbereiche lokalisierbar sein. Denn der große Strom des mutierenden Kapitals stößt seine Grenzen weiter zurück, fügt neue Axiome hinzu, beläßt den Wunsch im beweglichen Rahmen seiner sich erweiternden Grenzen. Es mag sich hier ein vorbewußter revolutionärer Einschnitt ohne wirklich unbewußten und libidinösen, revolutionären Einschnitt vollziehen. Oder vielmehr ist die Ordnung der Dinge folgendermaßen: zunächst ereignet sich ein wirklich libidinös-revolutionärer Einschnitt, der dann in einen einfachen revolutionären Einschnitt der Ziele und Interessen mündet und endlich zur Neubildung einer nur spezifischen Reterritorialität, eines spezifischen Körpers auf dem vollen Körper des Kapitals führt. Unaufhörlich gehen aus den revolutionären Subjekt-Gruppen unterworfene Gruppen hervor. Ein Axiom mehr. Das ist nicht komplizierter als bei der abstrakten Malerei. Alles beginnt mit Marx, setzt sich fort mit Lenin und endet bei »Willkommen Herr Breschnew!«. Sind das noch Revolutionäre, die zu einem Revolutionär sprechen? Ist das Dorf noch revolutionär, das einen neuen Präfekten fordert? Und wenn man fragt, wann es denn angefangen habe, sich zum Schlechten zu wenden, wie weit gilt es dann aufzusteigen, bis Lenin, bis Marx? So viele unterschiedliche und entgegengesetzte Besetzungen können in jenen Komplexen koexistieren, die keine des Ödipus sind, sondern das historisch-gesellschaftliche Feld, dessen unbewußte und vorbewußte Konflikte und Widersprüche betreffen, von denen nur gesagt werden kann, daß sie sich auf Ödipus umklappen: Vater Marx, Vater Lenin, Vater Breschnew. Immer weniger

Leute glauben daran, aber das macht überhaupt nichts, gleicht doch der Kapitalismus darin der christlichen Religion, daß er gerade aus dem Fehlen des Glaubens lebt, den er wahrlich nicht braucht – buntgesprenkeltes Gemälde von allem, was je geglaubt wurde. Aber auch das Umgekehrte ist wahr, der Kapitalismus entweicht unaufhörlich aus allen Ecken und Enden. Seine Produktionen, seine Kunst und Wissenschaft bilden decodierte und deterritorialisierte Ströme, die sich nicht nur der entsprechenden Axiomatik unterwerfen, sondern einige ihrer Ströme durch die Maschen der Axiomatik unterhalb der Recodierungen und Reterritorialisierungen fließen lassen. Subjekt-Gruppen entstehen durch Auflösung unterworfener Gruppen. Fortgesetzt knebelt der Kapitalismus die Ströme, unterbricht sie und schiebt den Einschnitt zurück, aber auch jene ergießen sich unaufhaltsam, trennen sich selbst entsprechend Spaltungen, die sich gegen den Kapitalismus wenden und ihm Wunden beibringen. Stets bereit, seine inneren Grenzen zu erweitern, bleibt der Kapitalismus weiterhin von einer äußeren Grenze bedroht, die um so eher ihn ereilen und von innen spalten wird, als die inneren Grenzen wachsen. Deshalb sind die Fluchtlinien in so besonderer Weise schöpferisch und positiv: sie bilden eine Besetzung des gesellschaftlichen Feldes, nicht weniger vollständig und total als die konträre Besetzung. Die paranoische und die schizoide Besetzung sind gleichsam zwei entgegengesetzte Pole der unbewußten libidinösen Besetzung, deren einer die Wunschproduktion im Herrschaftsgebilde und dem daraus entspringenden Herdenkomplex unterwirft, deren anderer die umgekehrte Unterordnung bewirkt, die Macht umstürzt und den Herdenkomplex den molekularen Vielheiten der Wunschproduktionen unterstellt. Und wenn es stimmt, daß der Wahn dem gesellschaftlichen Feld koextensiv ist, so lassen sich in jedem Wahn die zwei Pole sowie revolutionär-schizoide Besetzungsfragmente und reaktionär-paranoische Besetzungsblöcke ausmachen. Gerade das Oszillieren zwischen beiden Polen ist konstitutiv für den Wahn. Doch ist der Pendelausschlag nicht gleichwertig: der schizoide Pol ist, gegenüber dem aktuellen paranoischen, vielmehr potentiell (wie mit Kunst und Wissenschaft auch anders rechnen denn als Potentialitäten, da ihre Aktualität doch so mühelos von den Herrschaftsgebilden kontrolliert wird?). Dies folgt, weil die beiden unbewußten libidinösen Besetzungspole mit den vorbewußten Interessenbesetzungen weder dieselbe Beziehung noch dieselbe Form der Beziehung unterhalten. Auf der einen Seite verbirgt die Interessenbesetzung grundlegend die paranoische Wunschbesetzung und verstärkt sie um so mehr, als sie sie verbirgt: sie verdeckt deren irrationalen Charakter unter einer herrschenden Ordnung von Interessen, Ursachen und Mitteln, Zwecken und Gründen; oder aber sie läßt selbst diese Interessen entstehen, die die paranoische Besetzung rationalisieren; oder, öfter noch, eine wirklich revolutionäre vorbewußte Besetzung hält insoweit eine paranoische vollkommen auf der Ebene der Libido fest, als der neue Sozius fortfährt, sich die gesamte Wunschproduktion im Namen höherer Interessen der Revolution und unvermeidlicher Kausalitätsketten unterzuordnen. Im anderen Fall muß das vorbewußte Interesse demgegenüber die Notwendigkeit einer ganz andersartigen Besetzung aufdecken und gleichsam einen Bruch der Kausalitätskette herbeiführen und Ziele und Interessen in Frage stellen. Weil das Problem nämlich nicht identisch ist: es reicht nicht aus, einen neuen Sozius als vollen Körper zu erstellen, es muß auf die andere Seite dieses gesellschaftlichen vollen Körpers übergegangen werden, wo die molekularen Wunschformationen, die die neue molare Einheit sich unterwerfen müssen, sich vollziehen und einschreiben. Nur dort trifft man auf den unbewußten revolutionären Einschnitt und die unbewußte revolutionäre Besetzung der Libido. Dies kann sich aber nur um den Preis und vermittels eines Kausalitätsbruchs ereignen. Der Wunsch ist ein Exil, eine Wüste, die den organlosen Körper durchzieht und uns von einer Seite zur anderen gehen läßt – niemals aber ein individuelles Exil, eine persönliche Wüste, vielmehr kollektives Exil, kollektive Wüste. Allzu offensichtlich ist, daß das Schicksal der Revolution einzig an das Interesse der ausgebeuteten und beherrschten Massen gebunden ist. Problematisch aber ist die Natur dieses Bandes, einmal determinierte Kausalverbindung, dann wieder Verbindung ganz anderer Art. Erkannt werden muß, wie ein revolutionäres Potential in seinem Verhältnis zu den ausgebeuteten Massen oder den »schwächsten Gliedern« innerhalb eines gegebenen Systems sich realisiert. Handeln diese oder jene an ihrem Platz, in der Ordnung von Ursachen und Zwecken, die einen neuen Sozius ins

Leben rufen, oder sind sie vielmehr Ort und Agent eines jähen und unerwarteten Einbruchs, Wunscheinbruch, der mit den Ursachen und Zwecken bricht und den Sozius auf seine andere Seite übergehen läßt? Im Rahmen der unterworfenen Gruppen definiert der Wunsch sich noch durch eine Ordnung von Ursachen und Zwecken und webt selbst am umfassenden System makroskopischer Beziehungen, die die großen Einheiten unter einem Herrschaftsgebilde determinieren. Demgegenüber sind die Subjekt-Gruppen allein durch einen Kausalitätsbruch, eine revolutionäre Fluchtlinie verursacht; und obgleich in den Kausalreihen die objektiven Faktoren ausgemacht werden können und müssen, die einen solchen Bruch ermöglicht haben, so die schwächsten Glieder, gibt doch nur das Rechenschaft ab von seiner Realität in diesem Augenblick, an diesem Ort, was der Ordnung des Wunsches und seinem Einbruch angehört.[67] Man sieht sehr gut, wie alles gleichzeitig vorhanden sein und sich vermischen kann: so im »leninistischen Einschnitt« etwa, wenn die bolschewistische Gruppe oder zumindest ein Teil derselben der unmittelbaren Möglichkeit einer proletarischen Revolution gewahr wird, die der vorgesehenen Kausalordnung der Kräfteverhältnisse nicht folgen, sondern in singulärer Weise die Geschichte beschleunigen und sich in eine Bresche stürzen würde (die Flucht oder der »revolutionäre Defätismus«); in Wahrheit ist alles zugleich vorhanden: die noch schwankenden, noch vorbewußten Besetzungen bei einigen, die an diese Möglichkeit nicht glauben, revolutionäre vorbewußte Besetzung bei denen, die die Möglichkeit eines neuen Sozius »sehen«, ihn aber noch in einer Ordnung molarer Kausalität belassen, die die Partei schon in eine neue Herrschaftsform verwandelt, endlich revolutionäre unbewußte Besetzungen, die innerhalb der Ordnung des Wunsches einen wirklichen Kausalitätsbruch bewirken. Bei denselben Menschen können zu einem bestimmten Zeitpunkt die unterschiedlichen Besetzungstypen koexistieren, können beide Arten von Gruppen sich gegenseitig durchdringen. Dies, weil beide Gruppen der Figur von Determinismus und Freiheit bei Kant gleichen: sie haben wohl denselben »Gegenstand«, und niemals ist die gesellschaftliche Produktion etwas anderes als Wunschproduktion,

67 Zur Analyse von Subjekt-Gruppen, ihrem Verhältnis zum Wunsch und zur Kausalität, vgl. J.-P. Sartre, *Kritik der dialektischen Vernunft*, Reinbek b. Hamburg 1967.

und umgekehrt, aber sie unterstehen beide nicht demselben Gesetz oder derselben Ordnung. Die Aktualisierung einer revolutionären Potentialität erklärt sich weniger aus der vorbewußten Kausalitätsverfassung, wenngleich sie daraus verstanden wird, als durch das Bewirken eines libidinösen Einschnitts zu einem präzisen Zeitpunkt, Spaltung, deren einzige Ursache der Wunsch ist, das heißt der Kausalitätsbruch, der dazu zwingt, die Geschichte am Realen selbst neu zu erschaffen und der jenen eigentümlichen polyvoken Augenblick erzeugt, da alles möglich ist. Gewiß war die Spaltung vorbereitet worden durch die unterschwellige Arbeit der Ursachen, Ziele und Interessen; gewiß ist diese Ordnung der Ursachen der Gefahr ausgesetzt, sich wieder zu schließen und die Spalten im Namen des neuen Sozius und seiner Interessen erneut zuzuschütten. Gewiß kann man nachträglich immer erklären, daß die Geschichte nicht aufgehört habe, von den gleichen Gesetzen der großen Zahlen und Einheiten regiert zu werden. Bleibt, daß die Spaltung nur Existenz gewann durch einen Wunsch ohne Ziel und Ursache, der sie zeichnete und sich mit ihr vereinigte. Unmöglich ohne die Ordnung der Ursachen, wird sie wirklich nur durch etwas einer ganz anderen Ordnung: der des Wunsches, des Wunsches als Wüste, der revolutionären Wunschbesetzung. Das ist, was den Kapitalismus zermürbt: wo wird die Revolution ausbrechen, unter welcher Form *in* den ausgebeuteten Massen? Gleich dem Tode: wo, wann? Decodierter, deterritorialisierter Strom, der zu weit fließt, zu fein abschneidet, der der Axiomatik des Kapitalismus entwischt. Ein Castro, ein Araber, ein Blackpanther, ein Chinese am Horizont? Ein Mai 68, ein Mao des Inneren, der wie ein Einsiedler auf dem Fabrikweg sich aufgepflanzt hat? Immer wieder ein Axiom anfügen, damit die gerade aufgetane Bresche wieder geschlossen wird, die faschistischen Obersten fangen an, Mao zu lesen, man wird sich nicht mehr überraschen lassen. Castro ist, sogar gegenüber sich selbst, unmöglich geworden, man isoliert die Vakuolen, errichtet Ghettos, ruft die Gewerkschaften zu Hilfe, erfindet die schlimmsten Formen der »Abschreckung«, verstärkt die Unterdrückung der Interessen – aber wo wird der neue Einbruch des Wunsches sich ereignen?[68]

68 Die Natur dieser besonderen konterrevolutionären Axiomatik ist von André Glucksmann analysiert worden in »Le Discours de la guerre«, *L'Herne*, 1967.

Die bis hierher uns in ihrer Lektüre gefolgt sind, werden uns möglicherweise manches vorzuwerfen haben: allzusehr an die reinen Potentialitäten von Kunst und Wissenschaft zu glauben, die Rolle der Klassen oder des Klassenkampfes zu leugnen oder zu bagatellisieren, für einen Irrationalismus des Wunsches einzutreten; den Revolutionär dem Schizo gleichzustellen; in alle diese bekannten, wohlbekannten Fallen zu gehen. Dies stellte eine schlechte Lektüre dar, und wir wissen nicht recht, was besser ist, eine schlechte oder überhaupt keine Lektüre. Zweifellos lassen sich weitere Vorwürfe vorbringen, an die wir nicht gedacht haben. Was aber die eben formulierten betrifft, so meinen wir zum ersten, daß der Kunst und Wissenschaft eine revolutionäre Potentialität und nichts weiter zukommt, und daß diese um so deutlicher in Erscheinung tritt, je weniger aus der gewaltsam für Spezialisten vorbehaltenen Perspektive der Signifikate oder eines Signifikanten danach gefragt wird, was sie bedeuten; daß sie decodiertere, deterritorialisiertere und für alle Welt spürbare Ströme in den Sozius einführen, die die gesellschaftliche Axiomatik zwingen, fortschreitend komplizierter und gesättigter zu werden bis zu jenem Punkt, wo die Künstler und Forscher in Reaktion auf die autoritären Steuerungsmaßnahmen eines seinem Wesen nach inkompetenten und besonders kastrierenden Staates (denn der Staat zwingt einen ganz und gar künstlerischen oder wissenschaftlichen Ödipus auf) dazu geführt werden können, sich im Rahmen einer objektiv revolutionären Situation zu definieren. Zum zweiten haben wir keineswegs die Bedeutung der vorbewußten, in der Infrastruktur begründeten Klassen- und Interessenbesetzungen bagatellisiert; wir messen ihnen aber um so mehr Bedeutung bei, als sie in der Infrastruktur auf ganz andersartige libidinöse Besetzungen hinweisen, die mit ihnen übereinstimmen oder ihnen entgegenwirken können. Was nur eine andere Form der alten Frage »Wie kann die Revolution verraten werden?« ist, unterstellt, daß der Verrat nicht irgendwann eintritt, sondern von Beginn an da war (Aufrechterhaltung unbewußter paranoischer Besetzungen in den revolutionären Gruppen). Und als revolutionäre Instanz bestimmen wir den Wunsch deshalb, weil wir glauben, daß die kapitalistische Gesellschaft wohl viele Interessenmanifestationen, aber keine des Wunsches erträgt, die ausreichte, selbst noch auf der Ebene des Kindergartens ihre Basistrukturen in die Luft zu jagen. Wir glauben an den Wunsch wie an das Irrationale jeder Rationalität, nicht weil er Mangel, Begierde oder Verlangen, sondern Wunschproduktion ist, Wunsch, der produziert, Wunsch-Reales oder Reales an sich. Endlich glauben wir keineswegs, daß der Revolutionär schizophren noch daß der Schizophrene revolutionär sei. Vielmehr haben wir unaufhörlich den Schizophrenen als Entität von der Schizophrenie als Prozeß geschieden; jener vermag sich allein in bezug auf Unterbrechungen, Fortsetzungen im Leeren oder finalistische Illusionen zu definieren, die die Repression dem Prozeß aufzwingt. Deshalb haben wir, um eine mögliche Konfusion des schizophrenen Prozesses mit der Produktion eines Schizophrenen so gut es geht zu vermeiden, nur von einem schizoiden Pol innerhalb der libidinösen Besetzung des gesellschaftlichen Feldes gesprochen. Der schizophrene Prozeß (schizoide Pol) ist revolutionär in dem Sinne, wie das paranoische Vorgehen reaktionär und faschistisch ist; und frei von allem Familialismus, sollen nicht diese psychiatrischen Kategorien die ökonomisch-politischen Bestimmungen uns verstehen helfen, sondern gerade umgekehrt.

Schließlich und endlich wollen wir es nicht als Ausflucht verstanden wissen, wenn wir erklären, daß *als solche* die Schizo-Analyse kein im strikten Sinne politisches Programm anzubieten hat. Das Gegenteil wäre grotesk und beunruhigend zugleich. Sie sieht sich nicht als Partei, noch selbst als Gruppe, und gibt nicht vor, im Namen der Massen zu sprechen. Daß im Rahmen der Schizo-Analyse ein politisches Programm sich formuliert, gilt ihr als ausgeschlossen. Alles in allem etwas, das nicht vorgibt, im Namen wessen auch immer zu sprechen, nicht einmal, gerade nicht im Namen der Psychoanalyse: nichts als Eindrücke, Eindrücke, daß irgend etwas in der Psychoanalyse schief läuft, und zwar von Anfang an. Wir sind noch allzu kompotent und wollten doch gerne im Namen absoluter Inkompetenz sprechen. Jemand hat uns gefragt, ob wir je einen Schizophrenen gesehen hätten, nein, nein, wir haben nie einen gesehen. Sollte jemand glauben, daß in der Psychoanalyse alles zum besten steht, so sprechen wir nicht für ihn und nehmen alles zurück, was wir gesagt haben. Nun denn, welches Verhältnis besteht zwischen der Schizo-Analyse und der Politik einerseits, der Psychoanalyse andererseits? Alles kreist um die Wunschmaschinen und die Wunschproduktion. Die Schizo-Analyse als solche fragt nicht nach der Natur des Sozius, der aus der Revolution hervorgehen soll; keineswegs gibt sie vor, für die Revolution selbst zu stehen. Gegenüber einem bestehenden Sozius fragt sie nur, welchen Platz er der Wunschproduktion einräumt, welche treibende Rolle hier der Wunsch spielt, unter welchen Formen sich die Versöhnung zwischen der Ordnung der gesellschaftlichen und der Wunschproduktion vollzieht, da es jedenfalls beidemal dieselbe Produktion, aber in jeweils anderer Ordnung ist – ob folglich auf diesem Sozius als vollem Körper die Möglichkeit gegeben ist, von einer Seite auf die andere überzugehen, das heißt von der Seite, wo sich die molaren Einheiten der gesellschaftlichen Produktion organisieren, zu jener anderen, nicht weniger kollektiven, auf der sich die molekularen Vielheiten der Wunschproduktion bilden, – ob und bis zu welchem Punkt ein solcher Sozius den Machtumsturz aushalten kann, der bewirkt, daß die Wunschproduktion die gesellschaftliche Produktion sich unterwirft und doch nicht vernichtet, da es ja ein und dieselbe Produktion in unterschiedlichen Ordnungen ist, – ob und wie es Bildung von Subjekt-Gruppen gibt, usw. Und sollte man uns entgegenhalten, daß wir die berühmten Rechte auf Faulheit oder Unproduktivität oder auf Traum und Phantasie geltend machen, so sind wir's einmal mehr zufrieden, haben wir doch ohne Unterlaß das Gegenteil von uns gegeben: daß die Wunschproduktion Reales produziere und der Wunsch wenig mit Traum und Phantasie gemein habe. Im Gegensatz zu Reich sieht die Schizo-Analyse keine Wesensdifferenz zwischen politischer und libidinöser Ökonomie. Nur fragt sie, welches die gesellschaftlichen und technischen Maschinenanzeichen auf einem Sozius sind, die sich den Wunschmaschinen hin öffnen, in deren Teile, Getriebe und Motoren sie ebenso eingehen, wie sie jene in ihre eigenen Teile, Getriebe und Motoren einfügen. Jeder weiß, daß der Schizo eine Maschine ist, alle Schizos sagen es, nicht nur der kleine Joey. Zur Debatte steht, ob die Schizophrenen die lebenden Maschinen toter Arbeit sind, die den toten Maschinen lebender Arbeit – wie im Kapitalismus organisiert – gegenüberstehen. Oder ob Wunsch-, technische und gesellschaftliche Maschinen sich in einem schizophrenen Produktionsprozeß vereinigen, der fortan keine Schizophrenen mehr zu erzeugen hat. Wenn Maud Mannoni in ihrem *Brief an die Minister* schreibt: »Einer dieser Jugendlichen, dem Unfähigkeit zum Schulbesuch bescheinigt worden war, arbeitet in achtbarer Weise in einer 9. Klasse mit, unter der Bedingung, daß er Mechanik treiben darf. Er ist von der Mechanik gefesselt. Der Garagenbesitzer war sein bester Pfleger. Wenn wir ihn dieser Tätigkeit entreißen, wird er erneut schizophren ...«, so besteht ihre Absicht gewiß nicht darin, die Arbeitstherapie oder die Tugenden sozialer Anpassung zu preisen. Sie kennzeichnet den Punkt, an dem technische, gesellschaftliche Wunschmaschinen sich auf das innigste verbinden und ihre Ordnungen kommunizieren lassen. Sie fragt, ob diese Gesellschaft dazu in der Lage ist, und was sie, wenn nicht, wert ist. Und darin genau liegt die Bedeutung der gesellschaftlichen, technischen, wissenschaftlichen, künstlerischen Maschinen, wenn sie revolutionär sind: Wunschmaschinen zu konstituieren, auf die sie schon in ihren eigenen Ordnungen hinweisen, während zugleich die Wunschmaschinen sie in ihrer je eigenen Ordnung und als Wunschposition erstellen.

Worin besteht letztendlich der Gegensatz zwischen der Schizo-Analyse in der Gesamtheit ihrer negativen und positiven Aufgaben und der Psychoanalyse? Unaufhörlich haben wir zwei Arten von Unbewußtem oder zwei Interpretationen des Unbewußten konfrontiert: schizo-analytisch die eine, psychoanalytisch die andere; schizophren die eine, neurotisch-ödipal die andere; abstrakt, nicht-figurativ die eine, imaginär die andere; ebenso aber auch wirklich konkret die eine, symbolisch die andere; maschinell die eine, struktural die andere; molekular, mikropsychisch und mikrologisch die eine, molar und statistisch die andere; materiell die eine, ideologisch die andere; produktiv die eine, expressiv die andere. Wir haben gesehen, daß die negative Aufgabe der Schizo-Analyse gewaltsam, brutal zu sein hat; defamilialisieren, desödipalisieren, Kastration, Phallus, Theater, Traum und Phantasie abbauen, decodieren, deterritorialisieren – eine abscheuliche Ausspülung, eine bösartige Tätigkeit ist sie. Alles aber vollzieht sich zur gleichen Zeit. Denn zur gleichen Zeit befreit sich der Prozeß, Prozeß der Wunschproduktion, entsprechend seinen molekularen Fluchtlinien, die schon die Mechanikeraufgabe des Schizo-Analytikers definiert. Überdies bilden die Fluchtlinien molare oder gesellschaftliche volle Besetzungen, die in das gesamte gesellschaftliche Feld eindringen: so daß die Aufgabe der Schizo-Analyse letzten Endes darin beruht, in jedem Fall die Natur der libidinösen Besetzungen des gesellschaftlichen Feldes, ihre möglichen inneren Konflikte, ihre Beziehungen zu den vorbewußten Besetzungen dieses Feldes, kurz, das umfassende Spiel der Wunschmaschinen und der Repression des Wunsches bloßzulegen. Den Prozeß zu verwirklichen, zu vollenden, statt ihn zu unterbrechen, im Leeren kreisen zu lassen, ihm ein Ziel vorzugeben. Niemals wird man in der Deterritorialisierung, der Decodierung der Ströme weit genug gehen können. Denn die neue Erde (»In Wahrheit wird die Erde eines Tages ein Ort der Heilung sein«) findet sich nicht in den neurotischen und perversen Reterritorialisierungen, die den Prozeß unterbrechen oder ihm Ziele vorgeben, sie ist vorne ebenso wie hinten, sie ist eins mit der Vollendung, der Verwirklichung des Prozesses der Wunschproduktion, dieses Prozesses, der immer schon sich verwirklicht und vollendet, insofern und solange er sich vollzieht. An uns nun ist es zu sehen, wie diese verschiedenen Aufgaben der Schizo-Analyse sich wirklich und simultan vollziehen.

Appendix
Programmatische Bilanz für Wunschmaschinen*

1. Relative Unterschiede der Wunschmaschinen zu gadgets, – zu Phantasien oder imaginären Projektionssystemen, – zu Werkzeugen oder realen Projektionssystemen, – zu perversen Maschinen, die uns indessen auf die Fährte der Wunschmaschinen bringen.

Die Wunschmaschinen haben weder mit gadgets oder Kleinsterfindungen à la Lépine-Wettbewerb noch mit Phantasien etwas zu tun. Vielmehr, sie haben, allerdings in einem konträren Sinne. Denn die gadgets, die trouvailles und Phantasien sind Reststücke von Wunschmaschinen, die den spezifischen Gesetzen des externen Marktes des Kapitalismus oder denen des internen Marktes der Psychoanalyse unterworfen sind (es gehört zum psychoanalytischen »Vertrag«, die gelebten Zustände des Patienten zu reduzieren und sie in Phantasien zu übersetzen). Weder lassen sich die Wunschmaschinen auf die Anpassung von realen oder von Fragmenten realer Maschinen an symbolisches Funktionieren noch auf Traumgebilde imaginär funktionierender Phantasiemaschinen zurückführen. In beiden Fällen handelt es sich um die Verkehrung eines Produktionselements in einen individuellen Konsumtionsmechanismus (die Phantasien als psychische Konsumtion oder psychoanalytisches Stillen). Klar, daß die Psychoanalyse sich im Raum der gadgets und Phantasien wohlfühlt, kann sie hier doch ihre ganzen ödipal-kastrativen Zwangsvorstellungen entwickeln. Aber all das sagt uns sehr wenig über die Maschine und ihre Beziehung zum Wunsch.
Die künstlerische und literarische Imagination entwirft zahlreiche absurde Maschinen: durch Unbestimmtheit des Antriebs oder der Energiequelle, durch physikalische Unmöglichkeit einer Organisation der arbeitenden Teile, durch logische Unmöglichkeit des Übersetzungsmechanismus. So weist *Dancer-Danger*

* Erstmals publiziert in *Minuit* 2, Januar 1972.

von Man Ray, untertitelt »Die Unmöglichkeit«, zwei Stufen des Absurden auf: die Gruppe der Zahnräder ebenso wie das große Übersetzungsrad können nicht funktionieren. Soweit diese Maschine als Darstellung des Wirbelns eines spanischen Tänzers begriffen wird, kann gesagt werden: sie bringt mechanisch, durch das Absurde, die Unmöglichkeit einer Maschine zum Ausdruck, eine solche Bewegung selbst zu bewirken (der Tänzer ist keine Maschine). Aber man kann auch sagen, daß es hier eines Tänzers als Maschinenteil bedarf; daß dieses Maschinenteil nur ein Tänzer sein kann; schon haben wir die Maschine, deren Teil ein Tänzer ist. Nicht mehr geht es darum, Mensch und Maschine zu konfrontieren, um darin die möglichen oder unmöglichen Korrespondenzen, Verlängerungen und Ersetzungen des einen oder anderen einzuschätzen, vielmehr darum, beide zu verbinden und zu zeigen, wie der Mensch mit der Maschine, oder wie er mit anderen Dingen *zu einem Stück* (einer Einheit) *wird*, um so eine Maschine zu konstituieren. Die anderen Dinge mögen Werkzeuge, selbst Tiere oder andere Menschen sein. Doch ist von »Maschine« nicht im metaphorischen Sinn die Rede: der Mensch *ist eine Maschine* von dem Augenblick an, da dieser Charakter dem Komplex, dem er unter genau bestimmbaren Bedingungen angehört, per Rekursion übermittelt wird. Der Komplex Mensch-Pferd-Bogen stellt eine nomadische Kriegsmaschine unter Bedingungen der Steppe dar. Die Menschen bilden eine Arbeitsmaschine unter den bürokratischen Bedingungen der großen Reiche. Der griechische Hoplite bildet mit seinen Waffen eine Maschine unter den Bedingungen der Phalanx. Und unter den gefahrvollen Bedingungen von Liebe und Tod bildet der Tänzer mit der Tanzfläche eine Maschine ... Nicht vom metaphorischen Gebrauch des Wortes Maschine gehen wir aus, sondern von einer (unklaren) Hypothese über ihre Entstehung: der Art und Weise, wie beliebige Elemente durch *Rekursion und Kommunikation* dazu gebracht werden, Maschine zu sein; der Existenz eines »Maschinenphylums«. Die Ergonomie kommt dieser Betrachtungsweise entgegen, wenn sie das allgemeine Problem nicht mehr in Begriffen von Anpassung oder Ersetzung – Anpassung des Menschen an die Maschine, Ersetzung des Menschen durch die Maschine –, sondern in Begriffen rekursiver Kommunikation in Mensch-Maschinen-Systemen formuliert. In

der Tat bringt sie in dem Moment, wo sie glaubt, einen rein technologischen Ansatz zu verfolgen, ungleich schärfer noch als in den adaptiven Ansätzen die Fragen der Gewalt, der Unterdrückung und Revolution, des Wunsches an den Tag.
Bekannt ist jenes klassische Schema: das Werkzeug als Verlängerung und Projektion von Lebendigem, Operation, kraft deren sich der Mensch fortschreitend entlastet, Entwicklung des Werkzeugs zur Maschine, Umwälzung, in deren Verlauf die Maschine sich mehr und mehr vom Menschen unabhängig macht ... Doch in vieler Hinsicht ist dieses Schema unzulänglich. Es gibt uns kein Mittel an die Hand, die Realität der Wunschmaschinen sowie ihre Präsenz während dieses ganzen Verlaufs zu erfassen. Vielmehr handelt es sich um ein biologisches, evolutives Schema, das das Auftreten der Maschine zu einem bestimmten Zeitpunkt innerhalb einer mechanischen Reihe, die mit dem Werkzeug beginnt, determiniert. Es ist humanistischen Geistes und abstrakt, isoliert die Produktivkräfte von den gesellschaftlichen Bedingungen ihrer Anwendung, macht eine allen gesellschaftlichen Formen gemeinsame Dimension von Mensch und Natur geltend, denen so jeweilige Evolutionsstufen zugeschrieben werden. Es ist, selbst wo es sich auf reale Werkzeuge und Maschinen bezieht, imaginär, phantastisch, solipzistisch, da es ausschließlich auf der Projektionshypothese beruht (so zeigt Roheim, der dieses Schema übernimmt, die Analogie auf zwischen der physischen Projektion der Werkzeuge und der psychischen Projektion der Phantasien).[1] Demgegenüber meinen wir, daß *von Beginn an* die wesentlichen Differenzen zwischen dem Werkzeug und der Maschine postuliert werden müssen: jenes ist Kontaktträger, diese Kommunikationsfaktor, jenes ist projektiv, diese rekursiv, jenes bezieht sich auf das Mögliche und Unmögliche, diese auf die Wahrscheinlichkeit des weniger Wahrscheinlichen; wirkt das Werkzeug durch funktionale Synthesen eines Ganzen, so die Maschine durch reale Distinktionen innerhalb eines Komplexes. Mit etwas anderem zu einem Stück zu werden, bedeutet etwas grundsätzlich anderes als sich zu verlängern, sich projizieren oder ersetzen zu lassen (ein Fall von Kommunikationslosigkeit). Pierre Auger erklärt, daß eine Maschine dann existiert, wenn zwischen zwei Teilen der äußeren Welt, die innerhalb eines

1 Roheim, *Psychanalyse et anthropologie*, Gallimard, S. 190–192.

möglichen, wenngleich weniger wahrscheinlichen Systems real unterschieden sind, eine Kommunikation besteht.[2] Ein und dasselbe Ding kann Werkzeug oder Maschine sein, je nachdem, ob das »Maschinenphylum« sich seiner bemächtigt oder nicht, es durchläuft oder nicht: so waren die hoplitischen Waffen Werkzeuge schon seit frühesten Zeiten, wurden dann aber unter den Bedingungen der Phalanx und der griechischen Stadt gemeinsam *mit* den Männern, die sie handhabten, zu Teilen einer Maschine. Wird das Werkzeug entsprechend dem traditionellen Schema dem Menschen zugeordnet, begibt man sich der Möglichkeit, zu verstehen, wie Mensch und Maschine in bezug auf eine effektiv maschinenerzeugende Instanz (instance effektivement machinisante) zu distinkten Maschinenteilen *werden* oder es *schon sind.* Zudem meinen wir, daß Maschinen immer schon den Werkzeugen vorausgehen, Phylen, die bestimmen, zu welchem Zeitpunkt welche Werkzeuge und welche Menschen als Maschinenteile in ein jeweiliges Gesellschaftssystem eingehen.

Weder sind die Wunschmaschinen imaginäre Projektionen, Phantasien, noch reale Projektionen, Werkzeuge. Das gesamte Projektionssystem aber ist von Maschinen ableitbar, nicht umgekehrt. Sollte demnach die Wunschmaschine durch eine Art Introjektion, einen bestimmten perversen Gebrauch der Maschine definiert werden? Nehmen wir ein Beispiel aus dem geheimnisvollen Bereich des Telefonnetzes: die Nummer eines nicht besetzten, aber einem automatischen Anrufbeantworter angeschlossenen Telefons wählend (»diese Nummer ist nicht besetzt«), kann man ein Gewirr summender, sich überlagernder Stimmen vernehmen, Stimmen, die sich gegenseitig rufen, sich antworten, die sich überkreuzen und verlieren, die ober- oder unterhalb des Anrufbeantworters laufen oder in dessen Inneren, sehr kurze Mitteilungen, in schnellen und monotonen Codes abgefaßte Äußerungen. Der Tiger sitzt im Netz, man könnte fast solches auch von Ödipus sagen; Jungen rufen Mädchen, Jungen rufen Jungen an. Mühelos wird hier die Form künstlicher perverser Gesellschaften oder die Gesellschaft der Unbekannten erkennbar: der *durch die Maschine abgesicherten Bewegung der Deterritorialisierung* schließt sich ein Prozeß der Reterritorialisierung an (die privaten Gruppen der Amateur-

2 Pierre Auger, *L'homme microscopique,* Flammarion, S. 138.

funker weisen die gleiche perverse Struktur auf). Fest steht, daß die öffentlichen Anstalten gegen diesen sekundären Gewinn durch privaten Gebrauch der Maschine unter dem Gesichtspunkt auftretender Interferenzphänomene nichts einzuwenden haben. Zugleich aber läßt sich in diesem Zusammenhang etwas mehr als nur perverse Subjektivität, sei es auch die einer Gruppe, ausmachen. Das normale Telefon, bestimmt, Kommunikationsmaschine zu sein, funktioniert doch so lange noch gleich einem Werkzeug, als es dazu dient, Stimmen, die als solche nicht Teil der Maschine sind, nur zu projizieren oder weiterzutragen. Dort aber hat die Kommunikation eine höhere Stufe erreicht, insofern die Stimmen mit der Maschine ein Stück (eine Einheit) bilden, Teile der Maschine geworden sind und vom automatischen Anrufbeantworter auf Zufallsbasis ausgesendet und verteilt werden. Das weniger Wahrscheinliche gestaltet sich auf der Entropiegrundlage aller sich wechselseitig ausschließender Stimmen. Unter dieser Perspektive findet nicht allein ein perverser Gebrauch oder Anpassung einer technisch-gesellschaftlichen Maschine statt, sondern die Überlagerung durch eine wirkliche objektive Wunschmaschine, deren Aufrichtung innerhalb der letzteren. Derart können die Wunschmaschinen in den künstlichen Freiräumen einer Gesellschaft entstehen, wenn sie auch anders sich entwickeln und den Formen, denen sie entstammen, nicht gleichen.

Dieses Telefonphänomen kommentierend schreibt Jean Nadal: »Dies ist wohl, wie ich glaube, die gelungenste und vollständigste Wunschmaschine, die mir bekannt ist. Sie enthält alles. Hier funktioniert der Wunsch ungehemmt, auf dem erotischen Träger der Stimme als Partialobjekt, ist zufällig, in Vielheit gegeben, und schließt sich einem Strom an, der, auf dem Wege grenzenloser Expansion eines Deliriums oder Ausflusses, das gesamte soziale Kommunikationsfeld durchzieht.« Der Kommentator hat nicht vollkommen Recht: es gibt bessere und vollständigere Wunschmaschinen. Aber die perversen Maschinen im allgemeinen zeichnet aus, daß sie uns ein ständiges Schwanken zwischen subjektiver Anpassung, der Bestimmungsänderung einer technisch-gesellschaftlichen Maschine und objektiver Errichtung einer Wunschmaschine vor Augen führen – noch eine Anstrengung, wenn ihr Republikaner sein wollt ... In einem der schönsten dem

Masochismus gewidmeten Texte weist Michel de M'Uzan darauf hin, daß die perversen Maschinen des Masochisten – es sind Maschinen im strikten Sinne des Wortes – ebensowenig verstehbar sind in Begriffen der Phantasie oder der Imagination, wie sie sich, ausgehend von Ödipus und der Kastration, durch Projektion erklären lassen: es gibt keine Phantasie, erklärt er, sondern, vollkommen in Gegensatz dazu, »wesentlich außerhalb der ödipalen Problematik strukturierte« *Programmierung* (endlich einmal etwas klare Luft in der Psychoanalyse, ein wenig Verständnis für die Perversen).[3]

2. Wunschmaschine und ödipaler Apparat: Rekursion gegen Repression-Regression

Die Wunschmaschinen bilden das nicht-ödipale Leben des Unbewußten. Ödipus: gadget oder Phantasie. Picabia nannte demgegenüber die Maschine »mutterlos geborene Tochter«. Buster Keaton präsentierte seine Haus-Maschine, deren Teile alle in einem (Zimmer) sind, wie ein mutterloses Haus: alles vollzieht sich hier durch Wunschmaschinen, Mahlzeit der Ledigen (*Das Schreckgespenst*, 1920). Heißt es einzusehen, daß die Maschine nur einen Vater besitzt und, Athene gleich, mit einem männlichen Verstand geboren ist? Es bedarf viel guten Willens, um wie René Girard zu glauben, daß der Paternalismus schon genüge, uns den Klauen des Ödipus zu entreißen, und daß die »mimetische Rivalität« wahrhaftig das *Andere* des Komplexes sei. Nicht nachlassend bröselt die Psychoanalyse Ödipus auf, vervielfältigt ihn, stellt ihn sich selbst gegenüber, macht ihn erhaben, setzt ihn außer Konkurrenz, erhebt ihn zum Signifikanten. Prä-Ödipales, Post-Ödipales, den symbolischen Ödipus entdecken heißt: gleich dem Hamster in seinem Tretrad der Familie nicht mehr entrinnen können. Man sagt uns: Aber seht doch, Ödipus hat überhaupt nichts mit Papa-Mama zu schaffen, er ist Signifikant, ist Name, die Kultur, die Endlichkeit, das Leben als Seinsverfehlen, die Kastration, die personifizierte Gewalt ... Daß wir nicht lachen! Tatsächlich wird nur das alte Unternehmen fortgesetzt, werden alle Konnexionen des Wun-

3 Michel de M'Uzan, in: *La sexualité perverse*, Payot, S. 34–37.

sches abgeschnitten, um ihn um so wirksamer auf all diese erhaben imaginären, symbolischen, linguistischen, ontologischen, epistemologischen Papa-Mamas herunterzudrücken. In Wahrheit haben wir nicht ein Viertel, nicht den zehnten Teil dessen formuliert, was gegen die Psychoanalyse, ihr Ressentiment gegenüber dem Wunsch, ihre Tyrannei und ihren Bürokratismus hätte gesagt werden müssen.

Was Wunschmaschinen gerade definiert, ist ihr Vermögen zu unendlichen, allseits in alle Richtungen sich erstreckenden Konnexionen. Dadurch, mehrere Strukturen gleichzeitig durchdringend und beherrschend, sind sie Maschinen. Zwei Eigenschaften oder Vermögen besitzt die Maschine: zum einen die Eigenschaft des Stetigen, das Maschinenphylum, worin sich jeweilige Teile miteinander verbinden, Zylinder und Kolben in der Dampfmaschine, oder selbst, ansetzend an einer niedrigeren Entwicklungsstufe, das Scheibenrad in der Lokomotive; zum anderen der Richtungswechsel, Mutation, worin jede Maschine absolut mit derjenigen bricht, die sie ersetzt, so der Benzinmotor im Vergleich zur Dampfmaschine. Zwei Eigenschaften in einem, da die Maschine Strom-Einschnitt selbst ist, der Einschnitt immer neben einem stetig fließenden Strom, diesen von anderen Strömen scheidend, indem er ihn codiert und beliebige Elemente tragen läßt.[4] Mutterlos ist folglich die Maschine nicht zugunsten eines geistigen Vaters, vielmehr eines kollektiven vollen Körpers, der maschinenerzeugenden Instanz, auf der die Maschine ihre Konnexionen einrichtet und ihre Einschnitte ausführt.

Die Maschinenzeichner haben darauf beharrt, die Maschinen nicht als Ersatz für Stilleben oder Akte zu zeichnen. Die Maschine ist repräsentiertes Objekt ebensowenig wie deren Zeichnung Repräsentation. Es gilt, ein Maschinenelement so einzuführen, daß es auf dem vollen Körper der Leinwand mit einem anderen, und sei es dem Bild selbst, zu einem Stück wird, damit genau die Gesamtheit des Bildes als Maschine funktioniert. Die eingeführte Maschine ist stets eine andere als die, welche repräsentiert scheint, wie wir noch sehen werden, verfährt die Maschine mittels einer solchen »Verschiebung« (décrochage) und garantiert darin die eigentlich maschinistische Deterritorialisie-

4 Zur Kontinuität und Diskontinuität von Maschinen, vgl. Leroi-Gourhan, *Milieu et techniques*, Albin Michel, S. 366 ff.

rung. Induktiver oder vielmehr transduktiver Wert der Maschine, der die Rekursion definiert und in Gegensatz steht zu Projektion-Repräsentation; *Maschinenrekursion gegen ödipale Projektion:* eine Stätte des Kampfes, der Disjunktion, wie zu ersehen aus *Aeroplap(e)a* oder *Automoma* oder auch *Machine à connaître en forme Mère* von Victor Brauner.[5] Bei Picabia ist die geometrische Zeichnung so sehr eins mit der heterokliten Einschreibung, daß sie, eine Maschine einführend, die ihr nicht gleicht, mit *diesem* Code, *diesem* Programm funktionieren muß. Mit Duchamps findet das reale Maschinenelement unmittelbar Eingang, das für sich steht, oder als Abbild, oder endlich kraft eines zufälligen Mechanismus, der die zu Rollen- und Statuswechsel noch fähigen Repräsentationen einführt: *Tu m'*. Die Maschine unterscheidet sich von jeglicher Repräsentation, da sie nicht-figurative, nicht-projektive reine Abstraktion ist (wenngleich sie immer repräsentiert und kopiert werden kann, was allerdings weitab von jedem Interesse liegt). Léger hat gezeigt, daß die Maschine nichts, schon gar nicht sich selbst repräsentiert, ist sie doch Produktion organisierter intensiver Zustände: also weder Form noch Ausdehnung (extension), weder Repräsentation noch Projektion ist, sondern einzig rekursive reine Intensitäten. Zuweilen führt die Entdeckung des Abstrakten zu Maschinenelementen, wie bei Picabia, kann aber auch, wie bei den Futuristen, den entgegengesetzten Weg einschlagen. Denken wir an die alte philosophische Unterscheidung zwischen repräsentativen und affektiven Zuständen, die nichts repräsentieren: die Maschine wäre dann dem affektiven Zustand zuzurechnen. Deshalb ist es falsch zu sagen, die moderne Maschine habe Wahrnehmungsvermögen und Gedächtnis. Sie besitzt nur affektive Zustände.

Die Wunschmaschinen Ödipus zu konfrontieren: damit wollen wir nicht sagen, daß das Unbewußte mechanisch sei (die Maschinen bilden eher das Meta-Mechanische), noch daß Ödipus nichts sei. Allzu zahlreiche Mächte und Menschen berufen sich auf ihn, zu viele Interessen sind dabei im Spiel: ohne Ödipus gäbe es zunächst keinen Narzißmus. Und auch in Zukunft noch wird er zu lauten Wehklagen, wird er zu immer irrealeren

5 Roheim wieder zeigt sehr schön die Verbindung Ödipus – Projektion – Repräsentation.

Untersuchungen Anlaß geben. Und er wird weiterhin Stoff für Träume und Phantasien liefern. Ödipus ist ein Vektor: 4, 3, 2, 1, 0 ... 4 ist der berühmte vierte symbolische Term, 3 die Triangulation, 2 die dualen Imagines, 1 der Narzißmus, 0 der Todestrieb. *Ödipus: die Entropie der Wunschmaschinen,* die Tendenz ihrer Aufhebung von außen, die in die Maschine eingeschlichene Imago oder Repräsentation. Das alle Konnexionen unterbindende Klischee, das die Ströme versiegen läßt, in den Wunsch den Tod einführt, die Einschnitte durch eine Art Pflaster ersetzt: dies ist der Interruptus (die Psychoanalytiker als Saboteure des Wunsches). Wir dagegen müssen statt der Unterscheidungen von manifestem und latentem Inhalt, von Verdrängendem und Verdrängtem die zwei Pole des Unbewußten formulieren: Schizo-Wunschmaschine und ödipaler paranoischer Apparat, die Wunschkoppler und die Unterdrücker. In der Tat, Ödipus, Sie werden derer genug finden, die auf Ihr Geheiß hin die Maschinen zum Schweigen bringen werden (mit Gewalt, denn Ödipus ist Verdrängender und Verdrängtes in einem, Klischeebild, das den Wunsch unterbricht, aufstaut, und das zugleich sich seiner annimmt und ihn als aufgestauten repräsentiert. Ein Bild kann man nur *sehen* ... Darin bekundet sich der Kompromiß. Doch verzerrt er den einen nicht weniger als den anderen Teil, also den reaktionären Unterdrücker wie den revolutionären Wunsch. Im Kompromiß sind diese beiden Teile auf eine Seite übergegangen, im Gegensatz zum Wunsch, der auf der anderen Seite, außerhalb des Kompromisses, verharrt.).

In zwei Büchern über Jules Verne hat Moré nacheinander zwei Themen angeschlagen, die er umstandslos als distinkte ausgibt: die ödipale Problematik, wonach Jules Verne ebenso in der Rolle des Vaters wie des Sohnes lebte; die Problematik der Maschine als Destruktion von Ödipus und Ersatz der Frau.[6] Das Problem der Wunschmaschine in ihrer wesentlich erotischen Dimension besteht allerdings keineswegs darin, herauszufinden, ob die Maschine tatsächlich jemals »die vollkommene Illusion der Frau« wird erzeugen können. Vielmehr in Folgendem: in welche Maschine die Frau setzen, in welche Maschine setzt sich die Frau, um derart nicht-ödipales Objekt des Wunsches, das

6 Marcel Moré, *Le très curieux Jules Verne* und *Nouvelles explorations de Jules Verne,* Gallimard.

heißt unmenschliches Geschlecht zu werden? Nicht im imaginären Paar Frau-Maschine als Ersatz für Ödipus konstituiert sich die Sexualität, sondern in allen Wunschmaschinen nur in dem Paar Maschine-Wunsch als realer Produktion einer mutterlos geborenen Tochter, einer nicht-ödipalen Frau (die ödipal weder an sich noch für andere wäre). Dem Roman allgemein eine ödipale Quelle zu unterstellen: nichts deutet darauf hin, daß den Lesern eine solchermaßen ergötzliche, psychokritische narzißtische Übung, dieser Bastard, dieses Findelkind auf die Nerven geht. Zudem muß erwähnt werden, daß die Mehrzahl der Autoren dieses Mißverständnis noch fördert, bildet doch Ödipus das Falschgeld der Literatur oder, was auf dasselbe hinausläuft, ihren eigentlichen Marktwert. In dem Augenblick aber, wo sie sich in Ödipus zu verlieren scheinen, diesem ewigen Mutter-Schluchzen, dieser ewigen Papa-Diskussion, sind sie tatsächlich schon einem elternlosen Prozeß überantwortet, der eine infernalische Wunschmaschine in Erscheinung treten läßt und den Wunsch zu einer das unmenschliche Element des Geschlechts ausmachenden libidinösen Welt von Konnexionen und Einschnitten, Strömen und Spaltungen (schizes) in Beziehung setzt, in der ein jedes Ding mit dem »Wunschmotor«, einem »lüsternen Räderwerk« sich vereinigt, um auf diese Weise anorganische, pflanzliche, tierische, kindliche und soziale Strukturen und Ordnungen zu durchstreifen, sie durcheinanderzubringen und umzustürzen, um fortwährend die lächerlichen Figuren von Ödipus auseinanderzunehmen und derart den Prozeß der Deterritorialisierung immer weiter voranzutreiben. Nicht einmal die Kindheit ist ödipal, sie kann es unmöglich sein. Ödipal ist allein die niederträchtige Kindheitserinnerung, die Projektionsfläche. Und schließlich zeugt ein Autor dann am eindringlichsten von Ödipus' Nichtigkeit und Leere, wenn es ihm gelingt, seinem Werk statt jener alten vergilbten Fotos, dieser Deckerinnerungen, die die Maschine übersättigen und aus der Kindheit ein regressives Phantasiestück zum Hausgebrauch für die »lieben Alten« machen, wirkliche rekursive Kindheitsblöcke einzufügen, die die Wunschmaschinen erneut anwerfen.

Dies ist sehr gut bei Kafka zu beobachten, dieser ödipalen Erde par excellence: selbst hier und hier besonders bildet die ödipale Seite, die Kafka seinen Lesern vorhält, nur die Maske eines viel tiefgründigeren Unternehmens, nämlich dessen der unmenschlichen Errichtung einer völlig neuen literarischen, einer im eigentlichen Sinne buchstabenerzeugenden Maschine, die die allzu menschliche Liebe aus ihrer ödipalen Verstrickung befreit. Sie koppelt den Wunsch an die Vorahnung einer perversen bürokratischen und technokratischen, einer schon faschistischen Maschine, in der die Familiennamen ihre Konsistenz verlieren und sich dem buntgemischten Habsburger-Reich der Schloß-Maschine ebenso öffnen wie der Lage der identitätslosen Juden, wie Rußland, Amerika, China und überhaupt Kontinenten, die alle Personen und Namen des Familialismus weit überragen. Analoges ist aufweisbar bei Proust. Beide, Proust und Kafka, sind ödipal nur zum Spaß, und jene, die Ödipus bitterernst nehmen, mögen diesen beiden wohl ihre todtraurigen Romane und Kommentare überstülpen – aber raten wir, was ihnen fehlt: die Komik des Übermenschlichen, das Schizo-Lachen, das Proust wie Kafka hinter ihrer Ödipus-Grimasse schüttelt – das Spinne- oder Käfer-Werden.

Roger Dadoun hat in einem kürzlich erschienenen Artikel das Prinzip zweier Traumpole entwickelt: der Traum zum einen als Programm, Maschine oder Maschinerie, als Fabrik, in der die Wunschproduktion das Wesentliche ausmacht, das Funktionieren der Maschine, die Einrichtung von Konnexionen, die Flucht- oder Deterritorialisierungspunkte der in das unmenschliche, molekulare Element einströmenden Libido, der Stromdurchlauf, die Injektion von Intensitäten; zum anderen der ödipale Pol: der Traum als Theater, Projektionsfläche, der nur Gegenstand molarer Interpretationen ist, wo die Erzählung des Traumes, die verbalen und visuellen Bilder schon den Sieg über den Traum selbst, die informellen oder materiellen Sequenzen davongetragen haben.[7] Dadoun zeigt auf, wie Freud mit seiner *Traumdeutung* sich einer Richtung verschließt, die zum Zeitpunkt des *Entwurfs einer Psychologie* noch möglich gewesen war, und damit in der Folgezeit die Psychoanalyse in jene Sackgassen hineinmanövrierte, die diese dann im Zuge ihrer Ausübung stets neu hervorbringen wird. Nun findet sich schon bei den erstaun-

7 Roger Dadoun, »Les ombilics du rêve«, *L'espace du rêve, Nouvelle revue de psychanalyse*, Nr. 5 (und über den Traum als Programm, vgl. Sarane Alexandrian, »Le rêve dans le surréalisme«, a.a.O.).

licherweise unbekannten Autoren Gherasim Luca und Trost eine anti-ödipale Konzeption des Traumes, die uns sehr gelungen scheint. Trost wirft Freud vor, den manifesten Inhalt des Traumes zugunsten der Uniformität von Ödipus zu vernachlässigen, sowie den Charakter des Traums als Kommunikationsmaschine mit der äußeren Welt zu verfehlen. Darüber hinaus wirft er ihm vor, den Traum statt an das Delirium an die Erinnerung zu ketten, zum weiteren eine Theorie des Kompromisses aufgestellt zu haben, die den Traum wie das Symptom ihrer immanenten revolutionären Schlagkraft beraubt. Trost offenbart die Aktion der Repressions- und Regressionsagenten als Repräsentanten »reaktionärer gesellschaftlicher Elemente«, die sich im Schutze der aus dem Vorbewußten aufsteigenden Assoziationen sowie der aus dem Tagleben gespeisten Deckerinnerungen in den Traum einschleichen. Die Assoziationen gehören aber ebensowenig wie diese Erinnerungen dem Traum an, dieser muß sie denn auch in symbolischer Weise behandeln. Zweifeln wir nicht, Ödipus gibt es wahrhaftig, die Assoziationen sind ödipal gerade deshalb, weil der Mechanismus, der sie auslöst, demjenigen von Ödipus gleicht, ja dieser selbst ist. Um daher das Traumdenken wiederzufinden, das eins ist mit dem Tagesdenken, insofern beide unter den Maßnahmen erkennbarer Unterdrücker leiden, gilt es, die Assoziationen abzubrechen: Trost schlägt in diesem Sinne eine Art *cut-up* à la Burroughs vor, die darin besteht, ein Traumfragment mit einem *beliebigen* Abschnitt aus einem Handbuch für Sexualpathologie in Beziehung zu setzen. Einschnitt, der, statt zu interpretieren, den Traum zu neuem Leben erweckt und intensiviert, der dem Maschinenphylum des Traums neue Anschlüsse liefert. Dabei gehen wir kein Risiko ein, da schließlich, auf der Grundlage unserer polymorphen Perversion, der *per Zufallsauswahl* entnommene Abschnitt mit dem Traumfragment immer eine Maschine bilden wird. Sicherlich werden die Assoziationen sich neu formieren, werden sich erneut zwischen die beiden Stücke einschließen, aber es gilt, diesen wie immer kurzen Augenblick der Dissoziation abzupassen, um den Wunsch in seinem nicht-biographischen, nicht-gedächtnishaften Charakter und ober- oder unterhalb seiner ödipalen Prädeterminationen auferstehen zu lassen. Genau in diesem Sinne verweisen Luca und Trost in ihren großartigen Texten auf die Befreiung eines Unbewußten der Revolution, das einem Wesen, nicht-ödipale(r) Frau und Mann, zustrebt, dem »freiwillig mechanischen« Wesen, der »Projektion einer Menschengruppe, die es noch zu entdecken gilt«, deren Geheimnis in ihrem Funktionieren, nicht in ihrer Interpretation liegt, »ganz weltliche Intensität des Wunsches« (noch niemals wurde so gut der autoritäre und fromme Charakter der Psychoanalyse ans Licht gebracht).[8] Besteht in diesem Sinne nicht auch das oberste Ziel der M. L. F. (Bewegung zur Befreiung der Frau), gegenüber der maßlosen Schwärmerei und Erregung für Mutterschaft und Kastration, in der revolutionären Maschinenkonstruktion der nicht-ödipalen Frau?

Kommen wir auf die Notwendigkeit zurück, die Assoziationen zu zerschlagen: die Dissoziation nicht als Merkmal nur der Schizophrenie, sondern als Prinzip der Schizo-Analyse. Was das größte Hindernis für die Psychoanalyse ausmacht, das Unvermögen zu assoziieren, bildet demgegenüber die Bedingung der Schizo-Analyse – Hinweis dafür also, daß wir endlich Elemente ausfindig gemacht haben, die in das Funktionsgefüge des Unbewußten, in die Wunschmaschine, eingehen. Was Wunder, daß die Methode der sogenannten freien Assoziation uns fortwährend wieder bei Ödipus landen läßt, dafür ist sie geschaffen. Denn weit entfernt, von Spontaneität zu zeugen, setzt sie die Applikation, eine Art Umklappen schon voraus, worin ein beliebiger Anfangskomplex mit einem vorgängig und symbolisch als ödipal bestimmten artifiziellen oder gedächtnishaften Endkomplex in Übereinstimmung gebracht wird. In Wirklichkeit haben wir so lange nichts erreicht, als es uns nicht gelungen ist, Elemente auszumachen, die nicht assoziierbar sind, oder so lange wir diese nicht unter der Form, worin sie nicht mehr assoziierbar sind, erfaßt haben. Einen unter diesem Gesichtspunkt entscheidenden Schritt wagt Serge Leclaire, wenn er uns einem Problem konfrontiert, demgegenüber, in seinen Worten, »alles uns davon abhält, es frontal anzugehen ... es handelt sich schlicht gesagt darum, ein System begreifen zu müssen, dessen Elemente gerade durch das Fehlen jeglichen Bandes, worunter ich jede natürliche, logische oder signifikative Verbindung verstehe, miteinander

8 Trost, *Vision dans le cristal* (éd. de l'Oubli), *Visible et invisible* (Arcanes), *Librement mécanique* (Minotaure). Gherasin Luca, *Le vampire passif* (éd. de l'Oubli).

verbunden sind«, »ein Ensemble reiner Singularitäten« also.[9] Doch weiterhin bemüht, in den engen Schranken der Psychoanalyse zu verbleiben, nimmt er den Schritt, den er anfangs getan hatte, wieder zurück: er führt das bindungslose Ensemble als Fiktion, dessen Manifestationen als Epiphanien vor, die sich, und sei es nur unter der Einheit des Phallus als *Signifikant* der Abwesenheit, in einem neuerlich strukturierten Gefüge wieder einschreiben müssen. Und doch kam gerade hier die Wunschmaschine zum Vorschein, das Ensemble, dessen real unterschiedene Teile gemeinsam funktionieren, *insofern sie real unterschieden sind* (verbunden durch das Fehlen eines Bandes), wodurch die Wunschmaschine von den psychischen Bindungen des ödipalen Apparates sich ebenso unterscheidet wie von den mechanischen oder strukturalen der technischen und gesellschaftlichen Maschinen. Ähnliche Annäherungen an Wunschmaschinen haben die surrealistischen Objekte, diese theatralischen Epiphanien und ödipalen gadgets, die nur durch das Wiedereinführen von Assoziationen gehen, nicht zustande gebracht – in der Tat war der Surrealismus ein großangelegtes Manöver zur Ödipalisierung der vorangegangenen Bewegungen. Aber man wird sie in bestimmten dadaistischen Maschinen, in den Zeichnungen von Julius Goldberg oder heutzutage in den Maschinen von Tinguely aufweisen können: wie ein funktionales Ensemble erhalten und zugleich alle Assoziationen zerschlagen? (Was bedeutet »verbunden durch das Fehlen eines Bandes«?)
Bei Tinguely wird die Kunst der realen Unterscheidung durch eine Art das Rekursionsverfahren definierende Verschiebung erreicht. Die Maschine setzt mehrere simultan gegebene Strukturen ein, die sie durchläuft, wobei die erste Struktur mindestens ein Element enthält, das in ihrem Rahmen dysfunktional, einer zweiten Struktur aber funktional ist. Dieses uns von Tinguely als äußerst vergnüglich angebotene Spiel garantiert den Prozeß der maschinellen Deterritorialisierung und zudem die Stellung des Maschinisten als das in diesem Prozeß deterritorialisierteste Teilstück. Großmutter, die unter den erstaunten Augen des Kindes – eines nicht-ödipalen Kindes, dessen Augen selbst Teil der Maschine sind – im Auto die Pedale tritt, bringt nicht etwa das Gefährt in Schwung, sondern setzt tretend die zweite Struk-

9 Serge Leclaire, »La réalité du désir«, in *Sexualité humaine*, Aubier.

tur in Gang, die Holz sägt. Weitere Rekursionsverfahren können hinzukommen: so das Einfügen von Teilen innerhalb einer Vielheit (etwa die Stadt-Maschine, eine Stadt, deren Häuser alle in einem Haus sind, oder die Haus-Maschine von Buster Keaton, wo alle Zimmer (Stücke) in einem Zimmer (Stück) sind. Auch kann die Rekursion in einer Serie realisiert werden, die die Maschine in eine wesentliche Beziehung zu Abfallprodukten und Resten setzt, derart, daß sie wie die Rotozaza von Tinguely systematisch ihr eigenes Objekt zerstört, daß sie wie in den Transformatorprojekten von Duchamps die verbrauchten Intensitäten oder Energien wieder abkappt, daß sie wie in der Junk-Art von Stankiewicz oder dem Merz und der Haus-Maschine von Schwitters sich selbst aus Abfallprodukten herstellt, oder schließlich, daß sie sich selbst sabotiert und zerstört, so daß »ihre Konstruktion und der Beginn ihrer Destruktion ununterscheidbar werden«: in allen diesen Fällen (denen noch die Droge als Wunsch- oder Junkie-Maschine hinzugefügt werden müßte) tritt ein im wirklichen Sinne maschineller Todestrieb zutage, der im Gegensatz steht zum regressiven ödipalen Tod, zur psychoanalytischen Euthanasie. Unzweifelhaft finden wir hier keine einzige Maschine, die nicht zutiefst desödipalisiert.

Weiterhin garantieren auch Zufallsrelationen diese bindungslose Verbindung der real unterschiedenen Elemente oder ihrer autonomen Strukturen – dabei jenem »verrückten Vektor« folgend, der von mechanischer Unordnung zum weniger Wahrscheinlichen übergeht. Hier heißt es, von der Wichtigkeit der Theorien Vendryers' zu sprechen, Theorien, die es ermöglichen, die Wunschmaschinen vermittels der Präsenz solcher Zufallsrelationen in der Maschine selbst und als Schöpfer brownscher Bewegungen vom Typus »Umherschweifen« oder »Auf-den-Wackel-Gehen« zu definieren.[10] Auch die Zeichnungen Goldbergs sichern darin, daß sie Zufallsrelationen wirken lassen, und mit ebenso großem Vergnügen wie bei Tinguely, durch das Schizo-Lachen, ihrerseits die Funktionalität der real unterschiedenen Elemente.

10 Über das Zufällige, den »verrückten Vektor« und ihre politischen Anwendungen, vgl. die Bücher von Vendryes, *Vie et probabilité* (Albin Michel), *La Probabilité en histoire* (Albin Michel), *Déterminisme et autonomie* (Armand Colin). Über die »Auf-den-Wackel-geh-Maschine« brownschen Typs, vgl. Guy Hocquenghem, *Le désir homosexuel* (éd. Universitaires).

Dabei geht es um die Ersetzung eines einfachen Gedächtnis- oder sozialen Kreislaufs durch ein Ensemble, das, auf dem verrückten Vektor beruhend, als Wunschmaschine funktioniert (im ersten Beispiel: *Um nicht zu vergessen, den Brief seiner Frau einzustecken,* durchläuft und programmiert die Wunschmaschine die drei automatisierten Strukturen des Sports, der Gärtnerei, des Vogelkäfigs; im zweiten Beispiel: *Simple Reducing Machine,* werden die Anstrengungen des Wolgaschiffers, die Druckverminderung im Bauche eines speisenden Milliardärs, der Fall des Boxers auf die Matte sowie der Sprung des Kaninchens programmiert durch den das weniger Wahrscheinliche oder die Simultaneität von Anfangs- und Endpunkt definierenden Plattenspielers).

Alle diese Maschinen sind wirkliche Maschinen. Zu Recht sagt Hocquenghem: »Dort wo der Wunsch agiert, ist kein Platz mehr für das Imaginäre ...« – für das Symbolische ebensowenig. Die Maschinen sind immer schon da, unaufhörlich produzieren wir sie, lassen sie laufen, weil sie Wunsch, Wunsch wie er ist, sind – obgleich es der Künstler bedarf, ihre autonome Präsentation sicherzustellen. Die Wunschmaschinen stecken nicht in unserem Kopf, sind keine Produkte der Einbildung, sondern existieren *in den technischen und gesellschaftlichen Maschinen selbst.* Wir haben sie weder erfunden noch imitiert, wir sind ihre geistigen Väter ebensowenig wie ihre folgsamen Kinder. Unser Verhältnis zu ihnen spiegelt sich darin: wir bevölkern die technisch-gesellschaftlichen Maschinen mit Wunschmaschinen, dazu und zu nichts anderem sind wir in der Lage. Zugleich gilt: Die technisch-gesellschaftlichen Maschinen sind nur Konglomerate von Wunschmaschinen unter historisch bestimmten molaren Bedingungen; und, die Wunschmaschinen sind die auf ihre bestimmenden molekularen Bedingungen übertragenen technischen und gesellschaftlichen Maschinen. Schwitters' Merz: letzte Silbe von Kommerz. Unsinnig die Frage nach Brauchbarkeit oder Unbrauchbarkeit, nach Möglichkeit oder Unmöglichkeit der Wunschmaschinen. Denn Unmöglichkeit (und weniger) und Unbrauchbarkeit (und weniger) scheinen nur auf in der autonomen künstlerischen Präsentation. Seht ihr nicht, daß sie möglich sind, weil sie sind, weil sie auf alle Fälle da sind und wir mit ihnen funktionieren? In höchstem Maße nützlich sind sie, weil sie zwi-

schen der Maschine und dem Menschen in beide Richtungen Verbindung, *Kommunikation* herstellen. Ihr seht nicht, daß in dem Moment, wo ihr sagt, daß sie »unmöglich« sind, ihr sie möglich macht und selbst ein Teil bildet, nämlich genau das, von dem ihr angenommen hattet, daß es zum Funktionieren fehlte, der Dancer-Danger. Während ihr noch über Möglichkeit oder Brauchbarkeit debattiert, steckt ihr schon in der Maschine, seid ein Teil ihrer, habt ihr schon den Daumen, das Auge, den Hintern oder die Leber eingebracht (moderne Version des »Ihr steckt mit drin ...«).
Man könnte annehmen, daß der Unterschied zwischen technisch-gesellschaftlicher und Wunschmaschine allererst eine Frage der Größe oder Angepaßtheit sei, wobei die Wunschmaschine entweder kleine oder umfängliche, an kleine Gruppen angepaßte Maschinen vorstellten. Aber es dreht sich nicht um gadgets. Die aktuelle technologische Entwicklung, die darauf zielt, das Primat der Thermodynamik durch das der Informatorik zu ersetzen, ist in Wirklichkeit von der Größenverminderung der Maschinen begleitet. In einem gleichfalls heiteren Text verweist Ivan Illich darauf, daß die umfänglichen Maschinen kapitalistische oder despotische Produktionsverhältnisse implizieren, die Abhängigkeit, Ausbeutung, Ohnmacht der auf den Konsumenten- oder Bedienstetenstatus reduzierten Menschen zur Folge haben. Das *Kollektiveigentum an Produktionsmitteln* ändert nichts an dieser Situation, es erhält allenfalls eine stalinistisch-despotische Organisation. Illich fordert demgegenüber *das Recht eines jeden* zur Benutzung der Produktionsmittel innerhalb einer »geselligen«, das heißt einer nicht-ödipalen Wunschgesellschaft. Will heißen: extensivster Gebrauch der Maschinen durch die größtmögliche Anzahl von Menschen, die Vermehrung kleiner Maschinen und die Anpassung großer Maschinen an kleine Einheiten, der alleinige Verkauf von Maschinenelementen, die von den Produzentenverbrauchern selbst zusammengesetzt werden sollen, die Aufhebung des Spezialwissens und des Berufsmonopols. Es liegt offen zutage, daß so unterschiedliche Phänomene wie die Monopolisierung oder Spezialisierung der meisten medizinischen Kenntnisse, die Kompliziertheit des Automotors, der Riesenumfang der Maschinen keineswegs Ausdruck technologischer Notwendigkeiten sind, wohl aber ökonomischen und

politischen Imperativen entsprechen, deren Aufgabe darin besteht, Macht und Kontrolle in den Händen einer herrschenden Klasse zu konzentrieren. Auch bedeutet der Hinweis auf die radikale Unbrauchbarkeit der Autos in den Städten, deren trotz modernistischen Aufputzes archaischer Charakter, sowie die mögliche Modernität des Fahrrads, in unseren Städten nicht weniger als im Vietnamkrieg, keineswegs den Traum einer Rückkehr zur Natur. Und nicht etwa im Namen kleiner und einfacher Maschinen, sondern unter der Losung technologischer Innovation selbst, die von den kapitalistischen und kommunistischen Gesellschaften unter Aufbietung aller Kräfte und in Abhängigkeit von ökonomischer und politischer Macht gleichermaßen unterdrückt wird, muß sich die »gesellige«, die Wunschrevolution vollziehen.[11]

In *The Navigator* hat Buster Keaton, einer der größten Künstler von Wunschmaschinen, das Problem der Anpassung von Massenmaschinen an individuelle Zwecke oder solche von Paaren oder kleinen Gruppen abgehandelt. Die zwei Helden »müssen einer Kücheneinrichtung die Stirn bieten, die gewöhnlich für Hunderte von Menschen gedacht ist (die Kombüse ist ein Gewirr von Hebeln, Blöcken und Drähten)«.[12] Wie die Forderung, daß alle sich der Maschinen bedienen und sie kontrollieren sollen, zeigt, sind solche Themen wie Reduktion und Anpassung von Maschinen für sich allein unbefriedigend – sie stehen für anderes. Denn der reale Unterschied zwischen technisch-gesellschaftlicher Maschine und Wunschmaschine liegt offensichtlich nicht in ihrer Größe und Leistung, sondern in der Ordnung, die Größe und Leistung bestimmt. *Es sind gleiche Maschinen, aber nicht gleiche Ordnungen.* Nicht daß es darum ginge, die gegenwärtige Ordnung, die die Technologie an eine unterdrückerische Ökonomie und Politik bindet, einer anderen zu konfrontieren, in der die Technologie befreiend und befreit wirkte. Die Technologie setzt die gesellschaftlichen und die Wunschmaschinen, die einen in den anderen, voraus; nicht steht in ihrer Macht, zu ent-

11 Ivan Illich, »Re-tooling Society«, *Nouvel Observateur*, 11. September 1972 (über Größe und Kleinheit von Maschinen, vgl. Gilbert Simondon, *Du mode d'existence des objets techniques*, Aubier, S. 132 f.).

12 David Robinson, »Buster Keaton«, *Revue du cinéma* (dieses Heft enthält eine Studie der Maschinen Keatons).

scheiden, wer maschinenerzeugende Instanz, wer Wunsch und wer Unterdrückung des Wunsches ist. Dann immer, wenn die Technologie den Anschein erweckt, eigenmächtig zu agieren, nimmt sie faschistische Farbe an, wie in der Techno-Struktur, weil sie ökonomische, politische und sogar libidinöse Besetzungen impliziert, die gleichermaßen auf die Wunschunterdrükkung orientiert sind. Die Unterscheidung der beiden Ordnungen sowie die von Wunsch und Anti- Wunsch lassen sich nicht auf die Trennung Kollektiv versus Individuum, wohl aber auf zwei Formen von Massenorganisationen zurückzuführen, worin das Kollektiv und das Individuum jeweils andere Verhältnisse eingehen. Ihre Differenz entspricht der von Makro- und Mikrophysik – nur daß hier die mikrophysikalische Instanz nicht das Elektron als Maschine, sondern der molekulare maschinenerzeugende Wunsch ist, und die makrophysikalische Instanz nicht das molare technische Objekt, sondern die eine molare Ordnung schaffende gesellschaftliche Anti-Wunsch- und Anti-Produktionsstruktur, die gegenwärtig Gebrauch, Kontrolle und Besitz der technischen Objekte bedingt. Im herrschenden System unserer Gesellschaften wird die Wunschmaschine allein als perverse ertragen, das heißt nur am Rande des ernsthaften Gebrauchs der Maschine und einzig als nicht eingestehbaren sekundären Gewinn der Benutzer, Produzenten und Anti-Produzenten (sexueller Genuß, den Richter beim Urteilen oder der Bürokrat beim Streicheln seiner Akten erfährt). Doch besteht die Ordnung der Wunschmaschinen nicht in verallgemeinerter Perversion, vielmehr in produktiver, endlich glücklich gewordener allgemeiner Schizophrenie. Denn von Wunschmaschinen gilt, was Tinguely sagt: *a truly joyous machine, by joyous I mean free.*

3. Maschine und voller Körper: die Besetzungen der Maschine

Hat man sich einmal in die Einzelheiten versenkt, ist nichts dunkler als Marx' Thesen über das Verhältnis von Produktivkräften und Produktionsverhältnissen. Allgemein versteht man: vom Werkzeug an bis zur Maschine implizieren die Produktionsmittel gesellschaftliche Produktionsverhältnisse, die ihnen gleichwohl äußerlich, deren Anzeichen sie nur sind. Aber was bedeutet »Anzeichen«? Warum ist jene abstrakte evolutionäre Linie entworfen worden, die die isolierte Beziehung des Menschen mit der Natur darzustellen hat und innerhalb derer die Maschine ausgehend vom Werkzeug begriffen wird, und dieses in Funktion eines Organismus und seiner Bedürfnisse? So erscheinen die gesellschaftlichen Verhältnisse zwangsläufig dem Werkzeug oder der Maschine äußerlich und zwingen diesen, indem sie die Evolutionslinie entsprechend heterogenen Gesellschaftsorganisationen aufbrechen, ein anderes biologisches Schema von außen auf[13] (gerade dieses Spiel zwischen Produktivkräften und Produktionsverhältnissen erklärt auch die eigentümliche Vorstellung des einstmals revolutionären Charakters der Bourgeoisie). Dagegen meinen wir, daß die Maschine in einem unmittelbaren Bezug zu einem gesellschaftlichen Körper und keineswegs zu einem humanbiologischen Organismus begriffen werden muß. Dies zugestanden, geht es nicht mehr an, die Maschine als neues Segment zu beurteilen, das, jener Entwicklung entsprechend, die ihren Anfangspunkt im abstrakten Menschen setzt, auf das Werkzeug folgt. Denn Mensch und Werkzeug *sind schon* Maschinenteile auf dem vollen Körper der jeweiligen Gesellschaft. Die Maschine ist zunächst eine gesellschaftliche, konstituiert durch die maschinenerzeugende Instanz eines vollen Körpers sowie durch die Menschen *und* Werkzeuge, die, insofern sie auf diesem Körper verteilt sind, maschinisiert werden. So existiert ein voller Körper der Steppe, der Mensch-Pferd-Bogen, ein voller Körper der griechischen Stadt, der Mensch und Waffe, ein voller Körper der Fabrik, der Mensch und Maschine maschinisiert. Von den zwei auf die Fabrik gemünzten Definitionen, die Ure formuliert und Marx zitiert, bezieht die erste die Maschinen auf die sie überwachenden Menschen, bezieht die zweite jedoch die Maschinen *und* die Menschen (»mechanische *und* intellektuelle Organe«) auf den vollen Körper der Fabrik, der sie zur Maschine fügt. Die letzte Definition nun besitzt buchstäblichen, konkreten Sinn.

Die kollektiven Orte und Einrichtungen, Kommunikationsmittel, die gesellschaftlichen Körper werden als Maschinen oder

13 Zu diesem anderen auf die Organisationsformen gegründeten biologischen Schema, vgl. Marx, *Das Kapital*, MEW Bd. 23, Nachwort zur zweiten Auflage, S. 25 ff.

deren Teile keineswegs in einem metaphorischen oder auch extensionalen Sinne begriffen. Vielmehr erhält die Maschine ihre restriktive und abgeleitete Bestimmung einer technischen Realität allein unter Bedingungen eines sehr partikularen vollen Körpers, dem des Geld-Kapitals, insoweit dieser dem Werkzeug die Form des fixen Kapitals aufprägt, das heißt die Werkzeuge auf einen autonomen mechanischen Repräsentanten verteilt, und dem Menschen die Form des variablen Kapitals gibt, das heißt die Menschen allgemein auf einen abstrakten Repräsentanten der Arbeit verteilt. Einfügen voller Körper in ein und dieselbe Serie: voller Körper des Kapitals, der Fabrik, des Mechanismus ... (oder auch jene Serie der griechischen Stadt, der Phalanx, des zweihändigen Schildes). Nicht danach, wie die Maschine auf einfache Werkzeuge folgt, sollten wir fragen, vielmehr wie und welche gesellschaftliche Maschine das Auftreten technischer Maschinen möglich und zugleich notwendig macht, statt es dabei zu belassen, Menschen und Werkzeuge zu maschinisieren. (So gibt es wohl vor dem Kapitalismus technische Maschinen, doch durchläuft das Maschinenphylum sie nicht und begnügt sich, Menschen und Werkzeuge zu maschinisieren. In allen Gesellschaftsformationen finden sich solche noch nicht maschinisierte Werkzeuge, die dann aber in anderen Formationen sich zu Maschinen fügen, etwa die hoplitischen Waffen).

Eine derart verstandene Maschine wird als Wunschmaschine bestimmt: als Ensemble eines maschinenerzeugenden vollen Körpers und der auf ihm zu Maschinen gefügten Menschen und Werkzeuge. Daraus ergeben sich mehrere Konsequenzen, die wir hier nur in programmatischer Form vortragen können.

Zum ersten sind die Wunschmaschinen wohl den technischen und gesellschaftlichen Maschinen gleich, bilden aber gewissermaßen deren Unbewußtes: sie manifestieren und mobilisieren die libidinösen Besetzungen (Wunschbesetzungen), die den bewußten und vorbewußten Besetzungen (Interessenbesetzungen) eines bestimmten gesellschaftlichen Feldes in Ökonomie, Politik und Technik »entsprechen«. Dies meint keineswegs ähnlich sein: es geht um eine andere Verteilung, eine andere »Karte«, die nicht mehr die herrschenden Interessen in einer Gesellschaft, nicht die Aufteilung des Möglichen und Unmöglichen, nicht die Zwänge und Freiheiten, kurz all das nicht betrifft, was die *konstitutiven*

Bedingungen einer Gesellschaft (ihre spezifische Rationalität) ausmacht. Unterhalb dieser Rationalitätsstruktur existieren ungewöhnliche Formen eines Wunsches, der die Ströme als solche und ihre Einschnitte besetzt, der nicht aufhört, an der Basis der Gesellschaft die Zufallsfaktoren, die weniger wahrscheinlichen Figuren, die Treffen unabhängiger Serien zu produzieren, und der eine Liebe »zu sich selbst« hervorruft, Liebe des Kapitals zu sich selbst, Liebe der Bürokratie, Liebe der Unterdrückung zu sich selbst, alle diese Eigentümlichkeiten wie »Was wünscht ein Kapitalist in seinem tiefsten Inneren?«, »Wie ist es möglich, daß die Menschen die Repression nicht nur für andere, sondern auch für sich wünschen?«, usw.

Zum zweiten wird die These, daß die Wunschmaschinen die innere Grenze der technisch-gesellschaftlichen Maschinen ausmachen, verständlicher, wenn wir in Betracht ziehen, daß der volle Körper einer Gesellschaft, die maschinenerzeugende Instanz, niemals als solche gegeben ist, sondern stets ausgehend von den in der jeweiligen Gesellschaft herrschenden Termen und Verhältnissen erschlossen werden muß. Der volle Körper des Kapitals als »wertheckender« Körper, geldproduzierendes Geld ist niemals für sich gegeben. Er impliziert eine bis an ihre Grenzen getriebene Entwicklung, worin die Terme auf ihre absolut genommenen einfachen Formen reduziert und die Verhältnisse durch das Fehlen einer Verbindung »positiv« ersetzt werden. So am Beispiel der kapitalistischen Wunschmaschine das Zusammentreffen von Kapital und Arbeitskraft, das Kapital als deterritorialisierter Reichtum, die Arbeitskraft als deterritorialisierter Arbeiter, zwei unabhängige Serien oder einfache Formen, deren Zusammentreffen im Kapitalismus fortwährend neu hervorgebracht wird. Wie kann das Fehlen einer Verbindung positiv sein? Erneut stoßen wir auf die das Paradox des Wunsches aufwerfende Frage von Leclaire: wie können Elemente gerade durch das Fehlen eines Bandes verbunden sein? In gewisser Weise kann man sagen, daß der *Cartesianismus* mit Spinoza und Leibniz nicht aufgehört hat, auf diese Frage Antwort zu geben, nämlich im Rahmen der Theorie der realen Trennung, sofern sie eine spezifische Logik erfordert. Weil sie real unterschieden, vollkommen unabhängig voneinander sind, kommen letzte Elemente oder einfache Formen demselben Wesen oder derselben Substanz zu. In diesem Sinne genau funktioniert der substantielle volle Körper nicht wie ein Organismus. Nichts anderes ist die Wunschmaschine: eine Vielheit unterschiedener Elemente oder einfacher Formen, die *auf* dem vollen Körper einer Gesellschaft *verbunden* sind, indem sie präzise »auf« diesem Körper oder indem sie real unterschieden sind. Die Wunschmaschine als bis an die Grenze getriebene Entwicklung: Erschließen des vollen Körpers, Freisetzen einfacher Formen, Zuweisung des Fehlens von Verbindung. Marx' Methode im *Kapital* geht in diese Richtung, doch hindern die dialektischen Voraussetzungen ihn, den Wunsch als Teil der Infrastruktur zu begreifen.

Zum dritten, die Produktionsverhältnisse, den technischen Maschinen äußerlich bleibend, sind demgegenüber den Wunschmaschinen immanent. Dies ist richtig allerdings nicht im Hinblick auf ihren Charakter als Verhältnis, aber auf den als Maschinenteile, worunter Produktions- wie Anti-Produktionselemente fallen.[14] Auf Bilder des Films von Genet, die eine Wunschmaschine des Gefängnisses vor Augen führen, weist J. J. Lebel hin: zwei Gefangene in benachbarten Zellen; während der eine durch ein Loch in der Mauer dem anderen mittels eines Strohhalms Zigarettenrauch in den Mund bläst, masturbiert der an der Tür zuschauende Wärter. Dieser bildet gleichzeitig Anti-Produktionselement und Voyeurteil der Maschine: der Wunsch durchzieht alle Teile. Dies heißt, daß die Wunschmaschinen nicht befriedet sind: in ihnen existiert Herrschaft und Knechtschaft, herrschen tödliche Elemente, sadistische neben masochistischen Teilen. In der Wunschmaschine genau nehmen diese Teile und Elemente, wie alle anderen auch, ihre eigentlich sexuellen Dimensionen an. Keineswegs verfügt die Sexualität, wie die Psychoanalyse so gerne möchte, über einen ödipalen Code, der die Gesellschaftsformation verdoppelte oder gar ihre Genesis und mentale Organisation anleitete (Geld und Analität, Faschismus und Sadismus, usw.). Sexueller Symbolismus existiert nicht; die Sexualität bezeichnet keine andere »Ökonomie«

14 »Jeder durch das Eindringen eines Maschinenphänomens geschaffene Bruch wird dem angeschlossen sein, was Anti-Produktionssystem genannt wird, dem spezifischen Repräsentationsmodus der Struktur ... Die Anti-Produktion wird unter anderem das sein, was dem Register der Produktionsverhältnisse unterlegt worden ist.«

oder »Politik«, vielmehr das libidinöse Unbewußte der politischen Ökonomie als solcher. Die Libido, Energie der Wunschmaschine, besetzt als sexuelle die gesamten gesellschaftlichen, klassen- oder rassenspezifischen Differenzen, um entweder im Unbewußten die Mauer des Geschlechtsunterschieds aufrechtzuerhalten, oder im Gegenteil diese Mauer zu sprengen, sie im unmenschlichen Geschlecht aufzuheben. Noch in ihrer Gewalt stellt die Wunschmaschine eine Prüfung des gesamten gesellschaftlichen Feldes durch den Wunsch dar, eine Prüfung, die zum Triumph des Wunsches sich ebenso fügen kann wie zu seiner Niederlage. Sie besteht darin: gegeben sei eine Wunschmaschine, wie gelingt ihr, ein Produktionsverhältnis oder eine gesellschaftliche Differenz zu einem ihrer Teile zu machen, und welche Stellung nimmt dieses Teil ein? Der Bauch des Milliardärs in Goldbergs Zeichnung, der masturbierende Wärter in Genets Film? Bildet nicht der eingesperrte Unternehmer ein Teil der Fabrik-Wunschmaschine, eine Form der Antwort auf die Prüfung?

Zum vierten, wenn die Sexualität als Energie des Unbewußten Besetzung des gesellschaftlichen Feldes durch Wunschmaschinen ist, so wird offenbar, daß die Einstellung gegenüber Maschinen allgemein keinesfalls auf bloßer Ideologie beruht, vielmehr die Stellung des Wunsches innerhalb der Infrastruktur selbst und die Veränderungen des Wunsches zum Ausdruck bringt, die dieser in Abhängigkeit der Einschnitte und der das Feld durchziehenden Ströme erfährt. Deshalb eignet dem Maschinenelement ein so starker, so offensichtlich sexueller Inhalt. Um die Zeit des Ersten Weltkrieges etwa stoßen die vier bedeutsamsten Einstellungen zur Maschine aufeinander: die starke molare Exaltation des italienischen Futurismus, der auf die Maschine setzt, um die nationalen Produktivkräfte zu steigern und den nationalen neuen Menschen zu erschaffen, ohne doch die Produktionsverhältnisse zu problematisieren; der russische Futurismus und Konstruktivismus, die die Maschine in Abhängigkeit denken von neuen, durch kollektive Aneignung bestimmten Produktionsverhältnissen (die Turm-Maschine von Tatlin oder jene von Moholy-Nagy, die die berühmte Parteiorganisation des demokratischen Zentralismus wiedergibt, Spiralenmodell mit Spitze, Transmissionsriemen, Basis, die Produktionsverhältnisse bleiben weiterhin der Maschine äußerlich, die als »Anzeichen« fungiert); die molekulare dadaistische Maschinerie, die ihrerseits eine Umpolung, eine Revolution des Wunsches herbeiführt, indem sie die Produktionsverhältnisse einer Prüfung der Wunschmaschinenteile unterwirft und aus diesen die fröhliche Bewegung der Deterritorialisierung jenseits aller Territorialitäten von Nation und Partei entbindet; endlich der humanistische Anti-Maschinismus, der den imaginären oder symbolischen Wunsch zu retten und ihn gegen die Maschine zu wenden gedenkt, bereit, ihn dem ödipalen Apparat zu überantworten (der Surrealismus gegen den Dadaismus, oder auch Chaplin gegen den Dadaisten Buster Keaton).[15]

Und weil es sich gerade nicht um Ideologie, sondern um Maschinisierung dreht, die ein ganzes Zeitepochen- und Gruppenbewußtsein in Gang setzt, ist die Beziehung dieser Einstellungen zum gesellschaftlichen und politischen Feld komplex, wenngleich nicht unbestimmt. Der italienische Futurismus formuliert eindeutig die Organisationsbedingungen und -formen einer faschistischen Wunschmaschine, einschließlich aller Äquivokationen einer nationalistischen und kriegswilligen »Linken«. Die russischen Futuristen versuchen, ihre anarchistischen Elemente in eine Parteimaschine gleiten zu lassen, die sie zermalmt. Politik ist nicht die stärkste Seite der Dadaisten. Der Humanismus zieht seine Besetzung von den Wunschmaschinen zurück, die nichtdestoweniger fortfahren, in ihm zu funktionieren. Innerhalb dieser Einstellungen aber ist die Problematik des Wunsches selbst, seiner Position formuliert worden, das heißt des wechselseitigen Immanenzverhältnisses zwischen Wunschmaschinen und technisch-gesellschaftlichen, jenen zwei extremen Polen, in deren einem der Wunsch faschistische paranoische Formationen, in deren anderem er jedoch revolutionäre schizoide Ströme besetzt. Das Paradox des Wunsches liegt darin, daß es stets einer langen Analyse, einer umfassenden Analyse des Unbewußten bedarf, um die Pole zu entwirren und die revolutionären Gruppenprüfungen für Wunschmaschinen freizusetzen.

15 Über die Rolle von Maschinen im Futurismus und Dadaismus, vgl. Noémi Blumenkranz, *L'esthétique de la machine* (Société d'esthétique), »La Spirale«, *Revue d'esthétique*, 1971.

Inhalt

IV: Einführung in die Schizo-Analyse

Appendix: Programmatische Bilanz für Wunschmaschinen

stw 108 J.-B. Pontalis
Nach Freud
Aus dem Französischen von Peter Assion, Hermann Lang, Eva Moldenhauer, Anette und Georg Roellenbleck
332 Seiten
Pontalis verfolgt die Absicht, Freuds theoretische Positionen zu überprüfen und sie dort, wo es notwendig erscheint, kritisch fortzuentwickeln, um die Psychoanalyse als wissenschaftliche Theorie für die Gegenwart handhabbar zu machen. Ausgangspunkt von Pontalis' Untersuchung ist die These, daß sich für die Psychoanalyse »nach Freud« neuartige Probleme stellen, die es erst einmal zu formulieren gilt. Das betrifft insbesondere die Rolle der Sprache als Brücke zwischen Analytiker und Patient, als Mittel und Ziel des therapeutischen Prozesses, schließlich als Medium, in dem die Heilpraxis zur Theorie gerinnt.

stw 110 Theodor W. Adorno
Drei Studien zu Hegel
144 Seiten
Adornos Arbeiten über Hegel – Konzentrat einer lebenslangen Beschäftigung mit dessen Philosophie – können als Propädeutik zu einer intensiveren Hegellektüre verstanden werden. Freilich macht es Adorno dem Leser nicht leicht, sich mit der Hegelschen Philosophie und ihren terminologischen Eigenheiten anzufreunden. Die unbestreitbaren Schwierigkeiten und Rätsel, die Hegel seinen Rezipienten aufgibt, werden von Adorno nicht im Sinne klassifikatorischer Zuordnungen und vorschneller Identifizierungen aufgelöst – sie werden zuallererst einmal benannt und damit zu Bewußtsein gebracht. Freilich zeigen Adornos Analysen auch, daß der Leser nicht vor Hegel kapitulieren muß. Adornos Empfehlung an den potentiellen Hegelleser lautet: »Der war nie der schlechteste Leser, welcher das Buch mit despektierlichen Randglossen versah.«

stw 117 Erik H. Erikson
Der junge Mann Luther
Eine psychoanalytische und historische Studie
Übersetzt von Johanna Schiche
320 Seiten
Eriksons berühmtes Buch *Kindheit und Gesellschaft* behandelt das Ineinandergreifen von individuellen Lebensstufen und grundlegenden menschlichen Institutionen. Sein Buch über den jungen Luther schildert den inneren Zusammenhang einer dieser Stufen – der Identitätskrise – mit dem Prozeß ideologischer Erneuerung in einer Geschichtsperiode, in der organisierte Religion die ideologische Vorherrschaft ausübte.

stw 119 Serge Leclaire
Der psychoanalytische Prozeß
Versuch über das Unbewußte und den Aufbau einer buchstäblichen Ordnung
Aus dem Französischen von Norbert Haas
176 Seiten
Leclaires Buch über den psychoanalytischen Prozeß enthält den Entwurf einer Theorie der Psychoanalyse, die – einerseits – ein notwendig allgemeines Bezugssystem zur Verfügung stellen muß, mit dessen Hilfe sich die Fülle des in einer Analyse produzierten Materials erfassen läßt, ohne dadurch – andererseits – den Zugang zum je Spezifischen, Individuellen, Besonderen zu verstellen. Leclaire diskutiert dieses Grundproblem an den zentralen Kategorien der Psychoanalyse, die ihrerseits auf zwei Analysen zurückbezogen werden, an deren Verlauf illustriert wird, wie das Besondere materielle Gestalt gewinnt in der Form von »Buchstaben«, die in ein »Buch« eingeschrieben sind, das nichts anderes ist als der Körper. – Die Psychoanalyse versucht, den Sinn jener »Buchstaben« zu entziffern.

stw 123 *Sprachanalyse und Soziologie*
Die sozialwissenschaftliche Relevanz von Wittgensteins Sprachphilosophie
Herausgegeben von Rolf Wiggershaus
352 Seiten
Die Auswahl der in diesem Band enthaltenen Beiträge zu einer linguistisch, einer phänomenologisch und einer kom-

munikationstheoretisch orientierten Soziologie versucht deutlich zu machen, daß die von Wittgenstein bereitgestellten Elemente einer Analyse des Alltagshandelns nur von einer sozialwissenschaftlichen Position stimmig weitergedacht werden können, die nicht bei der theoretischen Anerkennung kontingenter existierender Lebensformen stehenbleibt, sondern über Wittgensteins eigene sozialwissenschaftlichen Konsequenzen seiner späten Sprachphilosophie hinausgeht.

stw 125 Heinz Kohut
Die Zukunft der Psychoanalyse
Aufsätze zu allgemeinen Themen und zur Psychologie des Selbst
304 Seiten
Nach Kohuts Ansicht stellt die Ausbildung der Psychoanalyse einen bedeutsamen Schritt in der Geschichte der Wissenschaft und möglicherweise sogar einen entscheidenden Wendepunkt in der Entwicklung der Kultur dar: Mit der Ausbildung der Psychoanalyse ist es dem Menschen gelungen, Introspektion und Empathie in Werkzeuge einer empirischen Wissenschaft zu verwandeln.

stw 131 Vladimir Propp
Morphologie des Märchens
Herausgegeben von Karl Eimermacher
304 Seiten
Propp geht nicht vom Stoff aus, sondern von Formen und Strukturen des Märchens, um zu zeigen, daß die verschiedenen Elemente eines Märchentextes, seien sie inhaltlich auch noch so heterogen, nach einer spezifischen Logik einander zugeordnet sind und sich auf ein strukturelles Grundprinzip reduzieren lassen. Zur Erklärung der Morphologie des Zaubermärchens ist es gleichgültig, ob der Drache die Zarentochter oder der Teufel die Bauerntochter entführt – wichtig ist allein, daß sich beide Varianten einem Strukturprinzip verdanken, das sie hervorbringt.
Die Nähe dieses Verfahrens zu dem des Strukturalismus ist unübersehbar. Deshalb bringt der Anhang unter anderem einen Diskussionsbeitrag des französischen Ethnologen Claude Lévi-Strauss unter dem Titel »Die Struktur und die Form. Reflexionen über ein Werk von Vladimir Propp«.

stw 135 Johann Jakob Bachofen
Das Mutterrecht
472 Seiten
Eine Untersuchung über die Gynaikokratie der Alten Welt nach ihrer religiösen und rechtlichen Natur
Eine Auswahl. Herausgegeben von Hans-Jürgen Heinrichs

stw 136 *Materialien zu Bachofens ›Das Mutterrecht‹*
Herausgegeben von Hans-Jürgen Heinrichs
464 Seiten
»Die Erscheinung dieses Mannes ist faszinierend«, sagte Benjamin über ihn, und ein andermal: sein Name werde immer dort genannt, »wo die Soziologie, die Anthropologie, die Philosophie unbetretene Wege einzuschlagen sich anschickten«.

stw 137 Jacques Lacan
Schriften I
Ausgewählt und herausgegeben von Norbert Haas
256 Seiten
In der neueren wissenschaftlichen Diskussion über die Psychoanalyse vertritt Jacques Lacan einer der bedeutsamsten Positionen. Sein Werk hat Horizonte eröffnet, die die Arbeiten von Psychoanalytikern wie Pontalis, Laplanche, Leclaire und Mannonis, aber auch von Autoren wie Ricœur, Foucault, Derrida und Althusser ermöglicht haben.

stw 138 F. W. J. Schelling
Philosophische Untersuchungen über das Wesen der menschlichen Freiheit und die damit zusammenhängenden Gegenstände
Mit einem Essay von Walter Schulz:
Freiheit und Geschichte
in Schellings Philosophie
128 Seiten
Schellings Philosophie, zumal seine Spätphilosophie, die er zuerst in der Schrift *Philosophische Untersuchungen über das Wesen der menschlichen Freiheit und die damit zusammenhängenden Gegenstände* (1809) entfaltet hat, hebt die klassische Metaphysik des Geistes auf. Sie weist auf die philosophischen Systeme Schopenhauers und Nietzsches sowie auf deren wissenschaftliche Fortbildung in der modernen Anthropologie und Psychoanalyse voraus. Ebendies

arbeitet Walter Schulz in seinem Essay *Freiheit und Geschichte in Schellings Philosophie* heraus.

stw 139 *Materialien zu*
Schellings philosophischen Anfängen
Herausgegeben von
Manfred Frank und Gerhard Kurz
480 Seiten
Schellings philosophische Anfänge sind noch weitgehend unaufgeklärt. Der vorliegende Materialienband macht daher in erster Linie auf ein Desiderat der Forschung aufmerksam: Welche Bedeutung hat Schellings Philosophie für die Entwicklung des Deutschen Idealismus? Welche politischen Implikationen hat seine Philosophie? – Der Band bietet unter zugleich chronologischen und systematischen Gesichtspunkten Quellen und Abhandlungen zu wesentlichen Aspekten der Frühphilosophie Schellings.

stw 141 Karl-Otto Apel
Der Denkweg von Charles Sanders Peirce
Eine Einführung in den amerikanischen Pragmatismus
384 Seiten
Apels Darstellung des philosophischen Hintergrundes der Entstehung des Pragmatismus bei Charles Sanders Peirce und von Peirces Denkweg vom Pragmatismus zum Pragmatizismus ist eine umfassende Auseinandersetzung mit dem Werk von Peirce, die den historischen Ort dieses Werkes bestimmt und seine vielfältigen fruchtbaren Wirkungen für das philosophische und wissenschaftstheoretische Denken der letzten Jahrzehnte aufweist. Sie ist zugleich eine Einführung in den Pragmatismus, den Apel – neben dem Marxismus und dem Existentialismus – als eine der heute wirklich funktionierenden Philosophien begreift, das heißt: als eine Philosophie, die Theorie und Praxis des Lebens faktisch vermittelt.

stw 144 *Seminar: Philosophische Hermeneutik*
Herausgegeben von Hans-Georg Gadamer und Gottfried Boehm
352 Seiten
Die philosophische Hermeneutik lehrt keine bestimmte Wahrheit, vielmehr repräsentiert sie ein kritisches Reflexionswissen, dem es darum geht, Erkenntnischancen offenzulegen, die ohne sie nicht wahrgenommen würden.

stw 145 G. W. F. Hegel
Grundlinien der Philosophie des Rechts oder Naturrecht und Staatswissenschaft im Grundrisse
Mit Hegels eigenhändigen Notizen und den mündlichen Zusätzen
544 Seiten
Hegels »Rechtsphilosophie – darin liegt das Geheimnis ihrer gedanklichen Provokationen und ein Schlüssel zu ihrer wechselvollen Wirkungsgeschichte – ist philosophisches Lehrbuch und politische Publizistik, gelehrter Traktat und aktuelle Kampfschrift in einem.« (Manfred Riedel)

stw 146 Shlomo Avineri
Hegels Theorie des modernen Staats
Übersetzt von R. und R. Wiggershaus
336 Seiten
Avineris Studie rekonstruiert die politische Philosophie Hegels. Sie macht deren Stellenwert – insbesondere den der Rechtsphilosophie – einerseits in Hegels philosophischem System, andererseits in den politischen Auseinandersetzungen seiner Zeit klar. Hegels politische Philosophie erscheint als der erste große Versuch, den ökonomischen und gesellschaftlichen Gegebenheiten der Moderne gerecht zu werden.

stw 147 Sören Kierkegaard
Philosophische Brocken
De omnibus dubitandum est
Übersetzt von Emanuel Hirsch
208 Seiten
Das zentrale Thema der Schrift *Philosophische Brocken* ist das Verhältnis von Wissen und Glauben. Ein vorläufiger Titel Kierkegaards lautete: »Die apologetischen Voraussetzungen der Dogmatik oder Annäherungen des Gedankens an den Glauben«. Der Titel *Philosophische Brocken* wendet sich ironisch gegen den Totalitätsanspruch der idealistischen (insbesondere der Hegelschen) Systemphilosophie.

stw 148 Fredrick C. Redlich/Daniel X. Freedman
Theorie und Praxis der Psychiatrie
Aus dem Amerikanischen von Hermann Schultz und Hilde Weller
1216 Seiten. 2 Bände

Dieses Lehrbuch wendet sich an Studenten und Ärzte, insbesondere Nervenärzte, an Psychologen, Soziologen und Sonderschulpädagogen, an Sozialarbeiter, medizinisches Pflegepersonal und interessierte Laien – kurz: an alle, die in ihrer Ausbildung oder in ihrer beruflichen Praxis mit den Problemen psychischer Gesundheit und Krankheit zu tun haben. Psychiatrie wird von den Verfassern als eine *angewandte Humanwissenschaft* verstanden, die sich mit Erforschung, Diagnose, Vorbeugung und Behandlung gestörten oder von der Norm abweichenden Verhaltens befaßt.

stw 149 Urs Jaeggi
Theoretische Praxis
224 Seiten
In der deutschen Strukturalismus-Debatte ist der strukturale Marxismus in die sozialphilosophische Fragestellung aufgesogen worden. Als Kritiker am Hyper-Empirismus, als Gegner der »Rhapsodie von Fakten«, steht er andererseits quer sowohl zu einem Spät- oder Neohegelianismus wie auch zu den Exerzitien einer wortgetreuen Marx/Engels-Exegese. Jaeggi versucht herauszuarbeiten, weshalb der strukturale Ansatz dabei nicht gegen die historisch-materialistische Methode ausgespielt werden kann, sondern im Rahmen des historischen Materialismus richtige Fragen formuliert und reformuliert.

stw 151 Clemens Lugowski
Die Form der Individualität im Roman
Mit einer Einleitung von Heinz Schlaffer
240 Seiten
Seit ihrem ersten Erscheinen (1932) ist Lugowskis Abhandlung nur wenigen Fachgelehrten bekanntgeworden: einer der bedeutendsten Beiträge zur Literaturwissenschaft ist noch zu entdecken. Seine Parallelen liegen außerhalb der zünftigen Germanistik: in Cassirers *Philosophie der symbolischen Formen*, in den kunsttheoretischen Arbeiten der Warburg-Schule, im russischen Formalismus.
In der gegenwärtigen Situation der Literaturwissenschaft, die sich in textlinguistische und sozialgeschichtliche Schulen getrennt hat, kann dieses Buch an vergessene Vermittlungen erinnern: an ästhetische Sinnformen, an die besondere Weise der Dichtung, Leben und Welt deutend darzustellen.

stw 154 Jürgen Habermas
Zur Rekonstruktion des Historischen Materialismus
352 Seiten
Die in diesem Band zusammengefaßten Arbeiten zielen alle auf die Rekonstruktion des Historischen Materialismus ab. Rekonstruktion heißt hier: eine Theorie auseinandernehmen und in neuer Form wieder zusammensetzen, um das Ziel, das sie sich gesetzt hat, besser zu erreichen.

stw 155 Peter Weingart
Wissensproduktion und soziale Struktur
256 Seiten
Die in diesem Band zusammengefaßten Arbeiten zielen alle auf die Begründung und Explikation eines neuen Ansatzes in der Wissenschaftssoziologie. Ihr systematischer Zusammenhang ergibt sich aus dem Versuch, Wissen als »soziale Kategorie« zu fassen. Damit eröffnet sich die Möglichkeit, die historische und aktuelle Analyse der Wissenschaftsentwicklung und -politik über die Beschränkungen der in diesem Feld vorherrschenden Begriffsraster hinauszutreiben.

stw 156 *Seminar: Kommunikation, Interaktion, Identität*
Herausgegeben von Manfred Auwärter, Edit Kirsch
und Klaus Schröter
Der Band enthält Arbeiten aus der Interaktions- und Kommunikationsforschung, die u. a. als Beiträge zur Klärung folgender Fragen gesehen werden können: Wie interpretieren Individuen wechselseitig ihre Äußerungen und Handlungen? Wie stimmen sie Erwartungen aufeinander ab? Wie verhalten sie sich im Fall der Enttäuschung von Erwartungen? Was folgt daraus für den Prozeß, in dem grundlegende interaktive und kommunikative Fähigkeiten erworben werden und Identitäten aufgebaut und bewahrt werden?

stw 157 Heinz Kohut
Narzißmus
Eine Theorie der psychoanalytischen Behandlung
narzißtistischer Persönlichkeitsstörungen
Aus dem Amerikanischen von Lutz Rosenkötter
400 Seiten

»Ohne Frage ist dieses Buch ein Meilenstein, nicht nur in der Fortentwicklung der Psychoanalyse über Freuds ursprüngliche Ansätze hinaus, sondern auch im so langsam und zäh fortschreitenden Erkenntnisprozeß des Menschen über seine eigene Natur.« *Jürgen vom Scheidt*

stw 158 Norbert Elias
Über den Prozeß der Zivilisation
Soziogenetische und psychogenetische Untersuchungen
Erster Band: Wandlungen des Verhaltens in den weltlichen Oberschichten des Abendlandes
350 Seiten

stw 159 Norbert Elias
Über den Prozeß der Zivilisation
Soziogenetische und psychogenetische Untersuchungen
Zweiter Band: Wandlungen der Gesellschaft. Entwurf zu einer Theorie der Zivilisation
508 Seiten
Die Soziologie des 20. Jahrhunderts konzentriert sich vor allem auf Zustände. Die langfristigen Transformationen der Gesellschaft und Persönlichkeitsstrukturen hat sie weitgehend aus den Augen verloren. Im Werk von Norbert Elias bilden diese langfristigen Prozesse das zentrale Interesse: Wie ging eigentlich die »Zivilisation« im Abendlande vor sich? Worin bestand sie? Und welches waren ihre Antriebe, ihre Ursachen oder Motoren?
Bei Elias' Arbeit handelt es sich weder um eine Untersuchung über eine »Evolution« im Sinne des 19. Jahrhunderts noch um eine Untersuchung über einen unspezifischen »sozialen Wandel« im Sinne des 20.; seine Arbeit ist grundlegend für eine undogmatische, empirisch fundierte soziologische Theorie der sozialen Prozesse im allgemeinen und der sozialen Entwicklung im besonderen.

stw 160 Hans G. Furth
Intelligenz und Erkennen
Die Grundlagen der genetischen Erkenntnistheorie Piagets
Übersetzt von Friedhelm Herborth
384 Seiten
Hans G. Furth hat den ersten Versuch einer systematischen Darstellung der Theorie Piagets unternommen, und er hat,

wie Piaget selbst es formuliert, »diese Aufgabe außerordentlich erfolgreich gelöst«. Piaget zwingt zu einer Revolution unserer Anschauungen, wie es außer ihm in der Neuzeit nur Kopernikus, Darwin und Freud getan haben.

stw 164 Karl-Otto Apel
Transformation der Philosophie
Band 1: Sprachanalytik, Semiotik, Hermeneutik
384 Seiten

stw 165 Karl-Otto Apel
Transformation der Philosophie
Band 2: Das Apriori der Kommunikationsgemeinschaft
464 Seiten
Transformation der Philosophie meint die Transformation der Transzendentalphilosophie des Privat-Subjekts in eine Transzendentalphilosophie der Intersubjektivität.

stw 166 *Seminar: Theorien der künstlerischen Produktivität*
Entwürfe mit Beiträgen aus Literaturwissenschaft, Psychoanalyse und Marxismus
Herausgegeben von Mechthild Curtius unter Mitarbeit von Ursula Böhmer
464 Seiten
Die in diesem Band versammelten Beiträge aus westlichen und östlichen Ländern geben einen Überblick über den gegenwärtigen Stand der »Theorie« künstlerischer Produktivität und einen Ausblick auf mögliche Weiterentwicklungen dieser Theorie.

stw 176 Emile Durkheim
Soziologie und Philosophie
Mit einer Einleitung von Theodor W. Adorno
Übersetzt von Eva Moldenhauer
160 Seiten
Die Aufsätze und Diskussionsbeiträge, die unter dem Titel *Soziologie und Philosophie* zusammengestellt und zuerst 1924 veröffentlicht wurden, führen in ein für Durkheims Denken zentrales Gebiet: in die von ihm intendierte Wissenschaft der Moral, die sowohl individuelle als auch kollektive moralische – und das heißt zugleich anthropologische, psychologische und soziologische – Phänomene erfassen will.

Alphabetisches Verzeichnis der suhrkamp taschenbücher wissenschaft